U0543851

医学科研实用方法

主 编◆田 鲲 杨俊玲 林 赟 彭 羽
副主编◆帅 平 樊 红 雍正平

西南大学出版社
SWUP
国家一级出版社 全国百佳图书出版单位

图书在版编目（CIP）数据

医学科研实用方法 / 田鲲等主编. --重庆 : 西南大学出版社, 2023.11
ISBN 978-7-5697-1675-7

Ⅰ. ①医… Ⅱ. ①田… Ⅲ. ①医学－科学研究－研究方法 Ⅳ. ①R-3

中国版本图书馆CIP数据核字（2022）第200339号

医学科研实用方法
YIXUE KEYAN SHIYONG FANGFA

主　编：田　鲲　杨俊玲　林　赟　彭　羽
副主编：帅　平　樊　红　雍正平

责任编辑：张浩宇
责任校对：雷　兮
装帧设计：闰江文化
排　　版：张　艳
出版发行：西南大学出版社（原西南师范大学出版社）
经　　销：全国新华书店
印　　刷：重庆华数印务有限公司
成品尺寸：185 mm×260 mm
印　　张：28.25
字　　数：670千字
版　　次：2023年11月 第1版
印　　次：2023年11月 第1次印刷
书　　号：ISBN 978-7-5697-1675-7
定　　价：198.00元

自序

PREFACE

医学是面对疾病、患者并对患者实施治疗的科学，目的是提高临床治疗水平，促进人体健康。随着信息科学的进步和知识爆发式的增长，医学科研工作的资料检索、研究方法、素材管理、数据分析、写作流程都发生了很大的变化。当下，及时、准确地为一线临床科研人员整理出一本从资料查阅到撰写成稿的全流程参考书，是医学信息工作者的职责所在。希望我们的经验总结能为繁忙的临床工作者节约宝贵的时间。

依照临床科研工作的起承转合，本书分为四个部分一一进行阐述。

第一是文献信息检索与选题，本部分从查询信息、文献检索入手，为临床科研人员从基础开始介绍医学信息检索的必要知识，结合当下国内外医学信息服务平台各自的数据范围和特点，详细说明各库的使用方法和技巧，尤其是如何运用医学主题词提高检索精度，准确命中文献。也通过对特定领域的检索来发现有价值、有潜力的科研切入点，避免重复研究、低水平研究。

第二，从临床研究设计方面深入介绍临床医学研究的设计方式和规范，偏重从数理统计和实验设计方面系统解析各类研究的具体细节。包括如何选择恰当的研究对象、确定恰当的样本量、确定研究因素和观察指标、确定实验方法或资料收集的方法、选择合适的统计分析方法和控制偏倚的方法等等。另外，随着与全球高水平学术研究者的交流的加深，国内学者在完成生物医学研究时必须遵守相关领域国际公认的规范和要求，国内立法在近十年也是不断完善和加强。在伦理学规范、临床研究统一注册、人类遗传资源备案等方面的起步门槛越来越高，本部分内容详细介绍了相关流程和网站，供临床科研人员随时查询参考。

第三，国内外期刊对投稿文章的规制化要求越来越高，医学论文写作的要求逐年精深、规范，早已不是过去简单完成摘要、方法、结果和讨论四大段叙述就万事大吉。所以我们大量分析目前成功的论文范例，从组织架构、分析方式和写作条理等方面去剖析和解构；按项刊的投稿要求来逐一介绍每个部分对文章内容和支撑材料的要求，希望能找到符合当下医学科技发展和图情学科进步的写作技巧，服务临床科研工作者。

第四，鉴于目前全球上万种生物医学期刊百家争鸣的实际情况，如何“量体裁衣”，为自己的论文寻找合适的发表载体也不是一件容易的事。因此本书第四部分从全球科技出版发展动态入手，引导读者了解当下各期刊评价收录体系，定位自己的文章档次。还详细介绍了目前主流的投稿指南平台，帮助读者分析目标杂志审稿周期、编发周期、命中率等，提升自己的投稿效率。

本书整合了三甲医院临床医生、图情工作人员、科研人员和医学期刊编辑等相关学科专家多年工作经验积累，结合当下网络工具和各级各类评判标准，系统阐释了医学论文写作的方法。与该书配套的电子资源包（包含该书各部分的参考文献等），读者可在西南大学出版社官网首页“数字平台”中的“天生云课堂”栏目免费查阅及下载。

目录

CONTENTS

第一部分

文献信息检索与选题

医学文献是医学科研信息的主要载体。检索已有医学文献信息，了解行业动态和发展现状是科研工作得以开展和深入的基础。

医学科研离不开对医学文献信息的检索、统计及聚类分析。科研人员可通过文献检索快速获取自己所需要的各类信息。研究方案的设计、基础数据的统计分析、论文的撰写等都离不开文献信息的支撑。全面、准确的文献检索可以协助科研人员有效地进行选题，准确的选题亦是科学研究的良好开端。本部分通过图文并茂的方式介绍国内外主流文献数据库资源特点、相关检索工具的使用、不同检索方法的选择，为科研论文的选题与撰写提供重要的数据支持。

第一章

信息、文献与检索

本章提要

随着信息科学的进步和知识爆发式增长，如何筛选和利用现有文献资源是提升个人综合素质的重要指标之一。文献检索是有效利用文献信息资源、提高科学研究能力和信息素养的重要方式，也是医学科研人员的必备技能。本章从信息概论出发，逐一介绍了信息检索系统的发展，文献信息检索的系统构成，文献信息数据库的结构及分类等。

第一节 | 信息概论

一、信息的含义

信息泛指人类社会传播的一切内容，是消息、音讯、通信系统传输和处理的对象。我国第七版现代汉语词典中将"信息"一词定义为名词，其一意为音信、消息，其二意为信息论中指用符号传送的报道，报道的内容是接受符号者预先不知道的，而在法文、英文、西班牙文、德文中信息一词均为"information"。信息一词在我国古代意为"消息"，南宋时期思想家、文学家陈亮曾在《梅花》诗中写道："欲传春信息，不怕雪埋藏。"这里的信息意为春天的消息。信息作为科学术语最早出现在1928年出版的《信息传输》一文中，而后美国人香农对信息的定义即"信息是用来消除随机不确定性的东西"，被作为经典定义并广泛应用。

二、信息的特征(图1-1-1-1)

信息的特征包含信息的属性和功能，具有依附性、扩充性、可传递性、可存储性、可利用性等特征。

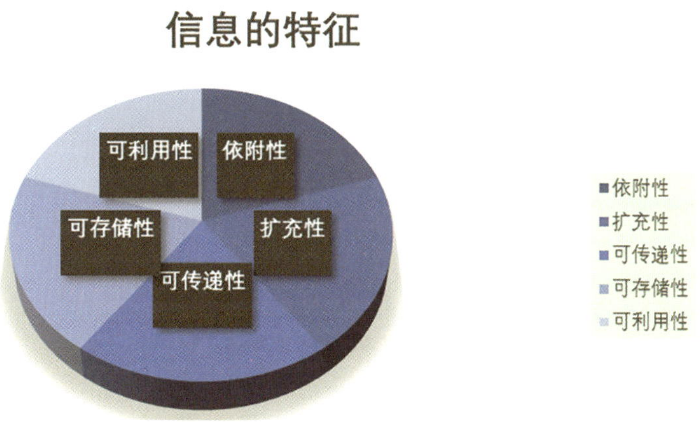

图1-1-1-1 信息的五大特征

1.依附性

信息必须依附于某种媒介才能传递，是一种无形的资源，而物质是信息传递的必备载体，也就是说信息不能脱离物质而单独存在。例如，铺满地面金黄色的银杏树叶本身不是信息，它里面所包含的信息是季节更替，秋天来临，而金黄色的银杏树叶只是表达和传递信息的载体。

2.扩充性

信息与资源不同,很多不可再生资源在使用过程中越来越少直至枯竭,而信息却在使用中不断扩充、不断再生。信息的产生和积累会随着时间的推移,越来越多,越来越复杂,人们需要获取、传递、使用的信息越来越多,解决问题的范围也日益扩大。

3.可传递性

信息是通过不同的语言、文字、图片、声音等传播方式进行传递的。如今热搜、抖音、百度等都属于信息的传播渠道。

4.可存储性

加工整理后的信息,按照特定的格式和顺序,存储在某种载体上,称为信息的存储。存储信息的目的是更好地管理、标引、查找信息。例如从古代的造纸术、印刷术到现代的影像技术、光盘、硬盘等都是为存储信息而产生的技术和设备,这些人造的信息存储技术与设备不仅扩张了信息的存储能力,也成为社会中人与人之间进行信息交流的重要媒介。

5.可利用性

获取和利用信息的能力已经成为个人、机构甚至国家持续发展与创新的重要因素。信息与能源、物质并列为经济、社会发展最重要的资源,高效地搜集、掌握、加工、使用信息是在社会中发挥更大作用并处于有利地位的重要手段。信息的价值不是恒定的,其价值取决于信息使用者的不同需求及对信息利用的能力。

三、信息的分类(图1-1-1-2)

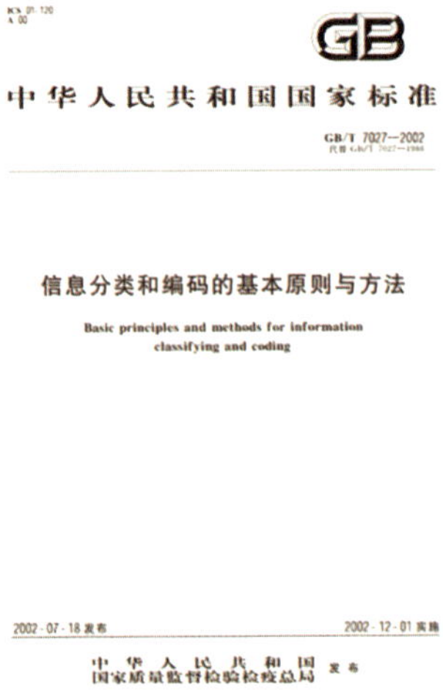

GB

中华人民共和国国家标准

GB/T 7027—2002

信息分类和编码的基本原则与方法

Basic principles and methods for information classifying and coding

2002-07-18发布 2002-12-01实施

中华人民共和国国家质量监督检验检疫总局 发布

图1-1-1-2 信息分类和编码的基本原则与方法(GB/T 7027-2002)

（一）信息分类的原则

根据《信息分类和编码的基本原则与方法（GB/T 7027-2002）》，信息分类的基本原则主要有：

1. 科学性：需要选择事物最稳定的特征或本质属性作为信息分类的依据和基础。

2. 系统性：将选定的事物按特定顺序进行排列，使其系统化，形成一个科学合理的分类体系。

3. 可扩延性：需设置信息分类体系，以保证新的事物加入时，不打乱已建立的分类体系，同时也为分类体系的延伸、细化创造条件。

4. 综合实用性：信息分类体系的设置要从实用性的角度出发，尽量满足不同领域的实际需要。

（二）信息分类的方法

信息分类的方法分为线分类法、面分类法和线面混合分类法三种：

1. 线分类法是根据分类对象不同的属性或不同的特征，依次分成若干个层级，并组成一个有层次的，逐步展开的分类体系。在这个分类体系中，被划分的类目称为上位类，划分出的类目称为下位类，由一个类目直接划分出来的下一级各类目，彼此称为同位类。其中上位类与下位类类目之间为隶属关系，同位类类目之间为并列关系。

例如，一家综合医院门诊有外科、内科、中医科等，其中外科包含骨科、胸外科、胃肠外科等；内科包含消化内科、血液内科、感染科等；中医科包含中医内科、中医外科、中医儿科等。在这个分类体系中，门诊称为外科、内科和中医科的上位类；外科、内科和中医科为门诊的下位类；外科、内科和中医科之间为同位类；同理中医科为中医内科、中医外科和中医儿科的上位类，中医内科、中医外科和中医儿科之间为同位类（图1-1-1-3）。

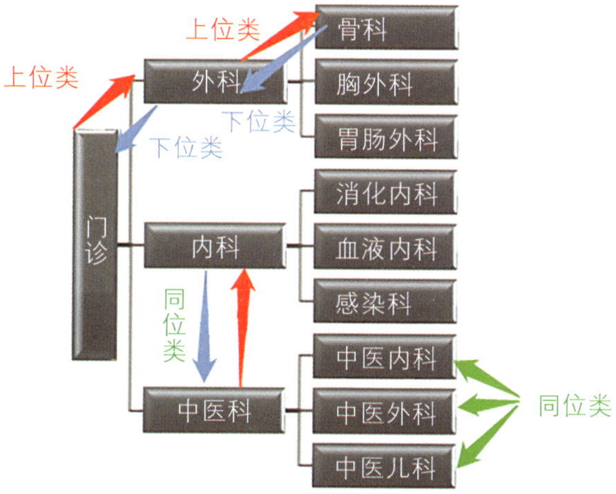

图1-1-1-3　线分类法实例

2.面分类法是将分类对象的不同属性或不同特征作为不同的面，每个面相对独立，又可根据不同的需求将不同的面组合在一起，形成一个新的复合类目。

3.线面混合分类法是将线分类法和面分类法联合使用，根据不同情况，选取其中一种分类法为主另一种为辅的信息分类方法。

第二节 | 文献信息检索

一、文献信息的搜集、整理、评价与分析(图1-1-2-1)

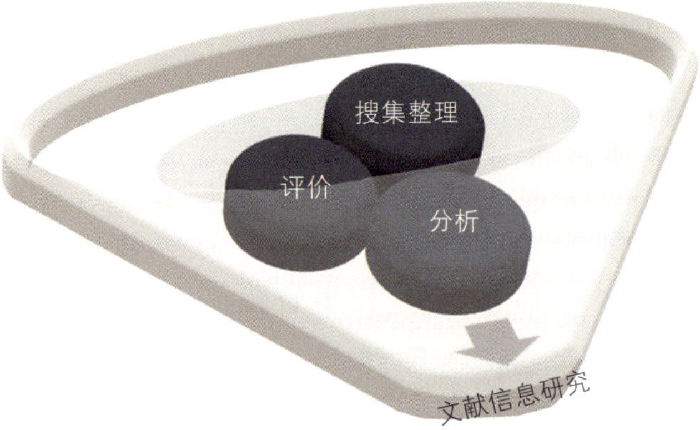

图1-1-2-1 文献信息研究的重要组成部分

1. 文献信息的搜集是文献信息研究的重要组成部分，是科学研究的基础。文献信息搜集既要有一定的广度又要有一定的深度。任何科研项目，从选题到难点攻关，直至成果鉴定，每个环节都需要系统地搜集和占有信息、文献和资料。因此，完整、准确、高效地搜集文献信息是非常重要的，只有这项工作完成以后，现实的研究工作才能开展起来。

2. 文献信息的整理属于文献信息的初级加工阶段。文献信息的整理和评价过程通常交替进行，没有明显的先后之分，而且随着一个过程的深入，另一个过程也进入更深的层次。

3. 文献信息的评价是对原始文献信息可靠性、先进性和适用性的评判。

(1)可靠性：文献信息资料是否有异常数据，是否真实、详细、完整、科学、典型。

(2)先进性：泛指文献信息所反映的内容是否在某一领域原有的基础上提出了新的观点、新的理论及新的发现，或者对原有的理论和技术加以创造性的开发和利用。

(3)适用性：信息用户对原始文献信息可利用的程度。

4. 文献信息的分析是指对获取的文献信息进行分析与综合运用的过程。文献分析是根据检索者不同的需要，对文献信息进行定向选择、数据统计、结果分析等一系列研究活动，其目的是从繁杂的原始相关文献信息中提取出符合检索者需求的内容，为下一步的研究或决策提供文献来源和数据依据。

二、文献信息检索的实质、原理及作用

(一)文献信息检索的实质

有效地获取与利用现有信息是进行科学研究的前提,如何高效、精确地在网络中找到需要的信息是科学研究人员的必备技能,因此各种针对文献信息的检索技术应运而生。

从狭义上来看,文献信息检索就是运用编制好的检索工具或检索系统,来获取满足用户信息需求的文献信息的活动。从广义上来看,包含文献信息的存储和检索两个方面。存储是将大量无序的文献信息集中起来,进行分类、标引、浓缩等一系列的加工处理,并按照一定的工作规范和技术要求将其存储于一定的载体或介质之中,形成具有检索功能的有序化信息集合,表现为检索系统或检索工具。检索的过程就是根据检索需求,选择最匹配的检索系统和检索途径,运用检索技术将检索内容组合成能够被检索系统识别和运行的检索表达式,查找所需文献及信息,达到获取文献的目的。

由此可见,文献信息检索的完整流程应包括标引和检索等方面(图1-1-2-2):

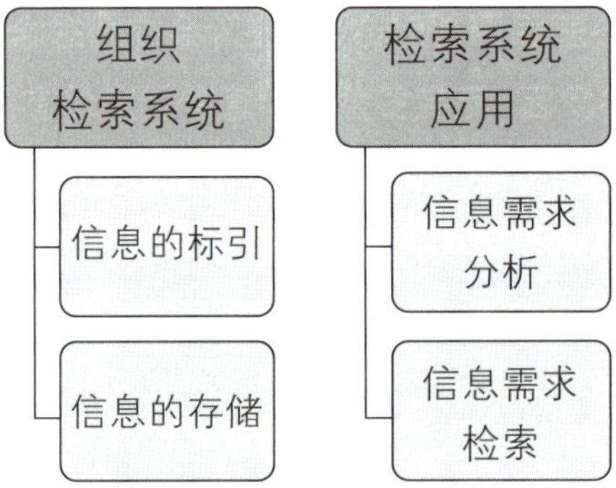

图1-1-2-2　文献信息检索的全过程

1. 信息标引和存储流程。标引是通过检索语言对大量无序的信息资源进行标引,使信息变得有序化,再按照特定的方法进行存储,组成检索文档或检索工具,也称为组织检索系统的流程。

2. 信息的需求分析和检索流程。分析检索者的需求,利用规范的检索系统,按照不同检索系统提供的检索方法和途径检索相关信息,也称为检索系统的应用流程。

因此,信息检索的本质就是将检索者所需信息的检索词,与信息存储的检索标识进行比较,从而找出与检索词最为匹配的信息。所谓检索词就是通过对检索者的检索需求进行分析,从中选出最能反映检索者信息需求的关键词、分类号、主题词等其他内容。例如:要查找“胰岛素对糖尿病患者的治疗”方面的信息,根据信息需求的范围和深度,可选择“胰岛素”和“糖尿病”为第一层面的检索词,“胰岛素”“1型糖尿病”“2型糖

尿病”“妊娠期糖尿病”为第二层面的检索词。检索标识是信息存储时，对信息内容进行分析，提出能代表信息内容实质的主题词、分类号或其他符号，“胰岛素”“1型糖尿病”“2型糖尿病”“妊娠期糖尿病”等都是检索标识。检索时，将检索词与检索标识进行对比，若达到完全一致或主体部分一致，即为检索者所需信息。

(二)文献信息检索的原理(图1-1-2-3)

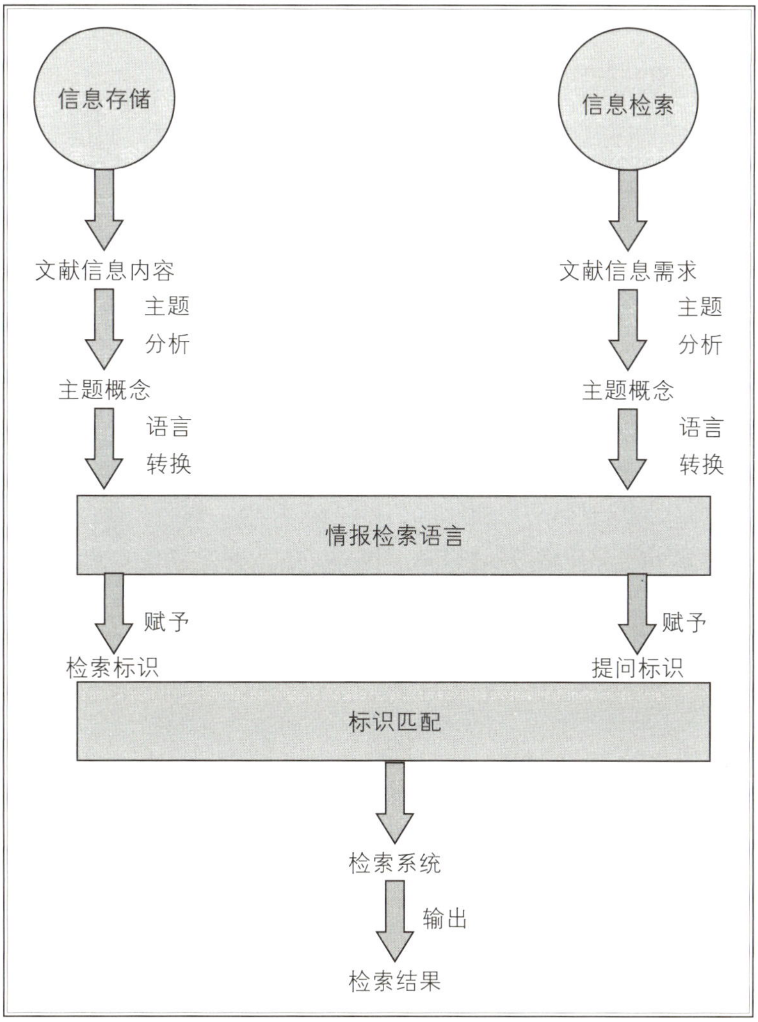

图1-1-2-3　检索原理示意图

从上图可以看出文献信息检索是两个既相对独立又密切联系的过程，文献信息的提取或查找遵循的规则也就是最初存储时的方法，所以广义的检索是包括系统的建立之存储和系统的利用之查找这两个过程。要想做到高效、快捷检索，提高检索质量，也必须要对检索语言、词表、标引规则等文献信息的存储方式有所了解。

(三)检索的作用与意义

1.减少重复、不断创新

科学技术的发展具有继承性和延续性,闭门造车很大程度上会走弯路或进行重复劳动。任何一个科学研究的课题,从选题、分析到出成果,每一个过程都离不开信息。选题前就应该进行精准的信息检索,这样新的研究者就可以在前人的基础上进行创新,尽量避免重复研究。

2.节约时间、提升效率

研究者接到研究计划之后,虽然意识到应该首先查找资料,但因为没受过文献检索的专业训练,常常误将"普查"信息等同于信息检索,既浪费时间又没检索到有价值的文献信息。信息检索是所有科学研究工作中必不可少的环节,高效的信息检索不仅能节省科研人员的时间,还能使科研人员将更多的时间和精力投入科学研究中。

3.寻找捷径

在信息泛滥的今天,按部就班已满足不了科技发展的需求,具备研究能力和创新能力的人才能脱颖而出。比如,医学院的医学生,在校期间已经掌握了相应的专业知识和基础知识,但如何找到吸收新知识的捷径,引导自己到更广阔的专业领域中进行探索,就需要掌握信息检索方法。所谓"授之以鱼 ,不如授之以渔","授之以鱼"只能让其受用一时。只有"授之以渔",让其学会学习的方法,才能不断地提高其专业技能。

简言之,信息检索为信息资源的利用和交流提供了便利,也影响了科学研究的方式,从而带动了科技的进步。

三、信息检索系统的含义及发展

(一)信息检索系统的含义

信息检索系统是由一定的信息和设备集合而成的服务设施,例如光盘检索系统、联机检索系统、多媒体检索系统等。信息检索最早应用在各类图书馆和科技信息机构,后来逐渐扩大到其他机构及专业,并与其他不同的管理信息系统结合在一起。另外,与信息检索有关的基本理论、技术及服务构成了一个相对独立的知识领域,是信息学的一个重要组成部分,并与计算机应用技术相互交叉。因此在计算机领域中,将信息检索系统研究定义为信息检索算法及软件系统的研究和开发,例如建立索引的方法、检索结果的排序算法等。

(二)信息检索系统的发展阶段(图1-1-2-4)

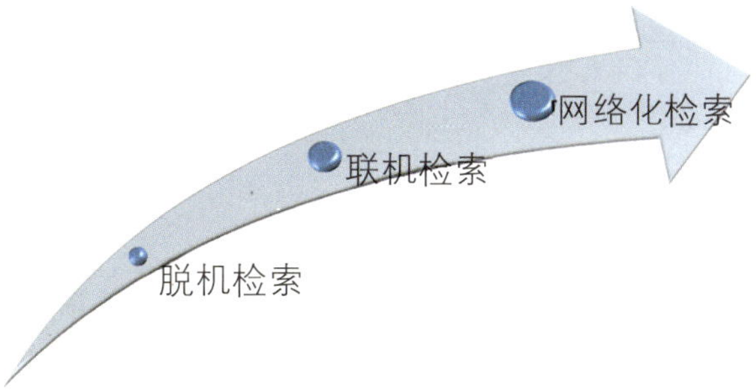

图1-1-2-4　信息检索系统发展阶段图

1.脱机检索阶段(20世纪50—60年代)

1946年,随着世界上第一台计算机的问世,计算机技术开始逐步在书目情报检索领域中应用。1954年,美国海军利用IBM-701型计算机将几千篇技术报告进行了计算机存储与检索的实验,建立了第一个科技文献情报检索系统,实现了单元词组配检索,检索逻辑只采用逻辑“与”。1959年,H.P.卢恩利用IBM-650对文献进行统计分析,开展定题情报检索服务。随后计算机脱机批处理检索在图书情报工作中被广泛利用。不过,脱机检索由于人机不能直接交互沟通,检索周期较长,导致检索效率较低。

2.联机检索阶段(20世纪60—90年代)

联机检索产生于20世纪60年代中期到70年代初。随着计算机分时技术的发展与通信技术的改进,以及计算机网络的初步形成和检索软件包的建立,检索者可以通过检索终端设备与检索系统中心计算机进行人机对话,从而实现对远距离的数据库进行检索的目的,即实现了联机信息检索。这个时期,计算机数据存储容量扩大、处理功能加强和磁盘机的应用等,为建立大型的文献数据库创造了条件。

3.网络化检索阶段(20世纪90年代至今)

网络信息检索是在国际联机检索和光盘检索基础上发展起来的,通过互联网对非本地计算机上的信息进行检索。随着卫星通信技术和信息高速公路等网络基础设施的应用,信息检索系统的发展更加快速,信息用户可以不受任何地域限制,借助国际通信网络直接与检索系统联机,各大检索系统纷纷融入通信网络,网络上的任何一个终端都可联机检索所有数据库的数据。联机信息系统网络的实现,使得信息检索更加开放和快速。

(三)信息检索系统的基本要素及类型

1.信息检索系统的基本要素

(1)明确的目标:信息检索系统应具有明确的服务对象、专业范围及用途。

(2)不可缺少的资源:信息检索系统必须收集、加工、存储一定数量(或规模)的信息资源。

(3)技术装备:主要包含存储信息的载体,匹配的机制,信息的输入、输出、传递、存储等设备。

(4)方法与措施:信息检索系统应提供一定的方法与措施,保证信息检索系统的查全率和查准率。

(5)功能:信息检索系统必备的检索功能及其他信息服务功能。

2.信息检索系统的类型(图1-1-2-5)

(1)按照设备划分为:卡片式检索系统、缩微式检索系统、穿孔卡片系统(机械化检索系统)、书本式检索系统、网络检索系统、计算机化检索系统等。

(2)按照功能划分为:文献检索系统、数据库管理系统、自动问答系统、管理信息系统、决策支持系统等。

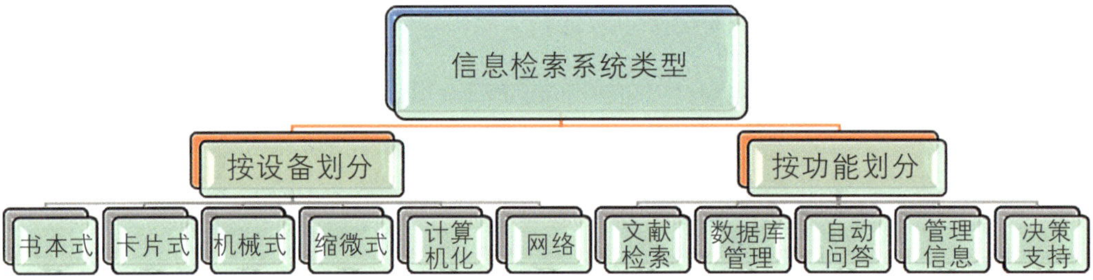

图1-1-2-5　信息检索系统类型缩略图

四、文献信息检索系统的类型和系统的构成

信息检索行为要在一定的环境或设备条件下才能实现,这种环境或设备条件就是信息检索系统。信息检索系统是指根据检索的需求,进行信息传递而建立的一种有序化的信息集合体,并能向检索者提供信息服务的多功能开放系统。它是信息检索研究的基本对象之一。文献信息检索系统作为一种具有选择、整理、加工、存储、检索文献信息的开放式的多功能系统,自然有其构成要素、结构关系和整体功能。

(一)按检索功能划分

检索系统按照检索的功能划分,可以分为:书目检索系统和事实数据检索系统。书目检索系统的作业对象是各种检索工具/书目数据库,检索结果是相关文献的线索;事实数据检索系统的作业对象是各种参考工具/源数据库,检索结果是有关的事实和数据。

1. 书目检索系统主要是对某一研究课题的相关文献进行检索,其结果是获得一批相关文献的线索,其检索作业的对象是检索工具。检索工具的结构为:说明、正文、索引、附录、词表等。

(1)说明:介绍检索工具的编辑方针、收录范围、总体结构、各部分的功能、体例以及使用方法等。它是使用检索工具的指南。

(2)正文(主文档):正文是文献条目(也称记录)的有序集合,是检索工具的主体。条目(记录)通常由文献的顺序号、篇名、著者、来源等著录项目(也称字段)组成。

(3)索引:由各种不同类目的索引组成,在数据库中称索引文档或倒排档。它提供多种检索途径(检索入口),满足用户不同的检索需要,提高检索的速度与准确性。常见的辅助索引有著者索引、主题索引、文献号码索引等。

(4)附录:由来源期刊一览表、缩略语与全称对照表、不同语种音译对照表等组成。它是正文的必要补充,有利于用户进一步理解正文的著录内容,了解文献来源情况,根据缩写查找全称等。

(5)词表:是检索系统中文献信息整理和排序的依据,如分类表、主题词表等。它通常独立存在,是准确选择检索的分类号和主题词的依据。

2. 检索工具按照描述文献信息特征的方式不同、用途不同,可以分为目录、题录、文摘、索引。

(1)目录是以完整的出版单元(如一种图书、一种期刊)为单位,按照一定次序编排的,对文献信息进行描述和报道的工具,也称书目。目录对文献的描述比较简单,每条记录的字段主要包括:文献题名、责任者、出版事项、分类号、主题词等。一种出版物经过如此描述后形成一条记录,将所有的记录组织起来就形成了目录。

①按照收录文献的类型可分为:图书目录、期刊目录、标准目录、报纸目录、地图目录、档案目录等。

②按照收录文献的内容范围可分为:综合目录、专题和专科目录、个人著述目录(亦称个人著述考,揭示与报道特定人物的全部著作以及有关该人物的文献)、地方文献目录(揭示与报道某地区文献的目录)等。

③按照功用划分,有登记目录、书业目录、收藏目录、专题目录、推荐目录、书目之

目录。

(2)题录是描述文献各种特征的记录,通常由文献的分类号、文献篇名、著者及其单位、文献来源、主题词等项组成。题录型检索工具(简称题录)是以单篇文献(如一篇论文、书中的一章)为报道单位。这是它与目录的主要区别,题录揭示文献比目录更为详细。

(3)文摘是指通过描述文献的各种特征,并介绍文献主要内容来报道文献的工具。它与题录型检索工具的报道单位一样,也是单篇文献,只是著录项目(字段)比题录多了一个摘要项。文摘型检索工具(简称文摘)是书目检索系统的核心,是书目检索的主要工具。

(4)索引是将某种信息集合(如目录、题录、文摘)中的一组相关信息,按照某种顺序组织并指引给用户的一种指南。它具有便于检索,揭示文献信息深入、详细的优点。通常,索引从属于特定的信息集合,为其提供多种不同的检索途径(入口),在检索系统中占有重要地位。索引条目一般由检索标识和存储地址组成。标识是索引条目所指示的文献信息某方面的特征,如主题词、著者姓名、分类号等;存储地址指明标识所表达的特定信息在信息集合中的地址,它通常是文献存取号(文摘号)。不同的标识系统构成不同的索引,常见的索引有以下几种:

①分类索引:是以分类号或类目名称作为索引标识,按照分类号排列形成的索引。

②主题索引:是以主题词(叙词或关键词)作为索引标识,按其字母顺序(简称"字顺")排列形成的索引。

③著者索引:是以文献上署名的著者、译者、编者等责任者的姓名或机关团体名称作为索引标识,按其字顺排列形成的索引。

④专用索引:是以某些领域专用的名词术语或符号作为索引标识编排形成的索引。

⑤引文索引:是以引文著者和引文的其余题录部分作为标识编制成的索引。

3.事实数据检索系统用于各种事实或数据的检索,如查找某一词的解释,其结果是获得直接的、可供参考的答案。进行事实数据检索时,使用各种参考工具,如字典/词典、百科全书、年鉴、手册、名录、表谱或者相应的数据库。

(1)字典/词典是以字、词为标目,着重解释字、词的读音、形体、意义及其用法,并按一定次序(通常为字顺)编排形成的工具。它主要回答有关词的读音、意义、用法、来源、演变,以及同义词、反义词、缩写等方面的问题。词典一般可划分为语文词典和专科词典两大类。医学专业类词典,例如外语教学与研究出版社出版的《英汉汉英医学词典》、复旦大学出版社出版的《英汉人体解剖学词典》等(图1-1-2-6)。

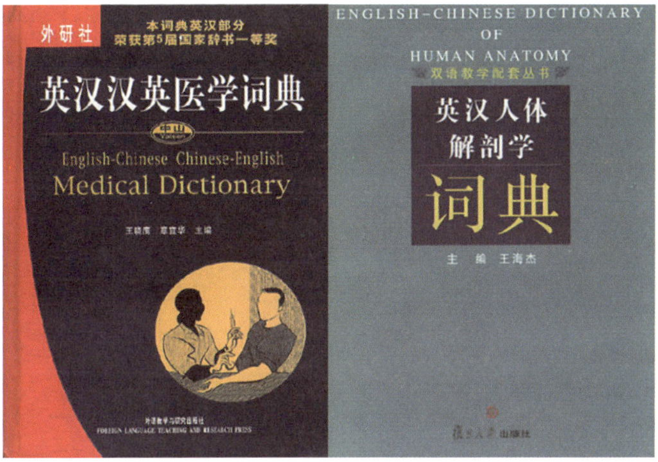

图1-1-2-6　医学专业类词典

（2）百科全书是以题录的形式，系统概述各学科知识或某一领域知识，并按照词典形式编排的工具。与词典、索引、文摘、年鉴等工具相比，百科全书按收录范围可分为：综合性百科全书、专科性百科全书、地域性百科全书、百科词典等。医学专业类百科全书如中国协和医科大学出版社出版的《中华医学百科全书·航天医学》《中华医学百科全书·中药制剂学》等（图1-1-2-7）。

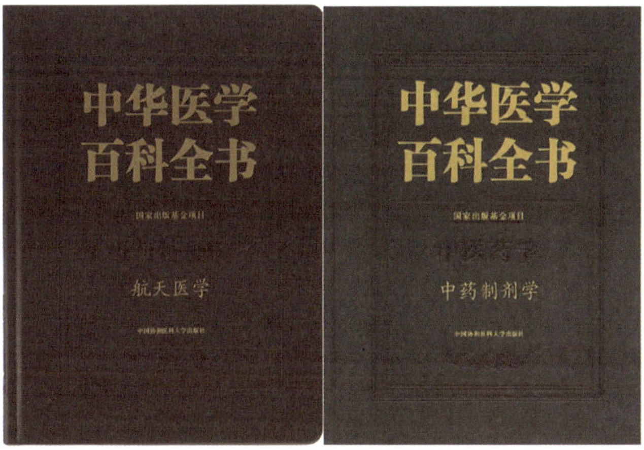

图1-1-2-7　医学专业类百科全书

（3）年鉴是指汇集一年内的各方面进展情况、重大事件、最新成果及统计数据，按年度连续出版的工具。其内容包括大事记、专论或综述、事实概览、统计资料等。年鉴的资料主要取材于政府公报和文件、有关部门的统计、重要报刊的报道以及专业工作者的撰述，所述内容总结统计性强，而且多为一年一鉴，报道有关方面的最新资料，反映各领域的发展趋势与动态，年鉴具有资料性、时限性和新颖性等特点。年鉴按收录范围及侧重点不同可分为：综合性年鉴、专门性年鉴、统计性年鉴、地方性年鉴等。医学专业类年鉴如中国协和医科大学出版社出版的《2020中国卫生健康统计年鉴》、中华医学电子音像出版社出版的《老年医学年鉴 2012—2015》等(图 1-1-2-8)。

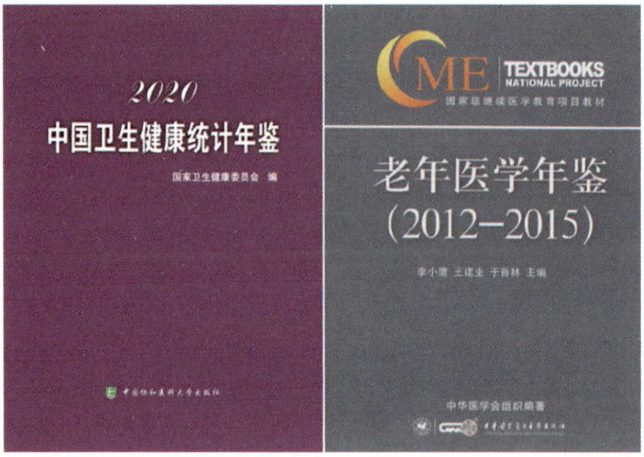

图 1-1-2-8　医学专业类年鉴

(4)手册是汇集某一领域的基本知识及数据资料的速查型工具,也称为指南、大全等。它简要概述某一学科、专业的基本知识与基本资料,常以分类形式编排,所提供的资料、公式和数据一般比较成熟、准确、可靠,主要回答各种常识性的问题,说明如何操作等。手册按收录范围可分为综合性和专业性,以专业性的手册居多,例如医学手册内容包括不同学科及其相关疾病,分概述、临床表现、诊断方法、治疗要点和处理方法及注意事项等进行编写,既有学科发展概述内容,也有当前技术特点,科学性、实用性和可操作性较强,对改进医学临床工作有重要的指导意义。医学类手册如人民卫生出版社出版的《浮针医学手册》《临床诊疗指南急诊医学分册》等(图 1-1-2-9)。

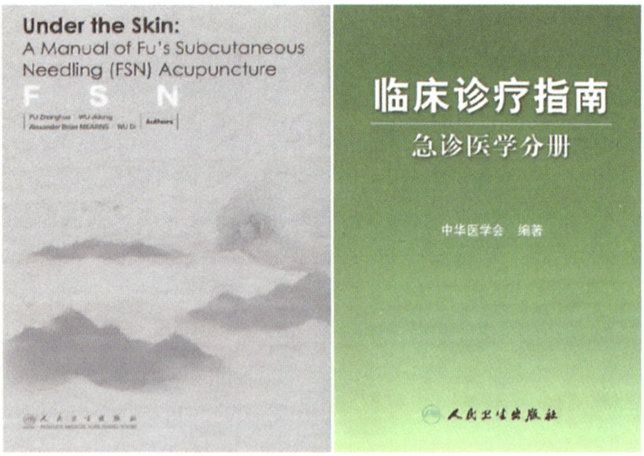

图 1-1-2-9　医学专业类手册

(5)名录是专门收录有关人物、地名、机构信息的工具。词典、百科全书、年鉴、手册等工具中也有大量的人名、地名和机构资料,相对于它们而言,名录汇集的有关信息更为广泛、全面,而且针对性强,检索方便。名录按收录的具体内容又可以分为人名录、地名录、机构名录。如万方数据资源系统中的名录数据库(图 1-1-2-10)。

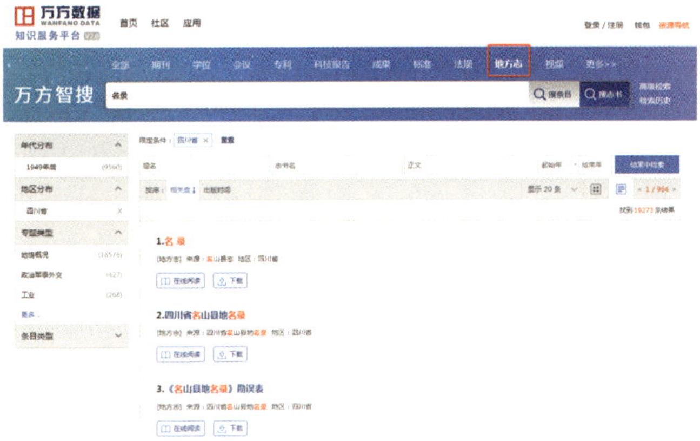

图1-1-2-10　万方名录数据库

（6）表谱是按照不同事物的类别或系统编制的，反映时间的表册工具书，包含历表、年表和其他历史表谱等部分。表谱简明扼要，提纲挈领，以简驭繁，将不同的历史年代、事件、人物用简明的谱系、表格等形式表现出来，一般默认以年代顺序进行排序，具有简便易查等特点，有助于系统地了解历史事件的发展及历史人物的演变情况，便于横向研究比较中外历史。

（7）图录是收录有关地理、人物、艺术、文物等方面图像的工具，按收录内容分为地图和图谱。

（二）按检索手段划分

检索系统按照检索手段来划分，可分为：计算机检索系统和手工检索系统。计算机检索系统是通过计算机进行信息存储和检索的系统，检索时可使用各种数据库，具有检索灵活、效率高、准确度高等特点。手工检索系统是以手工方式存储和检索信息的系统，检索时使用各种纸质工具，检索入口少、速度慢、效率较低。

（三）文献信息检索系统的构成

1. 文献信息资源：是系统存储与检索的对象，是经过加工、整序后的序列化信息集合，一般称为数据库。

2. 硬件设备：是实现信息存储、管理及检索任务的各种物理设备的总称，包含服务器、输入设备、输出设备、数据传输设备、数据处理设备等。

3. 软件条件：主要指系统软件和应用软件两大类别。系统软件支持系统的基本运行，是不同类型应用软件得以实现功能的基础，应用软件是用于完成某种特定功能的程序。

4. 人力资源：作为检索系统的一个必要组成部分，是系统其他各要素得以组合、按照逻辑关系运行的核心所在。

五、文献信息数据库的结构和分类

文献信息数据库，是将海量的信息资源，按照一定的标准，加工、整合、排序后形成一定的结构体系。国际标准化组织《文献与信息术语标准》(ISO/DIS5127)对数据库的定义为：数据库是指至少由一个文档构成，并能满足某一特定数据处理系统或某一特定目的需要的数据集合，在数据库的发展进程中，数据库先后经历了层次数据库、网状数据库和关系数据库等各个阶段的发展。

(一)文献信息数据库的结构

存储海量文献信息的数据库，是按几个层次构建的：一个数据库划分为数个不同文档；每一个文档存储一定数量的记录；每一个记录由若干个字段组成。

1. 文档：按所属学科、时间范围的不同，数据库将信息划分为若干个文档。如我们常用的MEDLINE属于全球最大的国际联机检索系统，即DIALOG系统，该系统包含自然科学、社会科学、应用科学、人文科学等600余个数据库，其数据形式包括：全文型(论文、报告、新闻报道的全文等)；文献型(文献的题录和文摘)；名录字典型(手册、指南、名录等)；数值型(统计表、商业财政数据)等。另外还包含INSPEC(英国科学文摘)、CA(化学文摘)、MATHSCI(数学文献数据库)、NTIS(美国政府报告)、BA(生物学文摘)等，目前普遍使用的检索数据库，如SSCI(社会科学引文索引)、SCI(科学引文索引)、EI(工程索引)、AHCI(艺术与人文科学引文索引)、ISTP(科技会议录索引)等也都可从DIALOG系统中检索。而MEDLINE在此系统中进一步按时间范围划分出154(1990年以来)和155(1950年以来)两个文档。因此，在一定程度上我们可以将文档理解为大型数据库的子库，是其多层次结构中的一级组成部分(图1-1-2-11)。

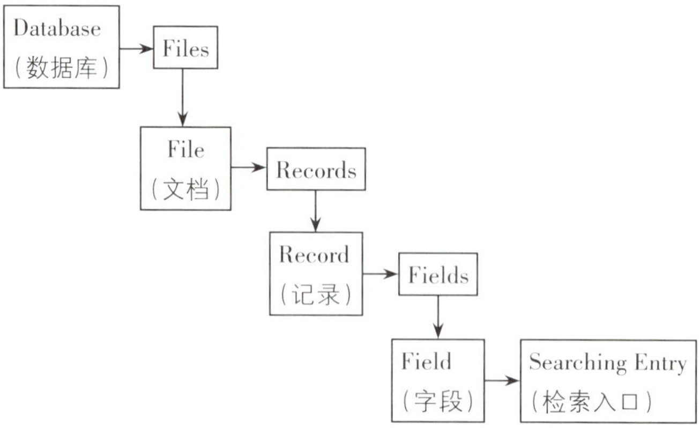

图1-1-2-11　数据库的结构

2. 记录：众多的记录组成了文档。每条记录都是经过图书情报专业人员加工处理的一篇文献或一则信息，它揭示了文献的内容和形式特征(包括题录、文摘、著者、关键词、主题词等),记录是构成数据库的最基本数据单元。

3. 字段:若干个描述性字段组成一条记录,每个字段描述文献信息的某一内容/形式特征,即数据项,它有唯一的"字段标识符",如机构字段(AD)、语言字段(LA)、出版社字段(PUBN)、出版日期字段(DP)、主题词字段(MH)等,专业度越高的数据库,提供的可检索字段就越详细,如PubMed就提供了50多个索引字段(图1-1-2-12)。

Search Field Descriptions and Tags

Affiliation [AD]	Investigator [IR]	Pharmacological Action [PA]
Article Identifier [AID]	ISBN [ISBN]	Place of Publication [PL]
All Fields [ALL]	Issue [IP]	PMID [PMID]
Author [AU]	Journal [TA]	Publisher [PUBN]
Author Identifier [AUID]	Language [LA]	Publication Date [DP]
Book [book]	Last Author [LASTAU]	PUblication Type [PT]
Comment Corrections	Location ID [LID]	Secondary Source ID [SI]
Corporate Author [CN]	MeSH Date [MHDA]	Subset [SB]
Create Date [CRDT]	MeSH Major Topic [MAJR]	Supplementary
Completion Date [DCOM]	MeSH Subheadings [SH]	Concept [NM]
EC/RN Number [RN]	MeSH Terms [MH]	Text Words [TW]
Editor [ED]	Modification Date [LR]	Title [TI]
Entrez Date [EDAT]	NLM Unique ID [JID]	Title/Abstract [TIAB]
Filter [FILTER]	Other Term [OT]	Transliterated Title [TT]
First Author Name [1AU]	OWner	UID [PMID]
Full Author Name [FAU]	Pagination [PG]	Version
Full Investigator Name [FIR]	Personal Name as Subject	Volume [VI]
Grant Number [GR]	[PS]	

图1-1-2-12 PubMed提供的索引字段

(二)文献数据库的分类

文献信息检索系统的核心是数据库,而数据库本身根据收录内容和功能的不同划分为四种类型:

1. 全文型数据库是将文献的全部内容转化为计算机可以识别、处理的信息单元而形成的数据合集,对文献进行深层次的编辑加工。检索者可采用文本信息检索技术进行检索并直接获取原文,代表库有中国知网CNKI的中国医院知识仓库、万方医学网中文期刊库、荷兰医学文摘EMBASE。

2. 书目型数据库是文献信息中最为常见的数据库类型,主要提供文献查找的线索,也就是文献的基本特征,如:作者、题名、文献来源、摘要、出版机构等,同时书目型数据库也属于二次文献数据库,其检索结果仅仅是查找所需文献的线索,查得结果后还要再转查原文。根据内容可分为文献主题和有助于查找文献的相关信息,即向读者提供文摘、索引和目录;根据加工处理方式不同,又可分为目录类数据库和文摘索引类数据库。代表库:MEDLINE、中国生物医学文献数据库。

3. 知识型数据库以疾病、症状、药物、检查项目等概念为知识点或检索点,以概念的相关语义关系为纽带编制成一个具有知识结构特征和层级范围的知识库。此类数据库检索到的不是文献,而是对概念的知识解读。代表库:中国疾病知识总库。

4.事实数值型数据库主要为用户提供有关事物、人物、机构等方面的事实性信息和数值型数据。电子化的参考工具书,如词典、百科全书、指南等也属于事实型数据库的范畴。代表库:中国科研机构数据库、中国科技信息机构数据库等。

第二章

医学文献信息检索与选题

本章提要

医学论文撰写流程的第一步为找准研究方向、发现创新点。如何在海量医学资源中找到对自己最有用的信息，是每个医学科研人员必备的基本功。本章以提高检索效率、确定科研选题为目的，阐述医学文献资源的分类和特点、医学文献检索语言的概念、检索途径的差异、检索技术的运用和检索策略的制定及优化。

第一节 | 医学文献检索

一、医学文献资源分类及特点

(一)按载体类型划分

1. 书写型:以手工书写或抄写方式记录在载体上。如临床统计数据、实验数据手稿等。

2. 印刷型:以纸张为载体,以印刷技术为记录手段而产生的文献类型。如各种医学类期刊图书等。

3. 电子型:采用电子手段,将文献信息数字化,存储于磁盘、光盘等载体上,并借助计算机及现代化通信手段传播利用的一种新的文献类型,如各种医学数据库等。

4. 缩微型:以感光材料为存储载体,需借助阅读器,是一种早期医学文献阅读方式。

5. 声像或直感资料,如外科手术视频、实验过程记录等。

(二)按出版类型划分

1. 图书:出版社出版的出版物,涵盖内容范围较广,包括教科书、专著、文集、科普读物、年鉴、百科全书、词典、手册等。每一种图书的版权页都标有一个由13位数字组成的国际标准书号(英文缩写ISBN),这是一种国际通用的出版物代码,具有唯一性和专指性(图1-2-1-1)。

书　　名	3D数字化正颌外科设计与治疗 正畸与颌面外科医师指导手册 3D Shuzihua Zhenghe Waike Sheji Yü Zhiliao Zhengji Yü Hemian Waike Yishi Zhidao Shouce
原　　著	[比利时] Gwen R.J. Swennen
主　　译	田　磊
策划编辑	马可为
责任编辑	杨　菲
装帧设计	新纪元文化传播
出版发行	世界图书出版西安有限公司
地　　址	西安市北大街85号
邮　　编	710003
电　　话	029-87214941(市场营销部) 029-87234767(总编室)
网　　址	http://www.wpcxa.com
邮　　箱	xast@wpcxa.com
经　　销	新华书店
印　　刷	西安牵井印务有限公司
开　　本	787mm×1092mm　1/16
印　　张	37
字　　数	300千字
版　　次	2018年8月第1版　2018年8月第1次印刷
版权登记	25-2018-100
国际书号	ISBN 978-7-5192-4904-5
定　　价	450.00元

图1-2-1-1　图书版权页

2. 期刊：是定期或不定期周期性出版的连续出版物。期刊有相对固定的刊名、版式、篇幅和内容收录范围。期刊具有出版周期短、内容更新快、信息量大等特点。同图书一样，每种期刊均有一个8位数字组成的国际标准连续出版号(英文缩写：ISSN)。例如医学期刊《新英格兰杂志》ISSN号为0028-4793，出版周期为一年52期；《柳叶刀》ISSN号为0140-6736，出版周期为一年52期(图1-2-1-2)。

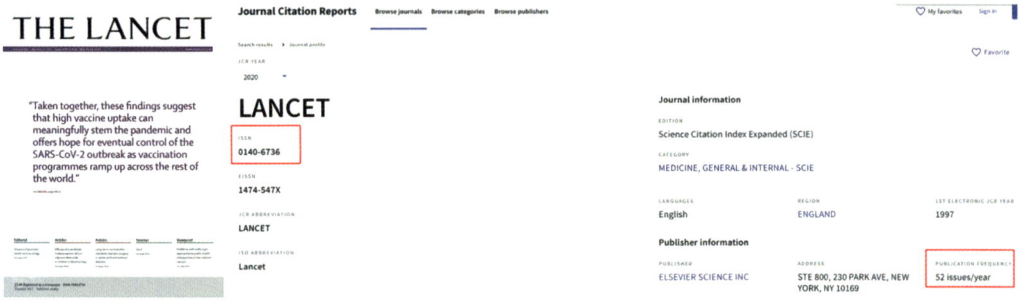
THE LANCET
"Taken together, these findings suggest that high vaccine uptake can meaningfully stem the pandemic and offers hope for eventual control of the SARS-CoV-2 outbreak as vaccination programmes ramp up across the rest of the world."
Journal Citation Reports
Browse journals
Browse categories
Browse publishers
LANCET
ISSN
0140-6736
EISSN
1474-547X
JCR ABBREVIATION
LANCET
ISO ABBREVIATION
Lancet
Journal information
EDITION
Science Citation Index Expanded (SCIE)
CATEGORY
MEDICINE, GENERAL & INTERNAL - SCIE
LANGUAGES
English
REGION
ENGLAND
1ST ELECTRONIC JCR YEAR
1997
Publisher information
PUBLISHER
ELSEVIER SCIENCE INC
ADDRESS
STE 800, 230 PARK AVE, NEW YORK, NY 10169
PUBLICATION FREQUENCY
52 issues/year

图1-2-1-2　医学期刊

3. 会议文献：主要指学术会议上交流的论文，形式包含会议论文集和单行本(会议预印本)(图1-2-1-3)。会议论文表达的往往是科研人员的最新成果，尤其是阶段性成果。许多想法、理论或概念往往在会议中首次出现，帮助医务人员了解该领域的最新进展，激发研究思想，获得有价值的信息和有益的启示，因此备受专业人员青睐。会议主办方本身有学科针对性，并且每届都有主题，因此会议论文都有较强的针对性。会议文献学术性和专业性较强，内容丰富新颖，能从侧面反映出一个机构、一个地区、一个国家或国际上当前某一科学技术领域的最新成就、最高水平和发展趋势。

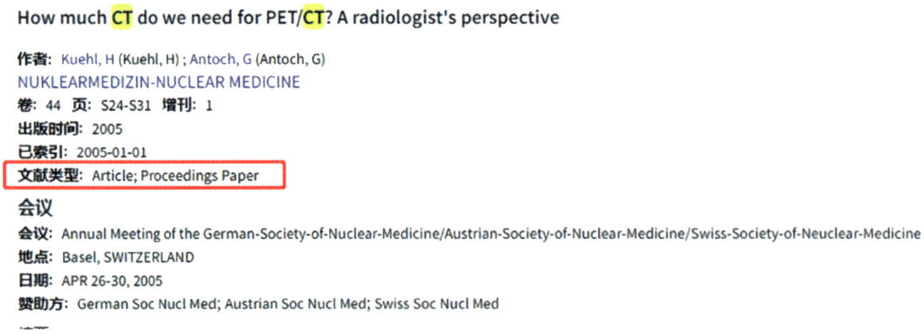
How much CT do we need for PET/CT? A radiologist's perspective

作者：Kuehl, H (Kuehl, H) ; Antoch, G (Antoch, G)
NUKLEARMEDIZIN-NUCLEAR MEDICINE
卷：44　页：S24-S31　增刊：1
出版时间：2005
已索引：2005-01-01
文献类型：Article; Proceedings Paper

会议
会议：Annual Meeting of the German-Society-of-Nuclear-Medicine/Austrian-Society-of-Nuclear-Medicine/Swiss-Society-of-Neuclear-Medicine
地点：Basel, SWITZERLAND
日期：APR 26-30, 2005
赞助方：German Soc Nucl Med; Austrian Soc Nucl Med; Swiss Soc Nucl Med

图1-2-1-3 会议论文

4. 学位论文：学位论文是作者为获得某种学位而撰写的研究报告或科学论文，一般分为学士论文、硕士论文、博士论文三个类别，是具有一定独创性的科学研究著作，是收集和利用的重点。目前主流中文数据库都有学位论文数据包，如中国知网、万方数据等(图1-2-1-4)。

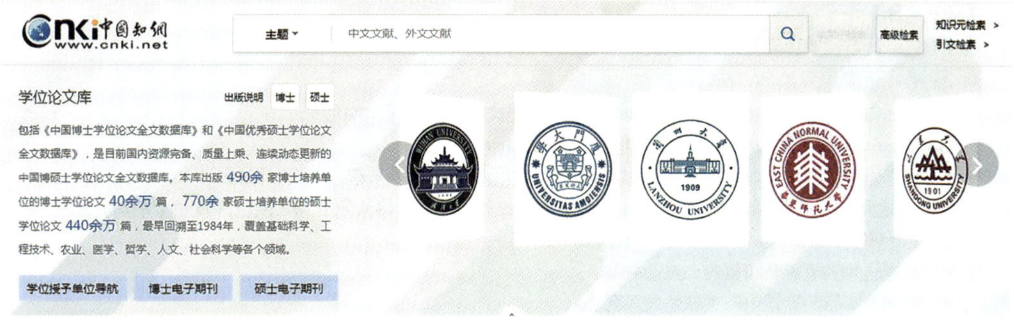
www.cnki.net
主题
中文文献、外文文献
高级检索
知识元检索
引文检索
学位论文库
出版说明
博士
硕士
包括《中国博士学位论文全文数据库》和《中国优秀硕士学位论文全文数据库》，是目前国内资源完备、质量上乘、连续动态更新的中国博硕士学位论文全文数据库。本库出版 490余 家博士培养单位的博士学位论文 40余万 篇，770余 家硕士培养单位的硕士学位论文 440余万 篇，最早回溯至1984年，覆盖基础科学、工程技术、农业、医学、哲学、人文、社会科学等各个领域。
学位授予单位导航
博士电子期刊
硕士电子期刊

图 1-2-1-4　中国知网学位论文文库

5. 科技报告：研究机构关于某项科研成果的正式报告，或者是对研究过程中阶段进展情况的实际记录。科技报告涉及内容广泛、深入、科技性强，往往能反映一个国家或一个领域的科研水平。

6. 专利文献：发明人申请专利时呈交的申请说明书。一般包括：发明人、发明的详细说明、专利权范围、插图等。专利文献反映了当时某项科技所达到的最新成就，是生物医学领域内一种重要的信息来源(图 1-2-1-5)。

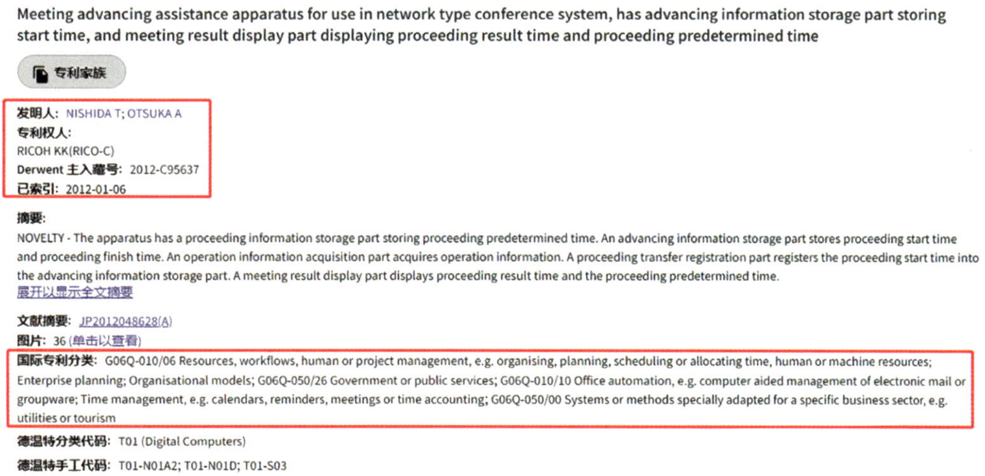
Meeting advancing assistance apparatus for use in network type conference system, has advancing information storage part storing start time, and meeting result display part displaying proceeding result time and proceeding predetermined time

专利家族

发明人：NISHIDA T; OTSUKA A
专利权人：
RICOH KK(RICO-C)
Derwent 主入藏号：2012-C95637
已索引：2012-01-06

摘要：
NOVELTY - The apparatus has a proceeding information storage part storing proceeding predetermined time. An advancing information storage part stores proceeding start time and proceeding finish time. An operation information acquisition part acquires operation information. A proceeding transfer registration part registers the proceeding start time into the advancing information storage part. A meeting result display part displays proceeding result time and the proceeding predetermined time.
展开以显示全文摘要

文献摘要：JP2012048628(A)
图片：36 (单击以查看)
国际专利分类：G06Q-010/06 Resources, workflows, human or project management, e.g. organising, planning, scheduling or allocating time, human or machine resources; Enterprise planning; Organisational models; G06Q-050/26 Government or public services; G06Q-010/10 Office automation, e.g. computer aided management of electronic mail or groupware; Time management, e.g. calendars, reminders, meetings or time accounting; G06Q-050/00 Systems or methods specially adapted for a specific business sector, e.g. utilities or tourism
德温特分类代码：T01 (Digital Computers)
德温特手工代码：T01-N01A2; T01-N01D; T01-S03

图 1-2-1-5　专利文献

7. 政府出版物：各国政府部门及其设立的专门机构发表、出版的文件，分为行政性文件(如法令、统计等)和科技文献。

8. 产品资料：产品资料是制造厂商为了推销产品而发出的，以介绍产品性能为主的出版物，例如药物说明(图 1-2-1-6)。

9.WHO 出版物：世界卫生组织(WHO)围绕全球公共卫生的重大问题或区域性的特殊事件，以学术文件形式发布的信息通报、工作经验交流等。例如：《世界卫生组织通报》等。

【药品名称】
通 用 名：复方盐酸伪麻黄碱缓释胶囊
商 品 名：新康泰克(CONTAC NT)
英 文 名：Compound Pseudoephedrine HCl Sustained Release Capsules
汉语拼音：Fufang Yansuan Weimahuangjian Huanshijiaonang
【成份】本品为复方制剂，每粒含盐酸伪麻黄碱90毫克；马来酸氯苯那敏(扑尔敏)4毫克。辅料为：淀粉、蔗糖、羟丙基甲基纤维素、乙基纤维素聚合物、欧巴代黄色干喷料、欧巴代粉红色干喷料。
【性状】本品为内装粉色和黄色小丸的胶囊。
【作用类别】本品为感冒用药类非处方药药品。

图1-2-1-6 产品资料(药物说明书)

(三)按文献加工深度划分

从零次文献、一次文献、二次文献到三次文献，是一个把各种文献信息进行不同层次加工的过程，各层次文献所含信息内容、方式有所不同，应根据不同的检索需求调整检索文献类型(图1-2-1-7)。

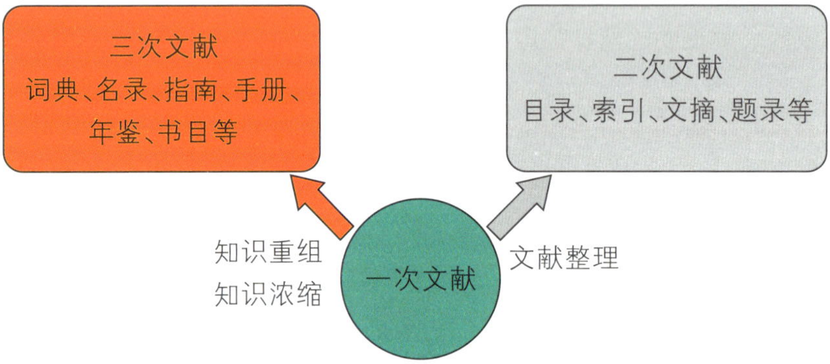

图1-2-1-7 不同内容层次的文献

1. 一次文献：通常是指原始制作，即作者以本人的研究成果为基本素材而创作(或撰写)的文献。一次文献是科学技术发展的标志，内容具有创新性，资料和数据具有原始性，是人们学习参考的最基本的文献类型，也是产生二次文献、三次文献的基础，其特点是内容叙述具体、详尽、数量庞大、分散。例如：会议论文、期刊论文、科技报告、专利说明书、学位论文等。

2. 二次文献：是指文献情报工作者对一次文献进行加工整理后所得到的产物，也是为了便于管理和利用一次文献，由文献情报工作人员编辑、出版和积累起来的工具性的文献。二次文献具有汇集性、工具性、综合性、系统性的特点，主要功能是检索、通报一次文献，将大量分散无序的文献通过收集、整理、排序形成有序的文献集合，帮助检索者在相同时间内获得更多的文献信息，其特点是汇集性、工具性、综合性、系统性等，其重要性在于可以帮助人们查找一次文献。例如：新书通报、索引、目录、文摘等。

3. 三次文献：是指利用二次文献，选用一次文献内容，经综合、分析和评述后形成的指南性文献，主要包括综述述评、参考工具书、文献指南三种类型。三次文献来源于一次和二次文献，是人们掌握信息源的主要方式，其特点是内容的浓缩性、针对性、参考性和指引性。例如：百科全书、述评、教科书、专著、论文丛集等。

4. 零次文献：也称为灰色文献，指尚未经过系统整理形成一次文献的零散资料，其主要特点是内容原始。例如：未正式发表的书信、手稿、讨论稿，实验的原始数据、工程草图等。

（四）医学文献的特点

1. 数量庞大，增长迅速

医学文献是科技文献的重要组成部分，从整个科技出版物来看，医学文献占整个科技文献总量的四分之一。

2. 文种繁多，呈明显的英文化趋势

随着生物医学的快速发展，医学文献文种不断增加，文种的增加丰富了医学文献，拓宽了研究空间，其中医学文献中英语出版物约占70%。

3. 学科交叉重复，文献形式多样化

同一篇文章可以用不同文字、不同形式在不同范围内多次发表。学位论文、会议论文、科技报告除了以自己独特的形式出版外，经过一段时间后又会转化为其他形式出版，这种重复大大增加了文献的冗余，也增加了文献检索的困难。

4. 知识老化快，文献寿命（半衰期）缩短

生物医学技术的迅速发展，促使医学信息的老化速率加快，文献使用寿命缩短。新材料、新理论、新技术不断推出，导致有些文献还未出版或刚出版就被新知识所更替，所以当今的每位医学工作者必须不断地学习以提高自身专业水平。

5. 交流传播速度加快

由于信息传递方式的改变，特别是电子计算机、多媒体和国际互联网络的广泛应用，加速了医学文献情报信息的传递与交流。

二、医学文献检索语言

常用的医学文献检索语言是医学主题词表，主题词表（叙词表）是文献与情报检索中用以标引主题的检索工具，是规范化的、有组织的、体现主题内容的、已定义的名词术语的集合体。《医学主题词表》（以下简称*MeSH*）是美国国立医学图书馆（NLM）编制

的医学领域最权威、最常用的叙词表，具有规范化、可扩充化、动态性等特点，汇集约25000个医学主题词、82个副主题词。NLM不仅将*MeSH*用于标引生物医学文献，编制MEDLINE/PubMed及其他多种检索数据库，还用于馆藏图书的编目。

*MeSH*在医学文献检索中具有准确性（准确揭示文献内容的主题）和专指性。标引（对文献进行主题分析，从自然语言转换成规范化检索语言的过程）人员将信息输入检索系统以及检索者（用户）利用系统内信息情报这两个过程中，以主题词作为标准用语，使标引和检索之间用语一致，达到最佳检索效果。

国内的“中国生物医学文献服务系统”进行主题标引的依据是*MeSH*的译文本*CMeSH*以及参考*MeSH*编制的《中国中医药学主题词表》（图1-2-1-8）。

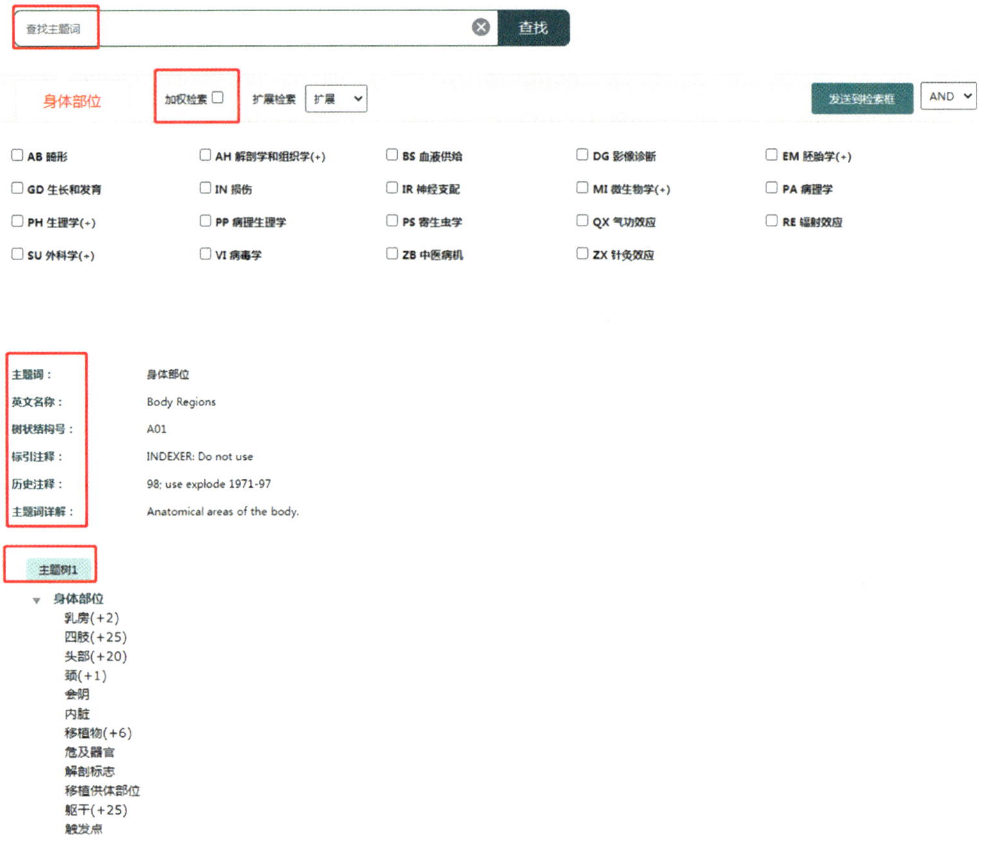

图1-2-1-8　中国生物医学文献服务系统主题检索

（一）主题词的形式

1.叙词：又称主要主题词，通常叫作主题词，是以规定概念为基础，经过规范化处理，具有组配功能的动态性的词或词组。

2.限定词：又称副主题词，用于限定主题概念，不能独立检索，仅对主题范畴起细分作用以及揭示多个主题词之间的关系，其作用是增加主题概念的专指性，提高检索的查准率。

主题词以名词为主，可数名词多采用复数形式，如blood cells；不可数名词或表示抽象概念的名词采用单数形式，如brain stem。

主题词可以是词组，也可以是单个词。词组形式的主题词一般按自然语序排序，如lung abscess、hepatic coma等。但是为了使概念相近的族性主题词集中在一起，有些复合主题词采用倒置形式，将复合主题词中被修饰的名词放在前面，起修饰限定的形容词放在名词之后，并用“，”分开。例如shock，cardiogenic（心源性休克）。倒置后，凡有关休克的文献都相应集中在“shock”这个主题词下，这为检索者提供了族性选词的方便。

3. 入口词：又称款目词，是*MeSH*中收录的主题词的同义词、近义词或其他代用形式，作用在于指引用户找到主题词。

4. 特征词：是一组对检索范围具有特别意义的词汇，包括研究对象、文献类型、时间等方面的词汇，如儿童、老年人、男性、女性等词，采用特征词能有效缩小检索范围，提高查准率。

在进行检索时，用户输入一个主题词后，系统会自动显示该主题词所能组配的副主题词。副主题词与主题词进行组配，对某一主题词的概念进行限定或复分，使主题词具有更高的专指性，因此，副主题词的选择是否正确对检索结果也有着直接影响。如检索药物治疗艾滋病方面的文献，用入口词“艾滋病”找到主题词“获得性免疫缺陷综合征”，配合副主题词“药物疗法”可较准确检出需求文献（图1-2-1-9、1-2-1-10）。

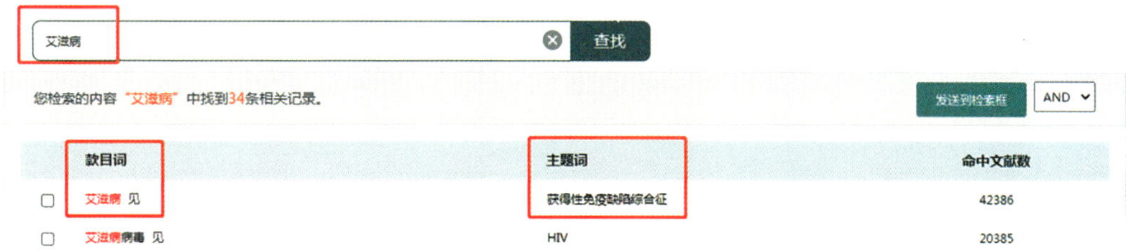

图1-2-1-9　中国生物医学文献服务系统用入口词找主题词

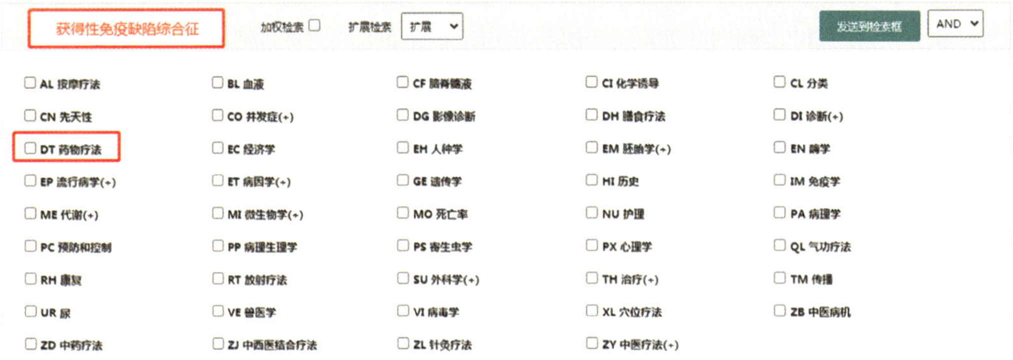

图1-2-1-10 主题词配合副主题词检索

(二)主题词的单一性

一个词语只表达一个概念,一个概念只用一个词语表达,有利于提高文献的查全率。

(三)主题词的动态性

*MeSH*是医学常用规范化词汇的浓缩,随着医学科学的不断发展而不断地增删、调整,以便及时反映医学科学的新发展、新主题和新事物,有一定的动态性。

(四)树状结构

根据每个主题词的词义范畴和学科属性,全部主题词可被归入16个大类(以大写字母A—N、V、Z表示)。每个大类又细分为100多个二级类目,二级类目再层层划分,逐级展开,使同一概念范围的主题词成族展示它们之间的并列、隶属等相互关系,每一个主题词均被赋予一个相应的树状结构号,最多可达11级,形成主题词的树状结构体系,少数主题词按其属性跨越两个或多个类,这样的主题词被同时赋予多个树状结构号。

通过医学主题词网站 https://meshb.nlm.nih.gov/search 可进行主题词查询,它是*MeSH*的网络版,旨在帮助用户迅速查询相关主题词并显示主题词的等级结构体系(图1-2-1-11)。

(五)*MeSH*相关网站的选词原则

1. 首选专指词:首先选用与主题概念完全对应的专指主题词。例如青霉素的主题词为青霉素类,两者属同义词,完全对应,词表会通过入口词参见主题词的形式引导用户选择专指词。

2. 次选组配词:当某一复合概念无对应的专指主题词时,则选用主题词与副主题词组配或主题词与主题词组配的方式。

3. 选择上位词或近义词：当没有专指词或者不能采用组配时，可选用概念最接近的上位词或近义词。

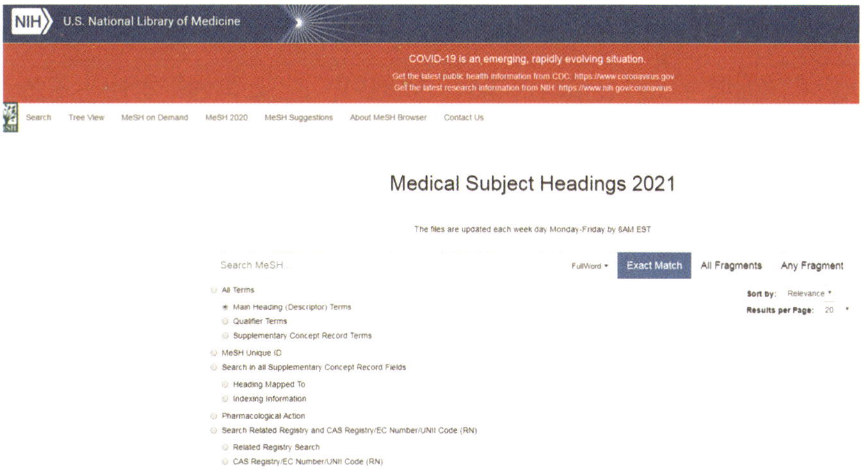

图1-2-1-11　医学主题词免费浏览网站主页

三、医学文献检索途径

各种检索系统编制方法不同，检索方法和检索途径也有差异，但无论何种检索系统，主要是根据信息的各项特征来编排，形成特定的检索语言描述和不同的检索途径。常用的检索途径有关键词途径、主题词途径、题名途径、著者途径等（图1-2-1-12）。

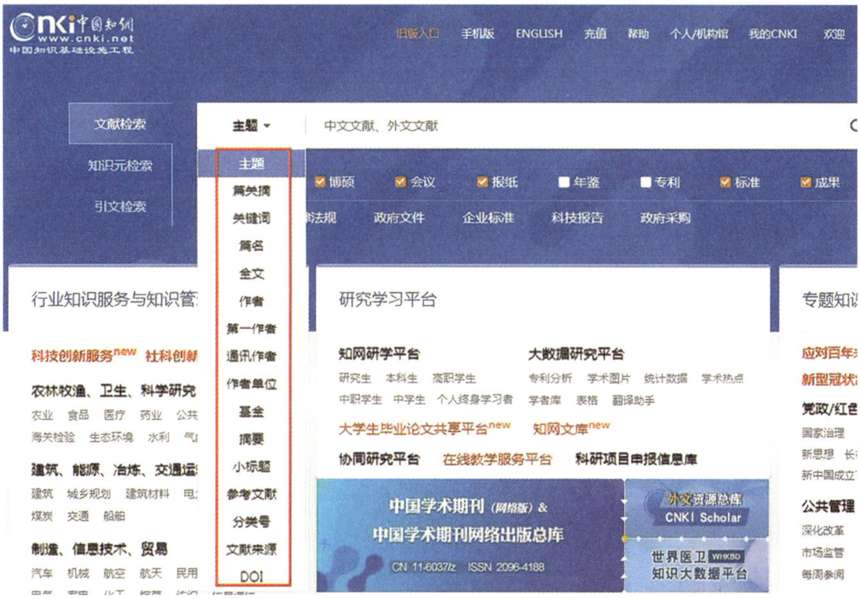

图1-2-1-12　中国知网检索途径

(一)关键词途径

关键词途径是选取关键词作为检索入口,其检索标识是关键词。几乎所有的医学检索系统都支持关键词检索,关键词是属于自然语言的范畴,未经规范化处理,也不受主题词表的控制,一般由论文作者或数据库自动标引抽取。因此,通过关键词途径检索文献时,必须同时考虑到与检索词相关内容的同义词、近义词等不同的表达方式,否则容易造成漏检,影响检索质量。如:对于“白细胞介素2”这一概念可有白介素2、白细胞介素2、IL2、IL-2等不同形式的表达方式。

(二)主题词途径

利用主题词途径就是对主题词字段进行检索来查找文献,其检索标识是主题词。主题词是规范化的检索语言,它对文献中出现的近义词、同义词、多义词以及同一概念的不同书写形式等进行严格的控制和规范,使每个主题词都含义明确,以便准确检索,防止误检、漏检。如:白细胞介素2、白介素2、IL-2、IL2等表达同一概念的不同书写形式规范为“白细胞介素2”。常用支持主题词检索的医学检索系统有中国生物医学文献服务系统和PubMed。

(三)著者途径

著者途径是指根据已知文献著者来查找文献的途径,它依据的是著者索引,包括个人著者索引和机关团体索引。通过著者途径可以准确查到同一著者的多篇著作,适用于全面了解某一著者或团体机构的学术观点、研究成果、科研动态等。

(四)题名途径

题名途径是指通过文献的题名来查找文献的途径。题名包括文献的篇名、书名、刊号、标准号、数据库名等,检索时可以利用检索工具的书名索引、刊名索引、会议论文索引等进行。由于文献题名往往能反映文献的主要内容,因此利用题名中的名词术语可以较为准确地查到所需文献。

(五)机构途径

机构途径是指通过机构名称获取相关信息、了解该机构情况的途径。以机构途径检索文献,一般以计算机检索工具为主,手工检索少用。

(六)分类途径

分类途径是指按照文献资料所属学科(专业)类别进行检索的途径,它所依据的是检索工具中的分类索引。

(七)其他途径

其他途径包括利用检索工具的各种专用索引来检索的途径。专用索引的种类很多,常见的有各种号码索引(如专利号、报告号、入藏号等),专用符号代码索引(如元素符号、分子式、结构式等),专用名词术语索引(如地名、机构名、商品名、生物属名等)。

四、医学文献检索技术

各检索系统(数据库)支持的检索技术并不相同,即使是同一检索技术,检索运算符也有差异,因此可以结合具体检索系统(数据库)的"帮助"功能正确使用检索技术。文献信息检索是一种较为简单的准确匹配模式,主要的检索技术包括以下几种。

(一)布尔逻辑检索

检索中逻辑算符使用是最频繁的,对逻辑算符使用的技巧决定检索结果的满意程度。利用布尔逻辑算符进行检索词或代码的逻辑组配,是最基本、最重要的一种运算方法。常用的布尔逻辑算符有三种,分别是逻辑或"OR"、逻辑与"AND"、逻辑非"NOT"。用这些逻辑算符将检索词组配构成检索提问式,计算机将根据提问式与系统中的记录进行匹配,当两者相符时则命中,并自动输出该文献记录,执行的顺序为NOT>AND>OR。

1. 逻辑"AND",检索表达式为"A AND B",数据库中同时含有检索词A和B的文献为命中文献,作用是缩小检索范围,提高查准率。例如检索关键词为"钙通道阻滞剂(CCB)治疗高血压"的文献,检索式为:(关键词:钙通道阻滞剂AND高血压)。

2. 逻辑"OR",检索表达式为"A OR B",数据库中的文献含有检索词A或B的文献为命中文献,作用是扩大检索范围。例如检索关键词"艾滋病"的文献,检索式为:(关键词:获得性免疫综合征OR HIV感染OR艾滋病)。

3. 逻辑"NOT",检索表达式为"A NOT B",数据库中凡含有检索词A而不含B的文献为命中文献,作用是缩小检索范围,提高查准率。例如检索关键词为"非手术治疗肝肿瘤"的文献,检索式为:(关键词:肝肿瘤NOT手术)。

用布尔逻辑表达检索要求,除要掌握检索课题的相关信息外,还应注意运算符的位置,对同一个布尔逻辑提问式来说,不同的运算次序会有不同的检索结果。

(二)截词检索

截词检索就是用截断的词的一个局部进行的检索,并认为凡满足这个词局部中的所有字符(串)的文献,都为命中的文献。按截断的位置来分,截词可有后截断、前截断、中截断三种类型。常用符号:“*”代表0至n个字母,“?”代表1个字母。用法是把检索词截断,取其中的一部分片段,再加上截词符号一起输入,系统按照词的片段与数据库里的索引词进行对比匹配,包含这些片段的文献将被检索出来。该方法用于检索词的单复数、词性的词尾变化 、词根相同的一类词,以及同一词的拼法变异等。例如在Pubmed中输入face transplant* 得到的截断词有face transplant、face transplantation、face transplantations、face transplants等。

截词检索也是一种常用的检索技术,是防止漏检的有效工具,尤其在西文检索中,更是广泛应用。截断技术可以作为扩大检索范围的手段,具有方便用户、增强检索效果的特点,但一定要合理使用,否则会造成误检。

(三)限定检索

利用检索词加字段标识符的形式进行的检索,几乎所有计算机检索系统均支持限定检索。限定检索某一字段或某几个字段以使检索结果更为准确,减少误检,常用的字段标识符例如:“关键词”“MeSh”等。

(四)扩检与缩检

1.扩检:扩检是指初始设定的检索范围太小,命中文献不多,需要扩大检索范围的方法。扩检的方法主要有以下几种:①概念的扩大;②范围的扩大;③增加同义词;④年代的扩大。

2.缩检:缩检是指开始的检索范围太大,命中文献太多,或查准率太低,需要增加查准率的一个方法。缩检与扩检相反,即概念的缩小、范围的限定、年代的减少等。此外,还可以通过以下方法进行限定:①核心概念的限定;②语种的限定;③特定期刊的限定。

扩检与缩检是检索过程中经常面临的问题,在拟定检索策略时,应该同时考虑如命中文献太少或太多时处理的办法,提高检索效率。

(五)加权检索

加权检索同布尔逻辑检索、截词检索等一样,也是文献检索的一个基本检索手段,属于定量检索技术。但不同的是,加权检索的侧重点不在于判定检索词或字符串是不是在数据库中存在、与别的检索词或字符串是什么关系,而是在于判定检索词或字符串在满足检索逻辑后对文献命中与否的影响程度。

加权检索的基本方法是:在每个提问词后面给定一个数值表示其重要程度,这个数值称为权,在检索时,先查找这些检索词在数据库记录中是否存在,然后计算存在的检索词的权值总和。权值之和达到或超过预先给定的阈值，该记录即为命中记录。

运用加权检索可以命中核心概念文献，因此它是一种缩小检索范围提高检准率的有效方法。但并不是所有系统都能提供加权检索这种检索技术，而能提供加权检索的系统，对权的定义、加权方式、权值计算和检索结果的判定等方面，又有不同的技术规范。

（六）精确检索和模糊检索

所检信息与输入的词组完全一致或存在一定差异的检索技术，精确检索是所检信息与输入的词组完全一致的匹配检索技术，在许多系统中用引号来表示，例如检索“Acute Pancreatitis”。模糊检索允许所检信息与检索提问之间存在一定的差异，如检索Acute Pancreatitis就可检索出Pancreatitis、Acute Pancreatitis等。

（七）跨库检索

一次对多个数据库同时进行检索的技术，能为用户提供统一的检索接口，将用户检索需求转化为不同数据库的检索表达式，同时检索本地和广域网上的多个分布式异构数据库，并对检索结果加以整合，以统一的格式将结果呈现给检索者，如百度学术就是跨库检索。

（八）相关信息检索

将已检结果存在某种程度相关的信息检索中的检索技术，多由检索系统自动进行。

（九）智能检索

自动实现检索词、检索词对应主题词及该主题词所含下位词的同步检索。

（十）多语种检索

输入一种语言的检索项，系统能自动将多种语言的相关结果列表出来。例如在CNKI中输入“糖尿病”，系统会自动将该关键词和其英文翻译“diabetes”的文章搜索出来（如图1-2-1-13）。

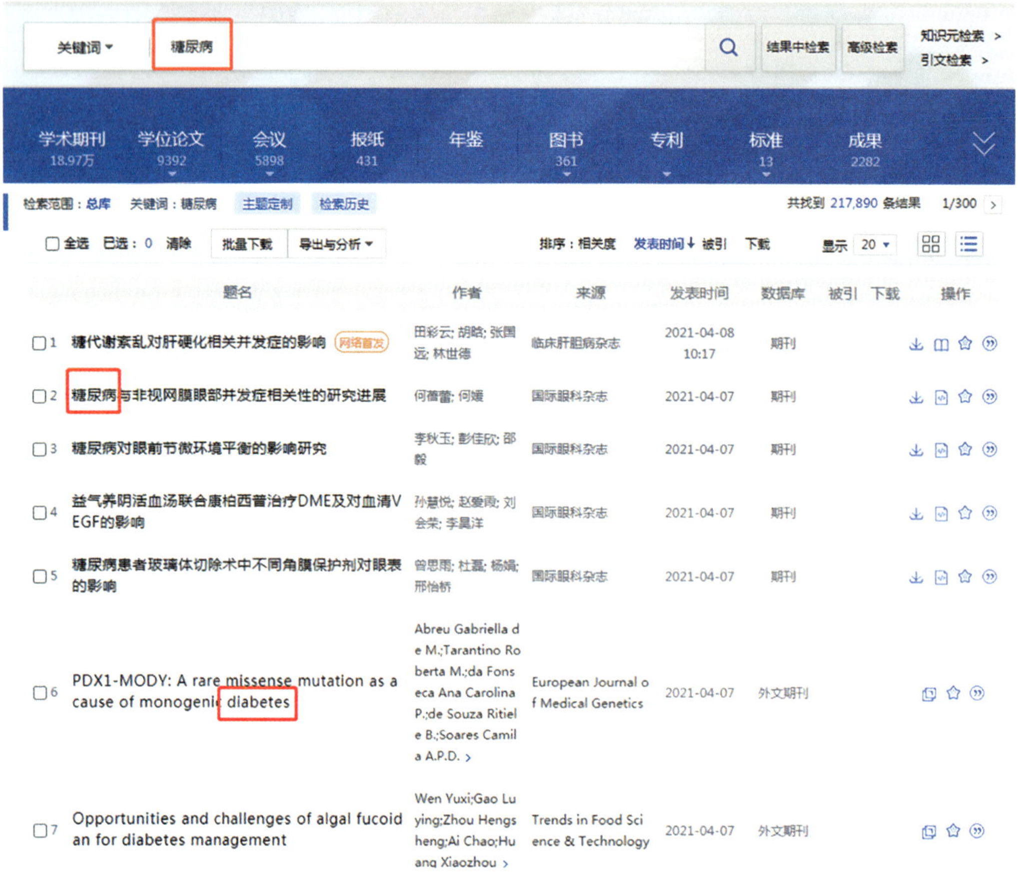

图 1-2-1-13　CNKI 中的中、英文同步检索

（十一）聚类检索

聚类检索是在对文献进行自动标引的基础上，通过一定的聚类方法，计算出文献与文献之间的相似度，并把相似度较高的文献集中在一起，形成一个个的文献类的检索技术。根据不同的要求，可以形成不同聚类层次的类目体系，在此种类目体系中，内容相关、主题相近的文献聚集在一起，而不同的则被区分开来。

五、文献信息检索策略

了解以上医学文献检索的技术后，我们就可以进行科研实操的演练 。在拿到课题后，我们应首先分析检索课题目的，明确课题要解决的问题。对于一个课题，通常按照以下顺序展开文献检索（图 1-2-1-14），如对检索结果不满意，则重新分析需求、确定检索词，修正检索策略再次进行检索。

(一)分析检索课题,确定检索方向

这是提高检索满意度的先决条件,为此,需要弄清检索者所需信息的一些特征,如主题概念、学科归属、文献类型、时间界限、语种和国别等。

1.分析课题的主题内容

明确研究课题所属的学科性质、所需的信息内容,准确分析出反映课题的核心内容,为制定检索策略做准备。

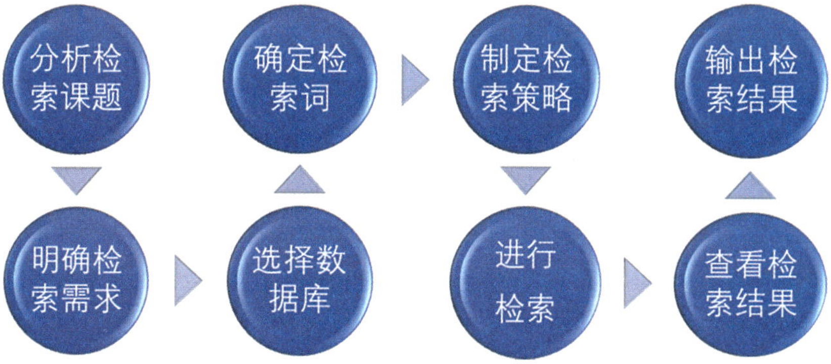

图1-2-1-14　分析检索课题的过程

2.明确学科范围,选择数据库

明确分析所检索课题的学科领域,了解该领域现有数据库的基本情况,优先选择该课题学科领域的高质量的专业数据库。以用知网检索新冠肺炎为例,该主题可查阅知网中的医疗、药业、公共卫生等数据库。

3.确定课题所需的文献类型

基础理论性探讨型课题包含会议论文、期刊论文,尖端技术性课题包含科技报告,技术革新、发明创造型课题包含专利文献、产品定型设计、标准文献及产品样本。

4.确定检索时间范围

根据课题研究的开始年代和研究的高峰期,以便确定检索的时间范围。

5.明确检索要求

检索的要求包括查新、查准和查全。查新:了解不同理论、学科、课题、工艺过程等最新动态和发展进程,需要检索最新的文献信息;查准:解决研究具体问题,找出技术方案,需要检索有针对性,能解决实际问题的文献信息;查全:撰写综述、述评或专著等,需要全面详细的文献信息。

(二)确定检索工具

根据学科专业、语种等,选择一种或多种检索工具或搜索引擎。

开始搜索前应确定用什么数据库,这要求对国内外的主流数据库有一个基本的了解,数据库选择一般遵循"4C"原则。

1. 内容(content):数据库的学科范畴、文献质量、数据库连接、数据库类型(如数值、事实、文摘、全文等)和文献来源(如期刊论文、会议论文、专利文献、科技报告等)。

2. 覆盖范围(coverage):数据库的规模,涉及时间范围、地理范围 、机构来源、文献量等。例如万方医学网收录1000多万篇医学论文;CHKD期刊全文数据库收录我国公开出版发行的医学相关整刊1600多种。

3. 更新(currency):数据库更新的及时性、更新频率和周期。

4. 成本(cost):数据库的使用费用,检索结果输出费用等。

(三)确定检索方法

一般有三种方法:

1. 正文法:从作者、分类、主题等途径查找。

2. 引文法:又称为追溯法,即着眼于文献所附的参考或引用文献目录。例如中国科学引文数据库(Chinese Science Citation Database,简称CSCD),ISI Web of Science的引文数据库。

3. 交替法:正文法和引文法交替使用。

(四)确定检索途径、检索词,制定检索式

在前面进行课题分析以及把握所选的检索工具、检索系统的基础上,确定适合的检索途径和检索词,即基于特定检索系统的功能将课题分析的检索项转化为可被系统识别的检索标识,如作者姓名、主题词、分类号等,再根据逻辑关系,运用检索算符,形成检索式。

(五)评价检索结果,优化检索策略

在实际检索中,当放宽检索范围以提高查全率时,往往会降低查准率;反之,当缩小检索范围以提高查准率时,往往会降低查全率。因此要正确分析误检、漏检原因,适当调整检索策略式。

(六)实施检索

当检出一批结果后,应浏览题目和文摘,判断是否满足要求,并加以筛选,若感到

不满意,应及时修改检索策略,加以调整,再行检索,直到满意为止。

(七)索取原始文献

检出的结果通常是文献线索。为了索取原始文献,还须进行两项工作:辨识文献款目,包括文献类型、来源、出版物名称等;查找原始文献的收藏单位,先从本单位、本地区入手,利用馆藏目录和联合目录(联网目录),找到原始文献的收藏单位,即可通过借阅、复制或网上传送、馆际互借等途径获得文献。

六、检索效果的评价与优化

检索效果是指利用检索系统(或工具)开展检索服务时所产生的有效结果,检索效果如何,直接反映检索系统的性能。

(一)评价标准

判定一个检索系统主要从质量、费用和时间三方面来衡量,因此,对计算机信息检索的效果评价也应该从这三个方面进行。质量标准主要有:查全率、查准率、漏检率、误检率等。费用标准即检索费用,是指用户为检索课题所投入的费用。时间标准是指花费时间,包括检索准备时间、检索过程时间、获取文献时间等。

查全率和查准率是判定检索效果的主要标准:查全率是指系统在进行某一检索时,检出的相关文献量占系统文献库中相关文献量的比例,它反映该系统文献库中实有的相关文献量在多大程度上被检索出来;查准率是指系统在进行某一检索时,检出的相关文献量占检出的文献总量的比例,它反映每次从该系统文献库中实际检出的全部文献中有多少是相关的。

假设检索系统中文献总量为X,检索输出的文献量为Y,A为X中与检索课题有关的文献量,B为Y中与检索课题有关的文献量,R为查全率、P为查准率、M为漏检率、N为误检率,则R、P、M、N定义如下:

查全率:$R=B/A*100\%$ ([检出相关文献量/文献库内相关文献总量]×100%).

例如,要利用某个检索系统查某课题。假设在该系统文献库中共有相关文献为100篇,而只检索出来75篇,那么查全率就等于75%。

查准率:$P=B/Y*100\%$ (查准率=[检出相关文献量/检出文献总量]×100%)

例如,检出的文献总篇数为50篇,经审查确定其中与项目相关的只有40篇,另外10篇与该课题无关,那么,这次检索的查准率就等于80%。

漏检率:$M=(1-B/A)*100\%=100\%-R$

误检率：$N=(1-B/Y)*100\%=100\%-P$

从以上公式可看出，查准率是用来描述系统拒绝不相关文献的能力，有人也称查准率为“相关率”。查准率和查全率结合起来，描述了系统的检索成功率。

（二）影响检索效果的因素

误检率、漏检率、查全率、查准率等都是影响检索效果的因素。要根据检索情况分析原因及时调整检索策略，正确分析误检、漏检原因，其中查全率和查准率与文献的存储与信息检索两个方面是直接相关的，即与索引语言、系统的收录范围、检索工作、标引工作等有着非常密切的关系。

1. 形成误检的因素

使用自由词检索，选用的主题词具有多异性，选用了一些概念、词语或事物名称的英文缩写形式进行检索，或使用截词检索时把词截得过短等都会形成误检。

2. 形成漏检的因素

关键词检索时同义词、近义词范围不够，用逻辑算符AND连接了重复概念或同位概念，误用上位概念代替下位概念进行检索，位置算符AND用得过多、专指度太高，限定字段检索时字段范围限制过严，使用了逻辑算符NOT等因素都会引起漏检。

3. 影响查全率的因素

影响查全率的因素从文献存储来看，主要有：文献库收录文献不全，索引词汇缺乏控制和专指性，词表结构不完整，词间关系模糊或不正确，标引不详，标引前后不一致，标引人员遗漏了原文的重要概念或用词不当等。此外，从情报检索来看，主要有：检索策略过于简单，选词和进行逻辑组配不当，检索途径和方法太少，检索人员业务不熟练和缺乏耐心，检索系统不具备截词功能和反馈功能，检索时不能全面地描述检索要求等。

4. 影响查准率的因素

影响查准率的因素主要有：索引词不能准确描述文献主题和检索要求，组配规则不严密，选词及词间关系不正确，标引过于详尽，组配错误，检索时所用检索词（或检索式）专指度不够使检索面宽于检索要求，检索系统不具备逻辑“非”功能和反馈功能，检索式中允许容纳的词数量有限，截词位置不当，检索式中使用逻辑“或”不当等等。

根据相关研究表明，查准率与查全率是相互制约的，要想做到查全，势必会要对检索范围和限制逐步放宽，则结果是会把很多不相关的文献也带进来，影响了查准率。在实际检索中，应当根据具体课题的要求，合理调节查全率和查准率，保证检索效果。

(三)提高检索效率,优化检索策略

1.准确分析文献需求

在实施检索前,明确检索目的、课题的主要内容以及所涉及的知识点、需要的文献类型、年代范围、机构署名等。优化检索策略选取适合的检索词,采用相应的逻辑组配和检索技巧进行检索,通过检索结果不断调整检索策略,最终检索出满足需要的文献信息。不同数据库都有不同的特点,如学科范围、文献类型、语种范围等,应根据检索课题的要求选择最匹配的数据库。

检索人员综合素质的高低决定了检索的效率,如何选择合理的检索项、符合逻辑的检索词、组配方式、制定和调整相应的检索策略,对提高检索效率至关重要。

2.调整查全率和查准率

(1)扩大检索范围,提高查全率的措施:

①增加各种类型的自由词(近义词、上位类等相关词)进行检索,使用OR算符。

②使用截词检索。

③选择模糊检索。

④调整限定的字段,可改为全文检索或篇关摘检索。

⑤调整限定条件,如放宽时间范围、文献类型等。

⑥减少AND或NOT的使用次数。

(2)缩小检索范围,提高查准率的措施:

①增加主题概念,使用AND算符检索。

②使用位置算符或者NOT排除无关概念。

③选择精确检索。

④调整限定的字段,可改为关键词、主题词或特定字段。

⑤调整限定条件,如限制收录情况、作者署名排序、是否有基金依托、某一特定子库等。

⑥使用高级检索、加权检索等联合检索方式。

第二节 利用检索技术及工具确定科研选题

一、利用检索技术:研究概况与发展趋势

医学论文撰写流程的第一步为找准研究方向,发现创新点,如何在海量医学资源中找到对自己最有用的资料,是每个医学科研人员必备的基本功。在撰写医学论文前,需要阅读大量的相关文献,因为阅读参考资料不仅能让医学研究者深入了解本专业的一些相关知识、清楚本学科的研究前沿趋势、提供参考资料,还可以熟悉了解他人撰写文章的思路和结构、实验设计等(图1-2-2-1)。

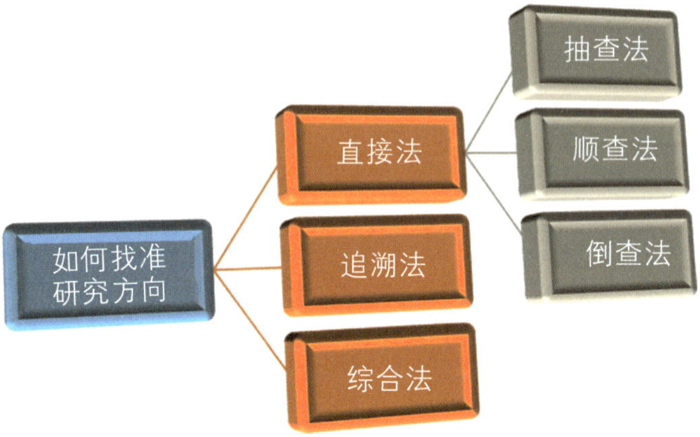

图1-2-2-1 找研究方向的方法

(一)直接法:即直接使用检索工具检索文献信息的方法,是一种常用的文献检索方法,可分为抽查法、顺查法和倒查法。

1. 抽查法:针对项目的特点,选择可能出现或者多次出现的与该项目文献信息有关的时间段,利用检索工具进行重点检索。

2. 顺查法:利用检索系统按时间顺序从远及近进行文献信息检索的一种方法。这种方法可以收集某一学科的系统文献,适用于大课题的文献检索。比如查询到某个研究课题的开始年份,然后需要了解它发展的整个过程,那么我们就可以使用顺查法从最初的时间开始,逐渐向现在查找。

例如,通过知网期刊库查找关于冠状病毒的早期文献,鉴于早期文献较少,为了尽可能查全,优先选择"全文"检索项,输入检索词"冠状病毒",检索结果按照发表时间排序,即可查找到国内最早关于冠状病毒的文献来源于1973年的《赤脚医生杂志》中朱关福写的《感冒概述》(图1-2-2-2),而在该篇文章中就提到,1965年利用人胚胎器官培养,从感冒病人标本中分离得到一种新病毒,叫作冠状病毒(图1-2-2-3)。

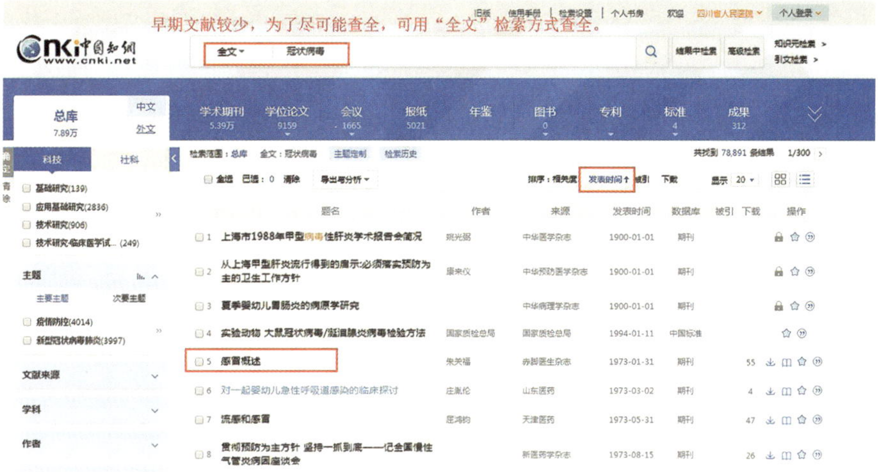

图1-2-2-2　顺查法实例

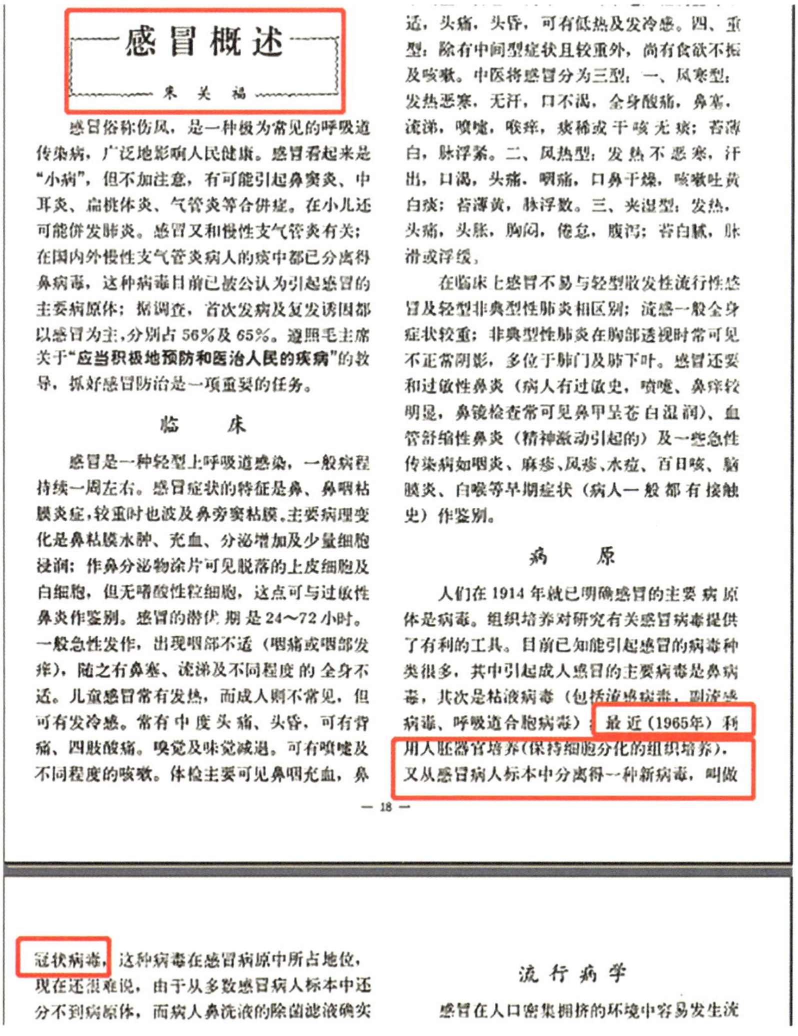

感冒概述

朱关福

感冒俗称伤风，是一种极为常见的呼吸道传染病，广泛地影响人民健康。感冒看起来是“小病”，但不加注意，有可能引起鼻窦炎、中耳炎、扁桃体炎、气管炎等合併症。在小儿还可能併发肺炎。感冒又和慢性支气管炎有关；在国内外慢性支气管炎病人的痰中都已分离得鼻病毒，这种病毒目前已被公认为引起感冒的主要病原体；据调查，首次发病及复发诱因都以感冒为主，分别占 56% 及 65%。遵照毛主席关于“**应当积极地预防和医治人民的疾病**”的教导，抓好感冒防治是一项重要的任务。

临　　床

感冒是一种轻型上呼吸道感染，一般病程持续一周左右。感冒症状的特征是鼻、鼻咽粘膜炎症，较重时也波及鼻旁窦粘膜。主要病理变化是鼻粘膜水肿、充血、分泌增加及少量细胞浸润；作鼻分泌物涂片可见脱落的上皮细胞及白细胞，但无嗜酸性粒细胞，这点可与过敏性鼻炎作鉴别。感冒的潜伏期是24～72小时。一般急性发作，出现咽部不适（咽痛或咽部发痒），随之有鼻塞、流涕及不同程度的全身不适。儿童感冒常有发热，而成人则不常见，但可有发冷感。常有中度头痛、头昏，可有背痛、四肢酸痛。嗅觉及味觉减退。可有喷嚏及不同程度的咳嗽。体检主要可见鼻咽充血，鼻

适，头痛，头昏，可有低热及发冷感。四、重型：除有中间型症状且较重外，尚有食欲不振及咳嗽。中医将感冒分为三型：一、风寒型：发热恶寒，无汗，口不渴，全身酸痛，鼻塞，流涕，喷嚏，喉痒，痰稀或干咳无痰；苔薄白，脉浮紧。二、风热型：发热不恶寒，汗出，口渴，头痛，咽痛，口鼻干燥，咳嗽吐黄白痰；苔薄黄，脉浮数。三、夹湿型：发热，头痛，头胀，胸闷，倦怠，腹泻；苔白腻，脉滑或浮缓。

在临床上感冒不易与轻型散发性流行性感冒及轻型非典型性肺炎相区别；流感一般全身症状较重；非典型性肺炎在胸部透视时常可见不正常阴影，多位于肺门及肺下叶。感冒还要和过敏性鼻炎（病人有过敏史，喷嚏、鼻痒较明显，鼻镜检查常可见鼻甲呈苍白湿润）、血管舒缩性鼻炎（精神激动引起的）及一些急性传染病如咽炎、麻疹、风疹、水痘、百日咳、脑膜炎、白喉等早期症状（病人一般都有接触史）作鉴别。

病　　原

人们在 1914 年就已明确感冒的主要病原体是病毒。组织培养对研究有关感冒病毒提供了有利的工具。目前已知能引起感冒的病毒种类很多，其中引起成人感冒的主要病毒是鼻病毒，其次是粘液病毒（包括流感病毒，副流感病毒、呼吸道合胞病毒）；最近（1965年）利用人胚器官培养（保持细胞分化的组织培养），又从感冒病人标本中分离得一种新病毒，叫做

— 18 —

冠状病毒，这种病毒在感冒病原中所占地位，现在还很难说，由于从多数感冒病人标本中还分不到病原体，而病人鼻洗液的除菌滤液确实

流行病学

感冒在人口密集拥挤的环境中容易发生流

图1-2-2-3　顺查法追根溯源

3. 倒查法：倒查法与顺查法正好相反。倒查法是从新到旧，由近到远，采用逆时间顺序的检索工具进行文献检索。一般来说，这种方法可以快速获得最新的信息。

（二）追溯法：是一种简便扩大信息来源的方法，通过已经掌握的文章末尾所列的参考文献，逐一进行查找。像滚雪球一样，根据文献之间的引文关系，可以获得越来越多的信息以及越来越多的相关文献。例如，目前国内的中国科学引文数据库CSCD（图1-2-2-4）和国外的Web of Science都是具有代表性的引文数据库（图1-2-2-5）。

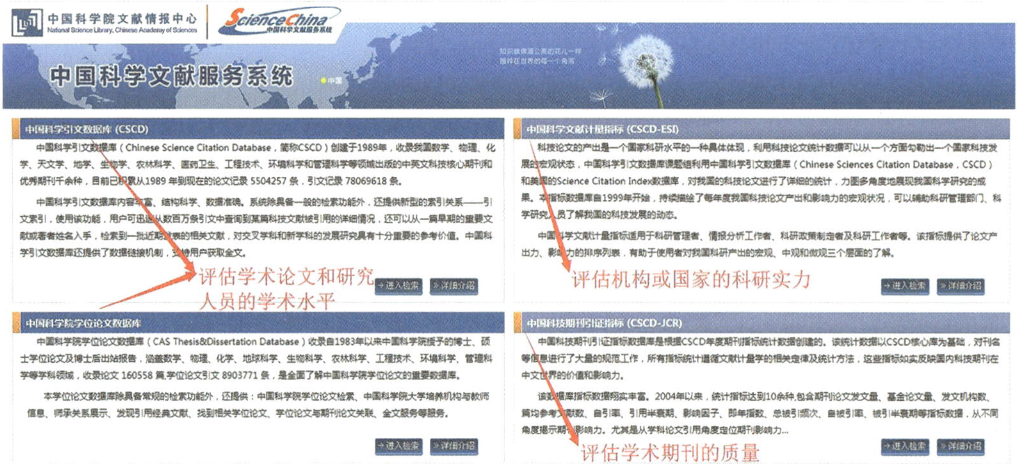
中国科学院文献情报中心
National Science Library, Chinese Academy of Sciences
ScienceChina
中国科学文献服务系统
中国科学引文数据库 (CSCD)
评估学术论文和研究人员的学术水平
→进入检索
»详细介绍
中国科学文献计量指标 (CSCD-ESI)
评估机构或国家的科研实力
中国科学院学位论文数据库
中国科学院学位论文数据库（CAS Thesis&Dissertation Database）收录自1983年以来中国科学院授予的博士、硕士学位论文及博士后出站报告，涵盖数学、物理、化学、地球科学、生物科学、农林科学、工程技术、环境科学、管理科学等学科领域，收录论文 160558 篇,学位论文引文 8903771 条，是全面了解中国科学院学位论文的重要数据库。
本学位论文数据库除具备常规的检索功能外，还提供：中国科学院学位论文检索、中国科学院大学培养机构与教师信息、师承关系展示、发现引用经典文献、找到相关学位论文、学位论文与期刊论文关联、全文服务等服务。
中国科技期刊引证指标 (CSCD-JCR)
评估学术期刊的质量

图1-2-2-4　中国科学引文数据库

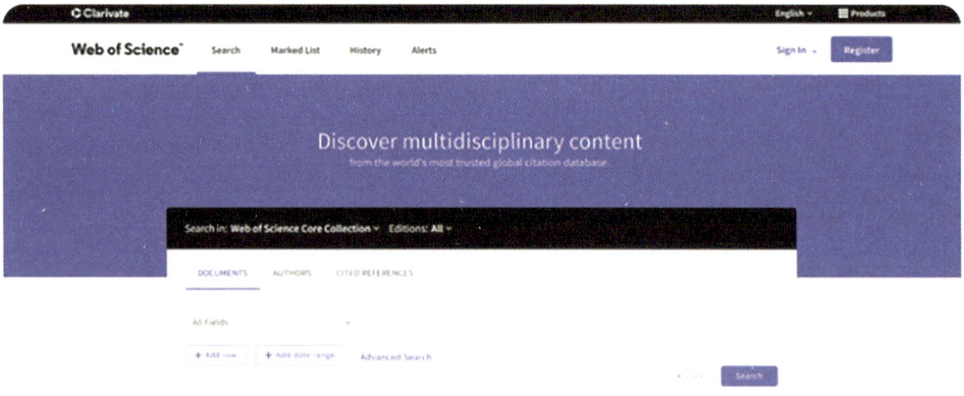

图1-2-2-5　Web of Science数据库

（三）综合法：也可以叫循环法，是直接法和追溯法相结合的方法。综合法不仅要利用直接法进行日常检索，还要利用文献所附的参考文献进行追溯检索，两种方法交替使用。也就是说通过直接法检测到所需文献，然后将这些文献末尾的参考目录用作查找它们的线索，循环进行，直到满足要求为止。

二、利用检索工具：文献计量分组与选题

传统文献计量学方法可以分为三类：①基于引文的计量方法，如引用频次统计、文献同被引分析等；②基于作者的计量方法，如作者同被引分析、合着分析等；③基于词汇的计量方法，如词频统计、关键词分析等。

现在，利用文献计量分组能获取热点及热点变化信息，以搜索冠状病毒为例，进入知网“知识元检索”模块的“指数”子库，输入关键词“冠状病毒”，检索结果一方面从“学术关注度”“媒体关注度”“学术传播度”“用户关注度”四个维度揭示其发展趋势及热度，无论是包含此关键词文献发文趋势统计，还是主流媒体对于医学热点和技术的报道，都能作为参考，从中进行选题；另一方面也从学科分布、机构分布、研究进展几个方面进行聚类分析（图 1-2-2-6）。

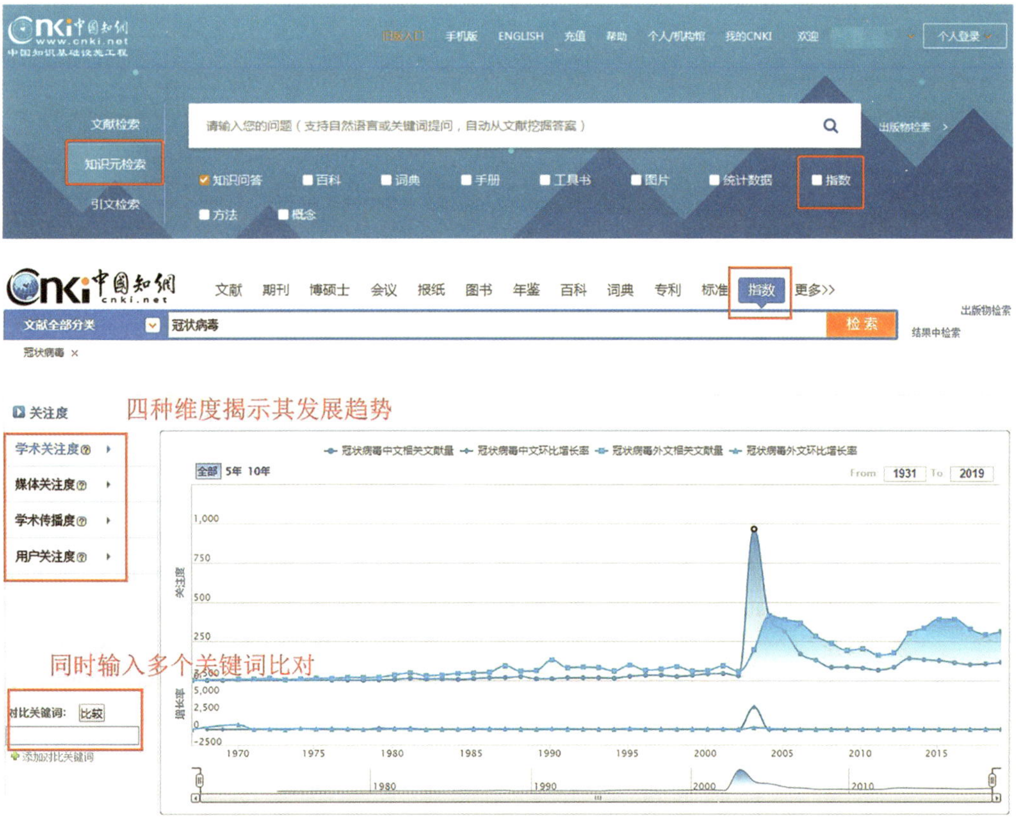

图 1-2-2-6　中国知网知识元检索指数界面

第三章

中文医学数据库资源

本章提要

医学资源种类繁多，文献信息内容丰富，文献信息检索系统的核心是数据库。本章将分别介绍医学临床、科研经常使用的中文全文和文摘型数据库，包含中国医院数字图书馆(中国医院知识总库 CHKD)、万方医学网、中国生物医学文献服务系统和中华医学期刊全文数据库。

第一节 | 中国医院数字图书馆(中国医院知识总库CHKD)

一、概述

中国医院知识总库CHKD经原国家新闻出版总署批准,由《中国学术期刊(光盘版)》电子杂志社编辑出版,收录文献包含预防医学、临床医学、卫生政策等不同领域,为满足临床科研人员的科研项目选题、统计分析、论文撰写等多方面需求而开发的专业化知识库,该库也是中国知识基础设施工程(CNKI)的重要组成部分。CHKD除包含“CHKD期刊全文数据库”“CHKD博硕士学位论文全文数据库”“CHKD会议论文全文数据库”“CHKD报纸全文数据库”四种资源外,还有“CHKD外文库”“CHKD国家科技成果数据库”“CHKD年鉴网络出版总库”“CHKD专利全文数据库”“CHKD标准数据库”“CHKD国家标准全文数据库”和“CHKD行业标准全文数据库”等资源中的生物医学部分(图1-3-1-1)。

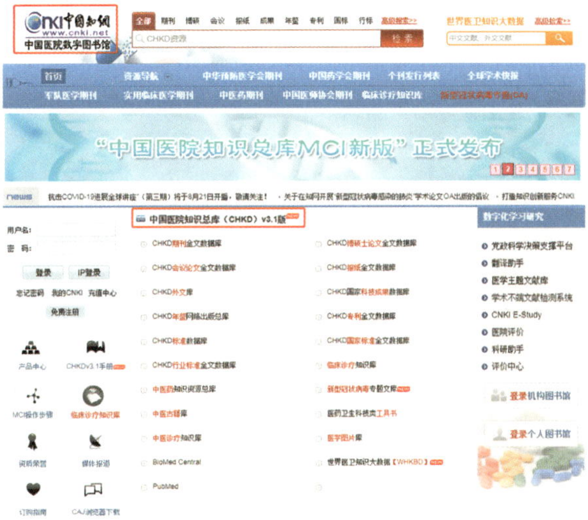

图1-3-1-1 中国医院数字图书馆(中国医院知识总库CHKD)主页面

二、特点

(一)主题词标引

CHKD对医学文献给予统一的主题词标引,包含分类导航(中图法导航)、知识导航(主题词导航)两种导航系统,提供主题词智能转换、主题词与非主题词组配检索等功能。检索结果根据资源类型、文献来源、发表年度、关键词、主题词、主题词类别、学科类别、文献作者、作者单位、被引量、下载量等进行排序。

（二）检索结果的操作

平台提供一框式（智能）检索、高级检索、专业检索、作者发文检索、句子检索等检索方式，并对检索结果进行数据统计、分组、排序、分析和评价，而且实现了与PubMed等外文医学文献平台的统一检索，更好地满足用户一站式快速获取各类医学文献信息资源的需求。

1. 计量可视化分析

可视化分析是通过统计学的方法，定量地分析文献特征，并以可视化的方式直观向检索者展示分析结果。针对检索结果，用户可从多维度分析已选的文献或者全部文献，帮助用户深入了解检索结果文献之间的互引关系（页面中以球形表示被引关系）、参考文献、引证文献、文献共被引分析、检索词文献分析、用户推荐分析、日指数分析、文献分布分析等（图1-3-1-2）。

比如在CHKD输入关键词“冠状病毒”，针对检索结果选择所需分析的文献，勾选前方选择框选择单篇文献，也可多篇文献批量选择。在检索结果上方选择“分析”，进入计量可视化分析页面，从多维度了解检索主题的研究热度、预测发展趋势。

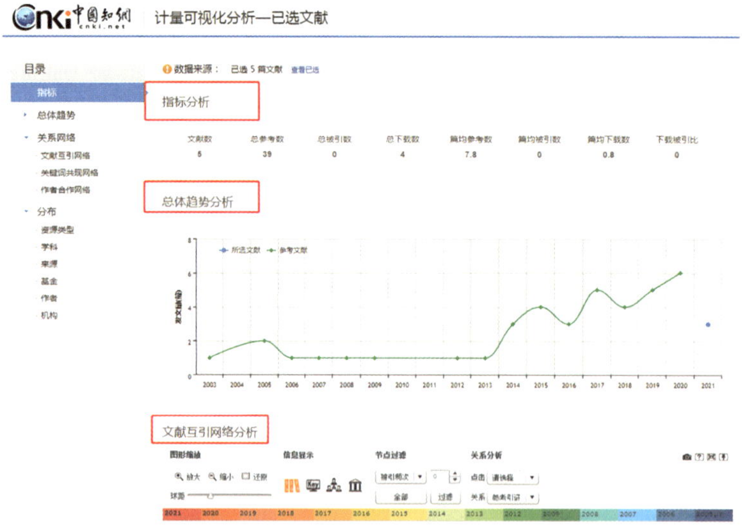

图1-3-1-2　勾选文献可视化分析界面

（1）指标分析：针对已选的文献，统计其总参考数、总被引数、总下载数、篇均参考数、篇均被引数、篇均下载数、下载被引比等指标。

（2）总体趋势分析：以年度为单位展示所选文献、参考文献、引证文献的发文趋势变化图。

（3）文献互引网络分析：通过可视化的方式分析文献之间的关联关系，快速发现有价值的文献。不仅包含已选择的文献，还扩展与该文献相关的参考文献和引证文献。

球体的大小表示被引频次的多少，信息显示可分别显示文献名、检索词、作者、来源，查看不同的文献关系。

（4）关键词共现网络分析：通过可视化的方式分析检索文献的主题以及各个主题之间的关系。通过关系分析可查看与该词共现的检索词及共现次数，通过年份关系查看主题时间演变，通过聚类分析将检索词按照共现聚类，可以选择不同的聚类数，查看中心点。

（5）作者合作网络分析：通过可视化的方式分析所选文章作者之间的合作关系。

（6）分布分析：从学科、来源、作者、机构、资源类型等多个方面揭示检索词的分布关系，帮助读者了解所选文献分布关系。如需对全部检索结果进行分析，可在检索结果页选择需要分析的项目，也可通过研究层次、机构、作者、基金、学科、文献来源、检索词多个维度以饼状图或者柱状图展示全部文献的发文特点，帮助读者了解与主题相关的文献发文特点（图 1-3-1-3）。

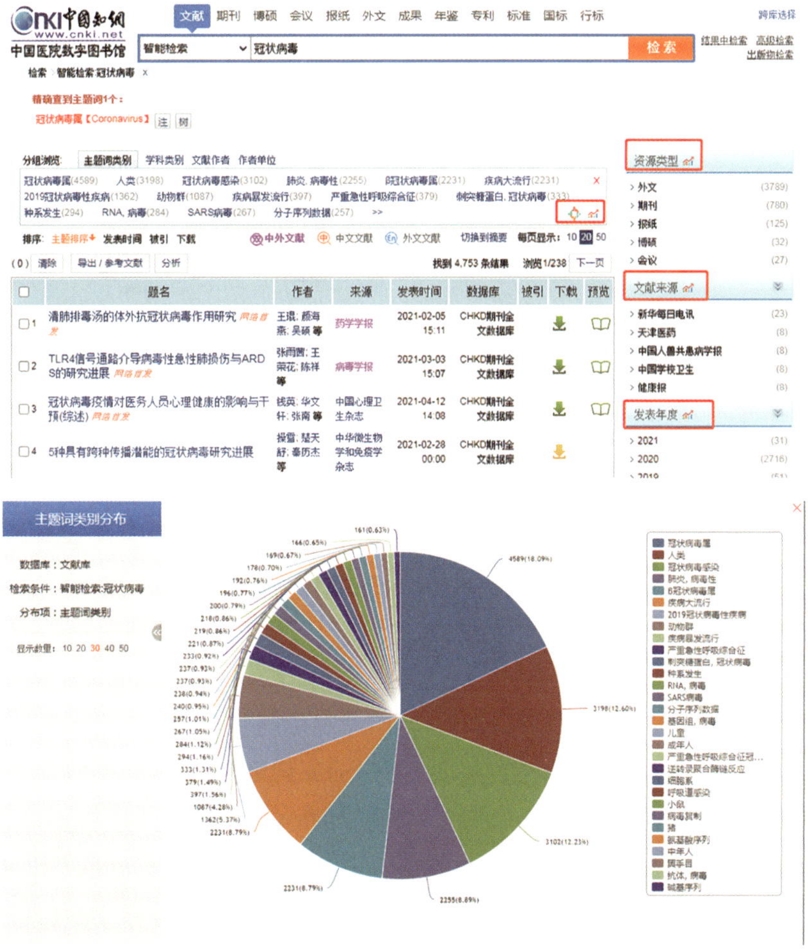

图 1-3-1-3　全部检索结果可视化分析界面

2. 文献导出

用户可将收集好的文献资料按照特定的参考文献格式导出：CAJ-CD格式引文、查新、CNKI E-Study、CNKI桌面版、个人数字图书馆、NoteExpress、Refworks EndNote等。

3. MCI智能系统

医学专业主题分类智能系统（Medical Specialties Subject Classification Intelligent System，简称 MCI），2020年版MCI智能系统采用美国国立医学图书馆编辑出版的*2020 MeSH*、中国中医科学院中医药信息研究所编辑出版的《中国中医药学主题词表》对文献进行主题标引，采用《中国图书馆分类法·医学专业分类表》及《中国图书馆分类法》（第五版）对文献进行分类标引。检索结果精准，知识多维展示，国外优秀知识资源PubMed等直接获取（图1-3-1-4）。

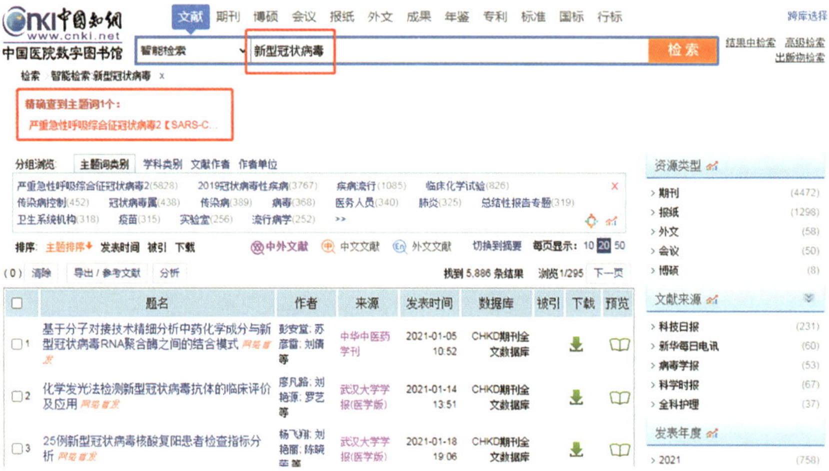

图1-3-1-4　最新主题词自动匹配

4. 知网节

知网节（知识网络节点）包含文献、期刊、作者、机构、关键词、会议基金、博硕士、报纸、外文文献等，可了解文献基本信息（作者、机构、摘要、关键词等）以及引证关系。

（三）知识元检索——指数

CNKI知识元检索中提供的指数分析功能，是以中国知网所收录的文献作为数据来源。它能形象地反映不同检索词在特定时间内的变化趋势。CNKI指数是以文献检索数据为基础，通过各种运算及统计，将检索结果以图文结合的方式进行展现，帮助检索者高效获取所需信息。另外通过CNKI指数，也可以检索、发现及追踪学术热点话题。进入指数数据库后，可从学术关注度（篇名包含此检索词的文献发文量趋势）、媒体关注度（篇名包含此检索词的报纸文献发文量趋势）、学术传播度（篇名包含此检索词的文献被引量趋势统计)、用户关注度(篇名包含此检索词的文献下载量趋势统计)四个维度查看了解该主题的年度发文趋势,可以通过鼠标拖动时间轴,以“冠状病毒”为关键词搜索(如图1-3-1-5)。

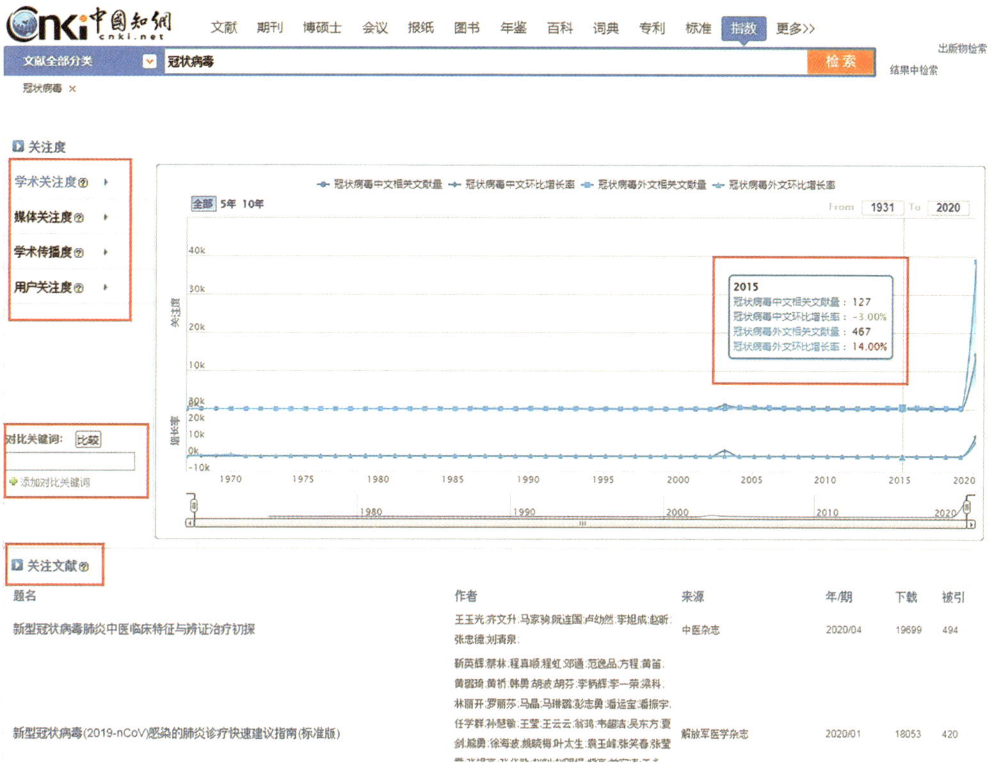

图1-3-1-5 CNKI知识元检索——指数

选取想要了解的年份,将鼠标放在该年份的节点上即会显示该年份该主题的中文发文量、中文发文环比增长量、外文发文量、外文发文环比增长量,还可以看到该主题在这一年份学术关注的热点文献,点击“比较”,可从不同维度查看两个关键词的年度发文趋势变化。

“关注文献”展示该主题的热点文献,包含题名、作者、来源期刊、出版年期、下载量、被引等数据,点击文章题名可链接至该文献知网节(图1-3-1-6)。

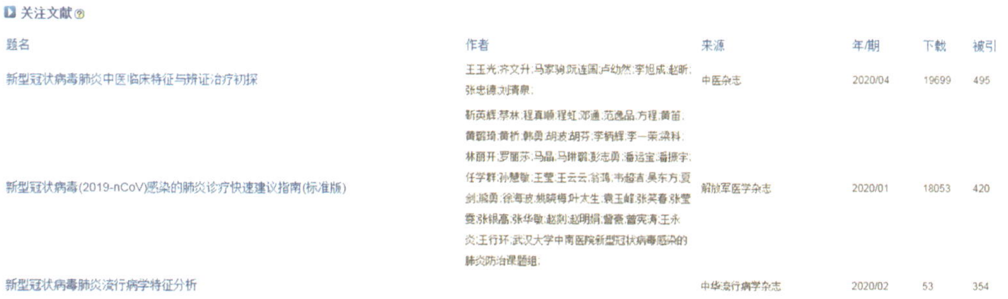

图1-3-1-6 CNKI指数检索——关注文献

点击“学科分布”中不同区域可以查看检索词在不同学科中的分布，点击学科分布图中的不同学科，可以显示该学科的相关词和研究进展（图1-3-1-7）。

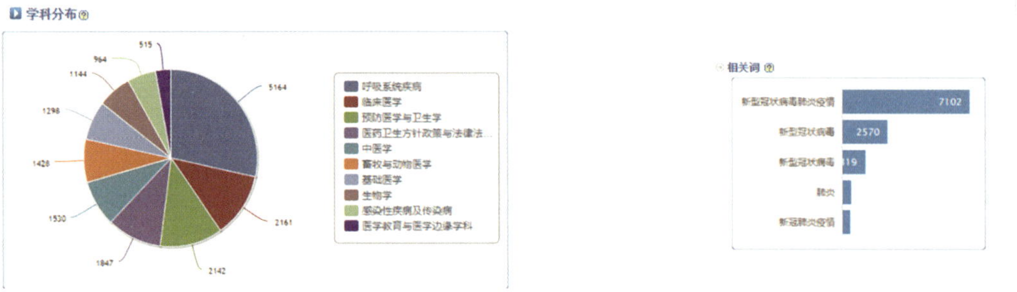

图1-3-1-7　CNKI指数检索——学科分布

“研究进展”中展示该主题的最早研究文献、最新研究文献及经典文献（图1-3-1-8）。“机构分布”展示该主题机构发文情况（图1-3-1-9）。

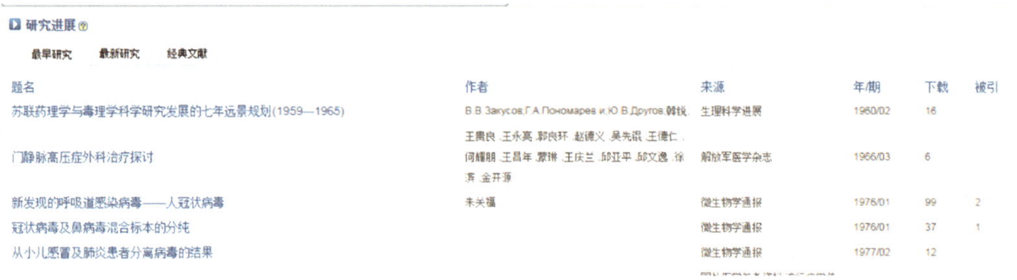

图 1-3-1-8　CNKI指数检索——研究进展

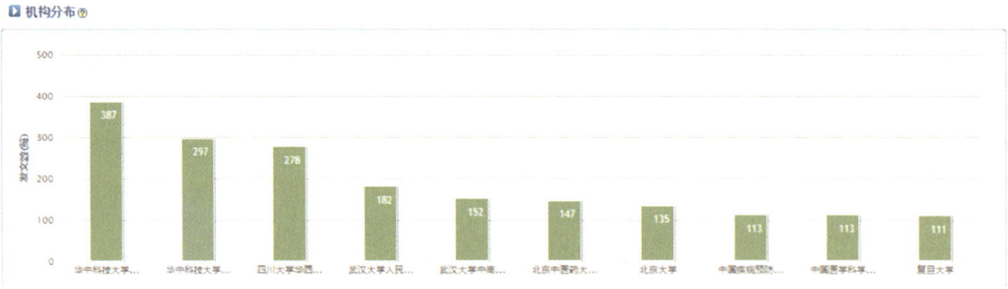

图 1-3-1-9　CNKI指数检索——机构分布

三、检索方法和技巧

通过统一的检索界面，可对期刊、论文、会议、报纸多个数据库进行跨库检索及导航浏览检索。本节以CHKD期刊全文数据库为例介绍CHKD平台的使用。该库收录了我国公开出版发行的生物医学类专业期刊和相关专业期刊，整刊1400多种，目前收录了1994年至今的文献390多万篇，并以平均每年50多万篇的速度递增。

(一)一框式检索

在CHKD首页提供一框式检索即智能检索。只需在检索框中输入关键词,点击“检索”即可查到相关文献,类似搜索引擎。(图1-3-1-10)

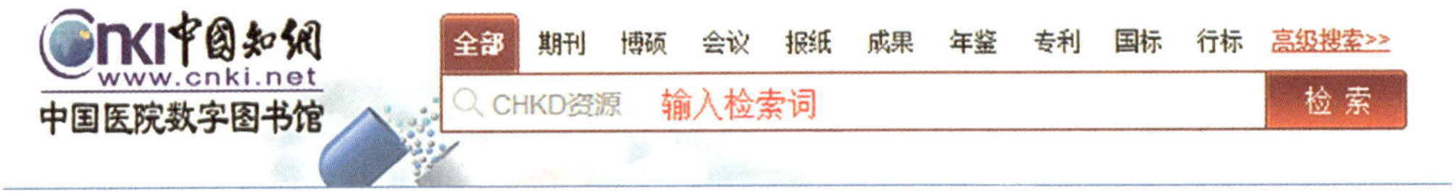

图1-3-1-10 CHKD全文数据库快速检索界面

(二)高级检索

点击CHKD首页的检索输入框上方的“高级搜索”,可进入到高级检索的页面。高级检索模块提供:高级检索、专业检索、作者发文检索、句子检索等,并提供分类导航、知识导航等。(图1-3-1-11)

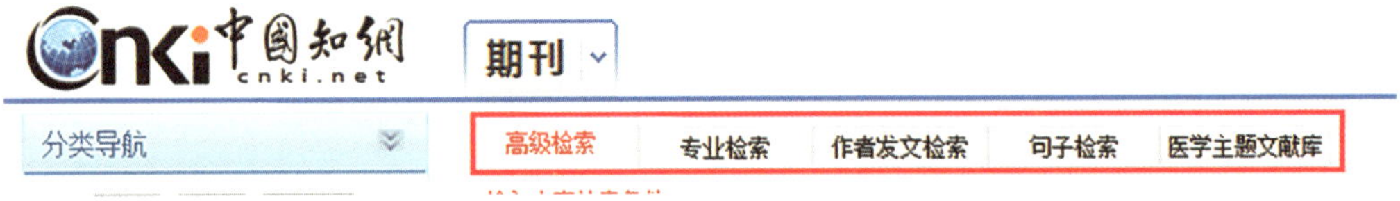

图1-3-1-11 CHKD期刊全文数据库高级检索界面

1.高级检索

通过逻辑组配制定合理的检索策略。(图1-3-1-12)

(1)选取检索范围:可在分类导航或知识导航中选择一种或多种学科。

(2)输入内容检索条件 :主题、分类、题名、关键词、摘要等,输入相应的检索词,并选择逻辑运算符。

(3)输入检索控制条件:可限定发表时间、更新时间、文献来源、文献基金,也可限定作者如第一作者、作者单位等。

文献来源可限定在某期刊范围内检索,检索词可输入期刊名称、ISSN号、CN号,也可点击检索框后的“文献来源列表”按钮选择;来源类别中可选择SCI来源期刊、EI来源期刊、核心期刊、统计源期刊等;支持基金是指文章所属或相关项目在实施过程中所受资助的基金名称及资助说明,可输入基金名称直接检索,也可点击检索框后的“基金选择列表”按钮,选择对应的支持基金。

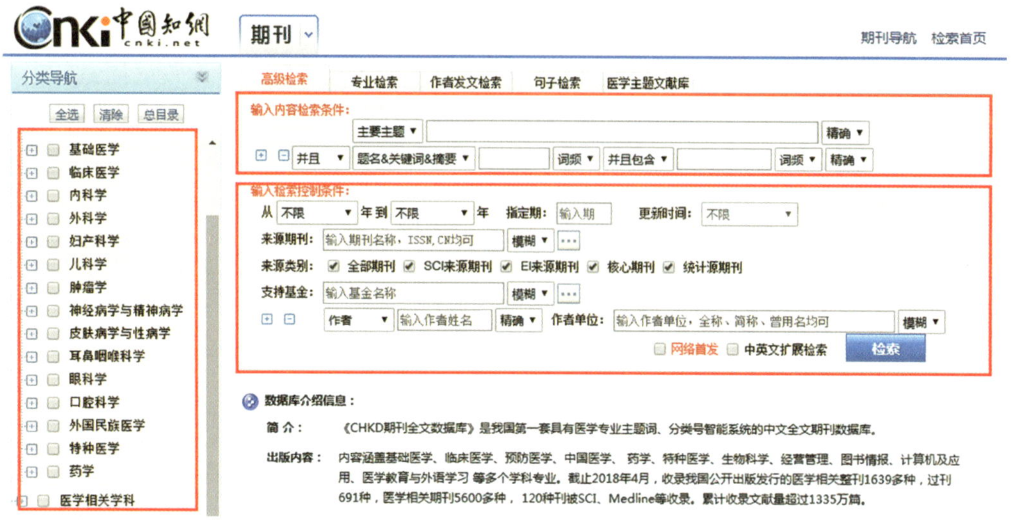

图1-3-1-12 高级检索界面

2. 专业检索

根据检索需求，通过使用逻辑运算符和关键词构造检索式（字段名+检索词+逻辑关系）进行检索，用于查新、信息分析等工作。检索式中的逻辑运算符“AND、OR、NOT”按照从左至右的顺序进行运算，可用“( )”改变运算次序。

可检索字段：TI=题名；SU=题名&关键词&摘要；KY=关键词；FT=全文；AB=摘要；FI=第一作者；AU=作者；AF=机构；JN=文献来源；RF=参考文献；YE=年；FU=基金；SN=ISSN号；CN=统一刊号；CLC=中图分类号；CF=被引频次；SI=SCI收录刊；EI=EI收录刊；DOI=注册DOI；QKLM=期刊栏目层次；SI=Y表示是SCI期刊；EI、HX同SI。

例如：

(1)“KY=高血压”可以检索到关键词为“高血压”的所有文章；

(2)“YE=2018 AND KY=高血压”可以检索2018年发表的关键词为“高血压”的所有文章；

(3)“SU=高血压*治疗”可检索到题名&关键词&摘要中包括与治疗高血压有关的信息（图1-3-1-13）。

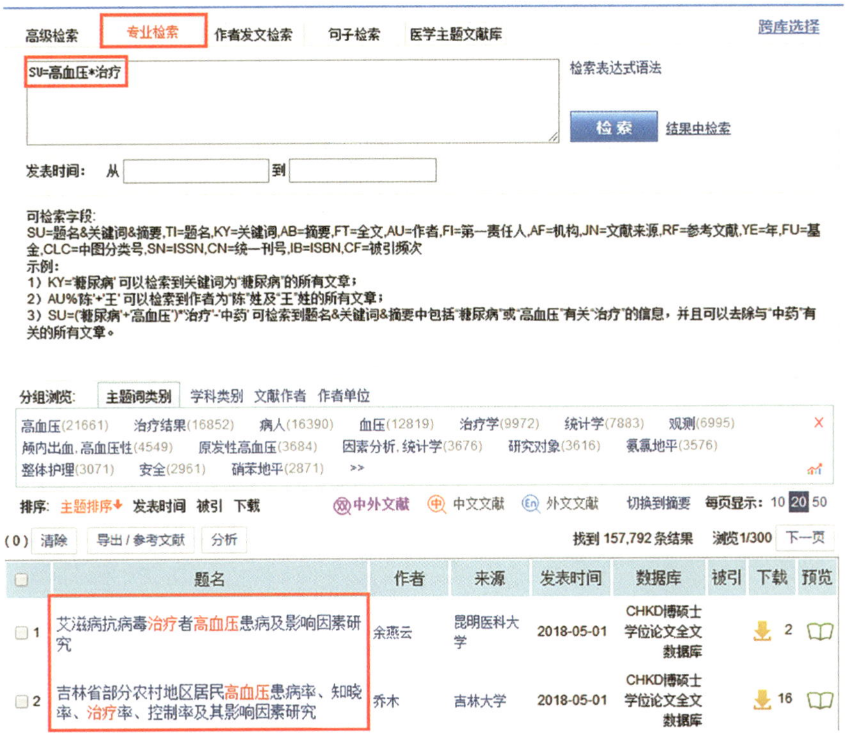

图1-3-1-13 专业检索界面

3.作者发文检索

通过输入作者姓名、机构等信息，查找该作者发表文献情况及被引下载情况。通过该检索方式不仅能找到特定作者发表的文献，还可以通过对检索结果的聚类分析，全方位了解该作者的主要研究领域和研究成果等情况。

4.句子检索

句子检索是指检索者输入特定关键词，查找同时包含这些关键词的句子，可在全文的同一段或同一句话中进行检索。点击“+”“-”增加或减少逻辑检索行，每个检索项之间可以进行三种组合：并且、或者、不包含。（图1-3-1-14）

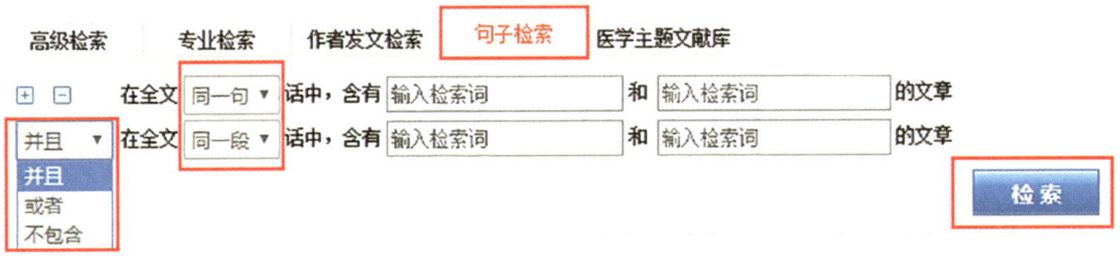

图1-3-1-14 句子检索界面

5.医学主题文献库

输入主题词，可检索出含有该主题词的期刊、博硕士论文、会议论文、报纸等。

(三)期刊信息检索

查找期刊信息可进入中国医院知识总库页面中资源导航模块,点击进入期刊导航(图1-3-1-15)。可查询信息:基本信息包含曾用刊名、主办单位、出版周期等;出版信息包含出版文献量、总下载次数、总被引次数;评价信息包含上一年度综合影响因子和复合影响因子。综合影响因子是以人文社科类和科技类期刊为来源期刊进行计算;复合影响因子是以CHKD期刊全文数据库、CHKD博硕士学位论文全文数据库、CHKD会议论文全文数据库为来源文献进行计算,两种影响因子都是按被评价期刊前两年发表的可被引文献在统计年的被引用总次数与该期刊在前两年内发表的可被引文献总量之比。详细目录信息:可浏览查询期刊每期目录,点击篇名可进入检索结果细览界面,进行全文下载。

1. 学科导航

按照学科查找期刊,期刊可按照统计源期刊、核心期刊进行分类,也可按复合影响因子、综合影响因子、被引次数进行排序。

2. 期刊导航

使用期刊刊名(曾用名)、主办单位、ISSN号、CN号进行检索。

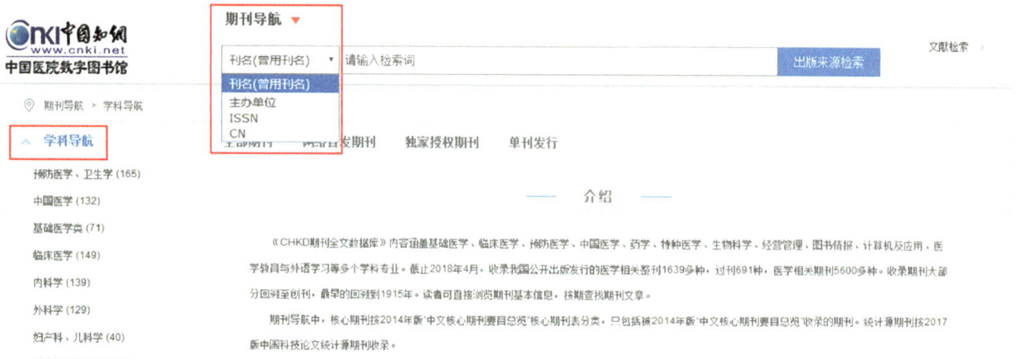

图1-3-1-15 期刊检索界面

四、检索结果的处理

(一)检索结果的显示

结果显示方式默认是列表格式,还可以切换为"摘要格式",每页显示条数可设定为10条、20条、50条(图1-3-1-16)。

1. 检索结果分组类型包括:文献语种、学科类别、文献作者、主题词类别、作者单位等。点击检索结果中列表上方的分组名称，下侧分组栏目则按照该分组类型展开分组。

2.检索结果的排序类型包括：主题、发表时间、被引频次、下载频次等评价性排序。

(1)主题排序：表示在“题名、关键词、摘要”范围中检索，也就是说在“题名、关键词、摘要”中包含有检索词的文献都被检出并进行排序，有利于查找这一领域所有研究成果。

(2)发表时间排序：根据文献发表的时间先后进行排序。该功能可以协助学者整理文献的时间线索，找到库中最早及最新出版的文献，便于学术跟踪，从而进行文献的系统调研。

(3)被引频次排序：根据文献被引用的次数进行排序。此种排序方式可帮助检索者选出被学术同行认可的文献。

(4)下载频次排序：根据文献被下载的次数进行排序。常规而言，关注度高、影响力大的文献下载频次较多，检索者可通过此种排序方式查找到质量较高但未被注意到的文献。

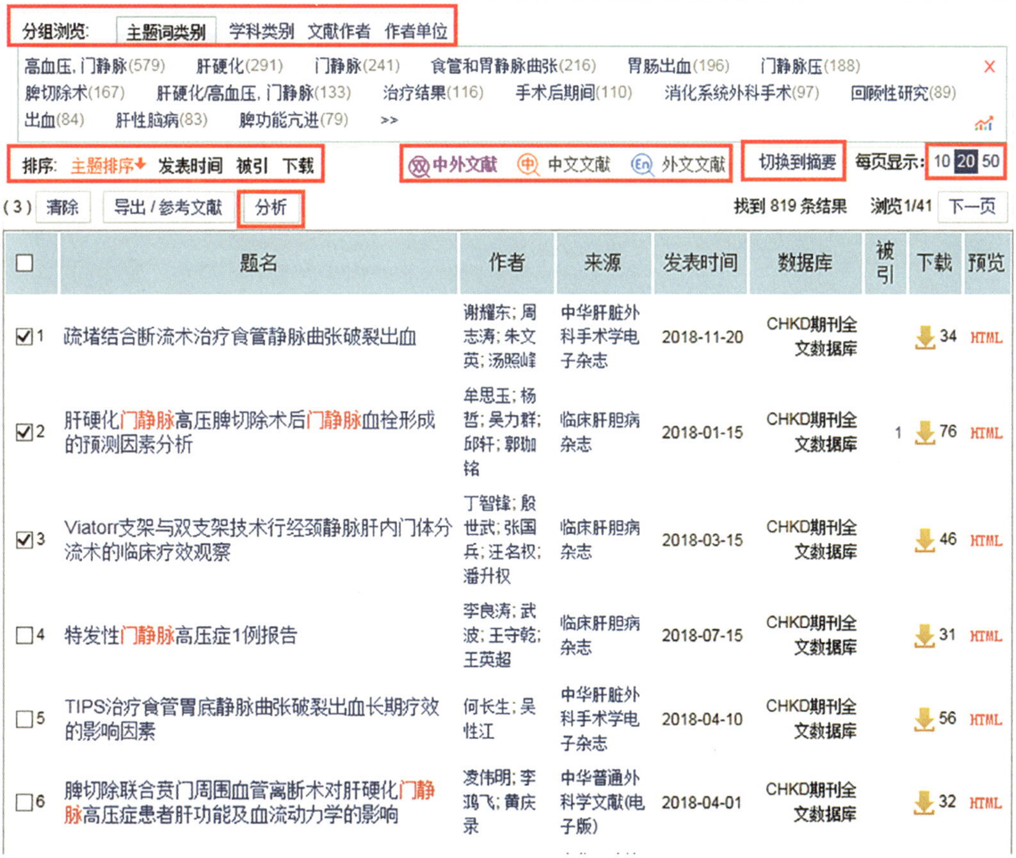
分组浏览: 主题词类别 学科类别 文献作者 作者单位
高血压,门静脉(579) 肝硬化(291) 门静脉(241) 食管和胃静脉曲张(216) 胃肠出血(196) 门静脉压(188)
脾切除术(167) 肝硬化/高血压,门静脉(133) 治疗结果(116) 手术后期间(110) 消化系统外科手术(97) 回顾性研究(89)
出血(84) 肝性脑病(83) 脾功能亢进(79) >>
排序: 主题排序 发表时间 被引 下载
中外文献 中文文献 外文文献
切换到摘要
每页显示: 10 20 50
(3) 清除 导出/参考文献 分析
找到 819 条结果 浏览1/41 下一页
题名 作者 来源 发表时间 数据库 被引 下载 预览
1 疏堵结合断流术治疗食管静脉曲张破裂出血 谢耀东;周志涛;朱文英;汤照峰 中华肝脏外科手术学电子杂志 2018-11-20 CHKD期刊全文数据库 34 HTML
2 肝硬化门静脉高压脾切除术后门静脉血栓形成的预测因素分析 牟思玉;杨哲;吴力群;邱轩;郭珈铭 临床肝胆病杂志 2018-01-15 CHKD期刊全文数据库 1 76 HTML
3 Viatorr支架与双支架技术行经颈静脉肝内门体分流术的临床疗效观察 丁智锋;殷世武;张国兵;汪名权;潘升权 临床肝胆病杂志 2018-03-15 CHKD期刊全文数据库 46 HTML
4 特发性门静脉高压症1例报告 李良涛;武波;王守乾;王英超 临床肝胆病杂志 2018-07-15 CHKD期刊全文数据库 31 HTML
5 TIPS治疗食管胃底静脉曲张破裂出血长期疗效的影响因素 何长生;吴性江 中华肝脏外科手术学电子杂志 2018-04-10 CHKD期刊全文数据库 56 HTML
6 脾切除联合贲门周围血管离断术对肝硬化门静脉高压症患者肝功能及血流动力学的影响 凌伟明;李鸿飞;黄庆录 中华普通外科学文献(电子版) 2018-04-01 CHKD期刊全文数据库 32 HTML
图1-3-1-16 CHKD期刊全文数据库检索结果显示界面

（二）检索结果的阅读

1. 知网节

如果要了解更详细的内容，可以点击预览图标，预览文献全文内容，或者点击题录中的篇名，打开该文的文摘格式，被称为知网节，意为知网上的节点文献。知网节是知识网络节点的简称，知识网络能够实现个人与个人之间、个人与组织之间、组织与组织之间的信息传递，检索者可以通过引证文献、参考文献等知识脉络进行信息交流，包含作者知网节、机构知网节、关键词知网节、基金知网节等。知网节中文献的多个字段以不同颜色显示，如作者、刊名等，这些字段均设置了与CHKD主要数据库中文献的链接，点开即可获取具有相同属性的一组文献线索。知网节页面中设置的链接集中体现了CHKD对收录文献之间关系的揭示，对用户扩大检索范围提供了有效的帮助。

以查询“难治性精神分裂症”为例，在搜索框输入检索词后，在检索结果中找到自己感兴趣的特定文献，点击目标文献名称即可进入目标文献的知网节，查看文章基本信息，考察节点文献脉络图（图 1-3-1-17）。

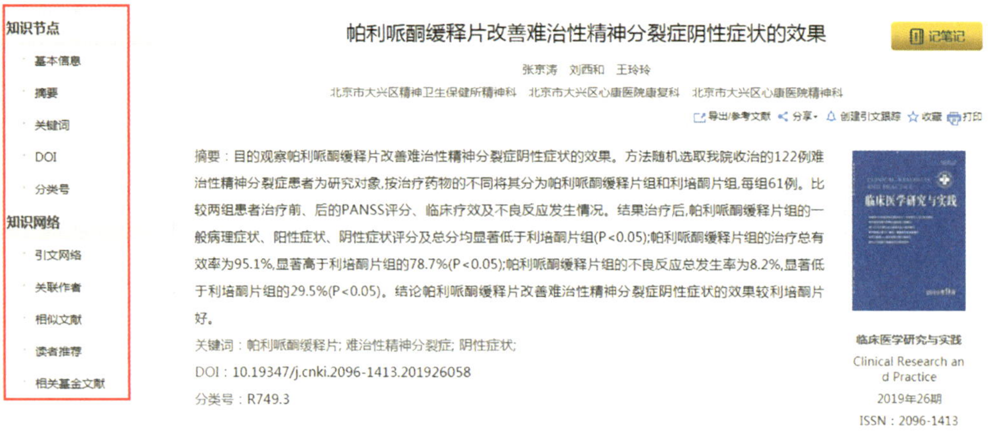

图 1-3-1-17 知网节界面

（1）作者节点能深度揭示该作者的发文情况、主要研究领域、团队发文、高价值文献等。在作者知网节页面中集中展示了该作者的基本信息、同名作者、机构信息、作者发表的文献、导师信息、合作作者、获得的基金以及指导的学生等信息，形成了一个关于作者的关系网络，帮助读者快速、全面获取关于该作者的学术信息。

（2）关键词节点深度揭示“难治性精神分裂症”的历年发文情况和整体研究趋势，如要研究该主题，还能从哪些相关或相似的主题切入，还有哪些和该主题相关的高品质文献可以参考，有哪些研究该领域的核心学者等。

（3）机构节点则是以机构为节点，全面洞悉机构学术水平。

（4）基金节点能展示某基金支持的发文情况。

（5）引文网络能反映一篇文章的研习脉络和成果的扩散情况：其中节点文献指需查看的文献；参考文献能客观反映该篇文章的研究背景和依据；共引文献即与该文有相同参考文献的文献，也称为同引文献，与该文有共同研究背景或依据；同被引文献是与该文同时被作为参考文献引用的文献，与该文共同作为进一步研究的基础；引证文献是指引用该文的文献，可以看作该文研究工作的延续、创新及发展；二级参考文献是指该文“参考文献”的参考文献；二级引证文献指引用本文“引证文献”的文献（图1-3-1-18）。

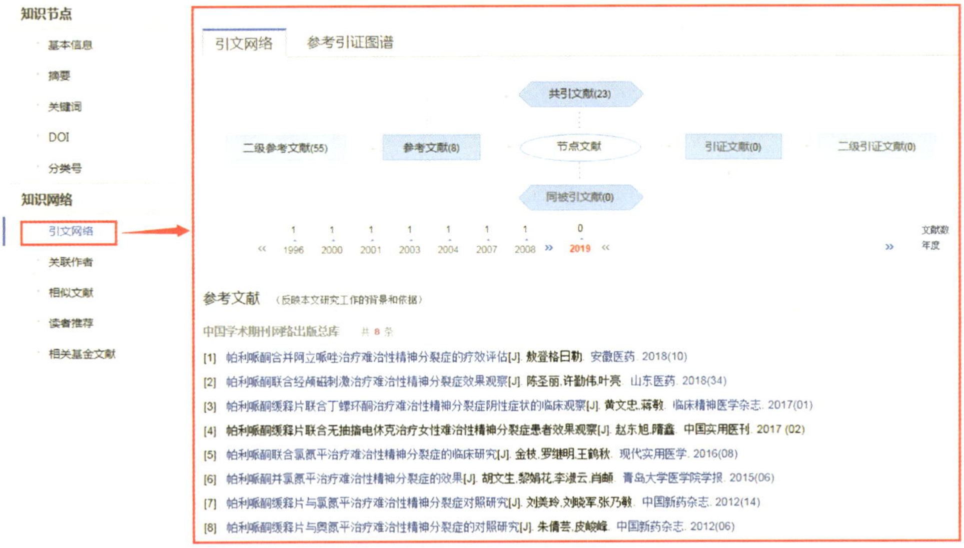

图1-3-1-18　知网节引文网络界面

2.HTML阅读

HTML阅读是指以HTML标准，通过特定的网页形式来展示文章内容，并在与原文即印刷版内容一致的电子版本基础上进行分类标引、知识导览、内容分析等，为读者提供各种便利和各种附加信息。

（1）以“冠状病毒”为关键词进行检索，在检索结果中打开任意一篇带有HTML的文献，选择摘录内容，点击鼠标右键可进行复制，选中词汇查工具书和查找权威解析（图1-3-1-19）。

（2）阅读文献时，可以随时查看文献哪儿是引用的哪些内容（图1-3-1-20）。

（3）阅读文献时，文内图片、表格等支持原图高清下载，点击下载后会以JPG的文件格式保存到指定的位置（图1-3-1-21）。

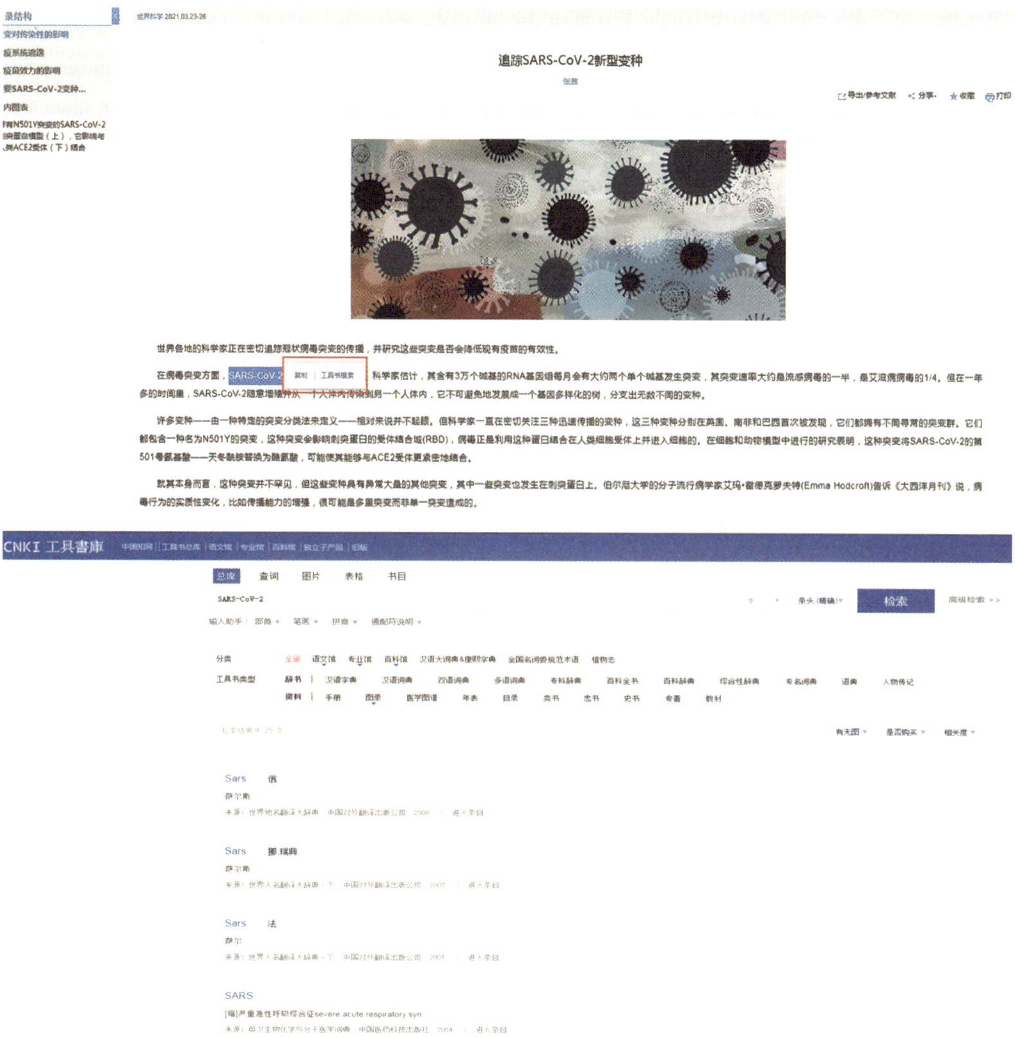
追踪SARS-CoV-2新型变种
导出/参考文献 分享 收藏 打印
世界各地的科学家正在密切追踪冠状病毒突变的传播，并研究这些突变是否会降低现有疫苗的有效性。
在病毒突变方面，SARS-CoV-2 复制 | 工具书搜索 科学家估计，其含有3万个碱基的RNA基因组每月会有大约两个单个碱基发生突变，其突变速率大约是流感病毒的一半，是艾滋病病毒的1/4。但在一年多的时间里，SARS-CoV-2随意增殖并从一个人体内传染到另一个人体内，它不可避免地发展成一个基因多样化的树，分支出无数不同的变种。
许多变种——由一种特定的突变分类法来定义——相对来说并不起眼。但科学家一直在密切关注三种迅速传播的变种，这三种变种分别在英国、南非和巴西首次被发现，它们都拥有不同寻常的突变群。它们都包含一种名为N501Y的突变，这种突变会影响刺突蛋白的受体结合域(RBD)，病毒正是利用这种蛋白结合在人类细胞受体上并进入细胞的。在细胞和动物模型中进行的研究表明，这种突变将SARS-CoV-2的第501号氨基酸——天冬酰胺替换为酪氨酸，可能使其能够与ACE2受体更紧密地结合。
就其本身而言，这种突变并不罕见，但这些变种具有异常大量的其他突变，其中一些突变也发生在刺突蛋白上。伯尔尼大学的分子流行病学家艾玛·霍德克罗夫特(Emma Hodcroft)告诉《大西洋月刊》说，病毒行为的实质性变化，比如传播能力的增强，很可能是多重突变而非单一突变造成的。
CNKI 工具书库
中国知网 | 工具书总库 | 语文馆 | 专业馆 | 百科馆 | 独立子产品 | 旧版
总库 查词 图片 表格 书目
SARS-CoV-2
条头（精确） 检索 高级检索 >>
分类 全部 语文馆 专业馆 百科馆
工具书类型 辞书 资料
Sars
萨尔斯
Sars
萨尔斯
Sars
萨尔
SARS

图 1-3-1-19　HTML 阅读关键词查找

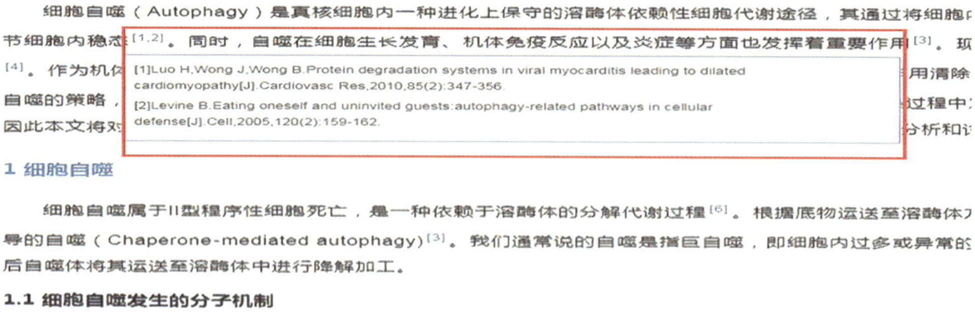

图 1-3-1-20　HTML 阅读引文跟踪

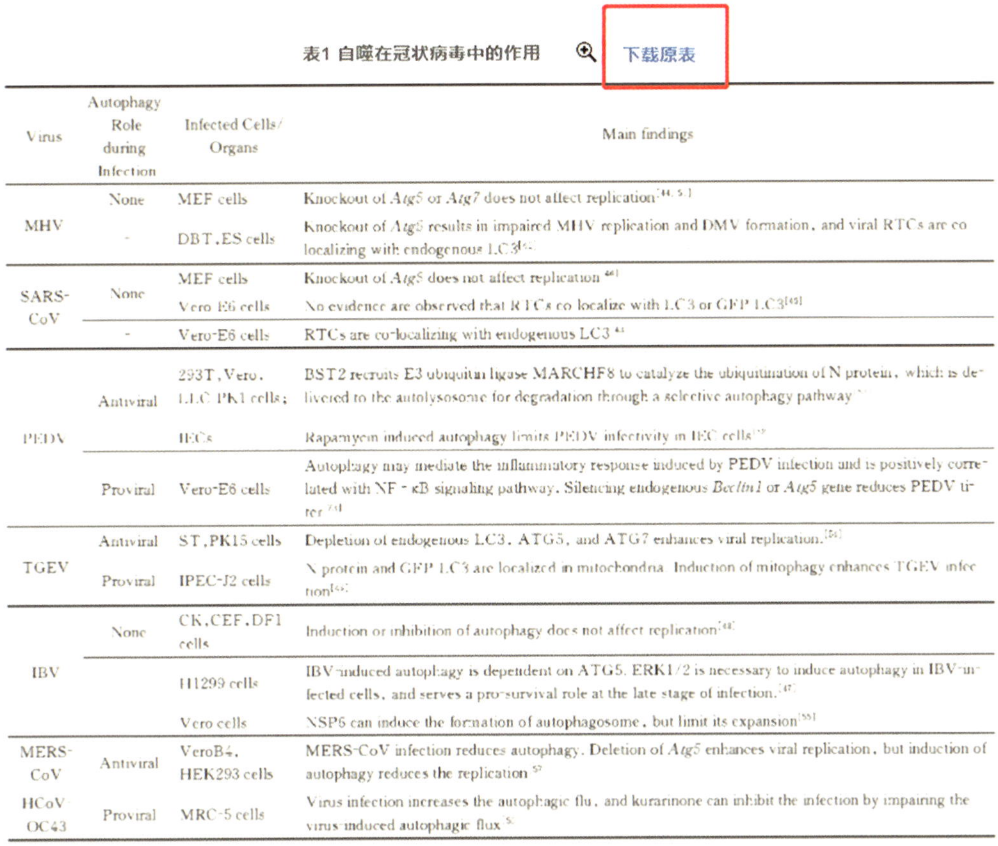

表1 自噬在冠状病毒中的作用　下载原表

Virus	Autophagy Role during Infection	Infected Cells/Organs	Main findings
MHV	None	MEF cells	Knockout of *Atg5* or *Atg7* does not affect replication[44,51]
	-	DBT, ES cells	Knockout of *Atg5* results in impaired MHV replication and DMV formation, and viral RTCs are co localizing with endogenous LC3[45]
SARS-CoV	None	MEF cells	Knockout of *Atg5* does not affect replication[46]
		Vero E6 cells	No evidence are observed that RTCs co localize with LC3 or GFP LC3[45]
	-	Vero-E6 cells	RTCs are co-localizing with endogenous LC3[44]
PEDV	Antiviral	293T, Vero, LLC PK1 cells;	BST2 recruits E3 ubiquitin ligase MARCHF8 to catalyze the ubiquitination of N protein, which is delivered to the autolysosome for degradation through a selective autophagy pathway
		IECs	Rapamycin induced autophagy limits PEDV infectivity in IEC cells
	Proviral	Vero-E6 cells	Autophagy may mediate the inflammatory response induced by PEDV infection and is positively correlated with NF-κB signaling pathway. Silencing endogenous *Beclin1* or *Atg5* gene reduces PEDV titer[73]
TGEV	Antiviral	ST, PK15 cells	Depletion of endogenous LC3, ATG5, and ATG7 enhances viral replication.[54]
	Proviral	IPEC-J2 cells	N protein and GFP LC3 are localized in mitochondria. Induction of mitophagy enhances TGEV infection[4]
IBV	None	CK, CEF, DF1 cells	Induction or inhibition of autophagy does not affect replication[48]
		H1299 cells	IBV-induced autophagy is dependent on ATG5. ERK1/2 is necessary to induce autophagy in IBV-infected cells, and serves a pro-survival role at the late stage of infection.[47]
		Vero cells	NSP6 can induce the formation of autophagosome, but limit its expansion[55]
MERS-CoV	Antiviral	VeroB4, HEK293 cells	MERS-CoV infection reduces autophagy. Deletion of *Atg5* enhances viral replication, but induction of autophagy reduces the replication[57]
HCoV-OC43	Proviral	MRC-5 cells	Virus infection increases the autophagic flu, and kurarinone can inhibit the infection by impairing the virus-induced autophagic flux[5]

图1-3-1-21　HTML阅读支持图片表格原图下载

(三)检索结果的比对分析

CHKD具有文献分析功能,选择需要分析的题录,点击"分析"按钮,呈现相关文献分析内容,包括总被引数、总下载数、资源类型、学科分布、来源分布、基金分布、作者分布和机构分布等。

(四)检索结果的保存

CHKD收录的文献有题录、摘要和全文三种层次。题录可以成批输出,文摘和全文只能单篇输出。各种检索方式的检索结果默认以题录格式显示,在显示题录格式时,可以勾选或者全选需要导出保存的题录信息,保存至本地文件。该模块提供不同种类的保存格式,一个题录文件中最多可保存500条信息。

在检索结果列表中,勾选全部或部分题录,点击"导出/参考文献"按钮,选择结果导出格式,再点击"导出/参考文献"按钮,保存为文本文件。结果导出的格式有:CAJ-CD格式引文、查新(格式引文)、查新(自定义引文格式)、RefWorks格式、EndNote格式、NoteExpress、NoteFirst格式、自定义格式等。文献输出方式选项:复制到剪贴板、打印、保存为excel文件、word文件，生成检索报告（图1-3-1-22）。

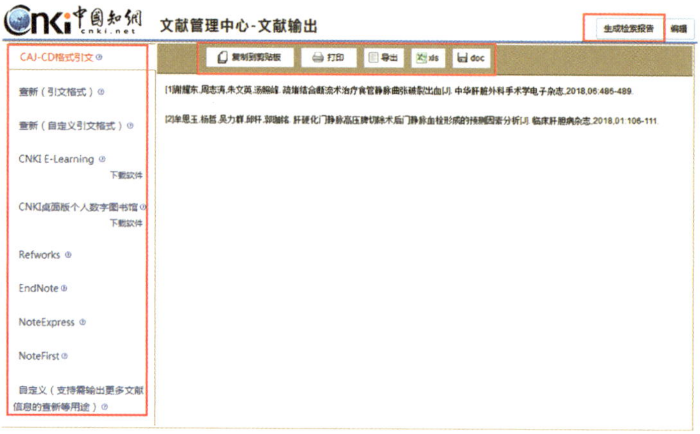

图1-3-1-22 检索结果输出方式显示界面

（五）全文的显示与保存

CHKD中提供CAJ和PDF两种全文格式，这两种格式文件的全文阅读器CAJViewer和Adobe Reader均可在CHKD下载中心免费下载。在检索结果展示题录列表中，点击文献题目，可进入对应文献的细览界面，点击全文下载图标即可下载保存全文（图1-3-1-23）。

（六）期刊封面的显示与保存

进入文献的细览界面，点击页面右下方"目录页浏览"，即可查看期刊封面及目录（图1-3-1-23）。

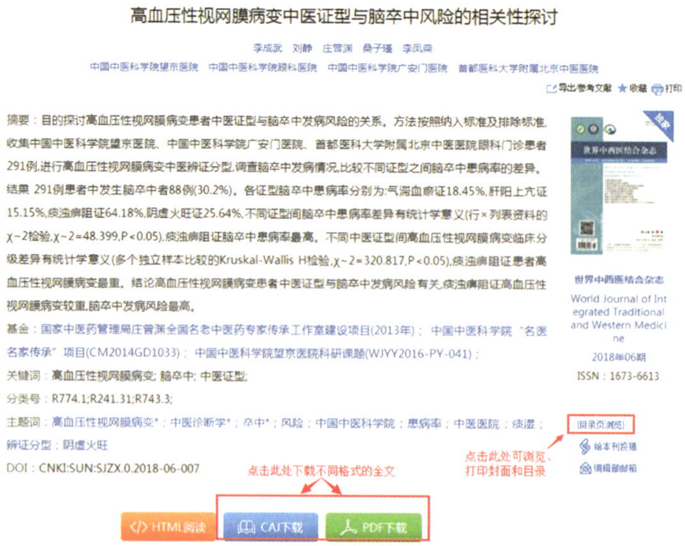

图1-3-1-23 全文、封面、目录下载界面

第二节 万方医学网

一、概述

万方医学网是万方数据旗下数据库，收录生物医学期刊、博硕士学位论文、会议论文等多种类型中文资源的全文。万方医学网收录医学期刊1100种（其中包括中国医师协会系列期刊24种，中华医学会系列期刊134种）、中文学位论文52万余篇、中文会议论文46万余篇、医学视频1273部、医学图书6309本、中文专利237万余项、法律法规103万余条，整合中文期刊1558种、940万余篇，外文期刊27000余种、3200万余篇。

二、特点

（一）多维度知识导航

具有资源导航（期刊、学位、会议、视频、专利、成果、标准、法规），知识库（临床诊疗知识库、中医药知识库、临床百家、抗微生物治疗指南库），评价分析（作者空间、机构空间、咨询报告），临床指南、医事流、专题活动（学术频道、专题活动、新冠专题），合作专区（抗击疫情、人才频道、健康教育、临床科研）。在提高医药学信息资源服务水平的同时跟踪世界范围医疗行业新动态，着眼开创国内医学领域研究新思路，全力协助个人及机构提升学术影响力。

（二）知识库

1.临床诊疗知识库

该库整合了国内权威临床教科书、工具书，中华医学会、中国医师协会等高质量期刊文献及国内正式发表的指南规范等资源，由各领域资深专家撰写审核知识条目，筛选论证文献，建成临床疾病库、临床用药库、临床检查库、临床操作库、临床路径库、专题内容库、法律法规库、指南共识库、病例文献库、循证文献等多种丰富的临床资源。

（1）临床诊疗知识库提供一框式检索和高级检索，一框式检索默认为全库搜索，也可以进行检索类别的限定（图1-3-2-1）。高级检索可通过关键词组配进行精准检索（图1-3-2-2）。

（2）临床诊疗知识库以资源和学科两种方式进行分类导航，方便查询定位（图1-3-2-3）。

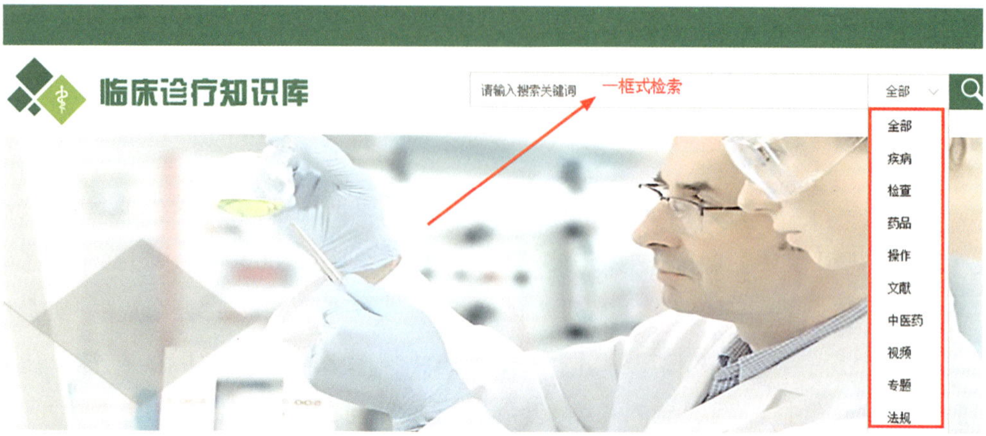

图1-3-2-1　临床诊疗知识库一框式检索

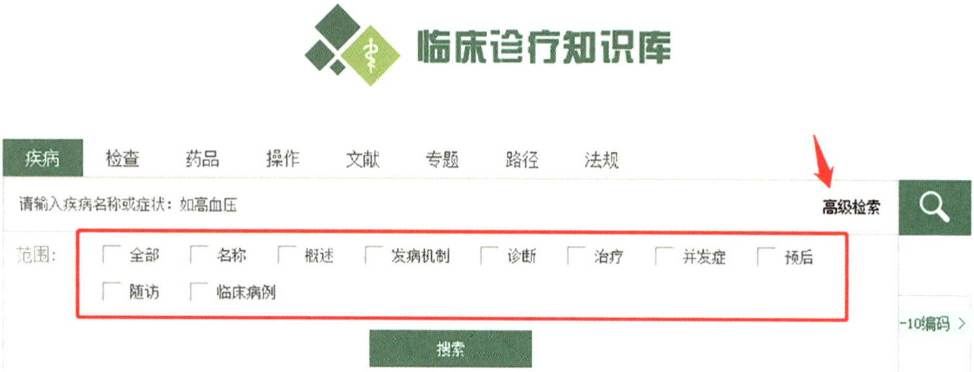

图1-3-2-2　临床诊疗知识库高级检索

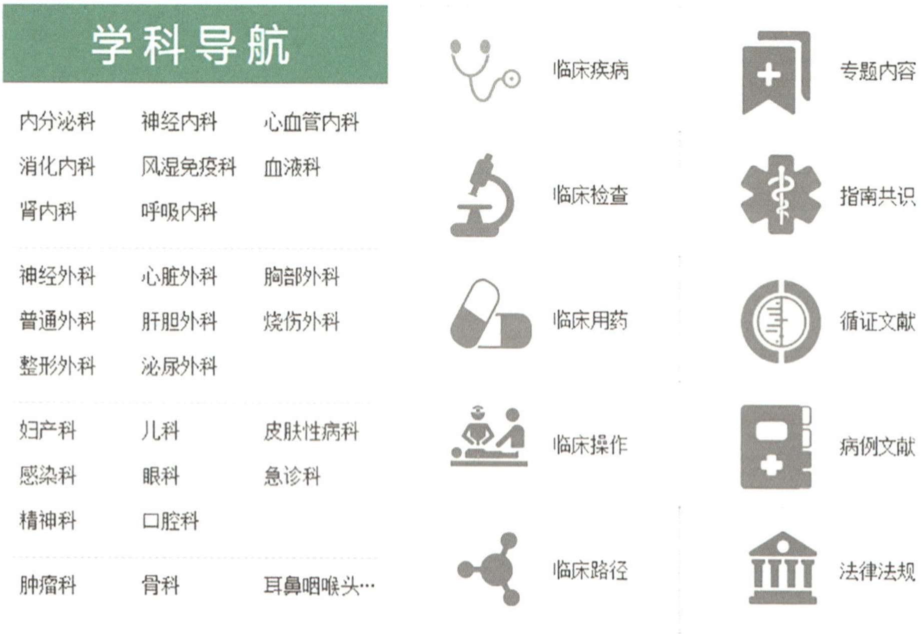

图1-3-2-3　临床诊疗知识库导航

2.中医药知识库

中医药知识库整合中医疾病、方剂、中药、中成药、针灸、文献、图书、视频等内容。其中方剂库收录方剂98000余份，收录伤寒温病、内科、外科、妇科、儿科、骨伤科、五官科、眼科等疾病古今方剂；中医药知识库收录中药1200余种，以中药功效分为26个类别，涵盖临床常用中药，详细介绍了中药的性味归经、功效、主治、用法用量、临床应用、配伍应用、配方、使用注意、药理作用、化学成分、药材的形态、药用部分、炮制及性状等内容，中医药知识库也包含常见疾病260余种，覆盖临床内、外、妇、儿等学科，并提供相关治疗方剂及相关研究文献；中成药库收录中成药600余种，包括中成药概述、拼音名、英文名、组成、功效、主治等内容；针灸库目前收录腧穴360余个，包括手三阴经、手三阳经、足三阳经、足三阴经以及任脉、督脉腧穴和常用奇穴，为用户展示腧穴的定位、解剖、主治和操作方法，并提供60余个常见疾病的针灸治疗方法；中医文献库根据中医临床实用性筛选中医指南、共识、标准、解读等文献供读者查阅；视频资源库包含中医视频，主要为中医课程视频，包括中医基础理论、中医诊断、中药学、方剂学、黄帝内经、伤寒论、金匮要略、温病学、针灸推拿等教学配套视频。

（1）检索功能可检索全部资源或限定资源检索范围，分别检索疾病、方剂、中药、中成药、针灸、文献等内容。还可通过检索结果的筛选进一步缩小检索范围，提高检索效率（图1-3-2-4）。

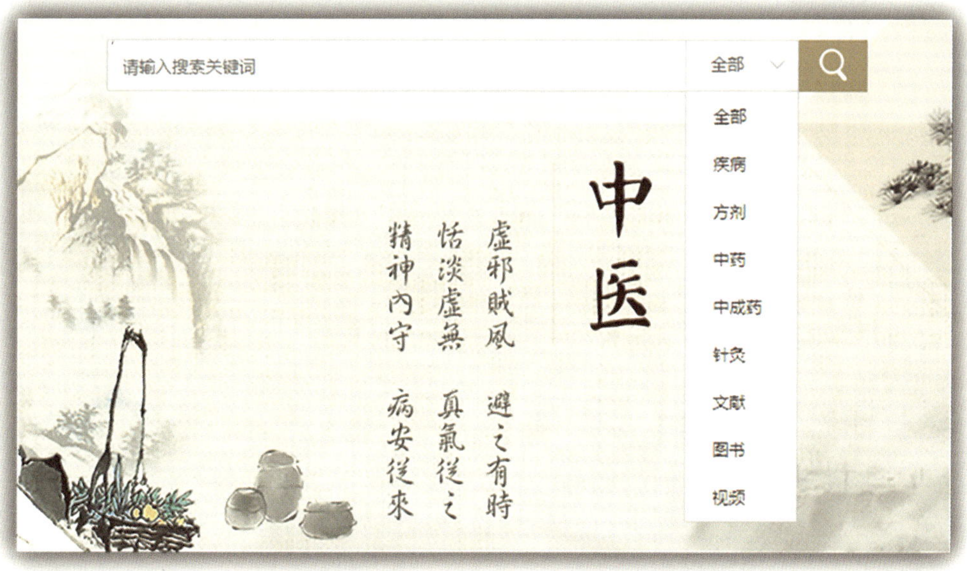

图1-3-2-4 中医药知识库检索界面

（2）一框式检索功能同样可检索全部资源，或限定资源检索范围，分别检索疾病、方剂、中药、中成药、针灸、文献等内容。还可通过检索结果的筛选进一步缩小检索范围，提高检索效率。

(3)中医药知识库可通过资源导航查找所需资源，包括疾病、方剂、中药、中成药、针灸、文献等。其中疾病导航分为内科疾病、外科疾病、妇科疾病、儿科疾病等；方剂导航分为内外科用药等。

3.中国医学临床百家

该库包含万方医学独家版权的电子图书57本(图1-3-2-5)。

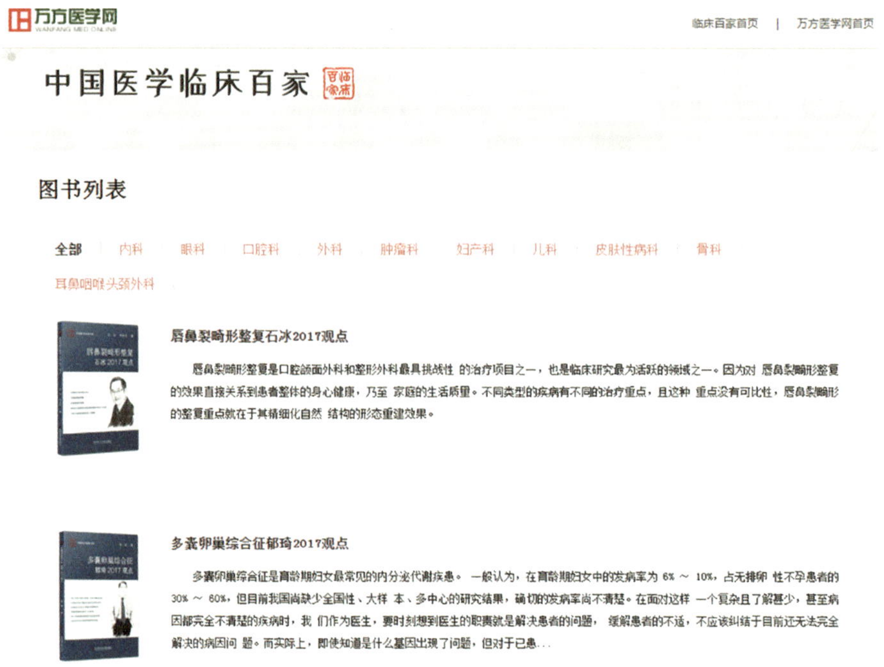
万方医学网
WANFANG MED ONLINE
临床百家首页 | 万方医学网首页
中国医学临床百家
图书列表
全部
内科
眼科
口腔科
外科
肿瘤科
妇产科
儿科
皮肤性病科
骨科
耳鼻咽喉头颈外科
唇鼻裂畸形整复石冰2017观点
唇鼻裂畸形整复是口腔颌面外科和整形外科最具挑战性 的治疗项目之一，也是临床研究最为活跃的领域之一。因为对 唇鼻裂畸形整复的效果直接关系到患者整体的身心健康，乃至 家庭的生活质量。不同类型的疾病有不同的治疗重点，且这种 重点没有可比性，唇鼻裂畸形的整复重点就在于其精细化自然 结构的形态重建效果。
多囊卵巢综合征郁琦2017观点
多囊卵巢综合征是育龄期妇女最常见的内分泌代谢疾患。 一般认为，在育龄期妇女中的发病率为 6% ~ 10%，占无排卵 性不孕患者的30% ~ 60%，但目前我国尚缺少全国性、大样 本、多中心的研究结果，确切的发病率尚不清楚。在面对这样 一个复杂且了解甚少，甚至病因都完全不清楚的疾病时，我 们作为医生，要时刻想到医生的职责就是解决患者的问题， 缓解患者的不适，不应该纠结于目前还无法完全解决的病因问 题。而实际上，即使知道是什么基因出现了问题，但对于已患...

图1-3-2-5　中国医学临床百家界面

(三)评价分析

1.作者空间

从成果概览、成果详情、发文分析、合作分析、主题分析、期刊分析、被引分析等几个维度对作者论文成果进行分析。其中发文分析从总发文数和总被引次数两个方面进行统计和比较；期刊分析从总发文数和第一作者发文数进行统计和比较；合作分析从当年学者和合作学者进行统计和分析，另外发文分析、期刊分析、合作分析图表可保存下载(图1-3-2-6)。

2.机构空间

从地域分布、医院名称、机构性质(医院、医学院校、疾控中心、其他机构)等维度对机构发文进行聚类分析。

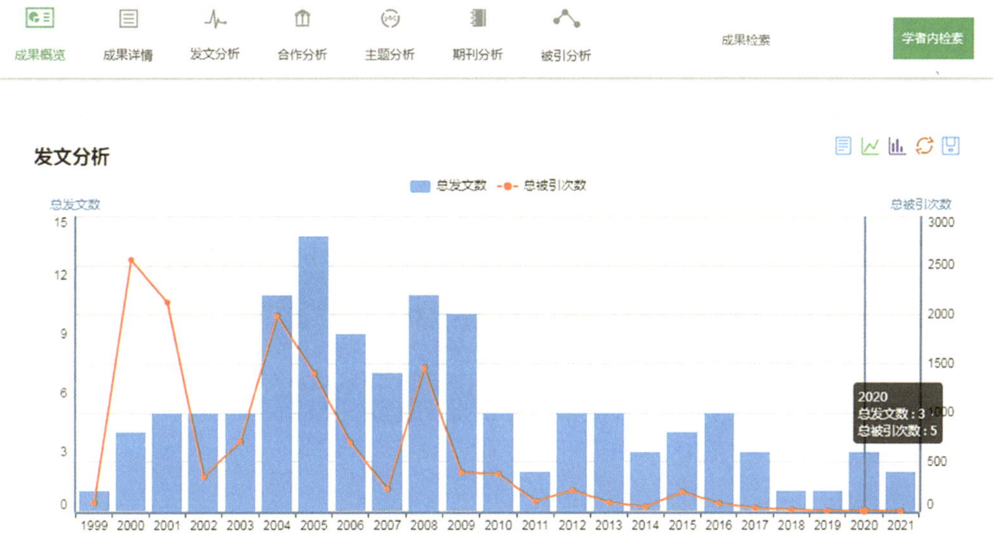

图1-3-2-6　作者评价分析界面

三、检索方法和技巧

(一)快速检索

主页的上方可直接进行快速检索，即一框式检索方式。快速检索区包括中外期刊、学位、会议、专利、成果、标准、法规在内的七个子库，用户可以根据自己的需求选择相应的子库进行检索，系统默认为中外期刊、学位和会议子库。

点击“中外期刊”子库，在检索框中输入“高血压”，即在期刊刊名字段进行检索，检索结果是刊名中包含了“高血压”的中外文期刊；点击“学位”子库在检索框中输入“北京协和医院”，即是在学位授予机构字段进行检索，检索结果为北京协和医学院学位论文产出(图1-3-2-7)。

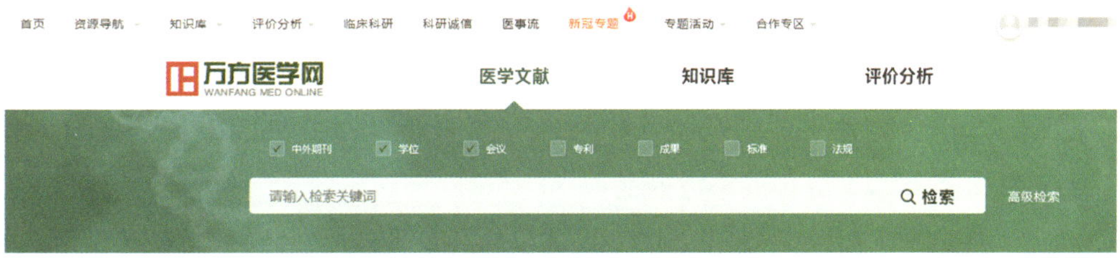

图1-3-2-7　万方医学网快速检索界面

(二)资源导航

主页面上提供了期刊、学位、会议、视频等导航方式,可进行分类检索(图1-3-2-8)。

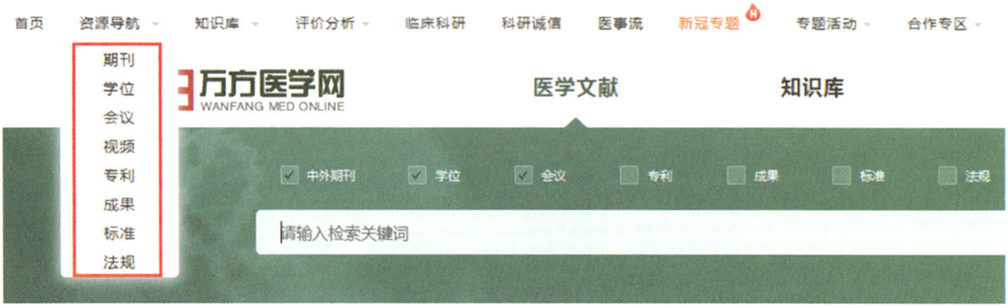

图1-3-2-8 万方医学网资源导航界面

1.期刊导航

从万方医学数据库平台主界面点击“资源导航”进入“期刊”即可进入期刊检索界面,可通过刊名、ISSN号、CN号或主办单位检索期刊,也可按学科分类、数据库收录进行浏览,检索结果可显示查询期刊的影响因子、CN号、ISSN号、主办单位等信息。页面下方可进行文献浏览和刊内文献检索,检索结果可按照出版时间、相关度、被引次数排序。例如:查询“中华手外科杂志”详细信息。

第一步:进入万方医学网的期刊导航页面,在检索入口选择“刊名”,输入“中华手外科杂志”后,点击“检索”。检索结果页面中期刊均标注了期刊CN号、ISSN号、主办单位等信息(图1-3-2-9)。

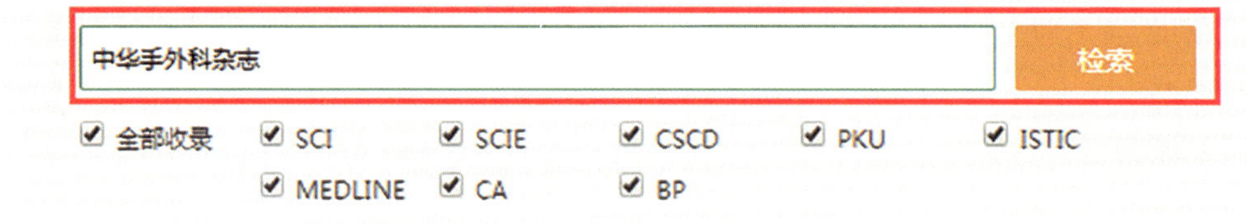

图1-3-2-9 期刊导航步骤图一

第二步:点击检索结果页面中期刊名称,进入期刊详细信息页面,包含期刊首页、各期论文、统计分析和本刊信息四个栏目。期刊首页包含该期刊的简介;在各期论文可详细浏览该期刊各年各期的目录及其内容;统计分析包含评价指标、主题分析、作者分析、机构分析和基金分析五个方面的内容,对该期刊每年的文献量、平均引文数、地区分布数、引用半衰期、影响因子、他引率、H指数、机构分布数、总被引频次、引用刊数等信息进行分析比对;本刊信息包含主管单位、主办单位、国内国际刊号等信息(图1-3-2-10)。

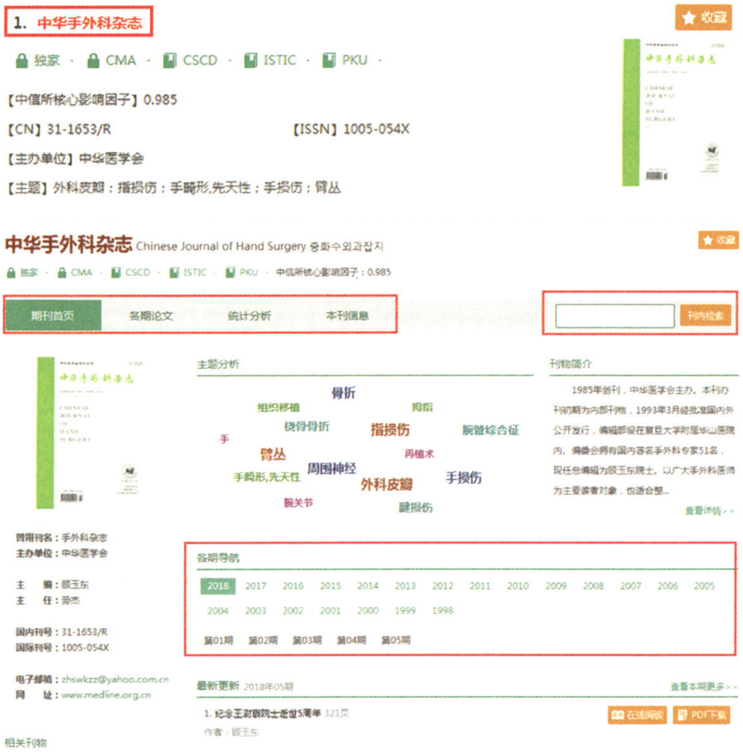

图 1-3-2-10　期刊导航步骤图二

2. 学位导航

通过检索了解某学科或某医学院校、科研院所学位论文发表情况和被引用情况。具体方法为：通过"学位论文·学科分类导航"或"医学院校、科研院所导航"逐级浏览查找学位论文，也可在检索框中输入学位专业、学科、导师、作者名等信息直接查找。选择相应的学科类别或医学院校、科研院所名称，可检索到其包含及发表的学位论文，填写"出版时间""授予学位类型"等可做进一步限定检索，检索结果可按照出版时间、相关度、被引次数排序。

例如：查询"中国医科大学"硕士学位论文发文及引用情况。

第一步：进入万方医学网的学位导航页面，在检索入口选择"学位-授予单位"，输入"中国医科大学"后，点击"检索"（图 1-3-2-11）。

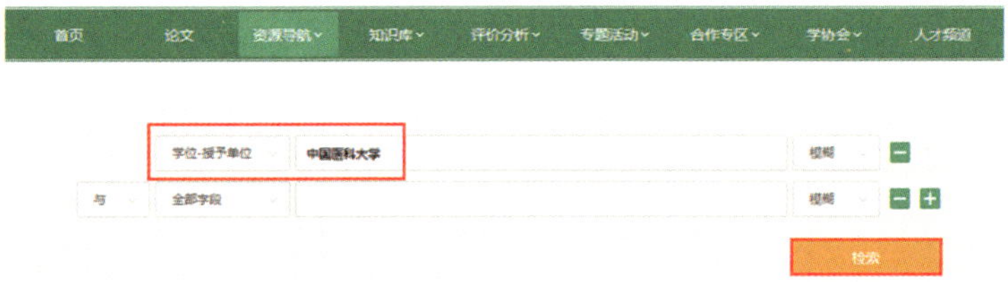

图 1-3-2-11　学位导航步骤图一

第二步：在检索结果中，勾选“中图分类”“出版时间”“授予学位类型”等可进一步限定检索范围（图 1–3–2–12）。

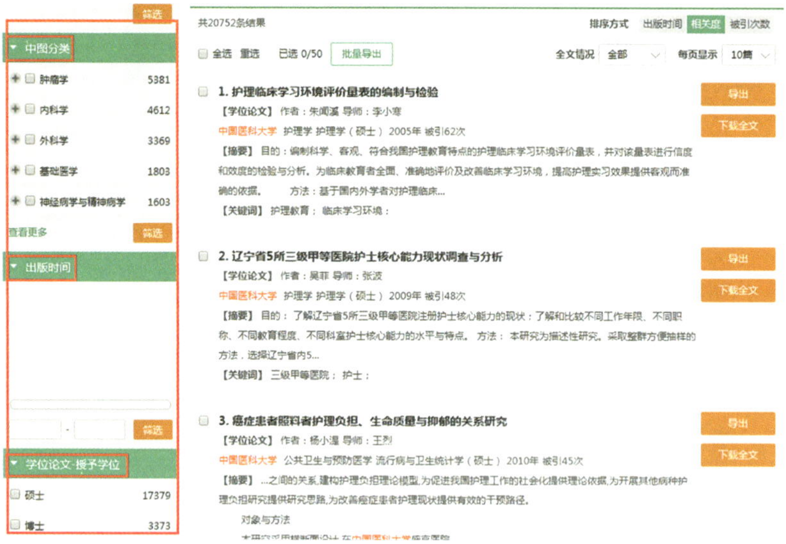

图 1–3–2–12　学位导航步骤图二

3. 会议导航

通过检索了解不同医学会议论文发表情况和被引用情况。具体方法为：通过“会议论文·主办单位”“会议论文·会议时间”“会议论文·会议地点”逐级浏览查找会议论文，也可在检索框中输入“会议名称”“会议地点”“会议主办单位”“会议母体文献”等信息直接查找，检索出不同会议的会议论文，筛选“出版时间”“会议主办单位”等可进一步限定检索（图 1–3–2–13），检索结果可按照出版时间、相关度、被引次数排序。

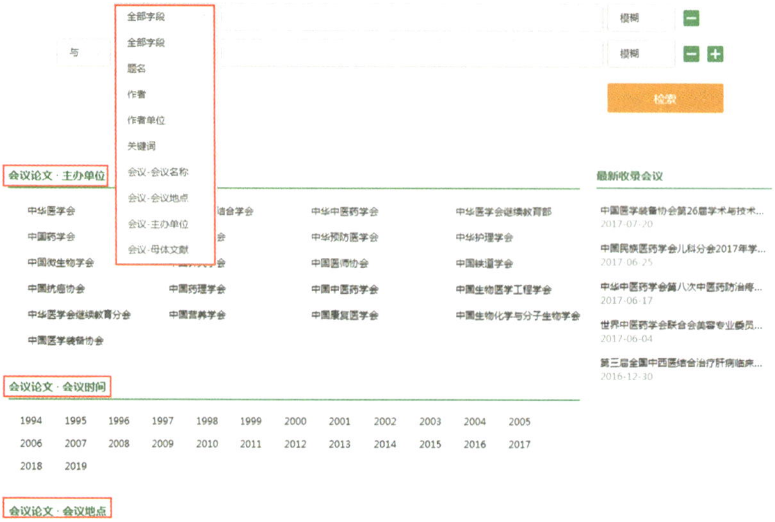

图 1–3–2–13　会议导航界面

例如：查询“中国中西医结合学会”主办会议的论文发文及引用情况。

第一步：进入万方医学网的会议导航页面，在检索入口选择“会议-主办单位”，输入“中国中西医结合学会”后，点击“检索”（图 1-3-2-14）。

图 1-3-2-14　会议导航步骤图一

第二步：在检索结果中，勾选“中图分类”“出版时间”等可做进一步限定检索（图 1-3-2-15）。

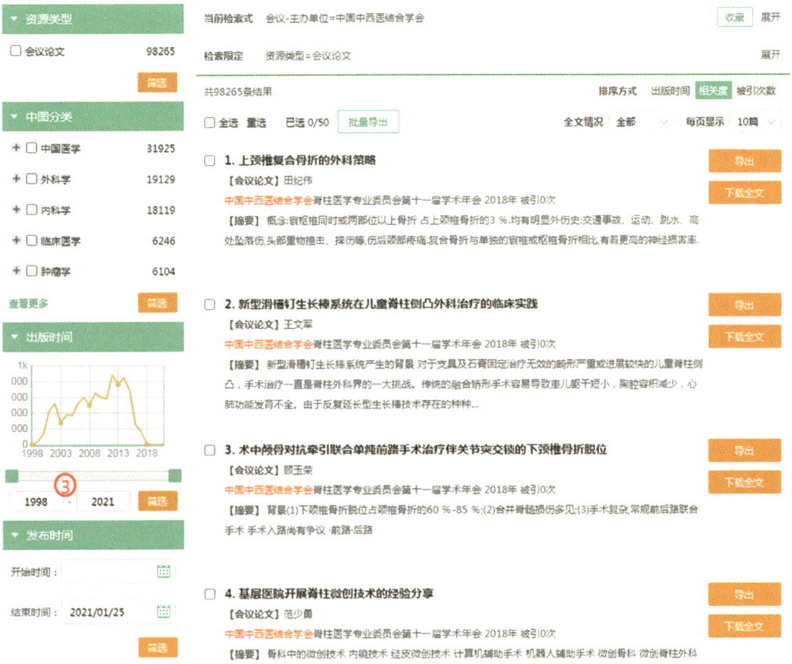

图 1-3-2-15　会议导航步骤图二

4. 视频导航

从万方医学数据库平台主界面点击“导航”进入“视频”，即可进入视频检索界面，可通过关键词检索视频，也可进入“视频分类”“视频专题”按学科进行浏览。

例如：查询“妇产科”专业视频。进入万方医学网的视频导航页面，在检索入口输入“妇产科”后，点击“检索”（图 1-3-2-16），检索结果可按照时间和播放次数排序。

图 1-3-2-16　视频导航步骤图

（三）高级检索

在万方医学网主页面检索框的右侧，点击“高级检索”即可进行高级检索。高级检索能帮助检索者进行更精确的检索，选择检索字段，输入检索词并进行检索词间的“与”“或”“非”的逻辑组配，限定出版时间和资源类型，点击检索按钮进行检索。系统默认为两个检索框，通过点击“+”和“-”图标来增加或者减少检索框的数量，每个检索框都可以通过下拉菜单选择检索字段，有精确和模糊两种方式可以选择。

检索字段包括关键词、摘要、期刊刊名、题名、作者、作者单位、期刊第一作者、CN号、ISSN号等。资源类型分为医药卫生和生物科学，医药卫生包含预防医学、卫生学、基础医学、中国医学、临床医学、内科学、外科学等专业；生物科学包含普通生物学、细胞生物学、遗传学、生理学、分子生物学等学科。

例如，精确查找2020年以来发表的关于治疗2型糖尿病的学位论文，可将检索字段限定为关键词，检索词的关系为“与”，出版时间为2020—2023年，资源类型勾选为“学位论文”进行检索，还可进一步限定特定类别的文献信息（图1-3-2-17）。

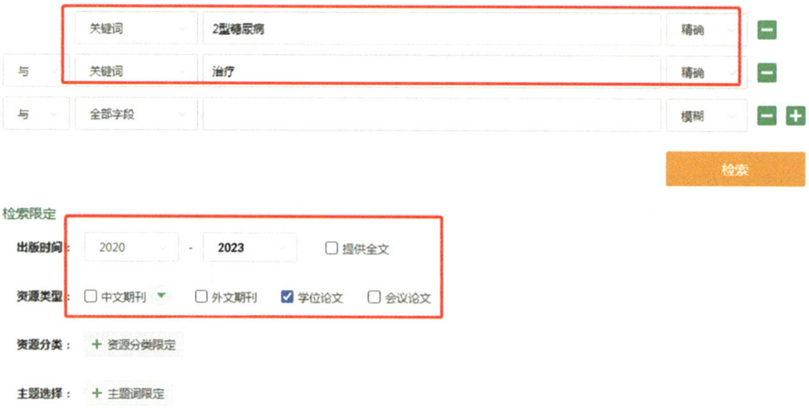

图1-3-2-17　万方医学高级检索界面

（四）专业检索

根据检索需求构建检索表达式进行检索。

1. 运算符：字段指定“=”，单个字符通配“?”，逻辑运算与“AND”或“&&”，逻辑运算或“OR”“||”。

2. 单字段单条件查询，模糊查询，如（题名=2型糖尿病）；精确查询，如（题名=“2型糖尿病”）。

3. 单字段多条件查询，如（题名=（2型糖尿病 OR 糖尿病））。

4. 多字段查询，如（题名=2型糖尿病　AND 关键词=“治疗”）。

四、检索结果的处理

(一)检索结果的显示

检索结果以文献题录列表形式显示,包含论文名称、来源期刊名称、摘要等内容,每页显示条数可选择10条、20条、30条、40条、50条,可按出版时间、相关度、被引次数方式排列。同时在检索结果页面的左侧按照论文分型、中图分类、出版时间进行了聚类统计,可浏览检索结果的期刊类型分布和学科分布。

(二)检索结果的输出

在检索结果列表中,每篇文献题录有"导出"选项,点击即可在新界面中生成导出文献列表。如需多条题录,可点击"批量导出"按钮。题录的导出格式有以下几种:参考文献格式、NoteExpress、EndNote、RefWorks、NoteFirst。

(三)全文的显示与保存

在检索结果列表中,点击论文标题可显示单篇论文的详细题录,还可选择"PDF阅读"或"下载全文"按钮,全文文件为PDF格式。

(四)期刊封面的显示与保存

在万方医学主页面点击"导航"–"期刊"进入期刊检索界面后,输入期刊名,选择具体年、卷、期,即可在页面左侧看见"本期封面目录下载"按钮,点击保存至指定目录(图1–3–2–18)。

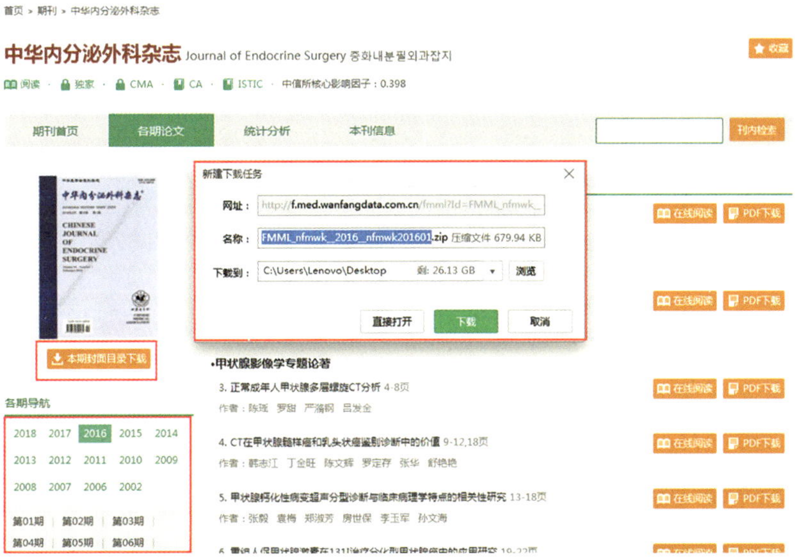

图1–3–2–18　万方医学数据库期刊封面目录下载界面

第三节 | 中国生物医学文献服务系统

一、概述

中国生物医学文献服务系统(Sino Med)由中国医学科学院、北京协和医学院医学信息研究所开发,融合了西文生物医学文献数据库(WBM)、中国生物医学文献数据库(CBM)等资源,是集检索、分析、开放获取、原文传递、检索者个性化服务的生物医学中外文整合文献服务系统,为临床医疗工作者把握最新医学科研动态,快速查找研究主题及其发展脉络,获取研究思路提供了便利。Sino Med收录基础医学、临床医学、预防医学、药学等生物医学各个领域的文献,是一个综合性的生物医学文献服务系统,现阶段整合了西文生物医学文献数据库(WBM)、中国医学科普文献数据库(CPM)、中国生物医学文献数据库(CBM)、中国生物医学引文数据库(CBMCI)、北京协和医学院博硕学位论文库(PUMCD)等资源(1-3-3-1)。

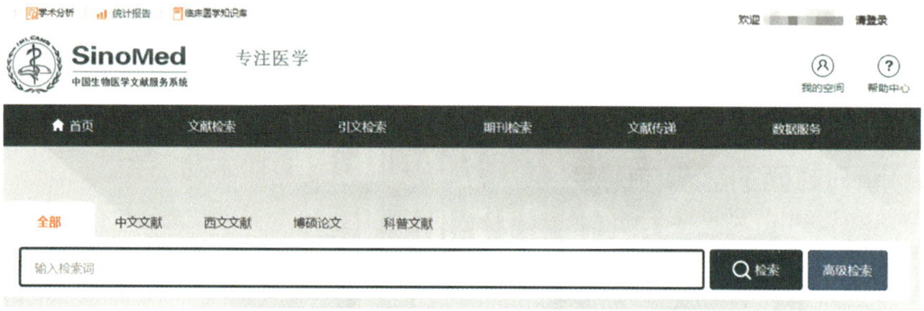

图1-3-3-1 中国生物医学文献服务系统主界面

二、特点

(一)数据深度加工,准确规范

根据美国国立医学图书馆出版的《医学主题词表》(中译本)、中国中医科学院中医药信息研究所出版的《中国中医药学主题词表》以及《中国图书馆分类法·医学专业分类表》对收录文献进行主题标引和分类标引,使该数据库收录文献内容更加专业、准确。

(二)检索方式多样化

提供智能检索、定题检索、作者机构限定、主题词表辅助检索、主题与副主题扩展检索、多内容限定检索、分类表辅助检索、多知识点链接检索等多种检索方式,对检索结果提供系统化统计分析服务,使检索更高效、更快捷,使检索结果更精细、更精确。

(三)多种类学术分析功能

该系统具有引文分析、机构分析、作者分析、期刊分析及基金分析等功能。除统计分析各个检索结果的发表文献及被引情况外，还能提供第一作者/机构主要研究领域、主要合作机构、主要合作作者、机构高产作者、期刊发文机构、引用期刊等方面的深度分析。

(四)定制化服务

检索者注册个人账号后便能拥有该数据库“我的空间”权限，该权限包含检索策略的制订、检索结果的订阅与保存、检索内容的推送及写作助手、邮件提醒、分析统计等服务。

三、检索方法

(一)文献检索

按检索资源不同，可分为多资源的跨库检索和仅在某一资源(中文文献、西文文献、博硕论文或科普文献)的单库检索，均支持快速检索、高级检索、主题检索和分类检索。同时，将智能检索、精确检索、限定检索、过滤筛选等功能融入相关检索过程中。

1.跨库检索

Sino Med主界面即为跨库检索，跨库检索能同时在Sino Med平台集成的所有资源库进行检索。首页的检索输入框即是跨库快速检索框，其右侧是跨库检索的高级检索，点击后进入跨库高级检索(图1-3-3-2)。

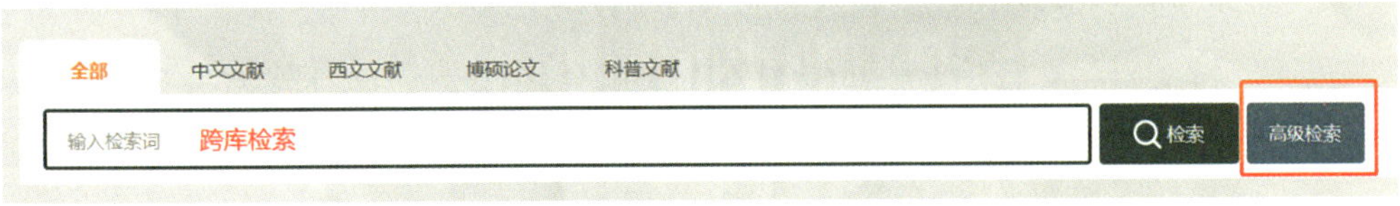

图1-3-3-2　跨库检索

2.快速检索

Sino Med中所有子库均支持快速检索，快速检索是Sino Med的默认检索方式，系统默认在所有字段进行快速检索，且集成了快速检索功能。快速是基于词表系统，将输入的检索词转换成表达相同概念的组词的检索方式，即自动实现检索词及其主题词、下位主题词的同步检索，是基于自然语言的主题概念检索。例如：输入“艾滋病”，系统会同时使用“获得性免疫缺陷综合征”“艾滋病”“AIDS”等表达同一概念的组词在全部字段中进行快速检索(图1-3-3-3)。另外,如输入多个检索词,词与词之间用空格分隔,默认逻辑组配关系为"AND"。

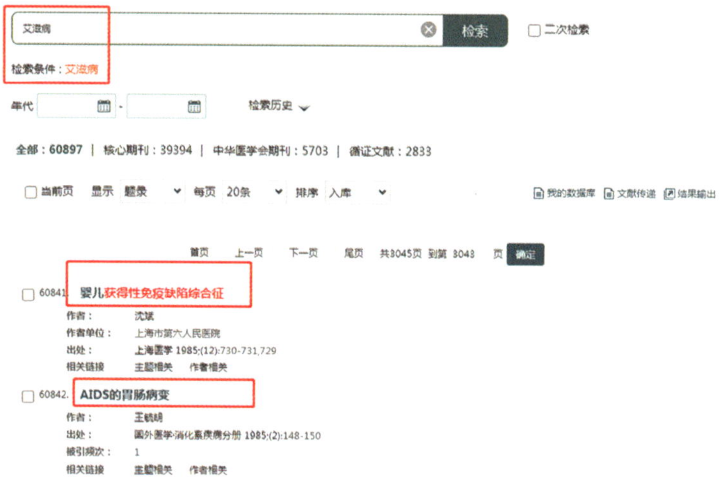

图1-3-3-3 快速检索界面

3.高级检索

高级检索支持不同检索入口、不同检索词之间的逻辑组配检索,方便检索者创建复杂的检索表达式。

(1)根据需要选择检索入口,Sino Med提供常用字段、全部字段、标题、摘要、作者、作者单位、文献来源等字段,其中"常用字段"是为方便同时在多个字段中进行检索而设置的,是标题、摘要等各种字段的组合;在"作者单位"字段中,系统会根据输入的单位名称罗列出所有与之有关联的机构名称供检索者勾选,以便提高检索结果的查全率(图1-3-3-4)。

(2)在表达式构建输入框中输入检索词,可以允许输入多个检索词。同一检索表达式里不支持逻辑运算符检索。可以根据需要选择是否进行"智能检索",并选择逻辑组配符,点击"发送到检索框"按钮。如需构建多个检索词组配的表达式,只需要再次执行相同操作并选择合适的逻辑组配符即可、对检索框中的检索表达式确认无误后,点击"检索"按钮执行检索(图1-3-3-4)。

(3)高级检索中还可以对文献的年代、文献类型、年龄组、性别、对象类型等特征进行限定。限定检索把文献类型、年龄组、性别、对象类型、其他等常用限定条件整合到一起,用于对检索结果的进一步限定,可提高检索效率,减少二次检索的操作步骤。限定条件设置后,除非检索者取消,否则在该检索过程中,限定条件一直有效。最多能保存200条检索历史表达式,也可实现一个或多个历史检索表达式的二次逻辑组配检索(图1-3-3-4)。

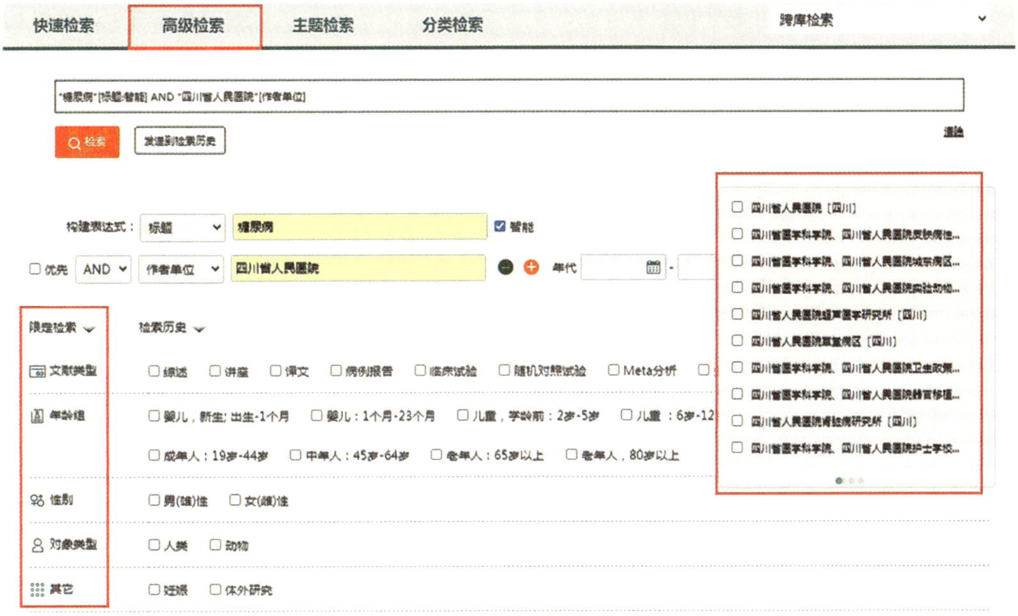

图1-3-3-4 高级检索界面

4. 主题检索

在Sino Med中，CBM、WBM、中国医学科普文献数据库和北京协和医学院博硕学位论文库均支持主题检索。主题检索是基于主题概念检索文献，支持多个主题词同时检索，有利于提高查全率和查准率。选择合适的副主题词，设置是否加权（加权检索）和是否扩展（扩展检索），可使检索结果更符合检索者的需求。输入检索词后，系统将在《医学主题词表》（中译本）及《中国中医药学主题词表》中查找对应的中文主题词。也可通过"主题导航"，浏览主题词树查找需要的主题词。

（1）主题词定位：在主题词检索入口输入检索词，查找浏览相关主题词注释信息和树形结构，选择最合适的主题词。

（2）组配相应副主题词，以及扩展检索等条件之后需要点击"发送到检索框"，如果有多个主题词检索，可以选择相应的逻辑运算。

（3）扩展检索：对当前主题词及其下位类同时进行检索，不包含上位类。

（4）加权检索表示对加星号（*）主题词进行检索，非加权检索表示对加星号和非加星号主题词均进行检索。

（5）副主题词组配检索：用副主题词来对主题词进行限定，使检索结果仅限于主题词概念的某一方面，以提高检索的准确性。

（6）副主题词扩展检索：对当前副主题词及其下位类同时进行检索，不包含上位类。

例如在 CBM 的“主题检索”中查找“妊娠期糖尿病治疗”方面的文献。检索者可以进行如下操作(操作顺序见图中标注顺序号 ①—⑥):

第一步:进入 CBM 的主题检索页面,在检索入口选择“中文主题词”,输入“糖尿病”后,点击“查找”按钮。浏览查找结果,在列出的所有款目词和主题词中选择“糖尿病妊娠”,点击主题词“糖尿病妊娠”(图 1-3-3-5)。

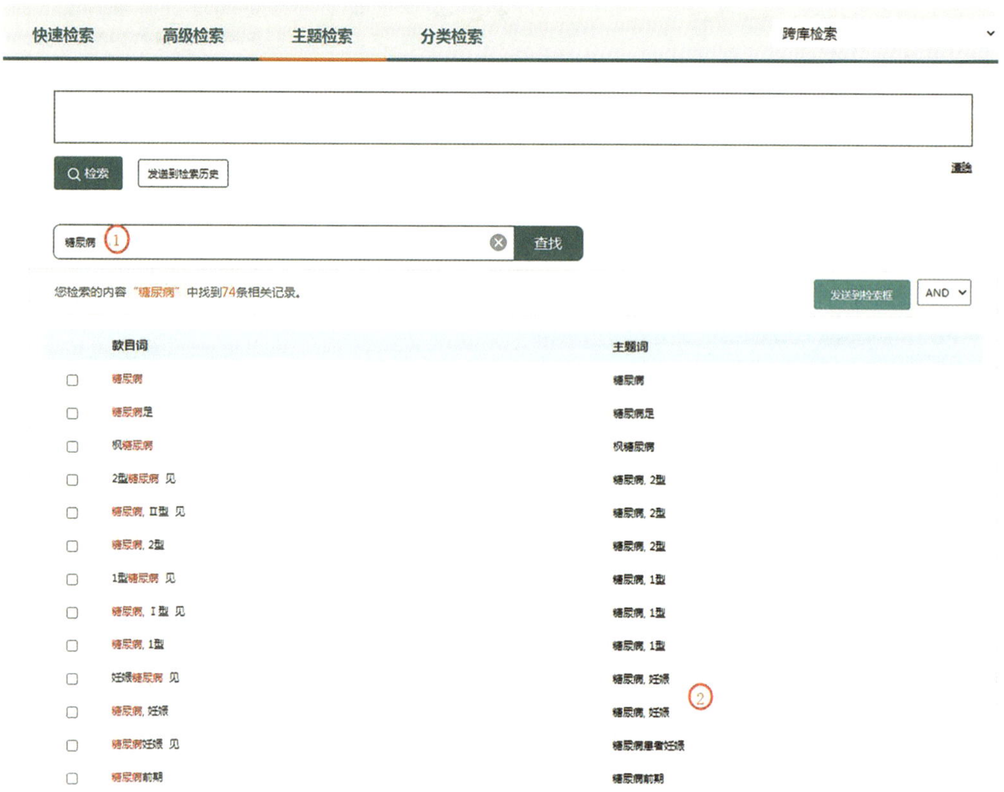

图 1-3-3-5　主题检索步骤图一

第二步:在主题词注释详细页面,显示了该主题词可组配的副主题词、主题词的详细解释和所在的树形结构。可以根据检索需要,选择是否“加权检索”“扩展检索”。加权是反映主题词对文献重要内容表征作用的一种手段。一般来说,加权主题词与文献核心内容的关联性相较于非加权主题词而言要更为紧密。因此加权检索是一种缩小检索范围、提高检准率的有效方法。扩展检索是对该主题词及其下位词进行检索,相对而言,是一种扩大范围的检索。“妊娠期糖尿病的治疗”可选择副主题词“药物疗法”“中医疗法”等,点击“添加”后,再点击“发送到检索框”,即可检索出“妊娠期糖尿病的治疗”方面的文献(图 1-3-3-6)。

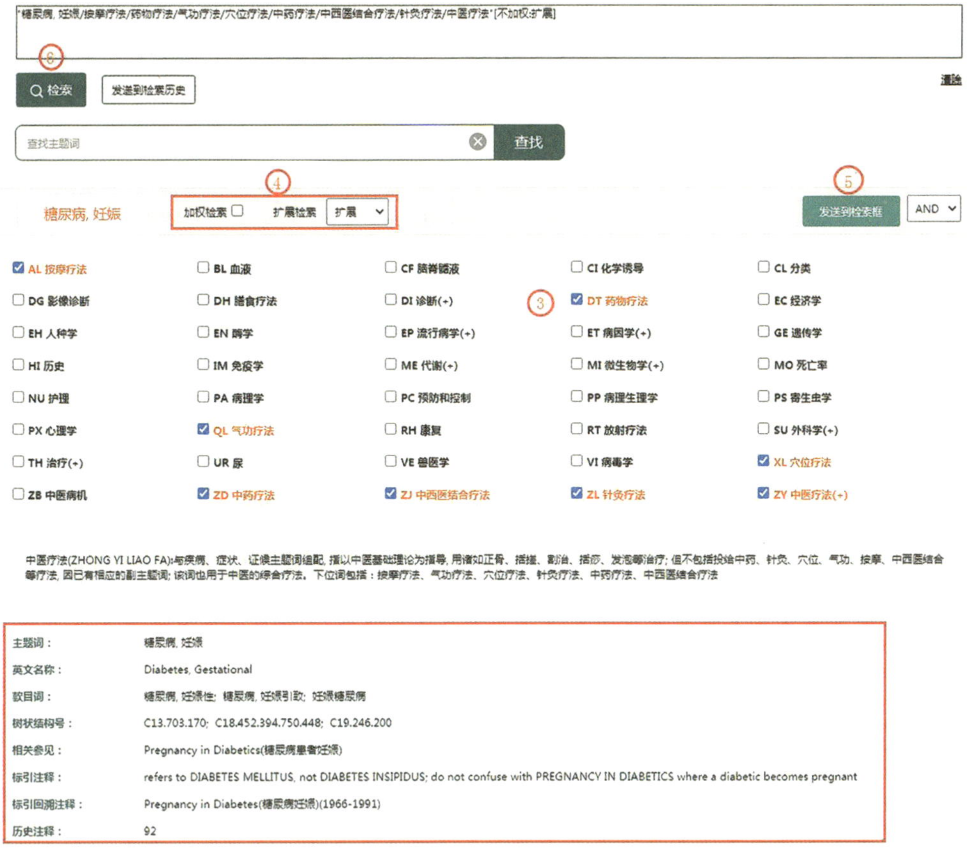

图 1-3-3-6　主题检索步骤图二

5. 分类检索

输入分类号后，系统将自动在《中国图书馆分类法·医学专业分类表》中查找对应的类名或类号。分类检索从文献所归属的不同学科进行查找，提高检索效率，也可用类名查找或分类导航定位具体类目，通过选择是否扩展、是否复分，使检索结果更符合需求。

如在 CBM 的“分类检索”中查找“肺肿瘤的影像诊断”方面的文献操作顺序见图中标注顺序号 ①—⑦。

第一步：在 CBM 的分类检索页面的检索入口选择“类名”，输入“肺肿瘤”后点击“查找”，在列出的所有分类名中查找“肺肿瘤”，点击分类名“肺肿瘤”（图 1-3-3-7）。

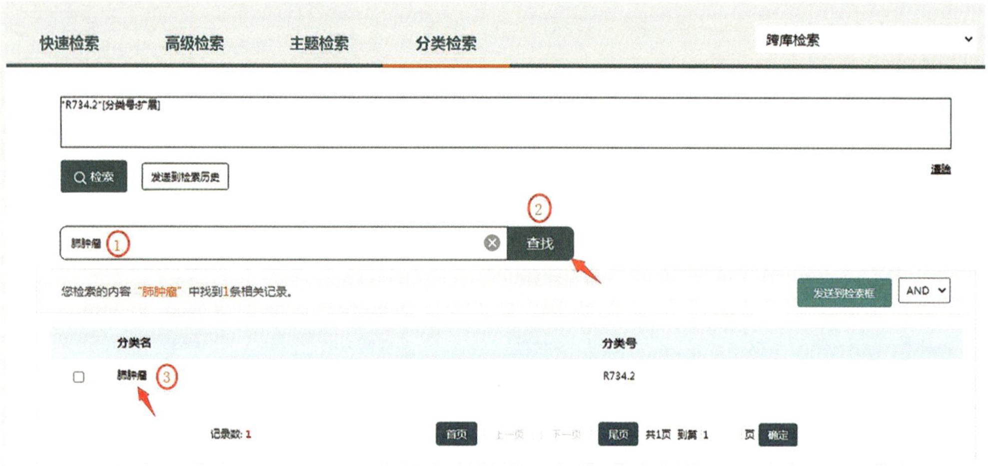

图1-3-3-7　分类检索步骤图一

第二步:在分类词注释详细页面,显示了该分类可组配的复分号、详细解释及所在的树形结构,可以根据检索需要,选择是否"扩展检索"。肺肿瘤的影像诊断应选择复分号"影像诊断学",选"添加"后再点"发送到检索框",再点击"检索"按钮,即可检索出"肺肿瘤的影像诊断"方面的文献(图1-3-3-8)。

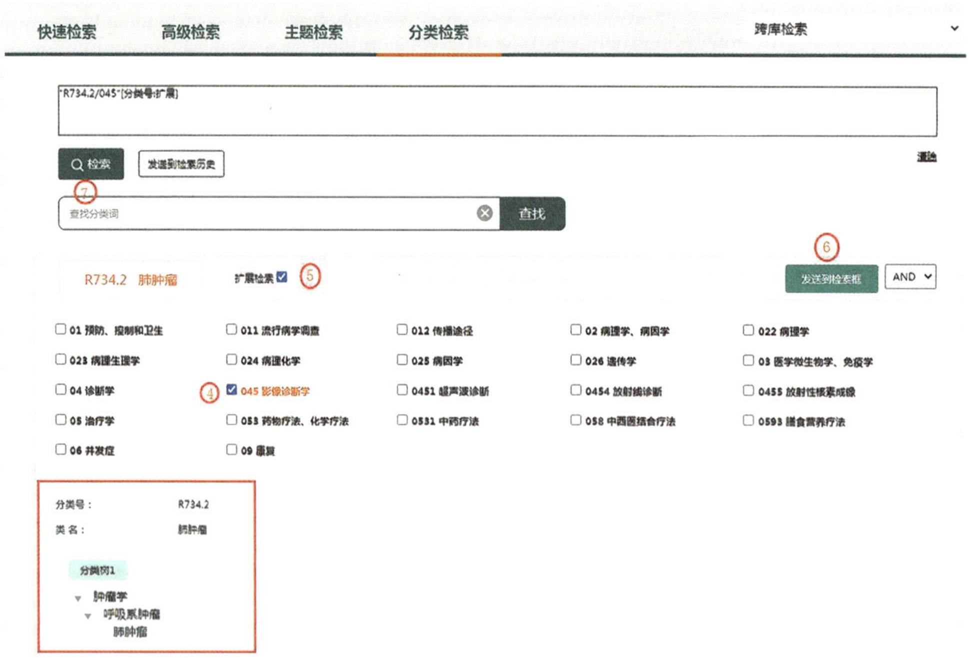

图1-3-3-8　分类检索步骤图二

6.单篇搜索

单篇搜索是Sino Med为方便用户提供的一个小工具,帮助从CBM或WBM中快速精确查找特定文献。

（二）引文检索

引文检索支持从作者、第一作者、被引文献题名、出处、第一机构、机构、基金等途径查找引文，帮助检索者了解感兴趣文献在生物医学领域的引用情况。支持发表年代等限定检索和对检索结果从期刊来源、期刊类型、发刊时间、著者、机构等做进一步聚类筛选。

例如：检索2019—2020年间被引文献主题包含“肾癌”的引文，进行如下操作（操作顺序见图中标注顺序号①—④）。

进入Sino Med的引文检索页面，在施引年代处选择“2019”和“2020”，检索入口选择“被引文献主题”，输入“肾癌”，点击“检索”，即可查到所需结果（图1-3-3-9）。

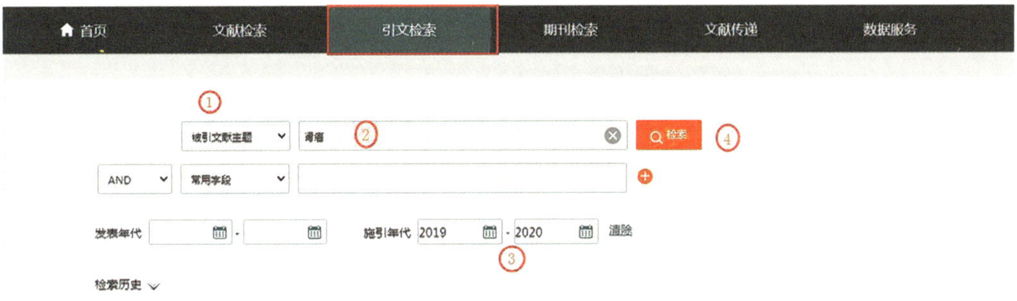

图1-3-3-9　引文检索步骤图

（三）期刊检索

期刊检索提供从期刊来源获取文献的方法。该检索方式能对期刊的发文情况进行统计与分析，包含对中国生物医学学术期刊、科普期刊及西文生物医学学术期刊进行一站式整合检索，直接查看该刊某年、某卷（期）发表的文献。具体步骤包括：在检索入口选择出版地、刊名、出版单位、ISSN号或期刊主题词查找期刊，也可以通过“期刊分类导航“或“首字母导航”逐级浏览查找期刊类别及期刊相关信息。

例如：检索“中华整形外科杂志”2020年第11期的文献（操作顺序见图中标注顺序号①—⑤）。

第一步：进入CBM的期刊检索页面。在检索入口选择“刊名”，输入“中华整形外科杂志”后，点击“查找”。在列出的所有期刊中查找“中华整形外科杂志”，检索页面中期刊均标注了期刊类型，是否属于北大核心期刊或统计源期刊，如未标注，则不属于此两种期刊类型。点击刊名，进入该刊详细信息页面（图1-3-3-10）。

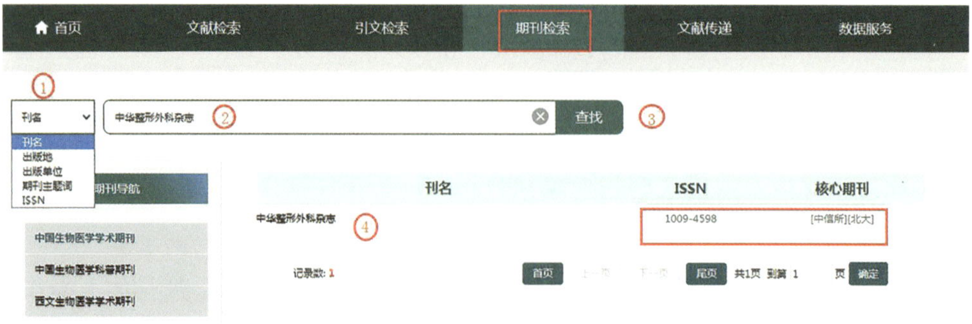

图1-3-3-10　期刊检索步骤图一

第二步：进入期刊详细信息页面。在左侧“收录汇总”中点击“2020年”右侧的展开标识，选择第“11”期，右侧即呈现出“中华整形外科杂志”2020年第11期的文献。“在本刊中检索”输入框中输入文字，即在该刊限定卷期内查找特定内容的文献。若勾选“含更名”，则指在该刊所有卷期及变更前后的所有刊中进行检索（图1-3-3-11）。

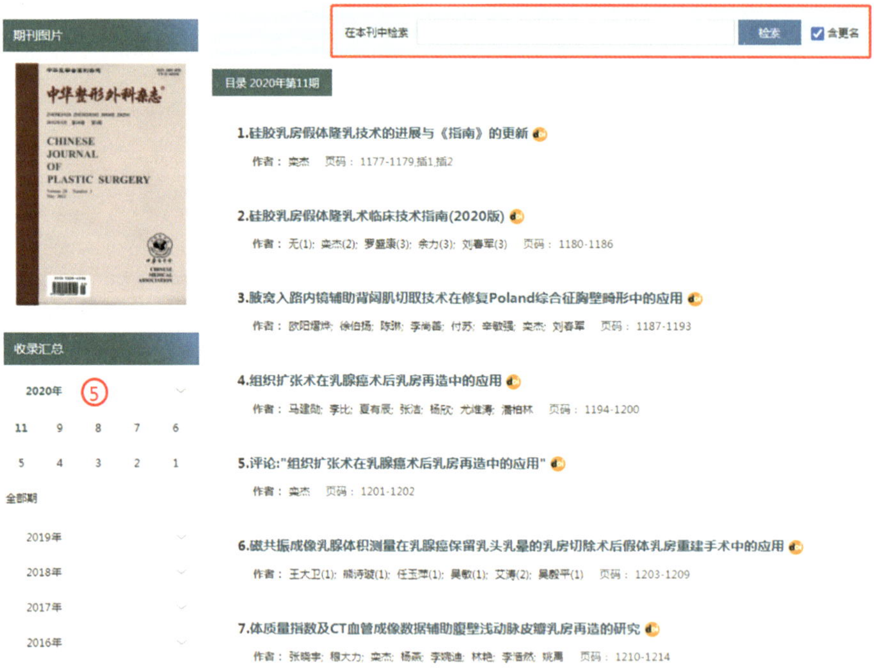

图1-3-3-11　期刊检索步骤图二

四、检索结果的处理

（一）检索结果的展示

1. 文献检索结果概览页，可以设置检出文献的显示格式“题录”或“文摘”，每页显示条数为20条、50条、100条，包含“年代”“著者”“相关度”“入库”“期刊”及“被引频次”

等排序方式，默认为“入库”方式排序，并且可以进行翻页操作和指定页数跳转操作（图1-3-3-12）。

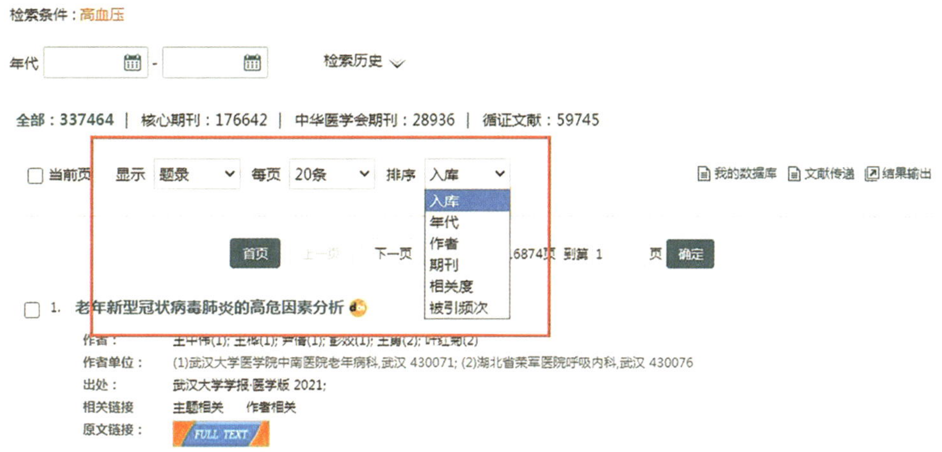

图1-3-3-12 Sino Med检索结果展示界面

引文检索结果概览页，可以设置检出引用文献的显示格式“引文”“引文（带机构）”，每页显示条数为20条、50条、100条，包含“第一作者”“相关度”“被引频次”“被引文献出处”等排序方式，默认按“文献发表年”输出，可以进行翻页操作和指定页数跳转操作。通过点击检索结果概览页的文献标题，即可进入文献细览页，显示文献的详细信息。此外，中文文献细览页还显示其施引文献、共引相关文献、主题相关文献、作者相关文献等（图1-3-3-13）。

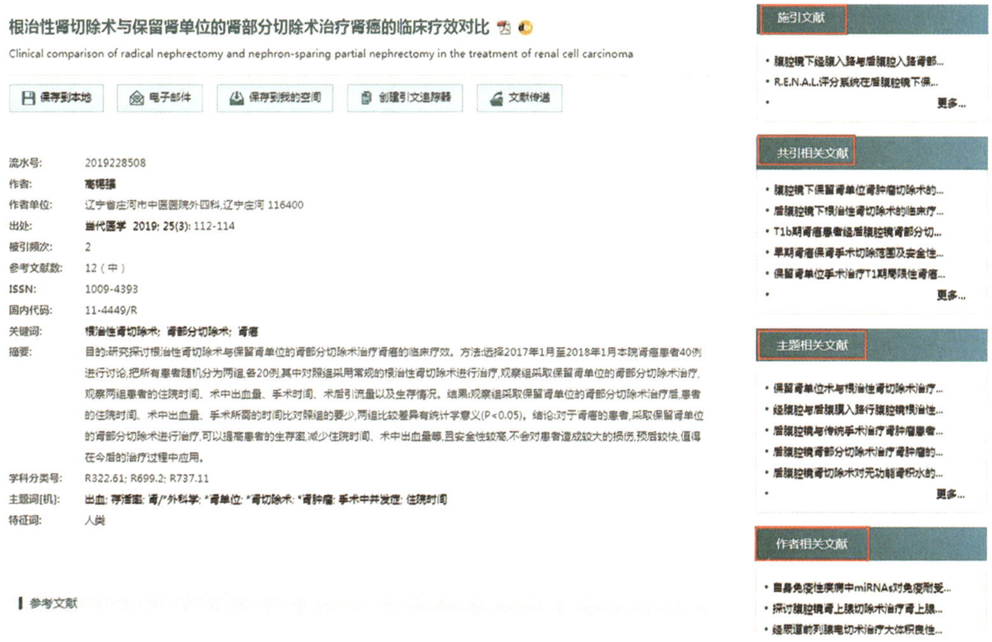

图1-3-3-13 检索结果细览页界面

无论是检索结果概览页还是细览页，对于有全文链接的文献，均会在文献标题后或“原文链接”处显示全文链接图标，即PDF图标、DOI链接图标（图1-3-3-14）。

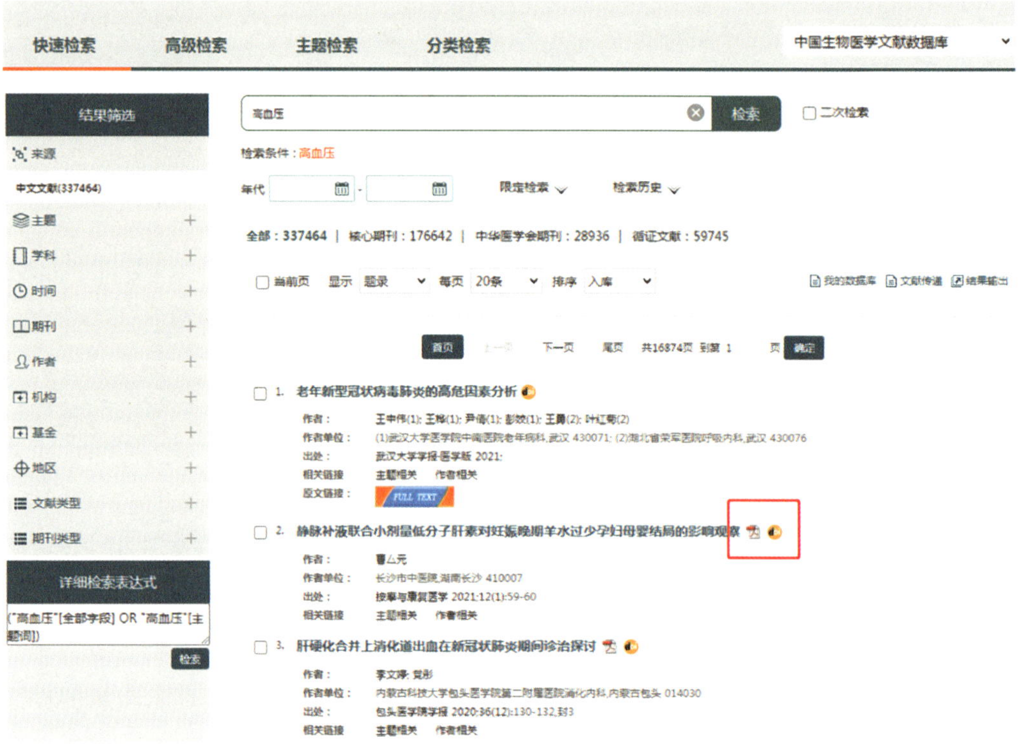

图1-3-3-14 Sino Med全文链接

（二）检索结果的筛选与输出

Sino Med支持对检索结果进行多维度聚类筛选，支持按“主题”“学科”“时间”“期刊”“作者”等维度对检索结果进行聚类。点击每个维度右侧“+”，展示其下具体的聚类结果，可勾选一个或多个聚类项进行过滤操作，根据需要对检索结果进行筛选。

1. 结果聚类

其中“主题”最多可展示到第6级，“学科”最多可展示到第3级，“期刊”“作者”“时间”“地区”默认展示前10位，点击“更多……”可展示前50位。除时间维度外，各聚类结果均按由多到少排序显示，默认显示前10个，点击“更多…”后显示前50个。

2. 期刊聚类

CBM与CBMCI结果筛选中的“期刊类型”维度，“PKU”表示中文核心期刊要目总览收录的期刊，即北大核心期刊。“ISTIC”表示中国科技期刊引证报告收录的期刊，即中信所核心期刊。“CMA”表示中华医学会主办的期刊。

3. 主题聚类

依据2017版《中文医学主题词表》(*CMeSH*)展示二级主题树聚类结果,包含所有下位主题。

4. 学科聚类

依据《中国图书馆分类法·医学专业分类表》展示一级类目聚类结果,包含所有下级类目。

5. 在检索结果页面

用户可根据需要选择输出检索结果,包括输出方式、输出范围、保存格式。输出方式有:Sino Med、NoteExpress、EndNote、RefWorls、NoteFirst(图1-3-3-15)。

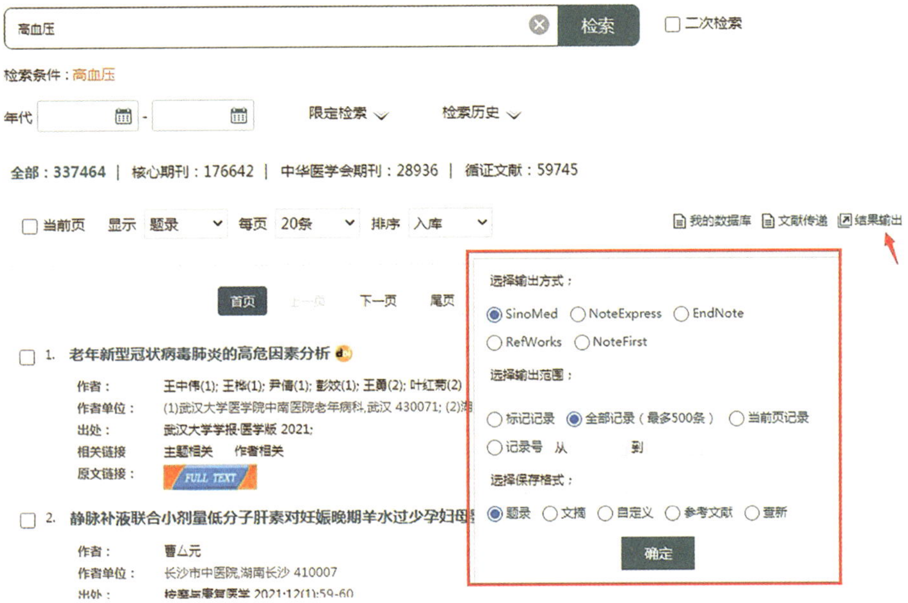

图1-3-3-15 检索结果输出界面

(三)文献的传递与获取

文献传递是指检索者可以将有用的检索结果申请文献传递,也可以通过填写"全文申请表""文件导入"等方式申请所需要的文献。在Sino Med中,可以通过两种方式进行文献传递:一是在检索结果页面直接索取,二是在Sino Med首页点击进入"文献传递"。

(四)分析功能

中国生物医学引文数据库(CBMCI)支持引文报告功能,可以提供引文分析报告及查引报告。在引文检索结果页面,点击"创建引文报告",即可对检索结果的所有引文进行分析,生成引文分析报告。需要注意的是,当引文检索结果超过10000条时,引文分析报告只分析被引频次排序在前10000条的记录。

引文分析报告由检索结果集发文和被引时间分布、引证综合指标统计及论文近5年被引情况统计三部分组成(图1-3-3-16)。

其中h指数是基于“论文历年被引情况”表中“总被引频次”降序排序的文献列表。其含义为检索结果集中有N篇文章至少被引用了N次,N即为h指数。此度量标准减少了为高度引用或尚未被引用论文不当分配权重。h指数值的计算仅包括CBM数据库中的项目,不包括未收录期刊中的论文和图书专著等。

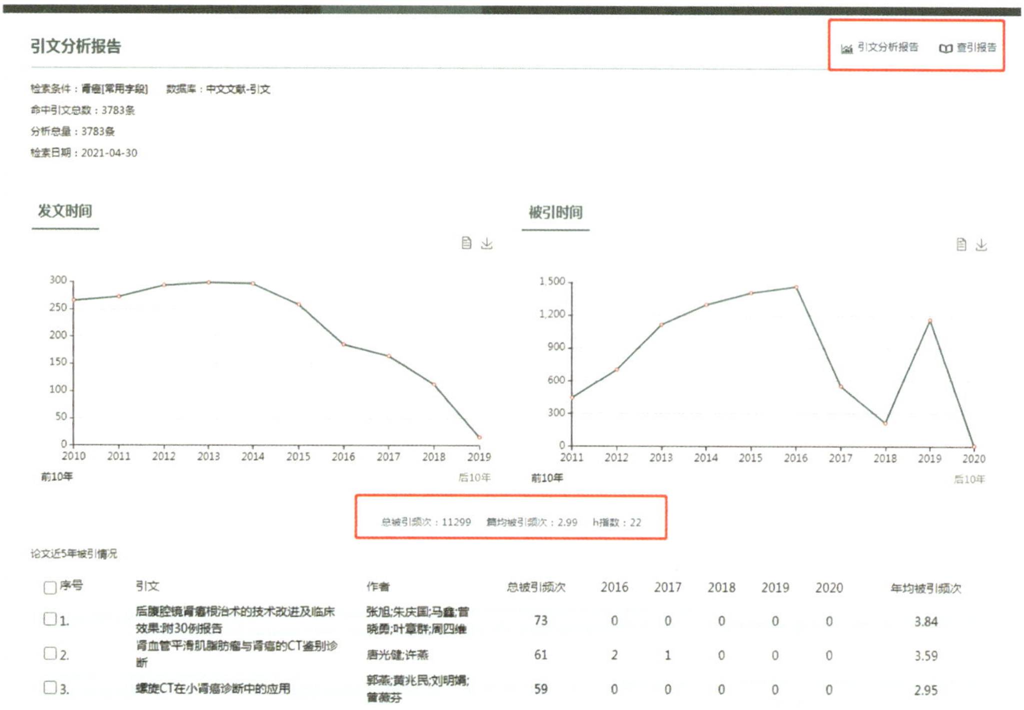

图1-3-3-16 引文分析报告界面

论文近5年被引情况:按照引文近5年总被引频次大小降序排列。表中的“年均引用频次”表示引文自发表后的年均被引频次(计算公式为=总被引频次/已发表的年代数)。选择记录前面的复选框时,可以只保存标记记录的引文分析结果。

查引报告包括查引检索条件、被引概览、被引明细及附件这四部分组成,由点击“引文报告”页面右上角的“查引报告”按钮即可一键式生成。其中,他引频次表示去除单篇论文全部作者以外的其他人发表文献所引用次数之和(图1-3-3-17)。

(五)检索历史的查看、编辑

系统将每次的检索步骤记录在“检索历史”中,包括序号、检索表达式、命中文献数、检索时间和推送方式。在“检索历史”中可对检索记录进行逻辑组配操作,也可从中选择一个或几个检索表达式并用不同的逻辑运算符组成更恰当的检索策略，检索策略可以永远保存到系统提供的“我的空间”（图 1-3-3-18）。

查引报告

1.检索条件

检索策略：肾癌[常用字段]

检索数据库：中文文献-引文

文献数量：（详情见附件）

2.被引概览

施引文献所在期刊类型	被引频次	他引频次	近5年被引频次	近5年他引频次
全部期刊	720	679	77	72
核心期刊	515	462	55	50
北大中文核心期刊	239	213	17	16
中国科技论文统计源期刊	502	462	55	50
中华医学会期刊	132	108	13	11

3.被引明细

序号	被引作者	被引文献题录（题名.期刊.年.卷.期.页）	被引频次	他引频次
1	张旭:朱庆国:马鑫:曾晓勇:叶章群:周四维	张旭:朱庆国:马鑫:曾晓勇:叶章群:周四维.后腹腔镜肾癌根治术的技术改进及临床效果:附30例报告.临床泌尿外科杂志.2002.17(8):402-404	73	71
2	唐光健:许燕	唐光健:许燕.肾血管平滑肌脂肪瘤与肾癌的CT鉴别诊断.中华放射学杂志.2004.38(10):1090-1093	61	61
3	郭燕:黄兆民:刘明娟:曾薇芬	郭燕:黄兆民:刘明娟:曾薇芬.螺旋CT在小肾癌诊断中的应用.中华放射学杂志.2001.35(8):627-629	59	58

图 1-3-3-17　查引报告界面

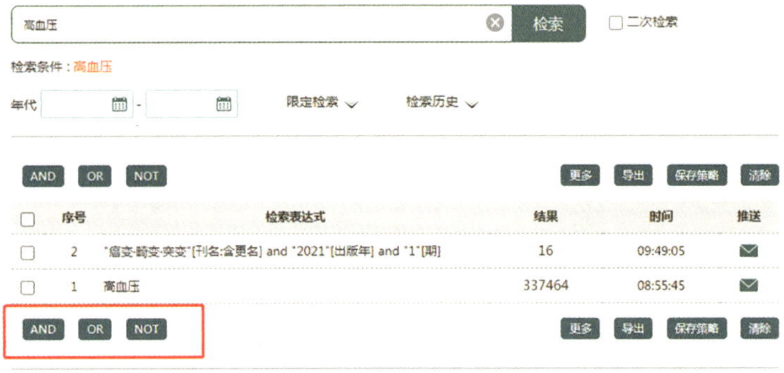

图 1-3-3-18　检索历史界面

第四节 | 中华医学期刊全文数据库

一、概述

中华医学会系列杂志是国内医药卫生领域影响较大的医学期刊系列，是我国广大医药卫生科技人员不可缺少的重要信息源，其中《中华医学杂志（英文版）》《国际皮肤性病学杂志》《贫困所致传染病》等期刊入选中国科技期刊卓越行动计划。中华医学期刊全文数据库是中华医学会建立的全文型论文数据库，整合了中华医学会期刊出版平台下的161种期刊，学科领域涉及预防医学、临床医学、护理、中医药和医学人文等。目前库内论文100余万篇，图表40余万张。

二、特点

（一）中华医学知识库

该库包含精选指南库、视频库（2016年以来中华医学会各种会议的专家讲座视频）、科研与写作库（指导医护人员如何做科研及撰写论文）、名师讲堂（资深专家录制指南精讲、各种手术、疾病专题讲座）、全科教育库（涵盖基层常见疾病诊疗指南和学科热点、助理全科诊疗水平提高）及医学人文库等子库（图1-3-4-1）。

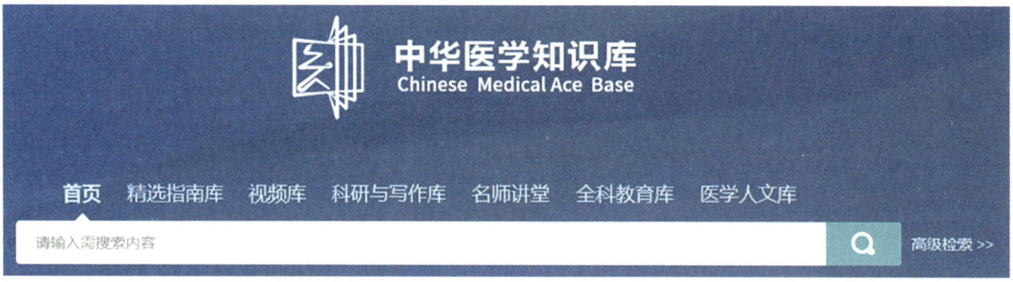

图1-3-4-1　中华医学知识库

（二）多种阅读方式

库内近五年文献全部支持HTML阅读模式，支持手机端和中华医学期刊APP同屏阅读（图1-3-4-2）。

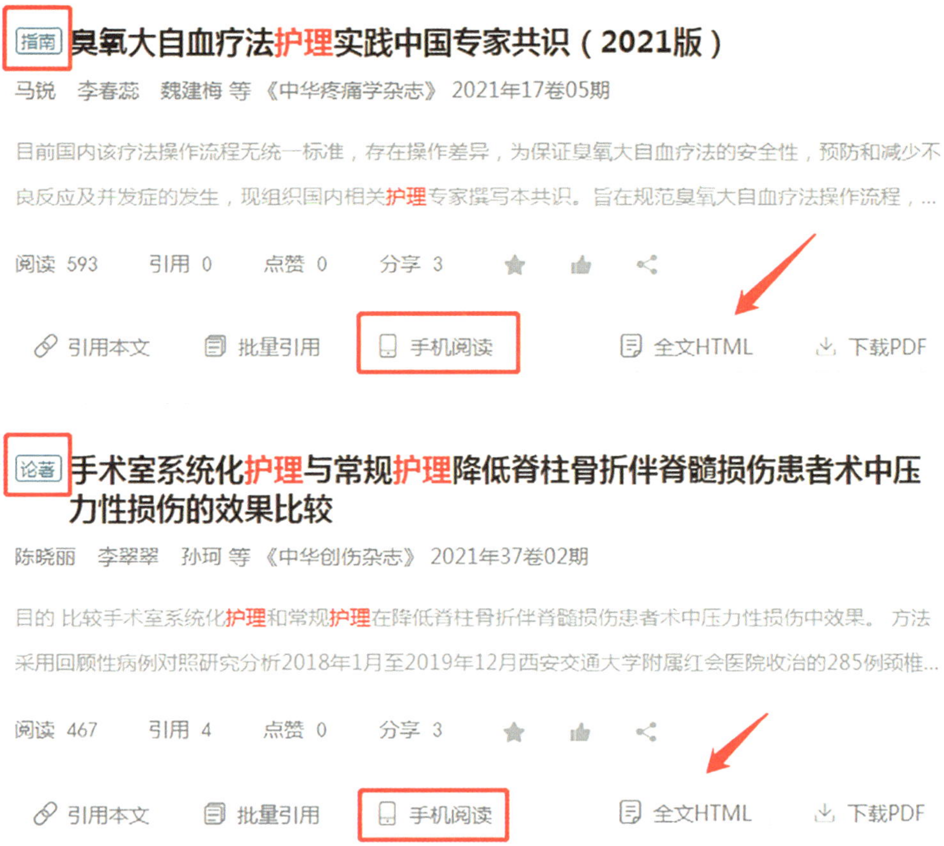
指南
臭氧大自血疗法护理实践中国专家共识（2021版）
马锐 李春蕊 魏建梅 等 《中华疼痛学杂志》 2021年17卷05期
目前国内该疗法操作流程无统一标准，存在操作差异，为保证臭氧大自血疗法的安全性，预防和减少不良反应及并发症的发生，现组织国内相关护理专家撰写本共识。旨在规范臭氧大自血疗法操作流程，...
阅读 593 引用 0 点赞 0 分享 3
引用本文 批量引用 手机阅读 全文HTML 下载PDF
论著
手术室系统化护理与常规护理降低脊柱骨折伴脊髓损伤患者术中压力性损伤的效果比较
陈晓丽 李翠翠 孙珂 等 《中华创伤杂志》 2021年37卷02期
目的 比较手术室系统化护理和常规护理在降低脊柱骨折伴脊髓损伤患者术中压力性损伤中效果。 方法 采用回顾性病例对照研究分析2018年1月至2019年12月西安交通大学附属红会医院收治的285例颈椎...
阅读 467 引用 4 点赞 0 分享 3
引用本文 批量引用 手机阅读 全文HTML 下载PDF
图1-3-4-2 中华医学期刊全文数据库

三、检索方法和技巧

(一)一框式检索

在中华医学期刊全文数据库的首页，检索者可选择要检索的资源类型，输入检索词后进行跨字段检索，可检索资源包含全库、期刊、指南、病例、图表和专家等(图1-3-4-3)。

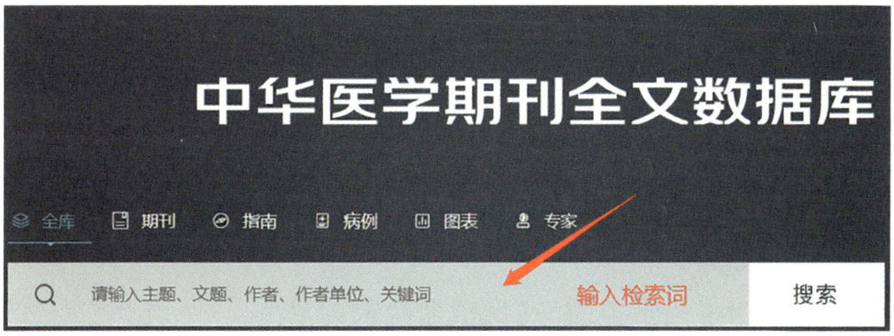

图1-3-4-3 一框式检索界面

（二）高级检索

高级检索功能包含高级检索、DOI精准检索、检索表达式编写三种方式。检索者按照不同需求组配检索条件进行检索，可组配的字段包括：标题、关键词、主题、所有作者、第一作者、通信作者、第一/通信作者、作者单位、摘要、基金、刊名、文献类型、研究类型、研究方法、出版日期等。编写检索表达式的时候可查看检索表达式的书写规范（图1-3-4-4）。例如，检索2020年1月以来关于新型冠状病毒的病例报告，检索范围选择“关键词”，输入“新型冠状病毒”；文献分类选择文献类型，勾选“病理报告”；出版日期选择2020年1月至今进行检索。

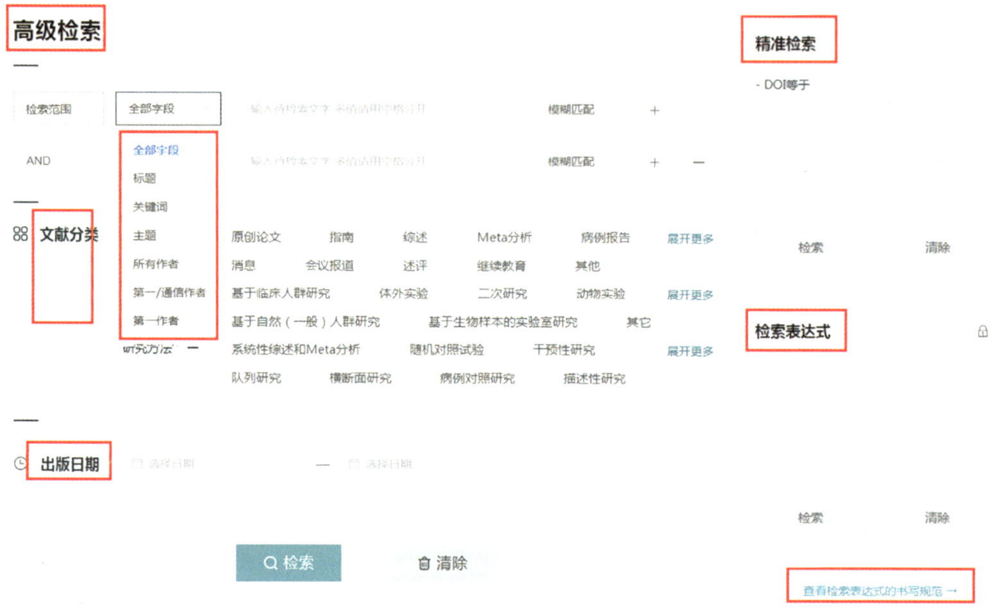

图1-3-4-4　高级检索界面

（三）期刊检索

在中华医学期刊全文数据库的首页，点击期刊列表入口，可进行期刊检索，检索者可通过系列分类和学科分类浏览期刊，也可以直接输入刊名进行检索。检索者可通过该功能了解该期刊收录数据库情况、主管主办单位、创刊时间、期刊官网和投稿方式等信息。

例如，如需浏览2020年48期中华医学杂志中文版内容，可在“本类目下查询期刊”中输入中华医学杂志，点击中文版进入该期刊网页。选择“2020s”年代，点击2020-48期即可浏览当期所有内容，并提供封面和目录的下载（图1-3-4-5）。检索者也可通过刊内检索和期内检索缩小检索范围，达到精准检索的目的。

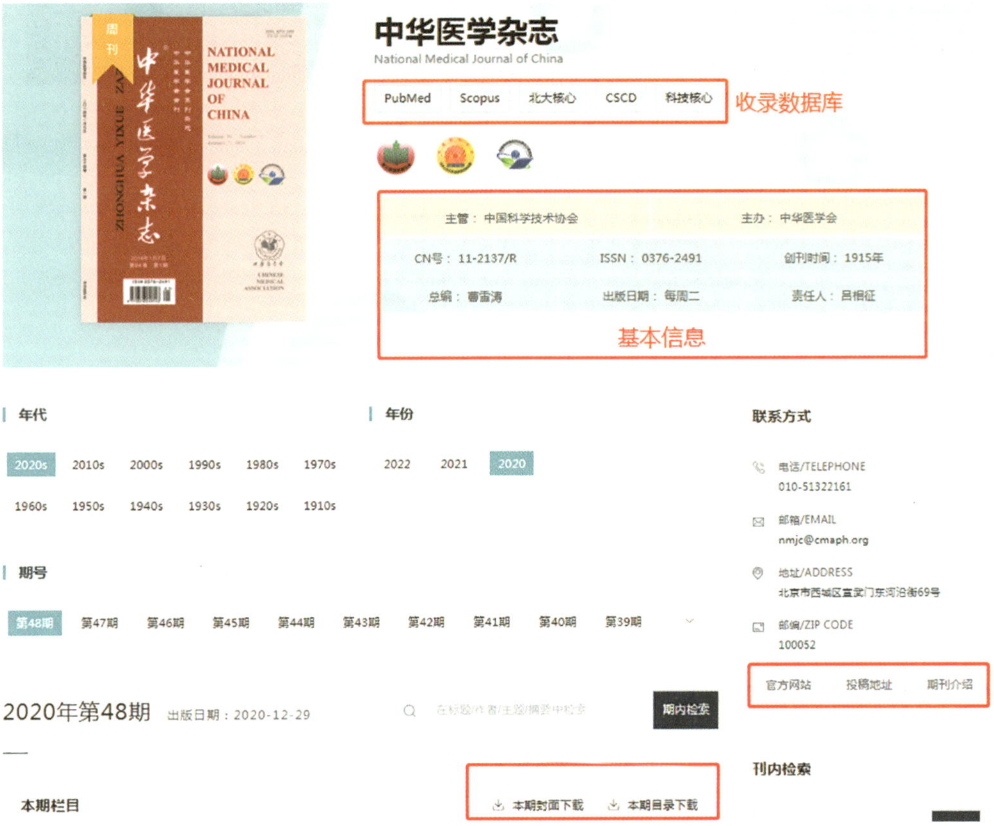

图1-3-4-5 期刊检索

四、检索结果的处理

(一)检索结果显示的设置

点击主页面右上角“设置”,可对检索结果的显示进行设置,包含检索结果显示条数、是否显示文献摘要、默认排序方式、搜索文献语言范围、专业模式设置、是否关闭检索式编辑功能等内容,也可一键恢复默认设置(图1-3-4-6)。

(二)检索结果的筛选

检索结果页左侧显示筛选类目,可以快速点击子选项进行筛选,筛选的方式包括:学科分类、发表年度、文献类型、数据库收录、期刊类型、研究类型和研究方法。筛选类目默认展示常用的子选项,检索者可以点击“+”展开更多选项。

为进一步筛选结果中的文献,也可以在结果中进行二次检索,在结果列表的上部点击“在结果中检索”下拉功能区,可检索项包括:标题/主题/关键词、所有作者、作者单位和刊名,输入检索词进行二次检索,提高检索结果的准确性。

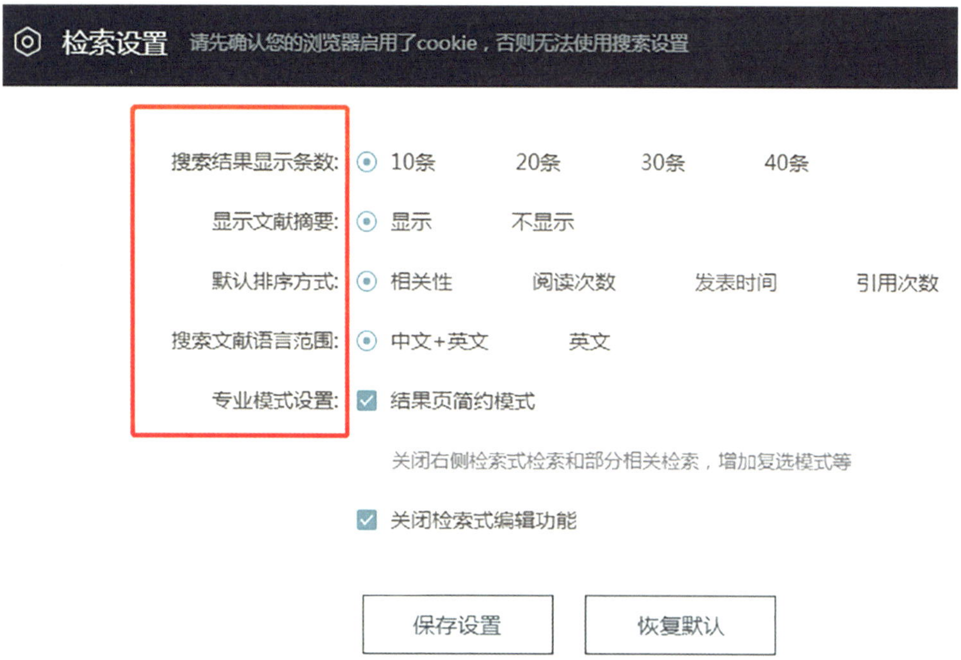

图1-3-4-6 检索设置界面

例如检索关键词为"手外科"和"护理"被《中华显微外科杂志》收录的文章，可使用高级检索直接检索，也可采用检索结果筛选的方式进行二次检索：第一步在检索范围选择关键词，输入手外科；第二步学科分类中选择护理学；第三步"在结果中检索"下拉菜单中"刊名"栏输入"中华显微外科杂志"，即可进行二次检索(图1-3-4-7)。

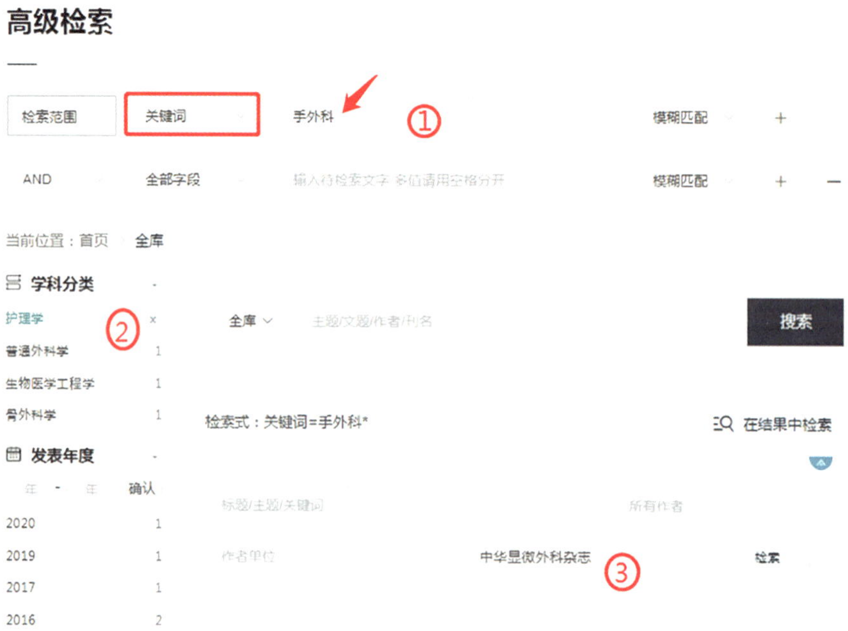

图1-3-4-7 二次检索步骤示意图

（三）检索结果的阅读

检索结果支持下载PDF本地阅读、手机APP扫描阅读和在线HTML阅读三种浏览方式（图1-3-4-8）。

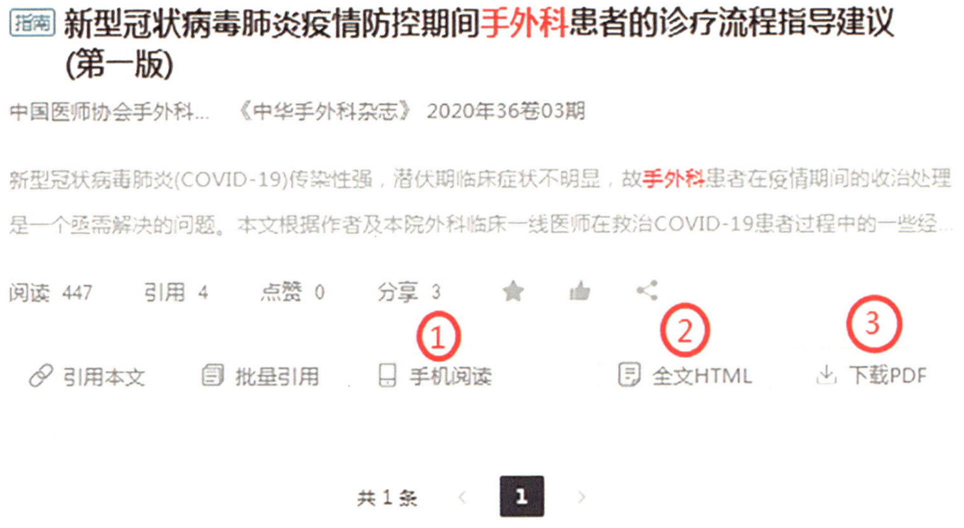

图1-3-4-8 三种阅读方式

1. 下载PDF本地阅读

即将检索结果全文以PDF格式下载至本地。

2. 手机APP扫描阅读

即通过手机扫描二维码阅读。

3. 在线HTML阅读

包含摘要、引用文本、正文、作者信息、英文摘要、评论和相关资源等信息。

（1）正文阅读提供提纲、图表、PDF等阅读方式。点击提纲可快速定位到相应的章节，点击图表可快速浏览文内所有图片，点击PDF可下载该文献，点击顶部可一键返回页面顶部。标签内容为该文章加工后标引的主题词，正文内容字体大小可通过字号调节键进行增大或减小（图1-3-4-9）。

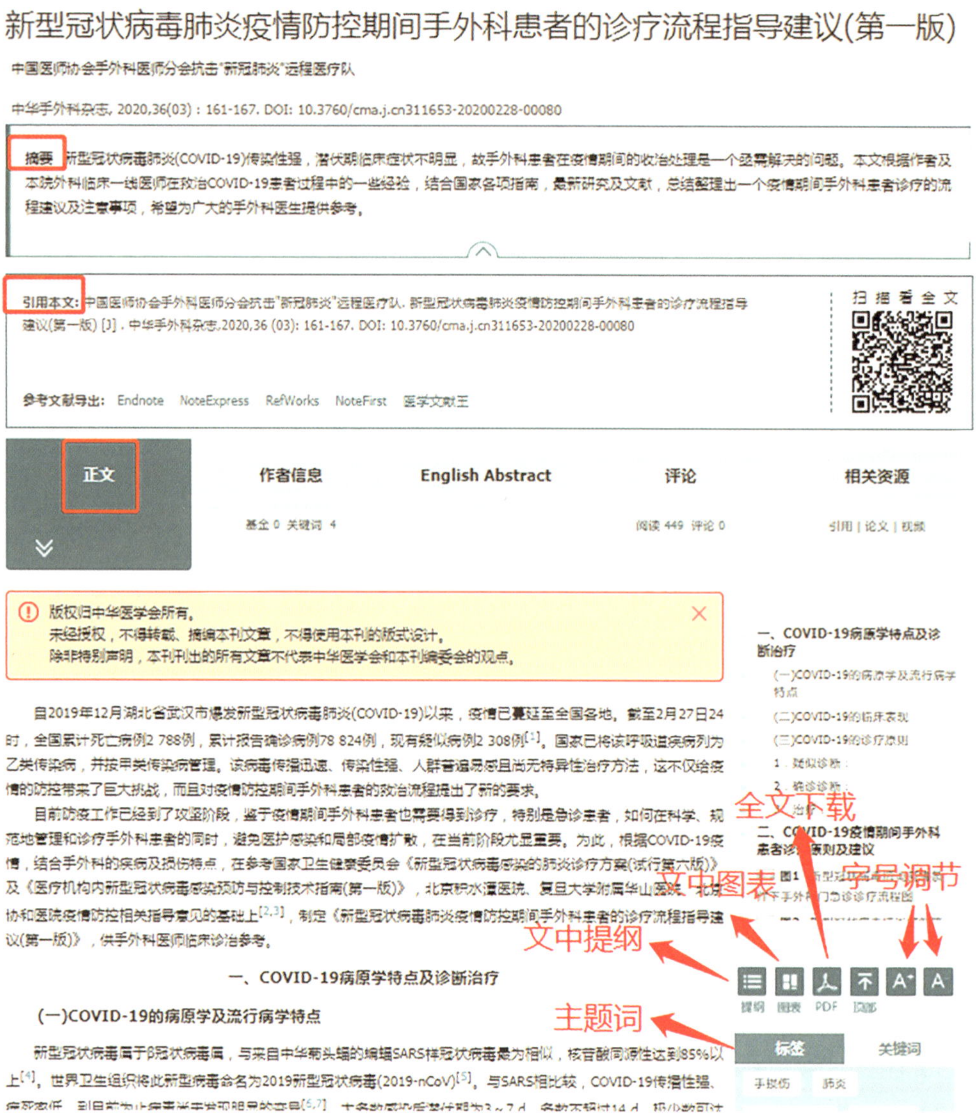

图1-3-4-9　HTML正文阅读

(2)作者信息

作者信息包含第一作者、通信作者信息等内容,点击图标可进入作者信息页,信息页包含基本信息(即作者的姓名、机构、所有发文量、第一/通信作者发文量、总阅读数、发文期刊系列比例),年度发文情况(即该作者所有发文的年度分布统计信息),合作作者(即与该作者合作发文的作者统计信息),合作机构(即与该作者合作发文机构统计信息),主题分布(即该作者发文主题部分统计信息),期刊分布(即该作者发文所在期刊统计信息),基金分布(该作者发文所属基金统计信息),热门文献(该功能提供报告下载的功能)(图1-3-4-10)。

(3)相关资源提供本文被引情况以及多个数据库中的相关文献资源等。

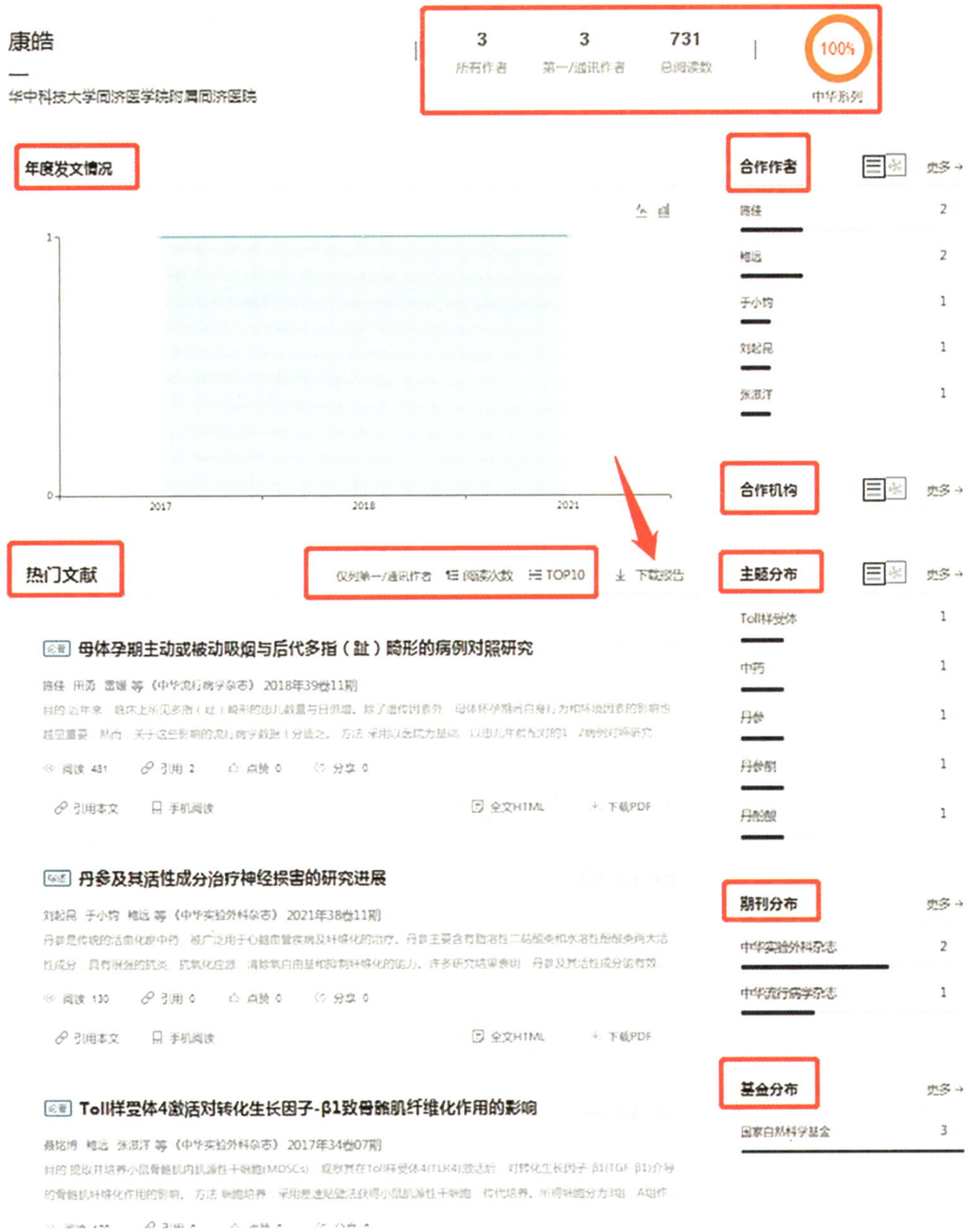

图1-3-4-10　作者信息页

4. 相关信息的统计分析(图1-3-4-11)

(1)年度分布

在论文检索结果页右侧，检索者可查看检索结果在年份上的分布情况，分布图可选择折线图和柱状图。

(2)相关图表、指南和病例

在论文检索结果页右侧，检索者可查看与检索结果相关的图表或其他类型文献推荐。

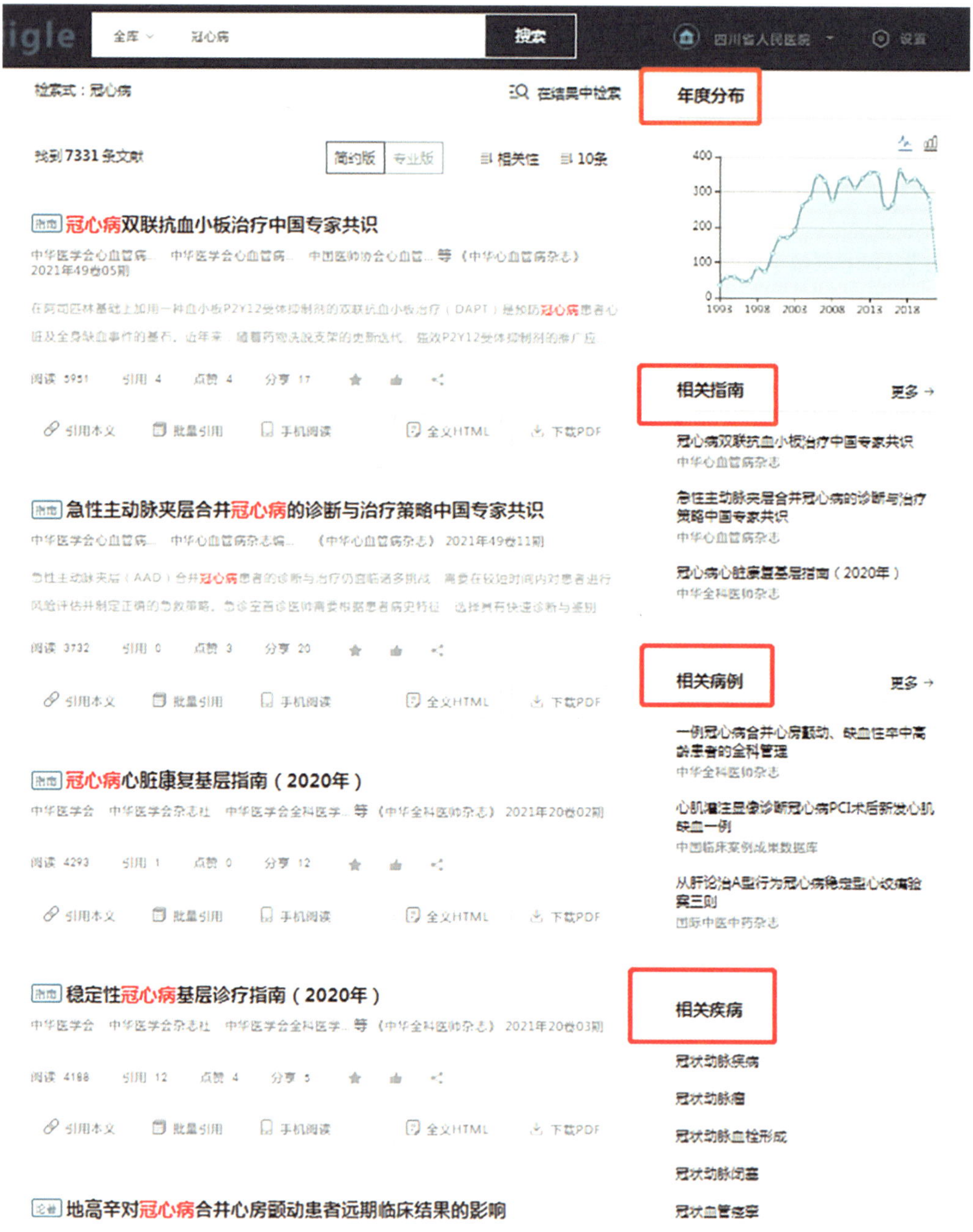

图1-3-4-11　相关信息的统计分析

（四）检索结果的引用

1. 单篇引用

例如，引用“新型冠状病毒性肺炎疫情防控期间手外科患者的诊疗流程指导建议（第一版）”，点击标题下方“引用文本”，在弹框中，选择“一键复制”或者所需格式导出功能（图1-3-4-12）。

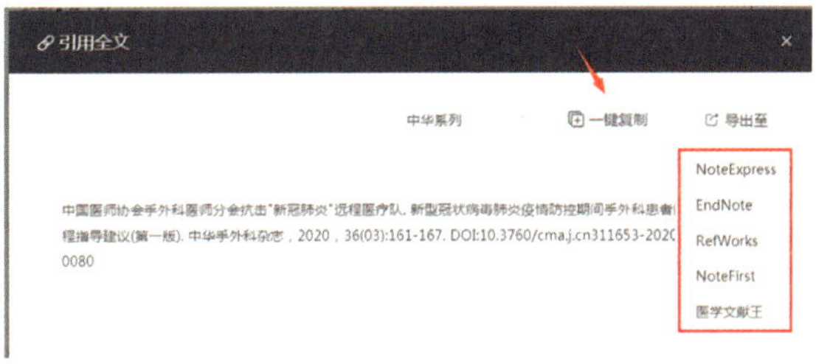

图1-3-4-12　单篇引用

2. 批量引用

（1）简约版批量引用（检索结果默认简约版）

点击“批量引用”，相应文章即加入页面右下角的“批量引用列表”中。打开“批量引用列表”图标，选择所需文献后，选择“一键复制”或者“导出至”，在下拉出现的各种参考文献管理工具中选择并按所需格式下载相应的参考文献，步骤①—⑤见图1-3-4-13。

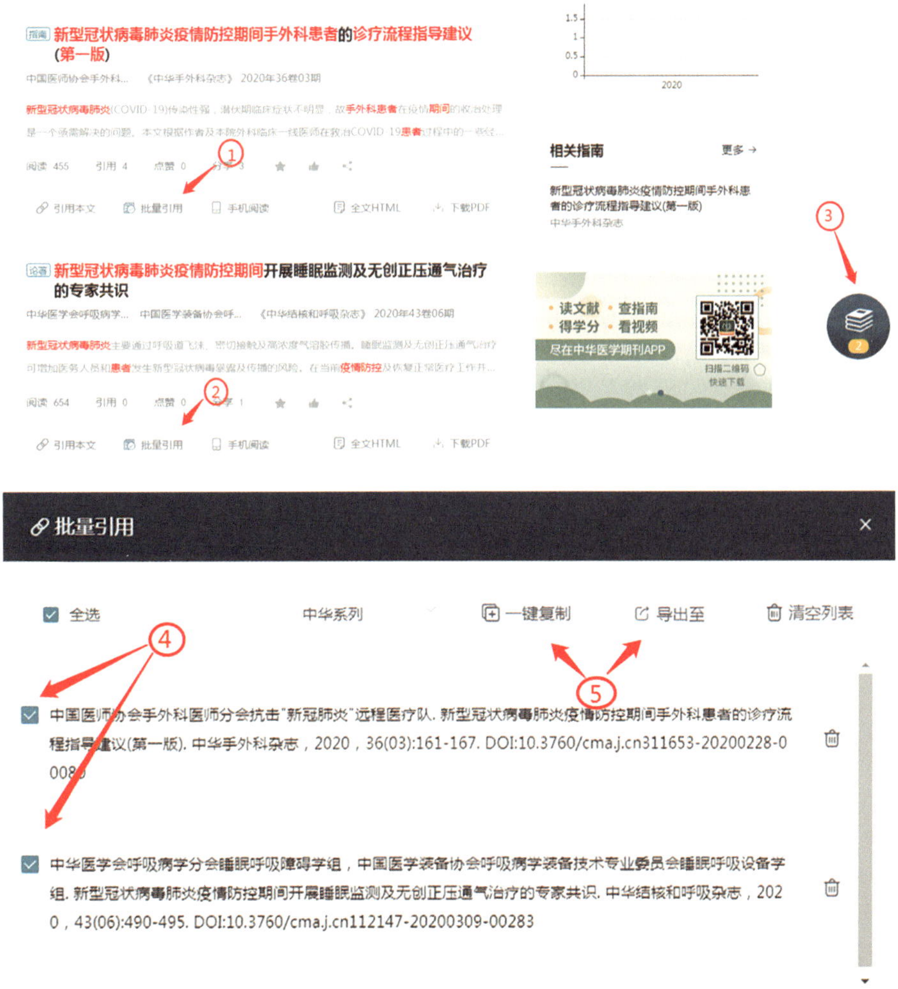

图1-3-4-13　简约版批量引用

（2）专业版批量引用（点击专业版字符）

全选或者复选所需文献，点击“引用”将其加入“批量引用列表”。打开“批量引用列表”，选择所需文献后，选择一键复制或者格式导出至相应的参考文献管理工具文档（步骤①—④，见图1-3-4-14）。

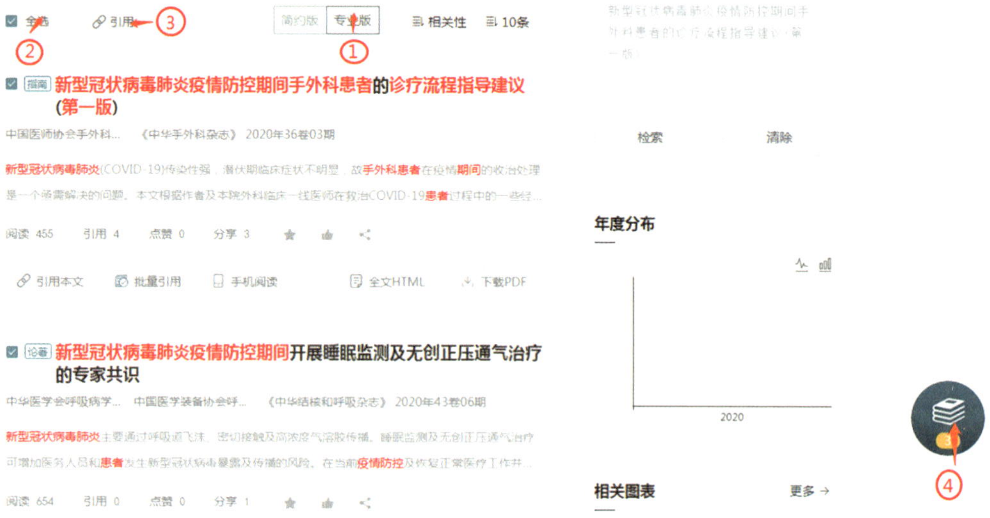

图1-3-4-14　专业版批量引用

（五）检索历史的查看

检索结果页面检索框的右侧设置了“历史检索”功能，里面保留了检索者的检索历史记录，包含检索内容、检索结果、检索时间等项目，系统默认记录24小时以内的检索历史，没进行手动保存的记录24小时后会自动删除，在列表中点击相应的条目可以直接进入检索结果页，点击删除可以直接删除相应记录条目（图1-3-4-15）。

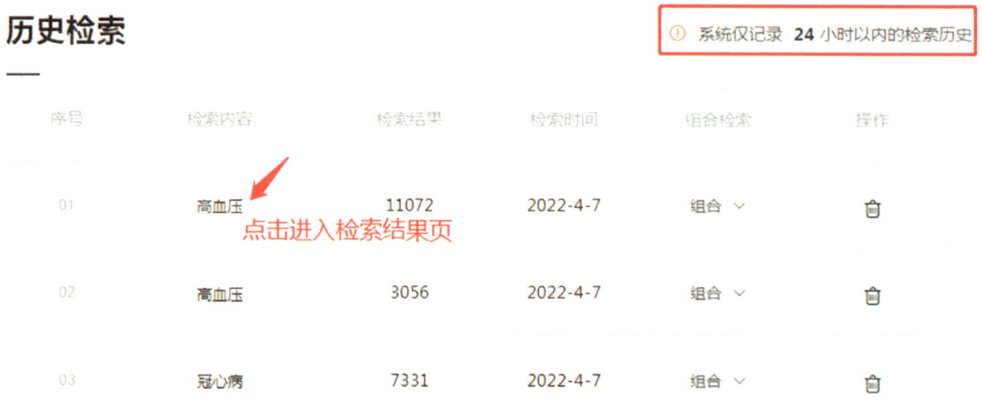
历史检索
系统仅记录 24 小时以内的检索历史
序号
检索内容
检索结果
检索时间
组合检索
操作
01
高血压
11072
2022-4-7
组合
点击进入检索结果页
02
高血压
3056
2022-4-7
组合
03
冠心病
7331
2022-4-7
组合

图1-3-4-15　检索历史界面

第四章

英文医学数据库的运用

本章提要

英文医学数据库也是医学文献检索的重要数据来源，本章将分别介绍爱思唯尔Clinical Key、爱思唯尔Science Direct、斯普林格Springer Link、Wiley Online Library电子书刊和PubMed。

第一节 爱思唯尔 Clinical Key

一、概述

爱思唯尔创办于1880年，包含电子期刊全文库Science Direct、工程研究与资源库Engineering Village、工程技术工具Knovel、摘要和引文数据库Scopus、全医学信息平台Clinical Key等。迄今为止出版近3000卷(期)期刊及30000种图书，2013年至2017年间，该数据库的文章被引用次数为1229万次，占同期科研文章总引用数的27%左右，在全球前5%高被引文献中，爱思唯尔文章占比超过30%。

Clinical Key是爱思唯尔旗下的全医学信息平台，内容来自爱思唯尔、美国国立卫生研究院和专业协会等，涵盖40多个学科，包括图书、期刊、临床综述、药物专论、临床指南、患者教育、多媒体、操作视频等12类资源，除了可检索各种文献资源外，还可选择图片制作幻灯片，旨在为医学生、医生、医学教育者及医护专业人员在科研、临床及教学上提供有力支持。该平台收录了爱思唯尔旗下《柳叶刀》《细胞》《欧洲泌尿外科》等676种医学高水平期刊以及《西氏内科学》《坎贝尔骨科手术学》《格氏解剖学》等1100余本医学经典图书，550余篇临床综述、400余种医学操作规范视频、300余万份医学影像、3万余个医学手术视频等资源(表1-4-1-1)。

表1-4-1-1 Clinical Key资源类型

资源类型	数量
MEDLINE	2100万+
核心医学期刊	700+
北美临床系列期刊	50+
医学图书	1100+
医疗视频	30000+
诊疗指南	5000+
临床试验	210000+
循证医学	800+
影像图片	300万+
药物专论	2900+
患者教育	10000+
医学主题	1400+

二、特点

(一)权威诊疗指导

1. 涵盖全球270多家学(协)会的最新指南,如:ACC(美国心脏学会)、AHA(美国心脏协会)、ATS(美国胸科协会)和ATA(美国甲状腺学会)等。

2. 涵盖1000余种疾病的论述,涉及过敏免疫学、麻醉学、心血管学、急救医学、儿科学和运动医学等38个学科。

3. 涵盖50多种北美临床系列期刊,均为业内权威专家针对特定临床问题的系列综述。该系列期刊每期以专家约稿的形式,根据特定临床问题展开的系列综述,对临床工作有很大的指导意义。

(二)资源类型丰富,为医学教育提供有力支持(图1-4-1-1)

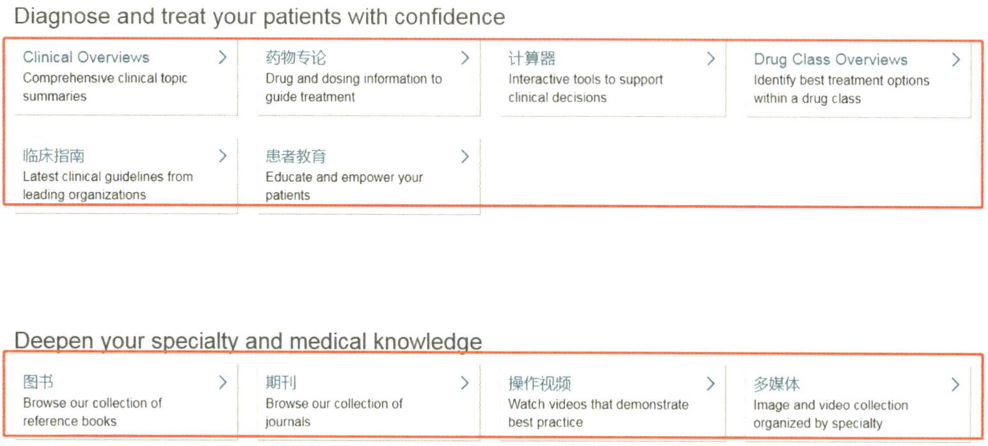
Diagnose and treat your patients with confidence
Clinical Overviews
Comprehensive clinical topic summaries
药物专论
Drug and dosing information to guide treatment
计算器
Interactive tools to support clinical decisions
Drug Class Overviews
Identify best treatment options within a drug class
临床指南
Latest clinical guidelines from leading organizations
患者教育
Educate and empower your patients
Deepen your specialty and medical knowledge
图书
Browse our collection of reference books
期刊
Browse our collection of journals
操作视频
Watch videos that demonstrate best practice
多媒体
Image and video collection organized by specialty

图1-4-1-1 官网首页

1. 图书

涵盖600多种医学图书,包括临床参考书和医学教科书,可按章节下载(需要注册CK账号)。

2. 期刊

涵盖33个学科包、500多种全文期刊,包括the Lancet系列顶级期刊。临床科研人员可快速获取最新文章,并可下载全文。

3. 临床概述

涵盖500多个以疾病为主题的循证专论,从发病机制、诊断、鉴别诊断、治疗、预后等多个角度对疾病进行阐述。

4. 药物专论

涵盖2500多个以药物为主题的专论，内容包括药物的适应证及用法用量、禁忌证、副作用、相互作用等。

5. 临床指南

涵盖5000多份权威诊疗指南，来源于欧美的专业学会（协会）。指南定期更新，方便医务人员获取最新的国际指南。

6. 患者教育

涵盖9000多份患者教育讲义，支持多语言下载和打印。

7. 多媒体

涵盖40000多个内科、外科、妇科、儿科等医学专科的教学和实验视频，以及300多万份医学影像、图表等，全部可实现下载或生成PPT，方便课件的制作。

8. 操作视频

300多份临床操作视频，并配有文字、图解等诠释手术操作的流程和关键点。

（三）COVID-19医疗资源中心

COVID-19医疗资源中心提供免费的工具包、专家观点、研究资源和COVID-19相关的指南。该资源中心的工具包包括基于循证的临床综述、药物专论、护理计划、医嘱套餐和为临床医生向患者提供护理和信息的步骤视频。工具包还为临床医生提供来自政府卫生机构、医学会和公共卫生组织关于新型冠状病毒性肺炎患者诊断、检测和治疗的最新信息与指南（图1-4-1-2）。

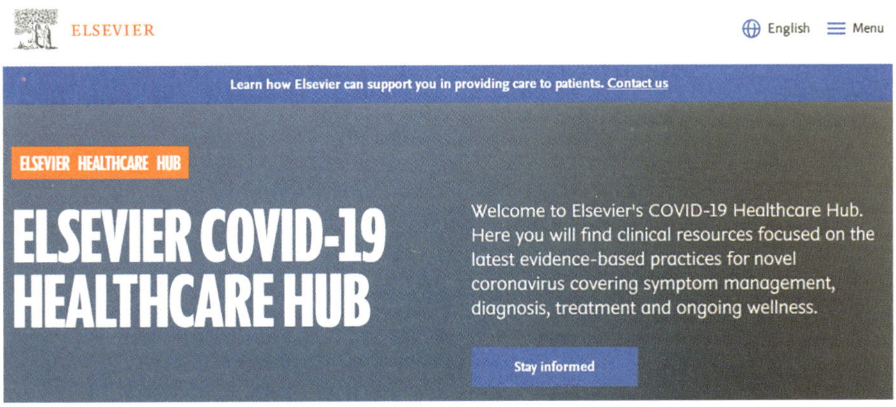

图1-4-1-2 COVID-19医疗资源中心

三、浏览及检索

(一)综合跨库检索

如果没有选择文件类型而直接进行检索,会出现综合检索结果(包含图书、期刊、指南、图片等);如果有需要的类型,可点击左侧的文件类型进行筛选(图1-4-1-3)。检索结果的过滤依据分别为资源类型、专科和日期,也可以按照相关性和出版日期进行排序。

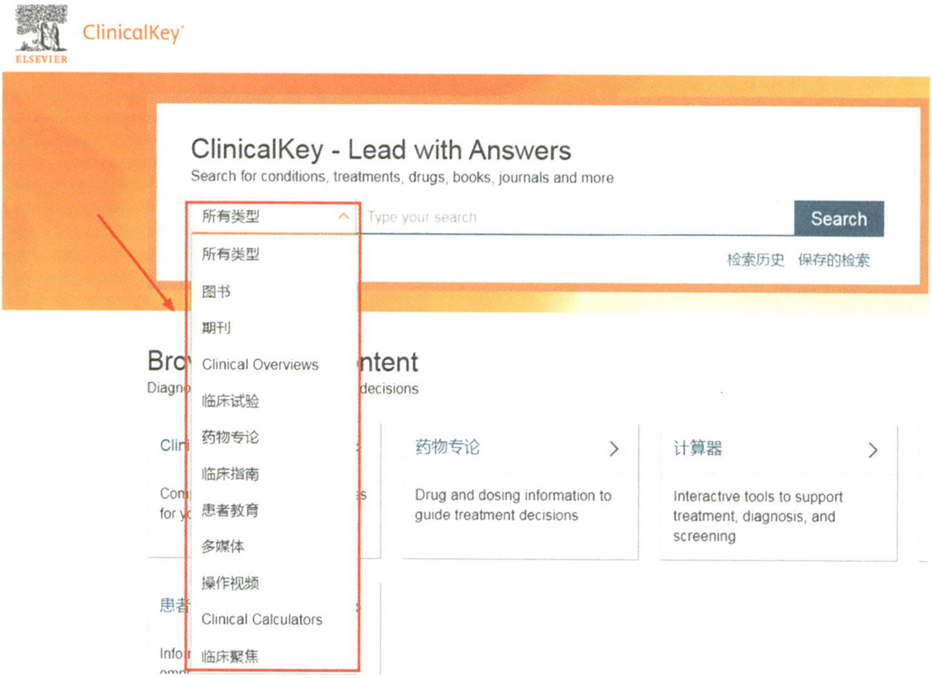

图1-4-1-3 Clinical Key综合跨库检索界面

(二)单库检索

1.浏览图书

在首页菜单栏点击“图书”,图书浏览页显示Clinical Key所收录的图书列表,书名按照字母顺序排列。检索者可以在检索框输入部分或全部书名,也可以在“专科”过滤依据菜单中选择专科分类,分为高级基础科学、高级护理实践、过敏与免疫学、解剖学和麻醉学等55个专科。点击需要浏览的图书,在目录大纲中选择阅读章节或拖动滚动条阅读全文,也可输入关键词在该书章节题名中进行检索(图1-4-1-4)。

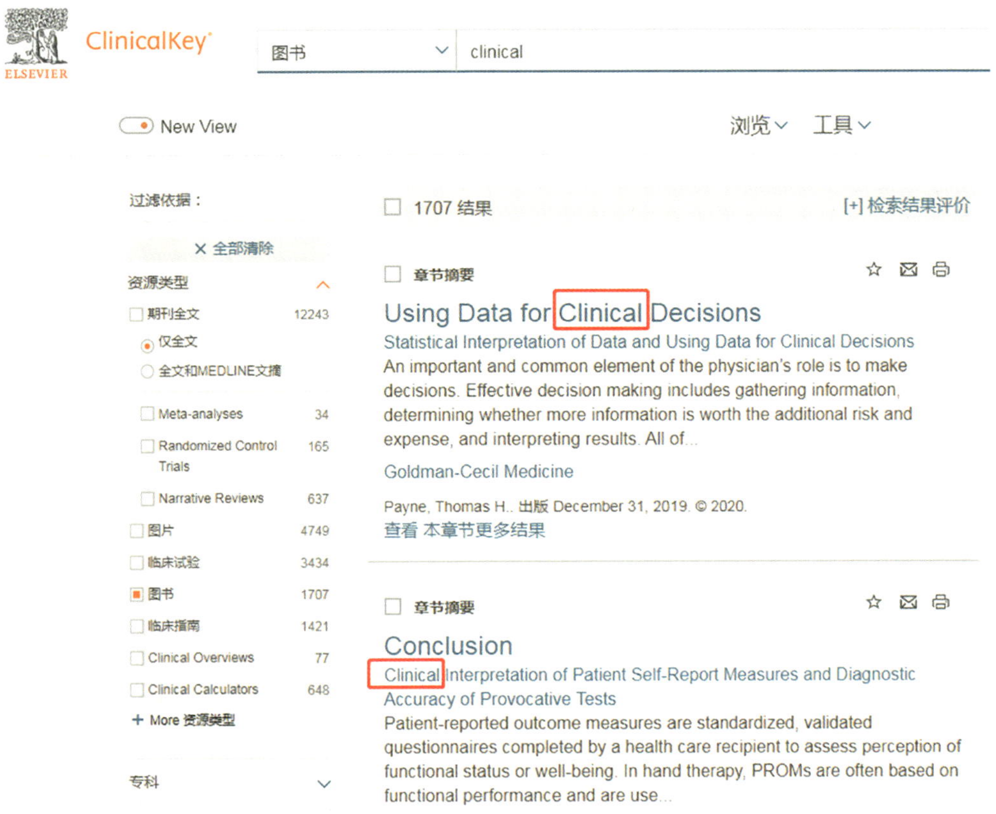

图1-4-1-4　浏览图书界面

2.浏览期刊

在首页菜单栏点击“期刊”，期刊浏览页显示Clinical Key所收录的期刊列表，期刊名按照字母顺序排列。和浏览图书一样，在检索框输入部分或全部期刊名，也可以在“专科”过滤菜单中选择专科分类。点击需要浏览的期刊标题，可以根据卷次查看内容，也可以输入关键词在该期刊的篇名中进行检索，检索结果按照资源类型、专科和日期进行分类，资源类型包含期刊全文、MEDLINE文摘、随机对照试验、综述和图片等（图1-4-1-5）。

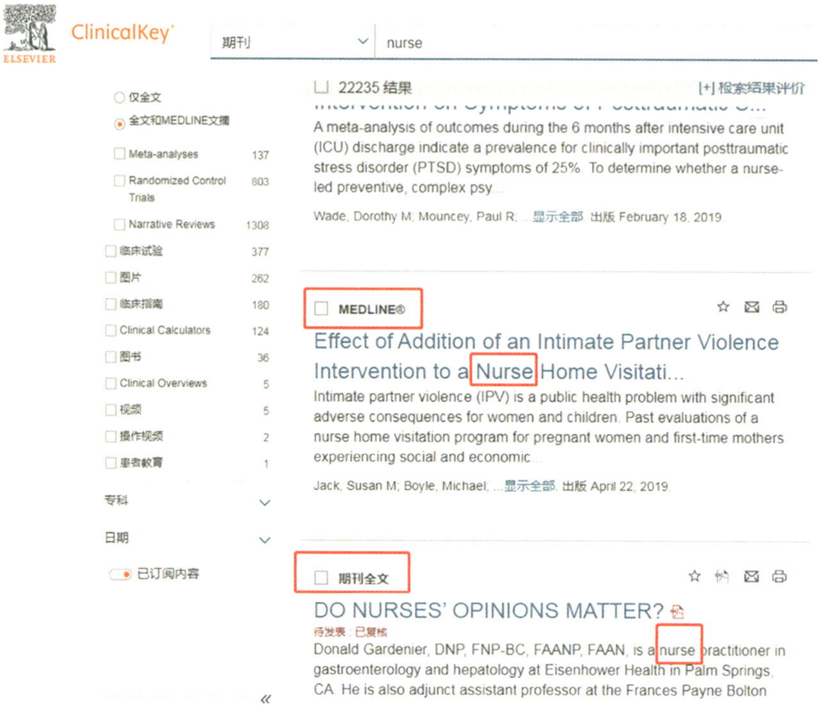

图 1-4-1-5　浏览期刊界面

3. 查询临床概述

在首页菜单栏点击"CLINICAL OVERVIEW 临床概述",检索结果页显示 Clinical Key 所收录的疾病列表及疾病信息更新时间,疾病名按照字母顺序排列或按所属专科进行分类,点击需要查询的疾病,如输入"Thyroid cancer 甲状腺癌",检索结果将从发病机制、病因和风险因素、诊断程序、鉴别诊断、治疗和预后等多个角度对该疾病进行阐述(图 1-4-1-6)。

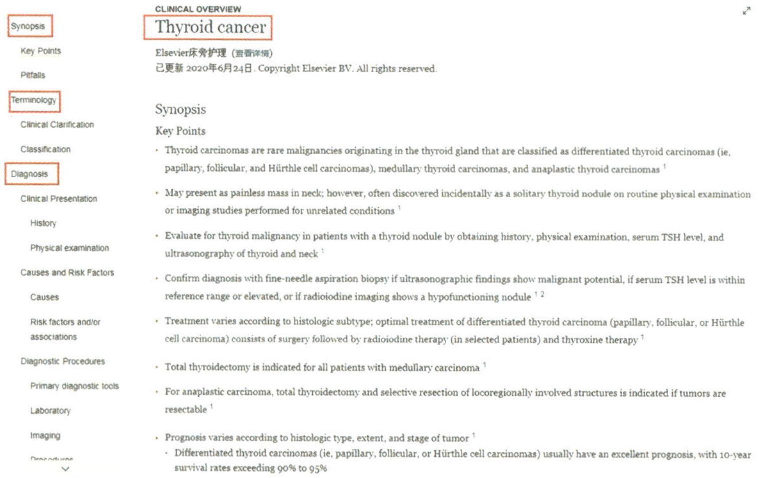

图 1-4-1-6　临床概述检索界面

4. 查询药物专论

在首页菜单栏点击“药物专论”，检索结果页显示Clinical Key所收录的药物名称列表，按照药物字母顺序排列或按照种类、副作用、适应证、禁忌证等进行分类，如输入“Aspirin阿司匹林”，检索结果从适应证、用法用量、禁忌证、副作用和参考文献等对该药物进行阐述(图1-4-1-7)。

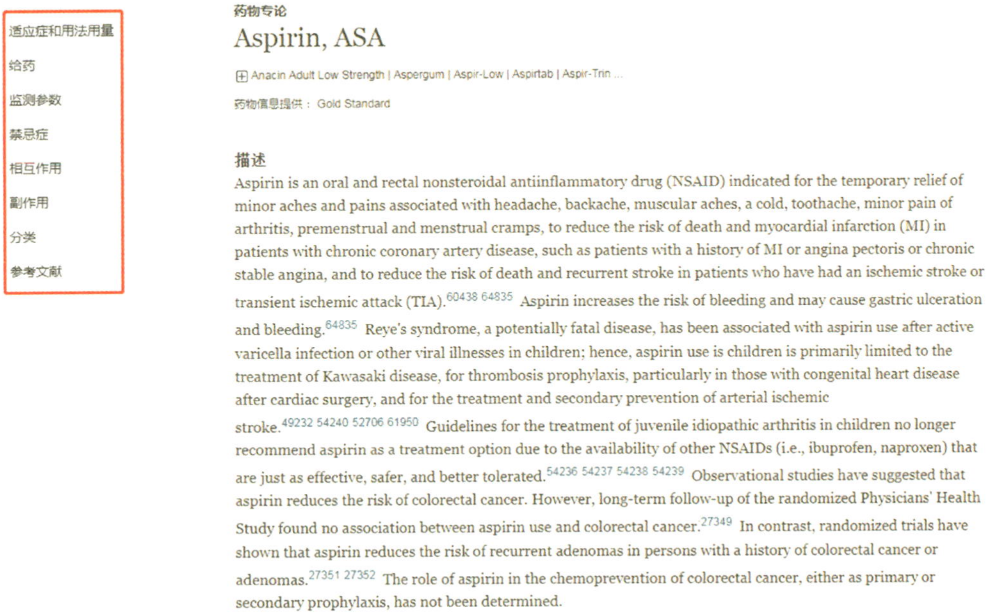

图1-4-1-7　药物专论检索界面

5. 查询临床指南

在首页菜单栏点击“临床指南”，检索结果页显示Clinical Key所收录的临床指南列表及更新时间，按照疾病名字母顺序排列或所属专科进行分类。

6. 浏览图片和视频

在首页菜单栏点击“多媒体”，打开多媒体页面的操作和浏览图书一样，可以在检索框输入部分或全部名称，也可以在”专科”过滤依据菜单中选择专科分类。点击需要浏览的图片，可以看到出现图片预览界面，包含图片和来源链接；点击需要浏览的视频，可以播放、保存视频及查看视频信息。

四、个性化服务与功能

1. 查看检索历史和收藏的检索内容

在检索栏右侧，有“保存的检索”和“检索历史”选项，可以点击并查看，进入新的页面后，点击需要了解的内容查看详情，也可以删除检索历史和收藏的检索内容。

2. 个性化患者教育资料

打开需要定制的患者教育资料，点击“打印”按钮，在文本框中添加特别说明，也可以使用格式工具来编辑字体，如加粗、斜体和加下划线等。在表格中添加联系信息即可，必要时也可以添加其他联系人。

3. 通过Clinical Key制作幻灯片

(1)在检索结果页上点击图片，在需要添加的图片右上侧点击“添加到幻灯片”图标。

(2)接下来，选择要加入图片的幻灯片(类似于文件夹)，或点击“创建新的幻灯片”来创建一个新的幻灯片，点击“添加”将图片添加进之前选好的幻灯片中。

(3) 接下来也可以选择“添加和查看演示文稿”进入幻灯片页面直接查看内容。

(4)如果想浏览之前建立的PPT，可以在您的账户菜单中点击“幻灯片”选项，打开“幻灯片制作工具”，即可对幻灯片进行管理。

第二节 爱思唯尔Science Direct

一、概述

荷兰爱思唯尔(Elsevier)出版集团是全球主要的医学科技文献出版发行商之一,其出版发行的大部分期刊被SCI、SSCI、EI收录。Science Direct数据库是Elsevier公司的核心产品,也是常用科技医学全文数据库之一,从1999年开始该数据库向检索者提供电子出版物全文在线服务,包括期刊全文、图书、参考工具书和手册等。检索者可在线访问24个学科4000多同行评议期刊及3万多种图书及手册等。

二、特点

(一)期刊学科广泛

期刊内容涉及物理学与工程学、生命科学、健康科学、社会科学与人文科学四大学科领域,包含生命科学、化学、数学、物理、计算机科学、临床科学、地球科学、航空航天、天文学、工程与能源技术、环境科学、材料科学、商业管理和社会科学等24个学科,其中生物医学相关期刊1800余种(表1-4-2-1)。

表1-4-2-1 Science Direct涵盖的学科

1	农业和生物科学
2	生物化学、基因和分子生物学
3	经济管理和会计学
4	化学工程
5	化学
6	计算机科学
7	决策科学
8	经济、经济学和金融
9	地球科学
10	能源
11	环境科学
12	工程学
13	免疫和微生物学
14	数学
15	数学核心
16	医学

续表

17	材料学
18	护理和专业健康学
19	神经科学
20	物理和天文学
21	心理学
22	药理、毒理和药物
23	社会科学
24	兽医和兽医科学

(二)期刊回溯时间长

期刊可回溯至创刊号，例如“THE LANCET”可追溯到该刊创刊日(图1-4-2-1)。期刊的回溯工作是数字化图书馆建设的基础，其职责是将纸质馆藏信息资源数字化，使其成为计算机服务过程中可检索和查询的一个书目文献信息资源库，因此期刊回溯工作需要大量人力和技术的支持，也从侧面展示了数据库的专业性与综合水平。

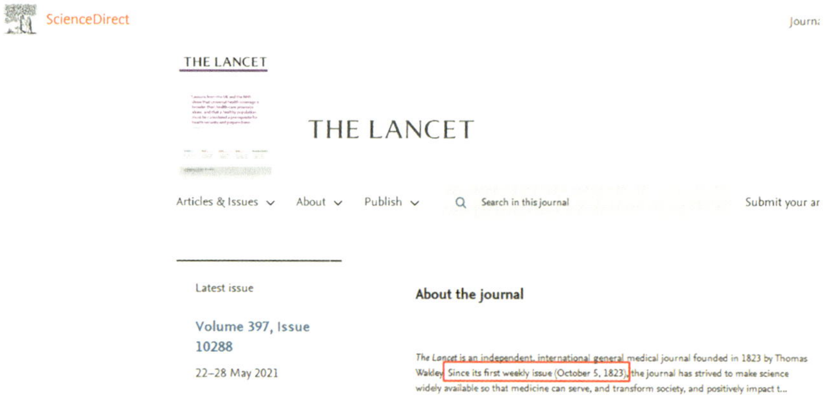
ScienceDirect
Journa
THE LANCET
THE LANCET
Articles & Issues
About
Publish
Search in this journal
Submit your ar
Latest issue
Volume 397, Issue 10288
22–28 May 2021
About the journal
The Lancet is an independent, international general medical journal founded in 1823 by Thomas Wakley. Since its first weekly issue (October 5, 1823), the journal has strived to make science widely available so that medicine can serve, and transform society, and positively impact t...

图1-4-2-1 “THE LANCET”回溯时间

三、浏览及检索

(一)出版物浏览

1.按学科主题：该数据库将全部资源分为物理科学与工程、生命科学、健康科学、社会科学与人文四个学科分类，点击分类名称即可浏览该主题的期刊信息，期刊信息按字顺排列，各学科之间可能会有交叉重复。

2.按期刊字顺：该数据库将所有收录的出版物按字顺进行排列，点击相应的字母即可进入该字母开头的期刊信息。在出版物名称列表中，有文献出版类型(期刊、图书、教材、参考文献等)、期刊访问类型(订阅和赠送、开放式获取等)等信息的显示。

(二)快速检索

Science Direct数据库首页上方设置有快速检索区,对文章或期刊进行快速查找。将检索词限定在关键词、著者姓名、期刊名及卷、期、页码等字段快速查找文章(图1-4-2-2)。检索过程中可选择其中一项或几项内容进行检索,不同字段之间的关系为AND,其中用刊名字段检索,检索结果为刊名包含该检索词的所有期刊列表,其他字段检索将直接得到期刊论文信息。

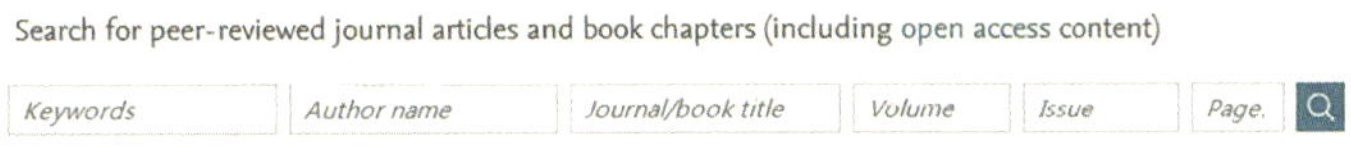

图1-4-2-2 Science Direct快速检索界面

(三)高级检索

点击Science Direct数据库首页上方"Advanced search"即可进入高级检索界面(图1-4-2-3),提供多种条件限定功能,例如:查找带有某些术语的文章、期刊标题查找、作者、作者机构、期刊年卷期页码、标题、摘要或作者指定的关键词和参考文献等。

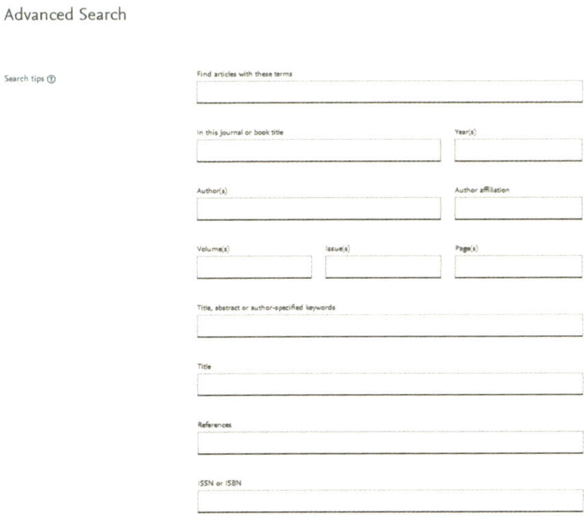

图1-4-2-3 Science Direct高级检索界面

四、检索结果的处理

(一)检索结果的显示与输出

期刊检索结果包含该刊的年卷期目录、期刊简介、出版指引和作者指引等模块,文献会以题录的形式展示,包括文献类型、获取形式、文献题目、出处、著者、出版年月和摘要等，也可输入关键词在该刊内检索，点击“Download PDF”即可下载全文（图 1-4-2-4）。

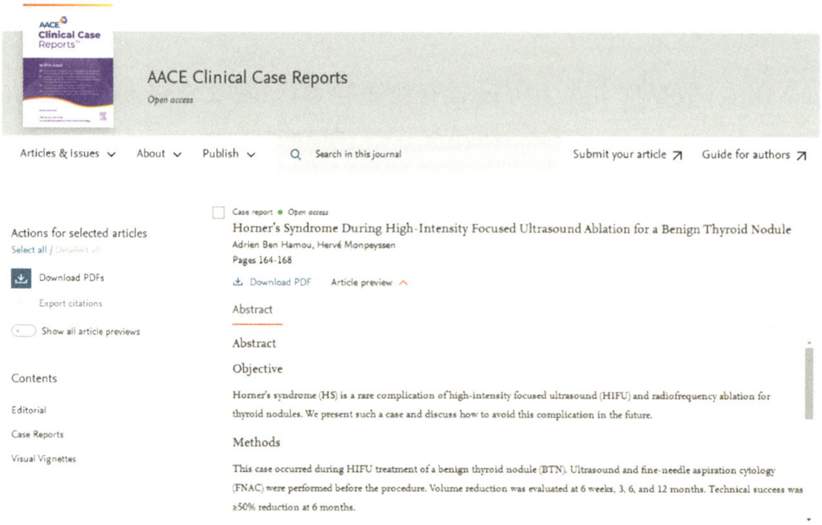

图 1-4-2-4　期刊检索结果页

（二）检索结果分类

将检索结果按一定限制条件再次分类，可按最新出版、下载次数最多和最受关注等分类（图 1-4-2-5）。

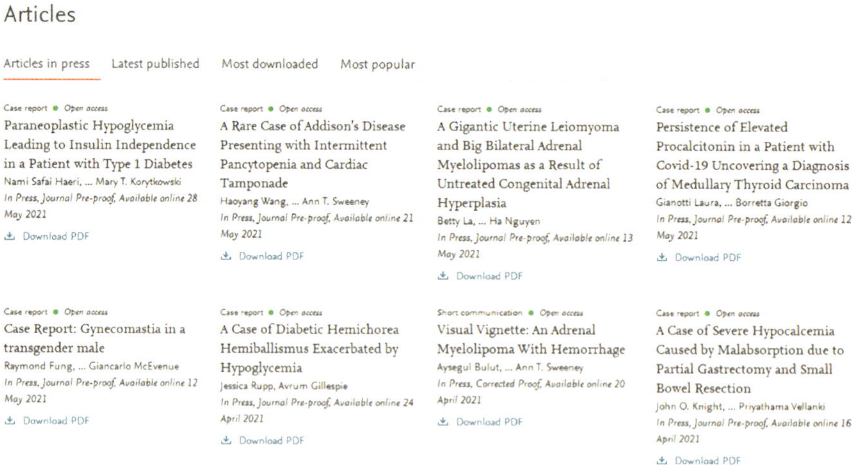

图 1-4-2-5　检索结果分类界面

第三节 斯普林格 Springer Link

一、概述

德国斯普林格出版社是世界上最大的科技出版社之一，已有170多年发展历史，也是最早将纸本期刊做成电子版发行的出版商。Springer Link是德国斯普林格出版社通过万维网发行的在线科学、技术和医学领域学术资源平台，提供其学术期刊及电子图书的在线服务，该系统目前包括3000多种期刊的电子全文，其中200多种为开放获取期刊。学科范围包括自然科学、社会科学、医学和建筑等各个学科，包含期刊、丛书、图书、参考工具以及回溯文档。可进行多语种、跨数据库的信息检索（图1-4-3-1）。

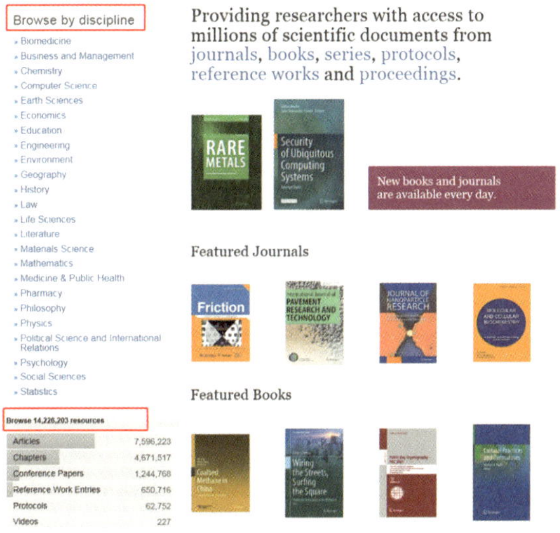

图1-4-3-1 Springer Link主界面

二、浏览方式

（一）根据不同的学科范围，Springer Link将这些电子图书期刊划分为数学、物理学、化学、计算机科学、工程学、经济学、环境科学、地球科学与地理学、天文学、法学、建筑设计、教育和语言、能源、食品科学与营养、材料学、哲学、心理学、社会科学、业务和管理、统计数据等学科，与医学相关的学科内容集中在医学、生物医学科学和生命科学类目中，点击所需类目可展示检索结果。

（二）根据不同的出版物类型可分为文献、图书章节、会议论文、参考工具书、操作指南和视频等类型。

三、检索方法

(一)快速检索

快速检索是Springer Link默认检索方式,直接在检索框中输入任意检索词即可进行检索,检索词可以是一个词、一组词或运用逻辑运算符组成的检索式,例如查找癌症CT影像方面的资料,可在检索框中输入“CT AND CANCER”,其中“AND”为布尔逻辑检索符(图1-4-3-2)。

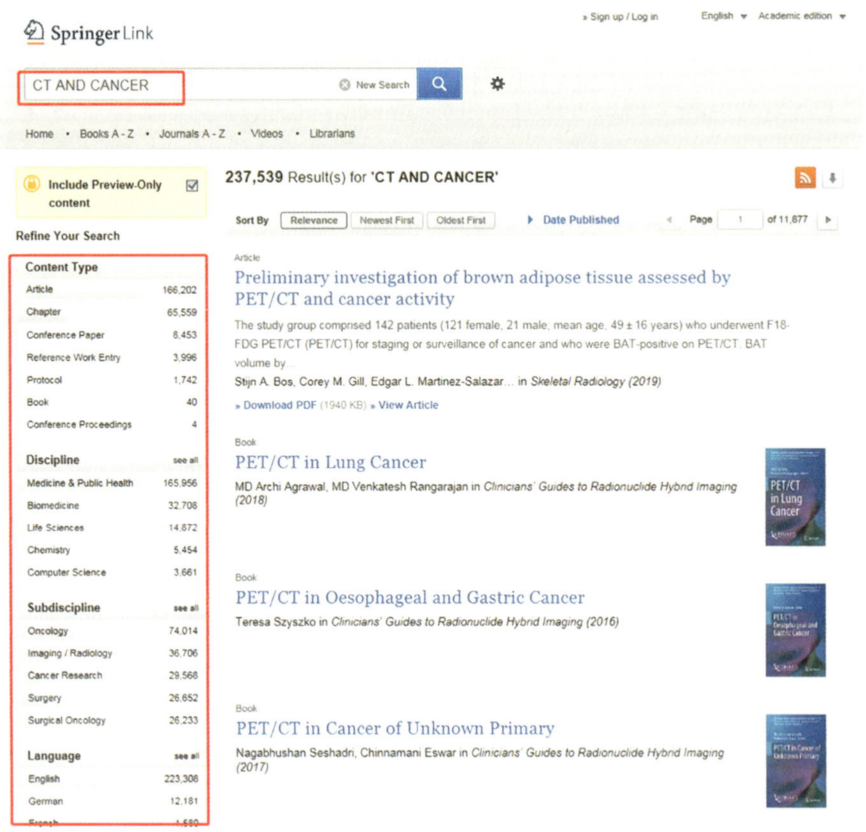

图1-4-3-2 Springer Link快速检索界面

(二)高级检索

点击“齿轮状”的按钮,选择高级检索方式,即可进入高级检索界面,“with all of the words”表示输入的检索词之间是“AND”运算符连接,“with the exact phrase”表示输入的检索词是必要条件,“with at least one of the words”表示输入的检索词之间是“OR”运算符连接,“without the words”表示输入的检索词之间是“NOT”运算符连接,“where the title contains”为文献篇名限定检索,“where the author/editor is”为作者限定检索,“Show documents published”为出版年限定检索(图1-4-3-3)。

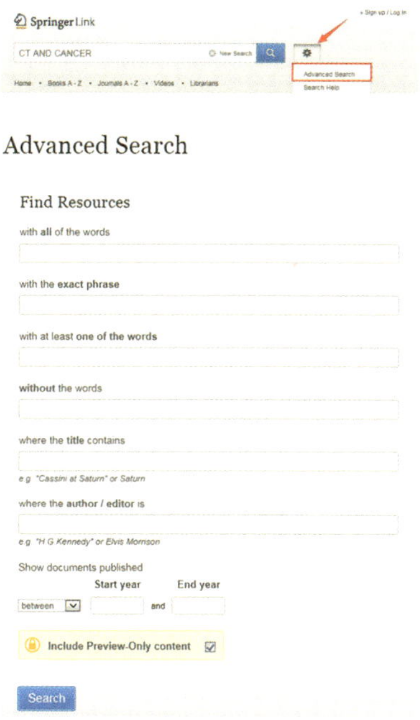

图1-4-3-3 Springer Link高级检索界面

四、检索结果的处理

Springer Link 支持学科检索和出版类型检索两种方式，学科检索包含资源类型、子学科和语种等筛选条件。

检索结果页面显示文献类型、题录、是否开放式获取等信息，“Sort By”可按照出版时间进行排序，“Date Published”可限定出版时间段，点击右上角可订阅检索者感兴趣的信息，点击右上角可下载1000条以内的检索结果条目，通过“Download PDF”下载全文，“View Article”在线浏览全文(图1-4-3-4)。

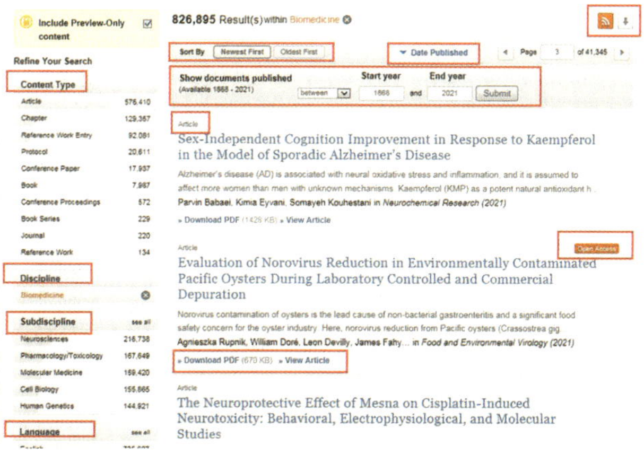

图1-4-3-4 Springer Link检索结果界面

第四节 | Wiley Online Library 电子书刊

一、概述

John Wiley & Sons Ins公司(约翰威立父子出版公司)创立于1807年,享有世界第一大独立的学术图书出版商和第三大学术期刊出版商的美誉,在生命科学、医学、化学以及工程技术等领域学术文献方面的出版颇具权威性。2007年2月与Blackwell出版社合并,将两个出版社的出版物整合到统一平台上提供服务。Wiley出版的期刊学科范围广,包括化学、高分子与材料科学、物理学、工程学、农业、兽医学、食品科学、护理学、口腔、医学、生命科学、经济学、商业、心理学、语言学、新闻传播学、社会学、历史学、艺术类、人类学、政治学等全部学科。Wiley在2018年《期刊引证报告》(JCR)中1229种期刊被JCR收录,在JCR全部242个学科类别中,有218个收录了Wiley期刊。25种期刊影响因子在27种学科中排名第一,278种期刊影响因子在其所属的355种学科中排名前十。

Wiley Online Library是一个综合性的网络出版服务平台,提供全文电子期刊、在线图书、在线参考工具书以及实验室指南等服务,含有1600多种经同行评审的学术期刊,22000余本在线电子图书,170多种在线参考工具书,580多种在线参考书,19种生物学、生命科学和生物医学的实验室指南,17种化学、光谱和循证医学数据库。

二、浏览方式

(一)按出版物类型浏览

在平台主页的中部可直接选择出版物类型,类型分别有"Journals"期刊、"Reference Works"参考文献和"Online Books"电子图书,点击即可打开相对应的资源列表界面(图1-4-4-1)。

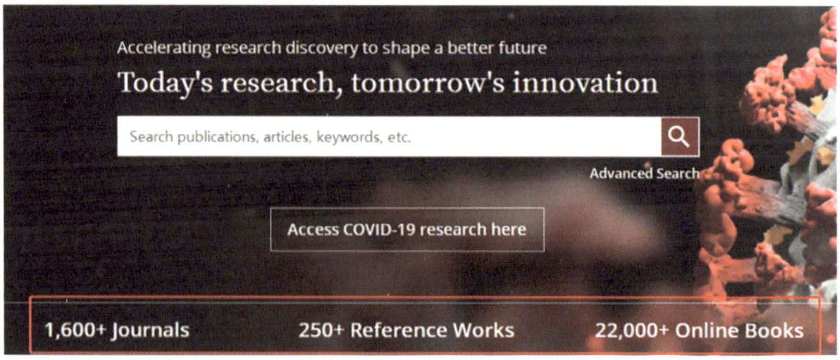

图1-4-4-1　出版物类型浏览界面

(二)按学科浏览

Wiley Online Library平台主页面,可按照学科主题进行浏览,主页面列出农业与水产养殖与食品科学、建筑与规划、艺术与应用、化学、计算机科学与信息技术、人文科学、地球环境科学、法律与犯罪学、商业与经济与财务会计、生命科学、数学与统计学、医学、护理与口腔医学与健康保健、物理科学与工程、心理学、社会行为科学、兽医学等学科主题。每个学科主题下又细分为多个具体学科,如医学划分为心血管、血液学、儿科学、泌尿学等具体学科(图1-4-4-2)。

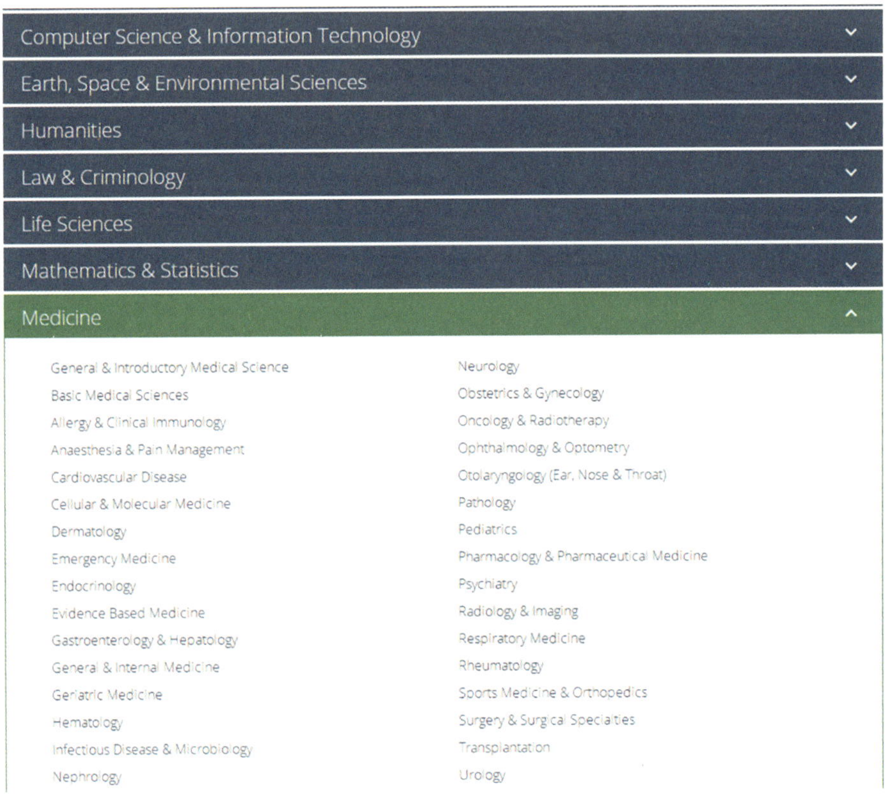

图1-4-4-2 学科浏览界面

三、检索方法

(一)快速检索

快速检索范围默认为所有内容,即对该平台上的期刊论文、电子图书和参考工具书等进行检索,可输入检索词,选择需要检索的字段如出版物类型、题名、作者和关键词等(1-4-4-3)。

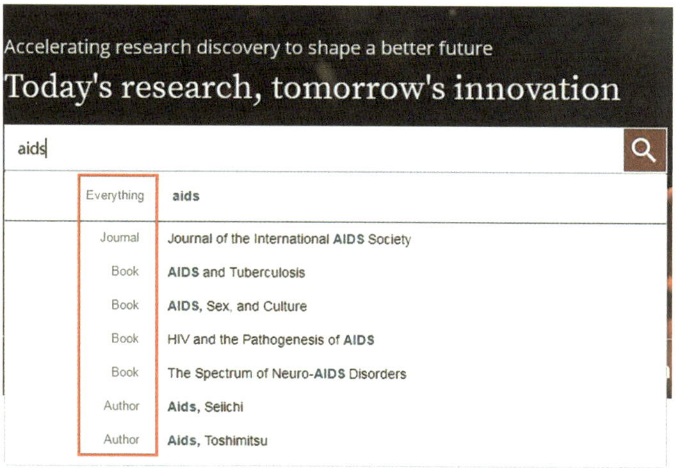

图1-4-4-3 Wiley Online Library快速检索界面

(二)高级检索

Wiley Online Library 主页面选择“Advanced Search”,进入高级检索页面,分为高级检索和引用检索。

1.高级检索可进行组合检索和字段限定检索,组合检索默认为布尔逻辑运算符“AND”,字段检索包含题名、作者、关键词、摘要、作者机构和基金等检索项。高级检索还可对来源出版物和检索年限进行限定,以提高检索结果的查准率(图1-4-4-4)。高级检索界面的右侧为检索提示(Search Tips),详细写出了Wiley Online Library平台的检索规则。

2.引用检索可通过输入期刊名、年、卷、期、页码等进行检索。

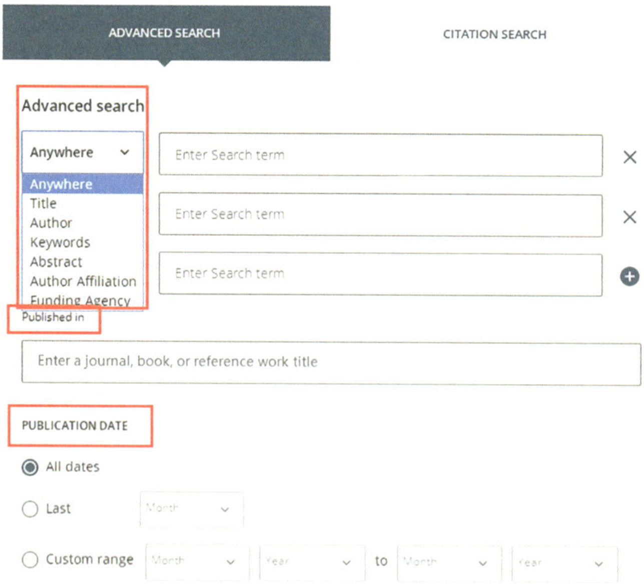

图1-4-4-4 Wiley Online Library高级检索界面

四、检索结果的处理

1. 在出版物类型检索结果页面，三种出版物资源列表界面均可按照字母顺序、学科、出版时间进行筛选。

2. 学科检索结果页面显示的该学科热点文献、检索结果可按照出版时间和引用次数进行排序，检索结果展示文献题名、作者、来源期刊、出版时间、摘要、全文申请链接和参考文献等信息(图1-4-4-5)。

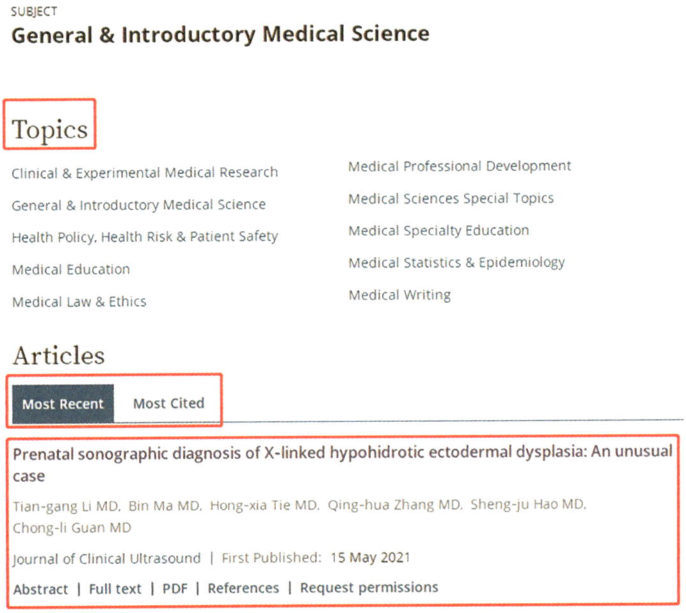

图1-4-4-5 学科检索结果页面

(三)检索结果显示页面(图1-4-4-6)

1. 检索结果页面左边列表分别从出版物类型、出版时间、获取状态、学科、来源出版物和作者等进行聚类分析，并罗列出不同分类的具体数量。

2. 检索结果页面上方展示检索策略式检索总数量，点击“SAVE SEARCH”，注册用户可以将检索策略保存在“My Profile”中，方便以后调用、修改或通过电子邮件定期发送检索结果；点击“Refine Search”则打开高级检索界面，可以重新编辑、修改检索策略；点击“Sorted by”，可以将检索结果按照关联性或时间顺序进行排序，而“Export Citation”为导出检索结果引用的相关信息。

3. 检索结果页面中每篇文献均包含题名、作者、来源期刊、年卷期、出版时间和摘要等内容。部分标题上会显示“Full Access”“Open Access”“Free Access”等字样，分别表示本机构已经订购的内容、开放获取的内容以及所有用户可免费访问的内容。

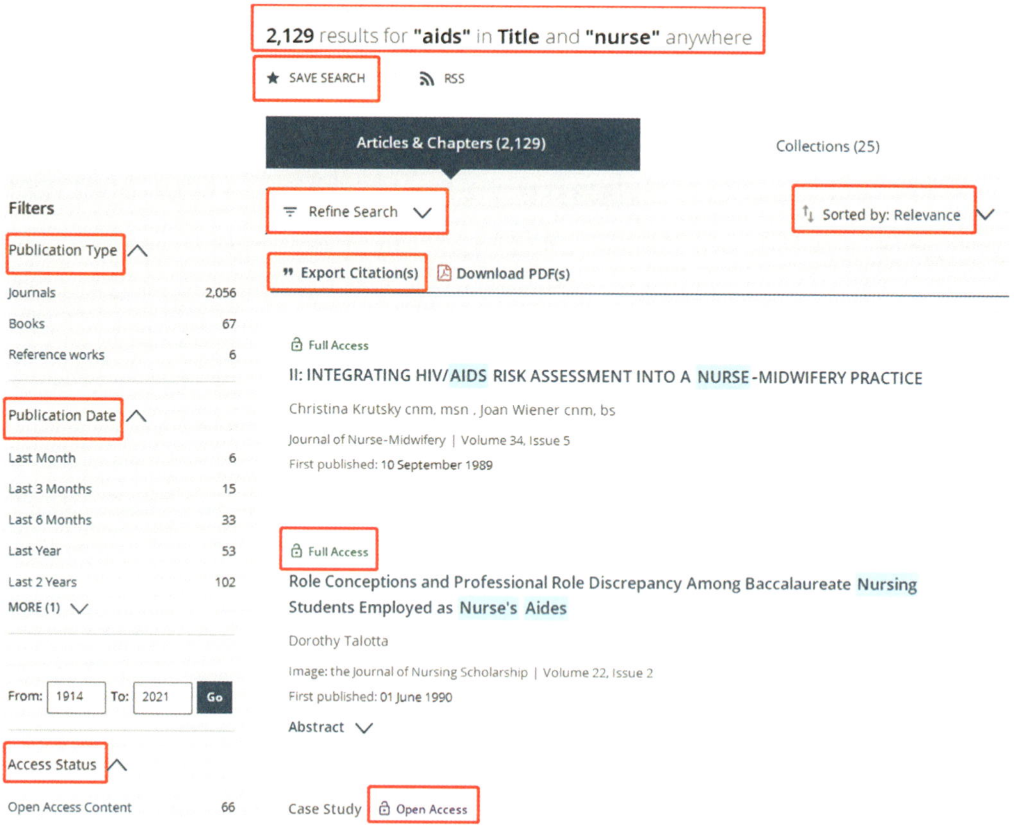

图1-4-4-6 Wiley Online Library检索结果页面

第五节 PubMed

一、概述

(一)国家生物技术信息中心NCBI

国家生物技术信息中心(National Center for Biotechnology Information，简称NCBI)是美国国家医学图书馆(The United States National Library of Medicine，简称NLM)的一部分，而该图书馆隶属于美国国立卫生研究所(USA National Institutes of Health，简称NIH)。NCBI除了维护GenBank核酸序列数据库外，还提供数据分析和检索资源，包括*MeSH*(美国国家医学图书馆用于索引MEDLINE / PubMed文章的受控词汇表，*MeSH*术语提供了一种一致的方法来检索可能对相同概念使用不同术语的信息)、PubMed Central(全文生物医学和生命科学期刊文献，包括临床医学和公共卫生，简称PMC)、Bookshelf(可直接搜索或从其他NCBI数据库中的链接数据搜索的生物医学书籍集合。该系列包括生物医学和其他科学主题书，GeneReviews等遗传资源和NCBI帮助手册)，PubMed(MEDLINE和其他生命科学期刊的生物医学文献引文和摘要数据库)等38种资源库，所有这些资源均可在NCBI主页找到(图1-4-5-1)。

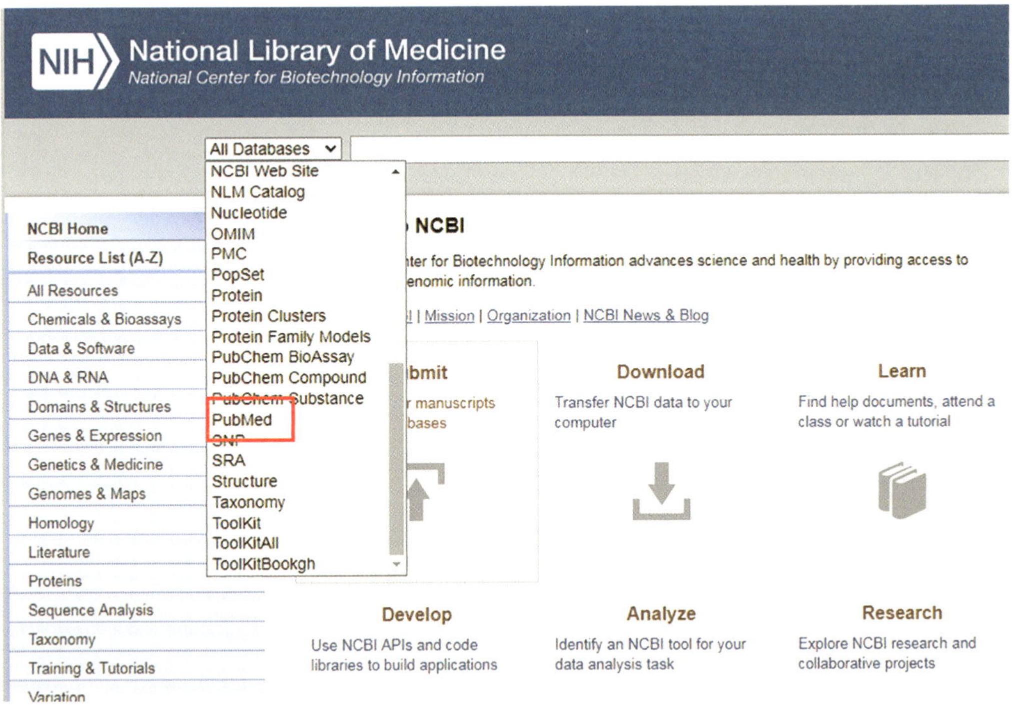

图1-4-5-1 NCBI界面

(二) PubMed

本章提及的PubMed是一个搜索引擎，提供生物医学方面的论文搜寻以及摘要，数据包含 MEDLINE、生命科学期刊和在线书籍等。PubMed 文献记录主要来源于以下几类：

1.MEDLINE：PubMed 的主体内容，每条记录都进行了深加工，按照医学主题词表（*MeSH*）标引了 *MeSH* 主题词，还提供文献类型、基因库索取号等信息。

2.NCBI 期刊开放存取平台 PMC：PMC 是一个全文档案，包括来自 NLM 审核和选择存档的期刊上的文章（当前和历史），以及 NIH（美国国立卫生研究院）资助的研究人员提交的作者手稿。

3.NCBI 在线图书检索系统 Bookshelf 的电子书及研究报告。

4.in-process citations：PubMed将尚未完成主题词标引等加工处理的最新文献存入临时库中，并标注为PubMed-in process或publisher-supplied citations（由出版商提供的，未加入 MEDLINE 数据库的文献）。大部分属于 MEDLINE 收录范围的记录随后会转为（PubMed-in process），少部分不属于 MEDLINE 收录范围的记录，记录状态不变或标注为“PubMed”。

5.OLDMEDLINE：MEDLINE 所提供的在线检索内容只起始于 1976 年，而早于 1976 年的引文条目，则可通过PubMed所提供的OLDMEDLINE 服务在线检索。

二、检索特点

(一)自动词语匹配(ATM)

自动词语匹配是PubMed的特色检索技术，检索者在PubMed的检索框输入关键词的时候，如果没有输入字段限定的标记（[title]、[MeSH]和双引号等）就会触发自动转换匹配机制，这个转换匹配过程被称作 ATM。系统自动对输入的检索词进行概念分析，在多个索引词表中搜索、比对和匹配，并转换为相应的 *MeSH* 主题词、刊名、著者或研究者进行检索，最后执行“OR”布尔逻辑运算。默认匹配顺序依次为，主题词自动匹配、期刊名称转换表匹配、短语表匹配和著者索引匹配。

MeSH 转换表包括 *MeSH* 词、副主题词等。如果系统在该表中发现了与检索词相匹配的词，就会自动将其转换为相应的 *MeSH* 词和 TextWord 词（题名词和文摘词）进行检索。例如在检索框中输入“aspirin cerebral infarction”，PubMed 自动将其确定为“aspirin”和“cerebral infarction”两个概念，并转换为相应的 *MeSH* 主题词，在所有字段进行检索和逻辑组配（图 1-4-5-2）。

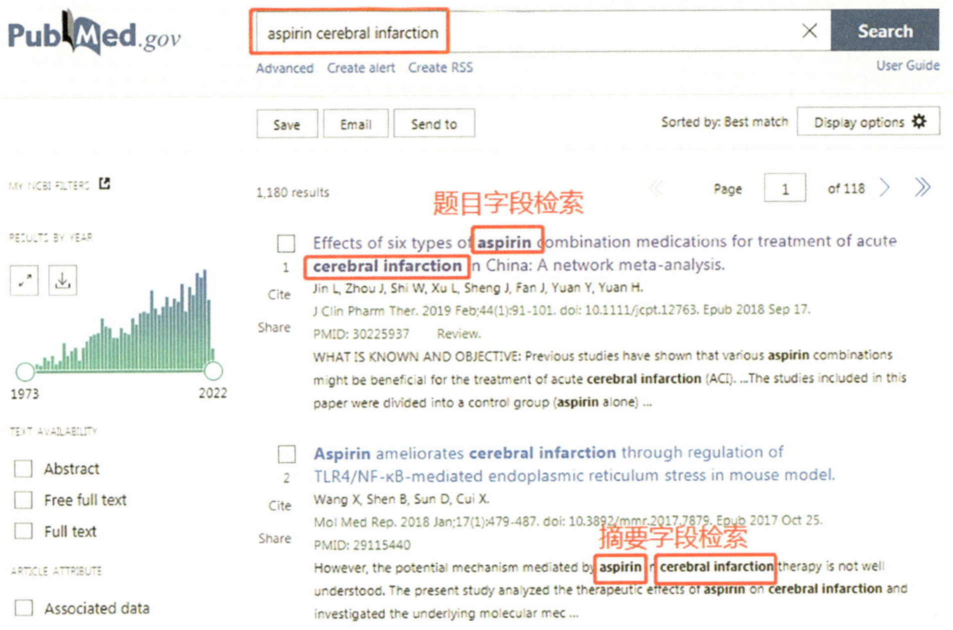

图1-4-5-2　主题词自动匹配实例

刊名转换表的作用是在检索框中输入刊名全称、别称、缩写或ISSN号均会转化为NLM形式的期刊缩写名称进行检索。例如在检索框中输入“The Journal of computed tomography”“J COMPUT TOMOGR”“0149-936X”等，系统均会自动转换成“J Comput Tomogr”进行检索（图1-4-5-3）。

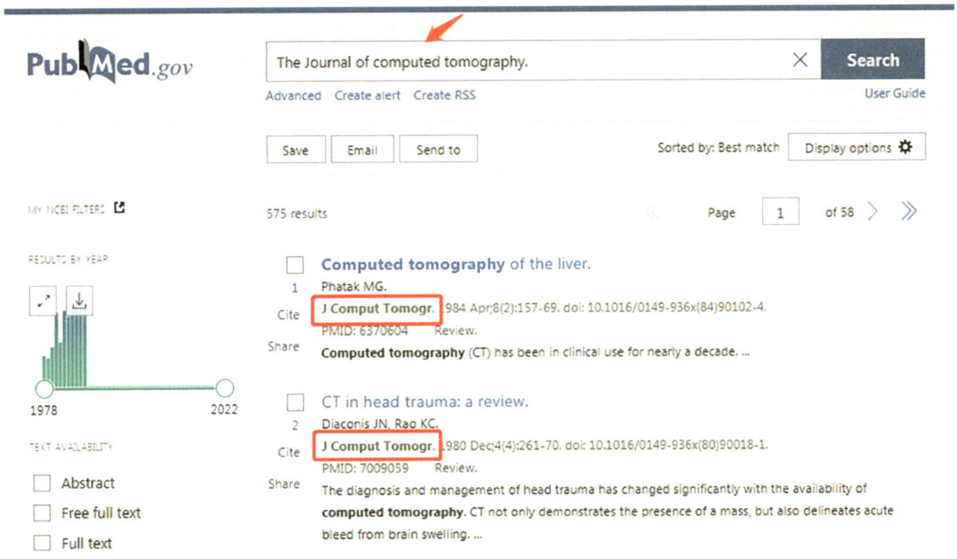

图1-4-5-3　刊名转换实例

短语表中的短语来自*MeSH*、含有同义词或不同英文词汇书写形式的统一医学语言系统和补充概念（物质）名称表。如果PubMed系统在*MeSH*和刊名转换表中未发现与检索词相匹配的词，就会查找短词表。

作者索引的作用是如果以上均未找到匹配项，且在检索词后还有一个或两个字母，PubMed将会自动地进行作者名称匹配。例如输入“Brown N”，系统会自动检索除所有姓为Brown，名字首字母为N的著者，如Brown NM、Brown NL、Brown NK等（图1-4-5-4）。

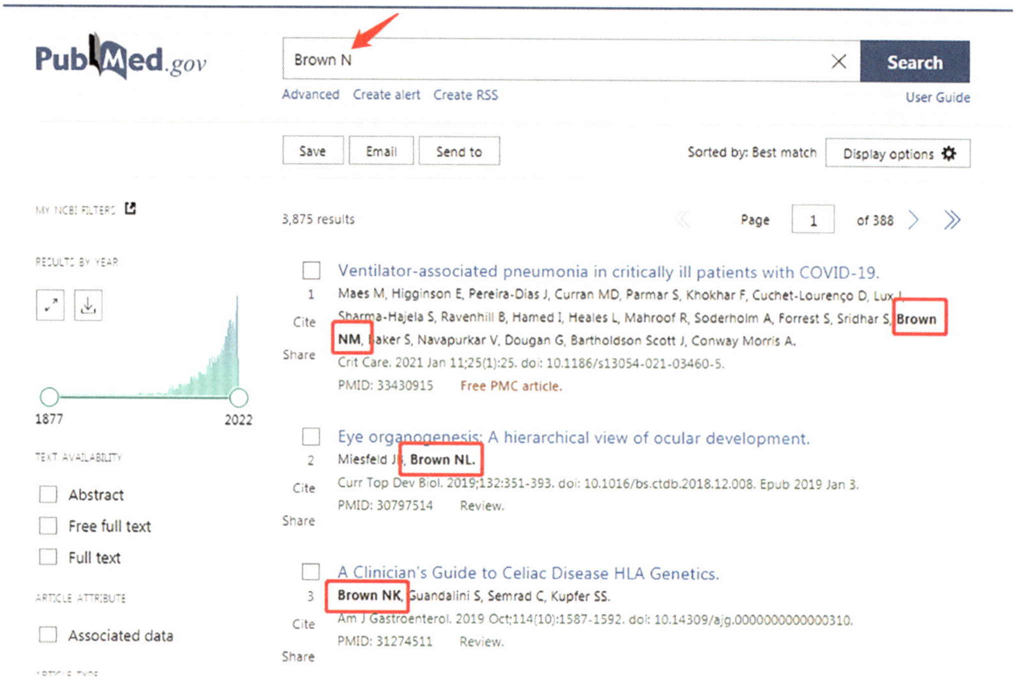

图1-4-5-4　著者索引匹配实例

（二）截词检索

PubMed使用“?”和“*”作为截词符进行截词检索，其中“?”代替一个字符的位置，“*”代替多个字符的位置，使用该功能时，PubMed系统会自动关闭词汇转换功能。如：键入“cell*”，系统会找到那些前一部分是“cell”的单词（如cells、cellulose、cellulosic等），并对其分别进行检索（图1-4-5-5）。需要注意的是，截词功能只限于单词，对词组无效。如：“cell*”包括“cells”，但不包括“cell division”等。

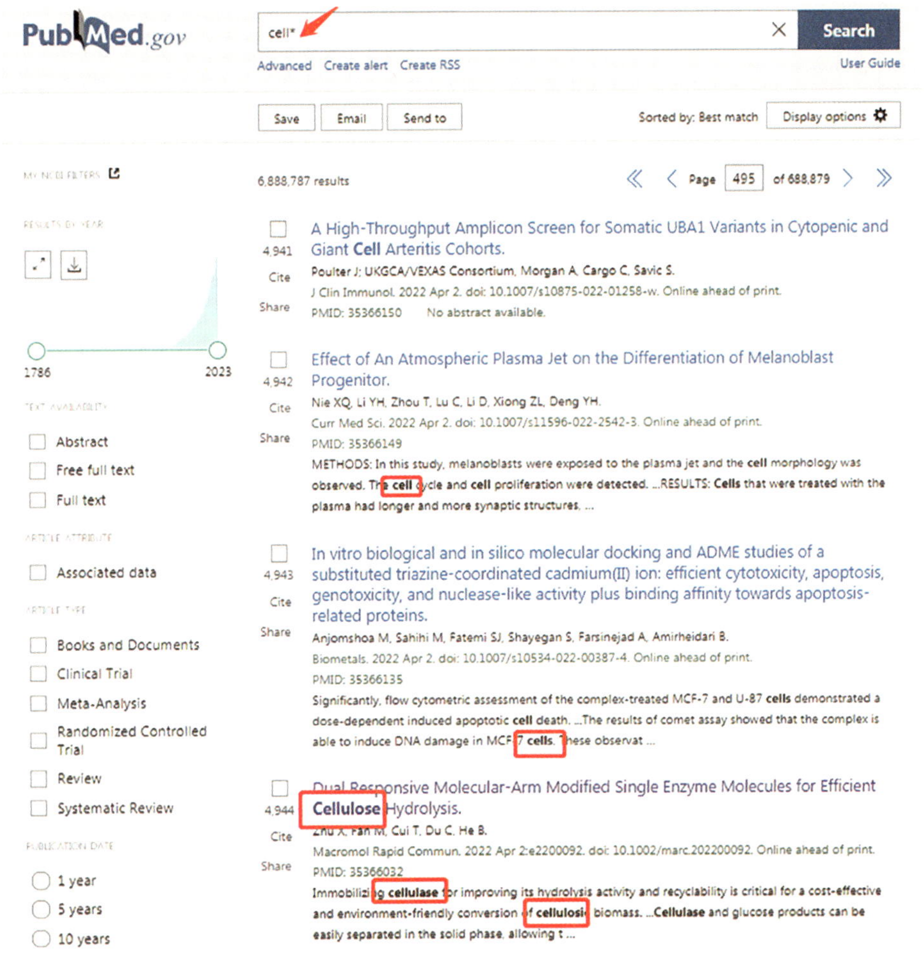
PubMed.gov
cell*
Search
Advanced Create alert Create RSS
User Guide
Save Email Send to
Sorted by: Best match Display options
6,888,787 results
Page 495 of 688,879
1786
2023
Abstract
Free full text
Full text
Associated data
Books and Documents
Clinical Trial
Meta-Analysis
Randomized Controlled Trial
Review
Systematic Review
1 year
5 years
10 years
4,941 Cite Share
A High-Throughput Amplicon Screen for Somatic UBA1 Variants in Cytopenic and Giant Cell Arteritis Cohorts.
Poulter J; UKGCA/VEXAS Consortium, Morgan A, Cargo C, Savic S.
J Clin Immunol. 2022 Apr 2. doi: 10.1007/s10875-022-01258-w. Online ahead of print.
PMID: 35366150 No abstract available.
4,942 Cite Share
Effect of An Atmospheric Plasma Jet on the Differentiation of Melanoblast Progenitor.
Nie XQ, Li YH, Zhou T, Lu C, Li D, Xiong ZL, Deng YH.
Curr Med Sci. 2022 Apr 2. doi: 10.1007/s11596-022-2542-3. Online ahead of print.
PMID: 35366149
METHODS: In this study, melanoblasts were exposed to the plasma jet and the cell morphology was observed. The cell cycle and cell proliferation were detected. ...RESULTS: Cells that were treated with the plasma had longer and more synaptic structures, ...
4,943 Cite Share
In vitro biological and in silico molecular docking and ADME studies of a substituted triazine-coordinated cadmium(II) ion: efficient cytotoxicity, apoptosis, genotoxicity, and nuclease-like activity plus binding affinity towards apoptosis-related proteins.
Anjomshoa M, Sahihi M, Fatemi SJ, Shayegan S, Farsinejad A, Amirheidari B.
Biometals. 2022 Apr 2. doi: 10.1007/s10534-022-00387-4. Online ahead of print.
PMID: 35366135
Significantly, flow cytometric assessment of the complex-treated MCF-7 and U-87 cells demonstrated a dose-dependent induced apoptotic cell death. ...The results of comet assay showed that the complex is able to induce DNA damage in MCF-7 cells. These observat ...
4,944 Cite Share
Dual Responsive Molecular-Arm Modified Single Enzyme Molecules for Efficient Cellulose Hydrolysis.
Zhu X, Fan M, Cui T, Du C, He B.
Macromol Rapid Commun. 2022 Apr 2:e2200092. doi: 10.1002/marc.202200092. Online ahead of print.
PMID: 35366032
Immobilizing cellulase for improving its hydrolysis activity and recyclability is critical for a cost-effective and environment-friendly conversion of cellulosic biomass. ...Cellulase and glucose products can be easily separated in the solid phase, allowing t ...

图1-4-5-5 截词检索实例

三、检索方法

(一)基本检索

PubMed主页默认的是基本检索,输入检索词,如关键词、著者、刊名等,点击“Search”,系统执行自动词语匹配检索,显示检索结果。

检索结果划分为左右两部分,左边部分为检索过滤器,实际是将高级检索的部分功能进行菜单化展示,默认为时间筛选、文本可用性、文章类型、发布日期等检索条件,检索者也可根据检索需求,自行添加物种、语言、性别和年龄等检索条件。其中文章类型提供69个备选项,对文章的撰写形式、文体和数据类型都进行了详细的限定,进一步提高了筛选效率(图1-4-5-6)。

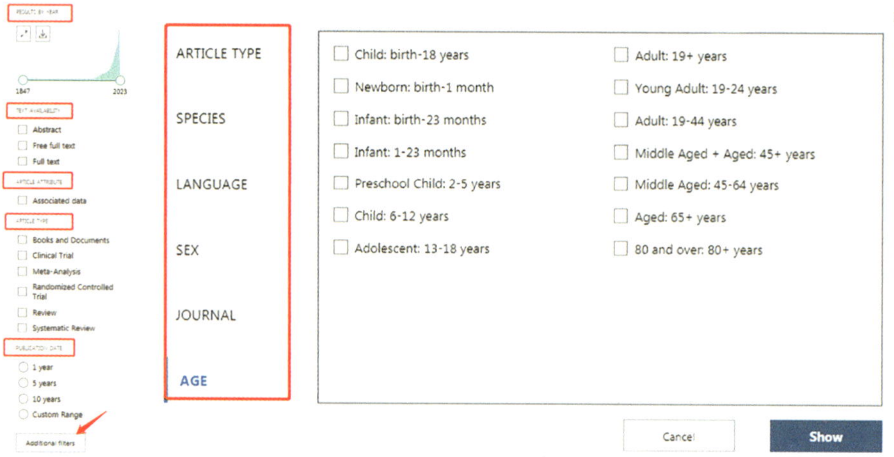

图1-4-5-6　检索条件过滤器

右边部分是检索结果展示，每条检索结果包含文章题目、作者信息、来源期刊信息、PMID号、文章类型、部分摘要等信息。PubMed中每条记录都有唯一的识别号(PMID)，进行文献检索时，检索者输入文献名或PMID号，即可找到唯一对应的文献。PubMed中可以链接到PMC免费获取全文的记录标注为“Free PMC Article”。由出版商免费提供全文的记录，标注为 “Free Article”。(图1-4-5-7)

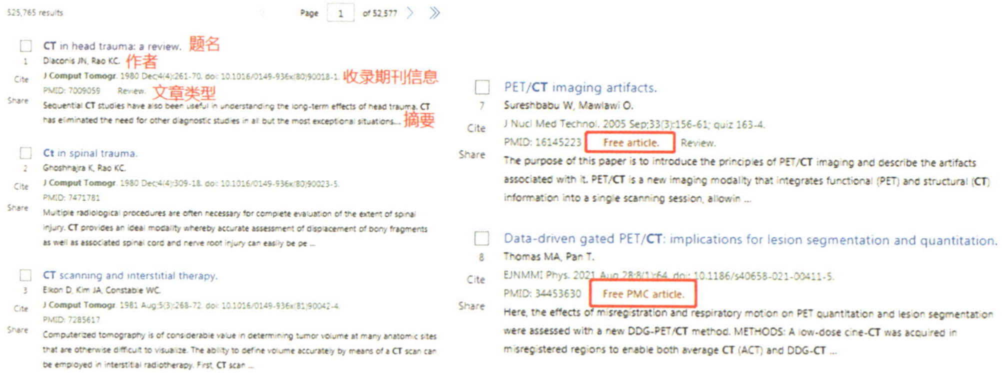

图1-4-5-7　检索结果展示页面

点击文章题目进入详细信息页，展示内容包含文章名称、所有作者、期刊缩写、出版年月、期卷号、页码、PMID号、DOI号、完整摘要、相关文献链接、被引情况、引用格式等内容，点击文章的DOI号(数字对象唯一标识符)链接，即可进入源期刊的文章界面。

点击Cite即出现NLM、AMA、APA、MLA等引用格式(图1-4-5-8)，其中NLM用于医学和运动学，是国际医学期刊编辑委员会为参与医学期刊研究和出版的人员提供的格式建议；AMA格式是医学和生物学学科的首选格式；APA格式用于社会科学(例如心理学、社会学、政治学)；MLA格式主要用于文学和人文学科的学术写作。

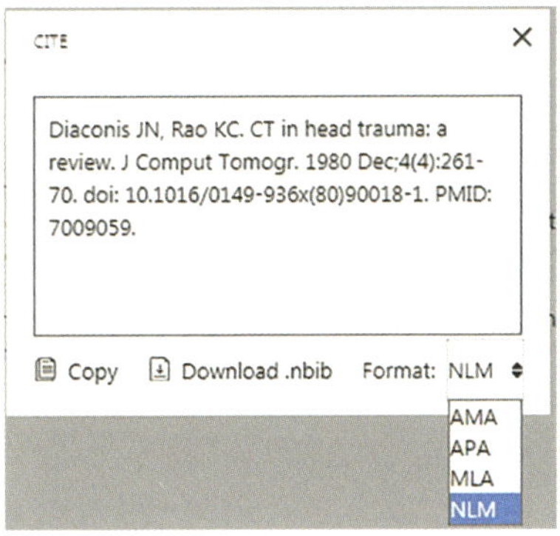

图1-4-5-8　引用格式展示

(二)高级检索

当检索内容较复杂、检索主题词较多的时候，仅仅靠初级检索就很难达到需求，为了使得检索过程更为高效、结果更为精确，可充分利用PubMed所提供的高级检索功能。登录PubMed主页，点击“Advanced search”链接，切换到高级检索页面，该界面由检索构建器和检索史两部分组成。其中检索构建器分为检索框和编辑框，上面的输入框是“检索框”，下面的输入框是“编辑框”。检索框的下拉菜单提供若干个常用检索字段，可以提高检索的效率与精确度(图1-4-5-9)。

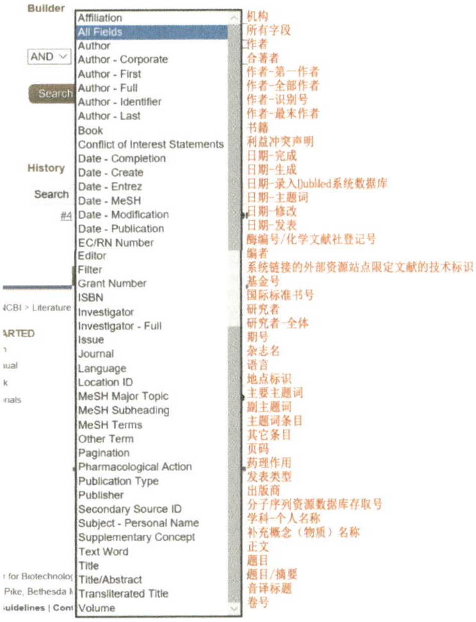
Builder
AND
Search
History
Search
#4
Affiliation
All Fields
Author
Author - Corporate
Author - First
Author - Full
Author - Identifier
Author - Last
Book
Conflict of Interest Statements
Date - Completion
Date - Create
Date - Entrez
Date - MeSH
Date - Modification
Date - Publication
EC/RN Number
Editor
Filter
Grant Number
ISBN
Investigator
Investigator - Full
Issue
Journal
Language
Location ID
MeSH Major Topic
MeSH Subheading
MeSH Terms
Other Term
Pagination
Pharmacological Action
Publication Type
Publisher
Secondary Source ID
Subject - Personal Name
Supplementary Concept
Text Word
Title
Title/Abstract
Transliterated Title
Volume
机构
所有字段
作者
合著者
作者-第一作者
作者-全部作者
作者-识别号
作者-最末作者
书籍
利益冲突声明
日期-完成
日期-生成
日期-录入Dubled系统数据库
日期-主题词
日期-修改
日期-发表
酶编号/化学文献社登记号
编者
系统链接的外部资源站点限定文献的技术标识
基金号
国际标准书号
研究者
研究者-全体
期号
杂志名
语言
地点标识
主要主题词
副主题词
主题词条目
其它条目
页码
药理作用
发表类型
出版商
分子序列资源数据库存取号
学科-个人名称
补充概念（物质）名称
正文
题目
题目/摘要
音译标题
卷号

图1-4-5-9　高级检索项

通过检索构建器选择相应的检索字段，系统自动在检索框中生成布尔逻辑检索式进行检索。例如，选择作者和机构字段，分别输入“Yang ZL”和“sichuan provincial people’s hospital”，勾选“Add with AND”布尔逻辑运算符后进行检索，检索式生成为

“(Yang ZL[Author]) AND (sichuan provincial people’s hospital[Affiliation])”即可开始检索(图 1-4-5-10)。

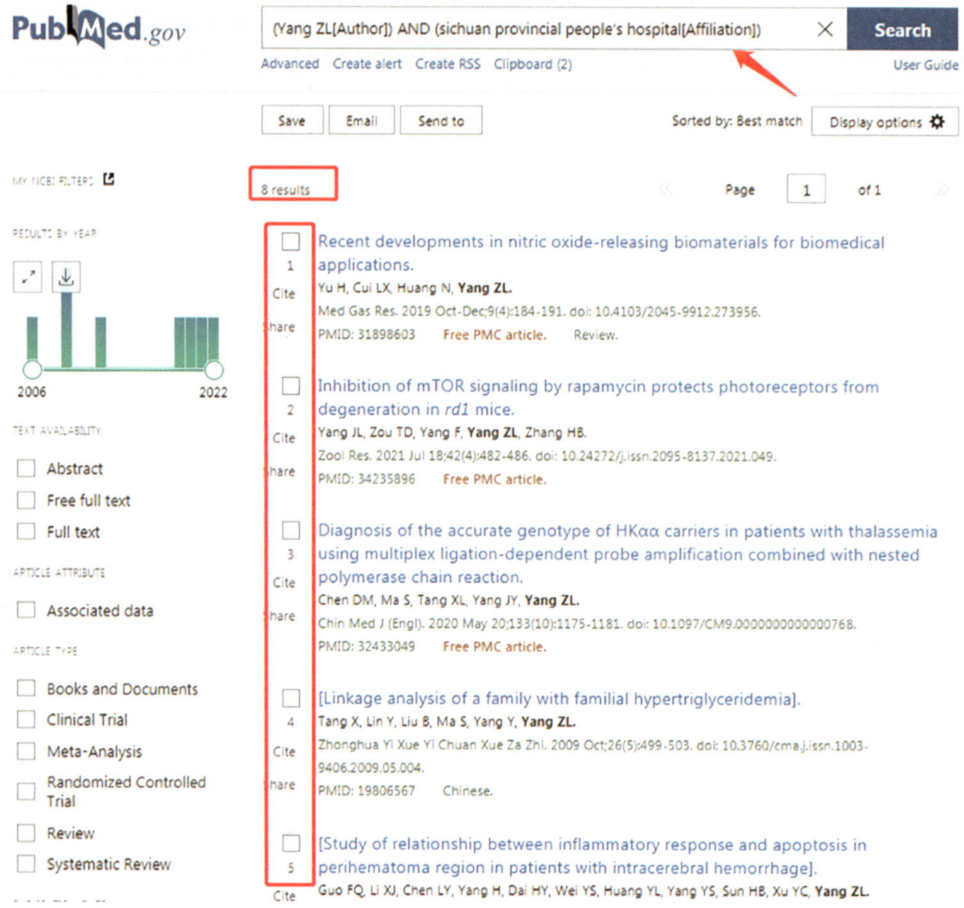

图 1-4-5-10 高级检索实例

当需要分步完成高级检索时，还可以使用另外一个重要工具——历史记录。每次在检索构建器输入的检索字段都会自动保存到检索历史中，并按先后顺序显示，包含检索号、检索策略、检索时间和检索结果数，要查看检索到的记录，直接点击检索结果数即可。也点击“Add”将检索式用逻辑运算符连接起来，构建新的复杂检索式，例如检索 International journal of cancer 期刊 2020—2021 年的发文情况，第一步检索选择“Journal”检索项输入“International journal of cancer”，检索出 25000 多条记录，序号为#7，第二步检索选择“Date-Publication”检索项输入“2020—2021”，检索出 319000 多条记录，序号为#8，第三步点击#8 的“Add query”和#7 的“Add with AND”，复杂检索式(("2020"[Date - Publication] : "2021"[Date - Publication])) AND ("International journal of cancer"[Journal])出现在编辑框中，点击“Search“，检索结果为 1300 多条记录(图 1-4-5-11)。

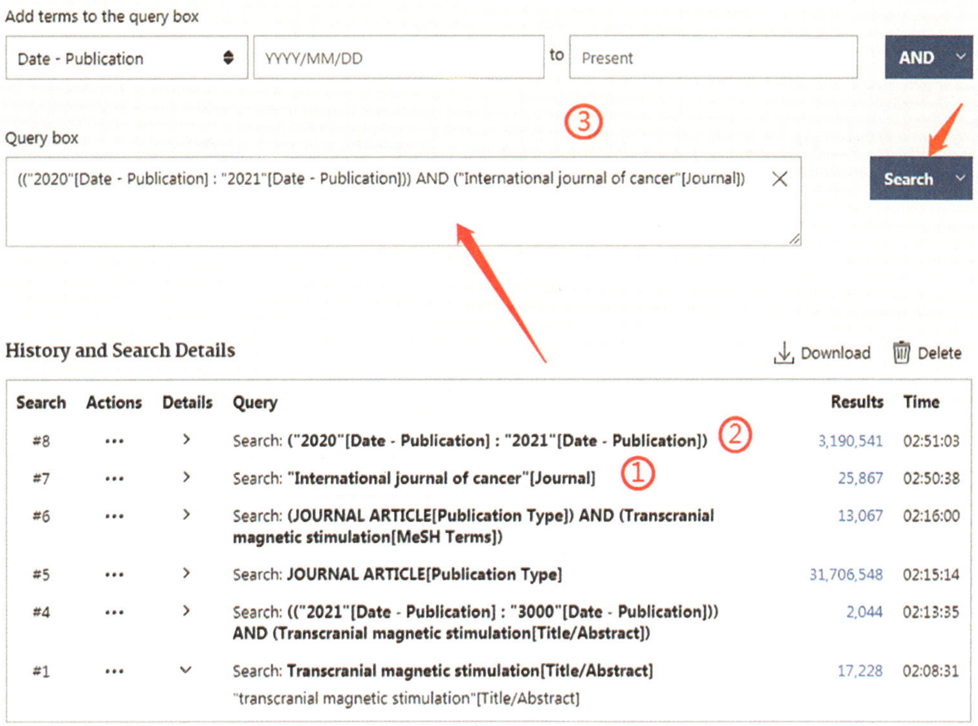

图1-4-5-11　构建复杂检索式

需要注意的是，历史记录仅限于最近100次搜索，一旦达到最大数量，PubMed将从历史记录中删除最陈旧的搜索并添加最新的搜索，也可点击“Delete”，从历史记录中删除不需要的查询历史，所有历史记录会在8小时后过期（图1-4-5-12）。

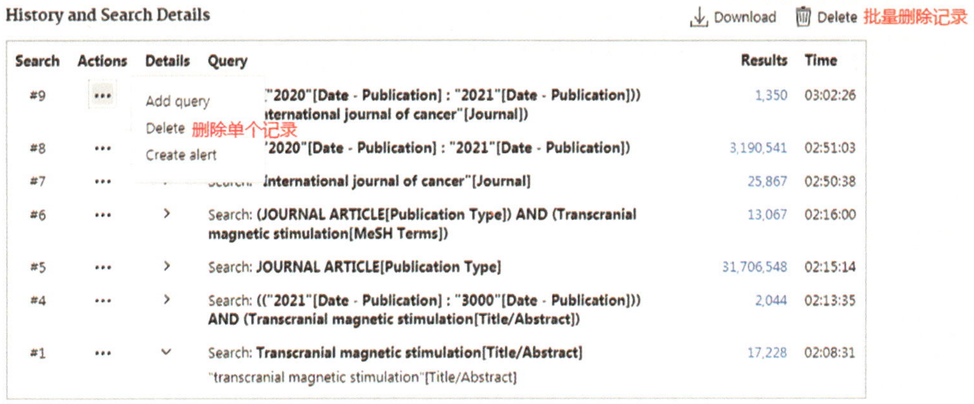

图1-4-5-12　删除历史记录

(三)其他检索工具(图1-4-5-13)

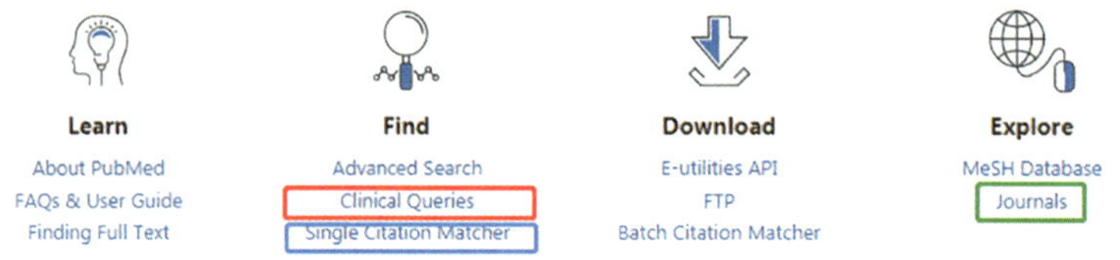
Learn
About PubMed
FAQs & User Guide
Finding Full Text
Find
Advanced Search
Clinical Queries
Single Citation Matcher
Download
E-utilities API
FTP
Batch Citation Matcher
Explore
MeSH Database
Journals

图1-4-5-13　其他常用检索工具

1.临床查询

临床查询是专门为临床医生设计的检索服务,点击即可进入临床查询页面。Clinical Study Categories包含对该疾病病因、诊断、治疗、预后和临床预测指南等内容(图1-4-5-14)。

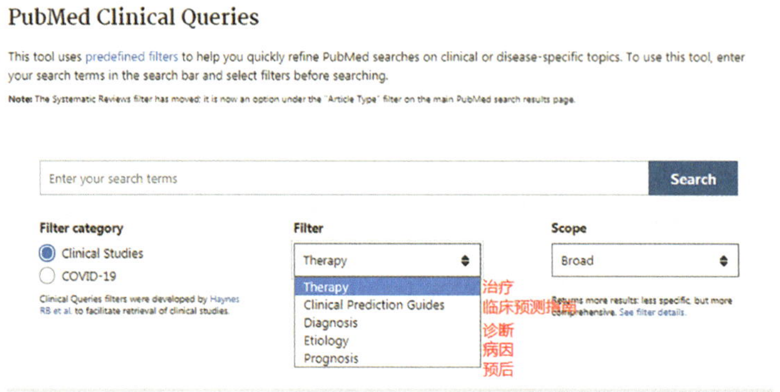
PubMed Clinical Queries
This tool uses predefined filters to help you quickly refine PubMed searches on clinical or disease-specific topics. To use this tool, enter your search terms in the search bar and select filters before searching.
Note: The Systematic Reviews filter has moved: it is now an option under the "Article Type" filter on the main PubMed search results page.
Enter your search terms
Search
Filter category
Clinical Studies
COVID-19
Clinical Queries filters were developed by Haynes RB et al. to facilitate retrieval of clinical studies.
Filter
Therapy
Therapy
Clinical Prediction Guides
Diagnosis
Etiology
Prognosis
治疗
临床预测指南
诊断
病因
预后
Scope
Broad
Returns more results: less specific, but more comprehensive. See filter details.

图1-4-5-14　临床查询界面

2.单篇引文匹配器

该工具主要用于查找某篇文献的准确信息。输入任何已知的信息(刊名、出版年、作者等),即可查询符合要求的文献信息(图1-4-5-15)。

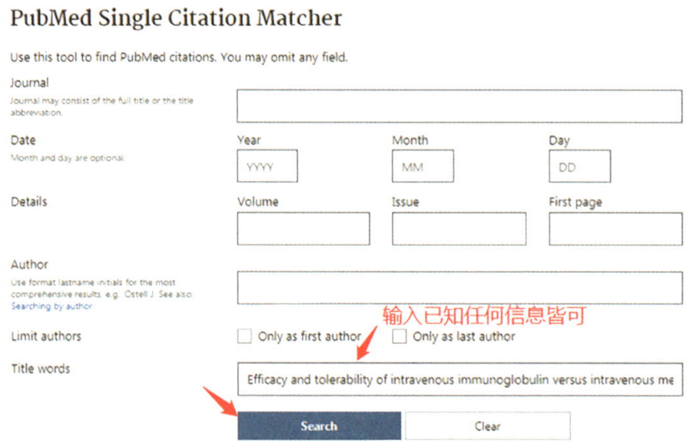
PubMed Single Citation Matcher
Use this tool to find PubMed citations. You may omit any field.
Journal
Journal may consist of the full title or the title abbreviation.
Date
Month and day are optional.
Year
YYYY
Month
MM
Day
DD
Details
Volume
Issue
First page
Author
Use format lastname initials for the most comprehensive results, e.g. Ostell J. See also Searching by author
输入已知任何信息皆可
Limit authors
Only as first author
Only as last author
Title words
Efficacy and tolerability of intravenous immunoglobulin versus intravenous me
Search
Clear

图1-4-5-15　单篇引文匹配器界面

3. 期刊数据库检索

用于查询被PubMed及NCBI其他数据库所收录期刊的详细信息，包含刊名缩写、创刊年、出版频次、ISSN号、被MEDLINE收录状态等信息（图1-4-5-16）。

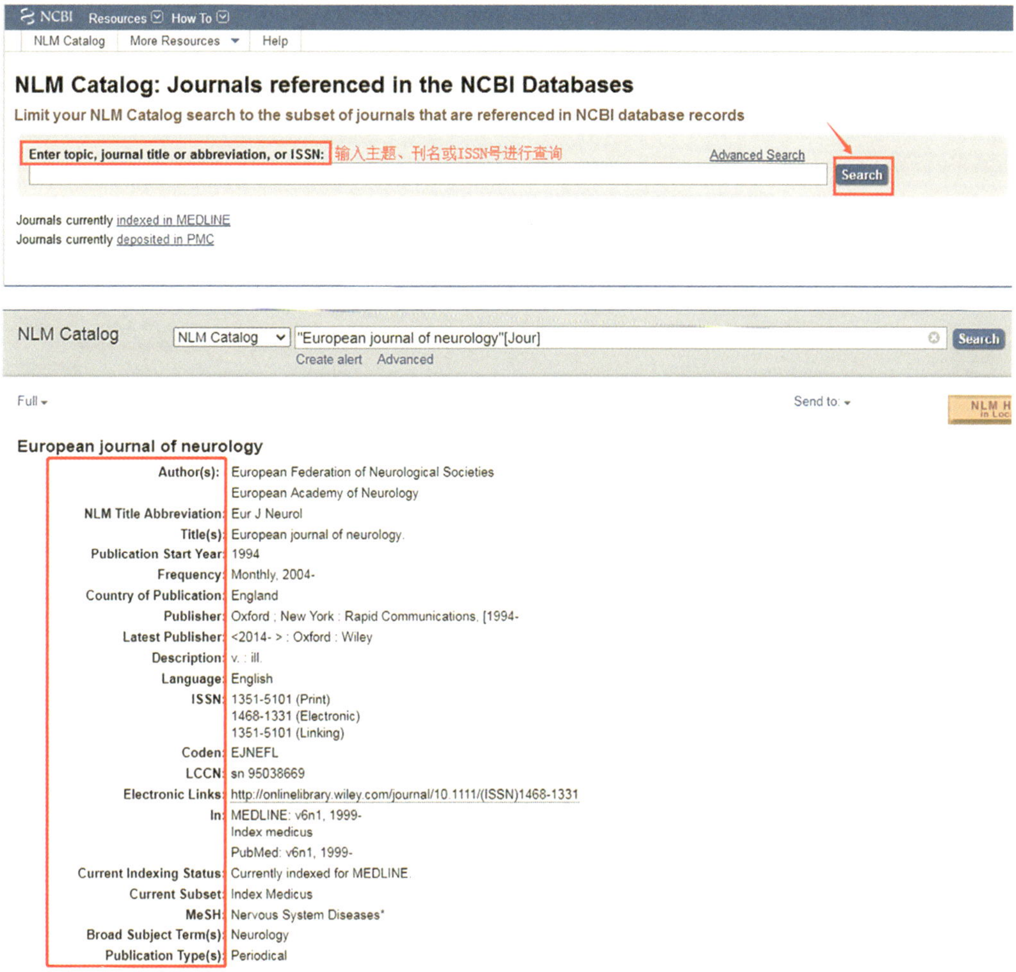

图1-4-5-16 期刊数据库检索结果界面

其他期刊资源包括：带有全文链接的PubMed期刊、通过FTP包含在PubMed中的所有期刊列表以及为在线用户编入索引的系列列表等（图1-4-5-17）。

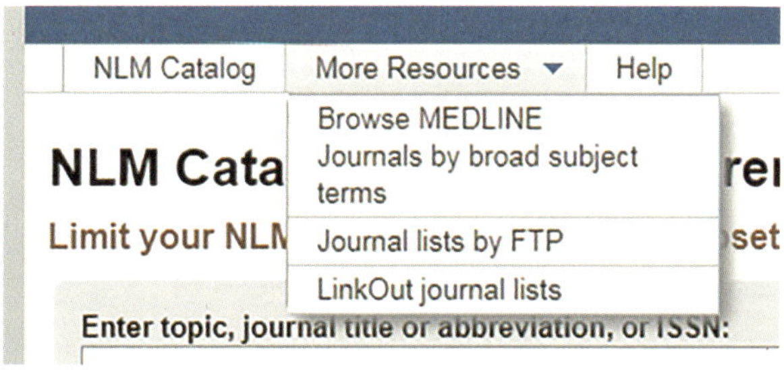

图1-4-5-17 其他期刊资源

四、检索结果的处理

（一）显示检索结果

检索结果默认以Summary格式显示，检索结果依照与检索词的匹配度排序，最匹配的排在最前面。每页显示记录数默认值为10。点击右上方“Display options”功能键，下拉菜单可以更改检索结果显示格式，检索结果的排序方式、每页显示记录数从10条到200条不等。系统默认所选格式展示全部检索结果，如检索者只需要展示其中一部分记录，则需点击该记录左边的选择框，标记后再点击Display options键（图1-4-5-18）。

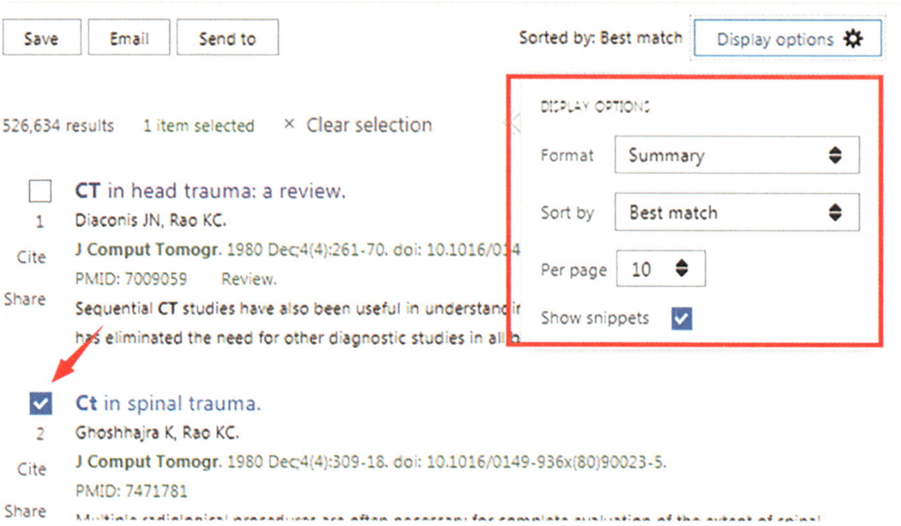

图1-4-5-18　检索结果展示方式的勾选

（二）保存检索结果

PubMed系统可用不同的格式保存检索结果，默认为Summary格式，最多可保存5000条记录。要保存全部检索结果时，打开Summary下栏菜单选择其中一种格式，然后点击Save键；要保存特定记录时，点击记录左边的选择框予以标记后，再点击Save键。

（三）“粘贴板”的用法

“粘贴板”用于存放检索结果，便于集中存盘、打印等。选择Send to中Clipboard键，即可将检索结果全部存入粘贴板中，如果要把部分检索结果存入粘贴板，则需要点击该记录左边的选择框后，再点击Send to以及Clipboard键（图1-4-5-19）。当检索结果超过一页时，PubMed系统允许从全部检索结果中挑选完记录后一次性存盘，不必选一页存一次。

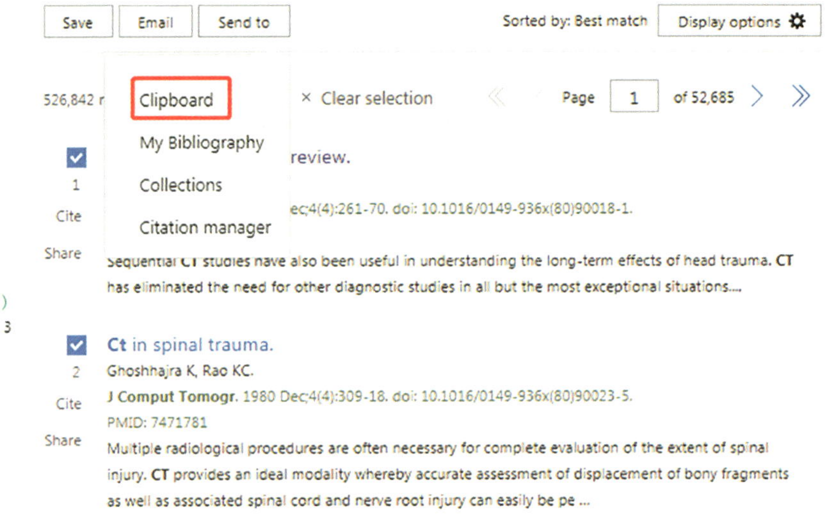
Save
Email
Send to
Sorted by: Best match
Display options
Clipboard
My Bibliography
Collections
Citation manager
× Clear selection
Page 1 of 52,685
Ct in spinal trauma.
Ghoshhajra K, Rao KC.
J Comput Tomogr. 1980 Dec;4(4):309-18. doi: 10.1016/0149-936x(80)90023-5.
PMID: 7471781
Multiple radiological procedures are often necessary for complete evaluation of the extent of spinal injury. CT provides an ideal modality whereby accurate assessment of displacement of bony fragments as well as associated spinal cord and nerve root injury can easily be pe ...

图1-4-5-19 Clipboard使用界面

粘贴板存放记录上限为500条，可点击Clipboard查看粘贴板中存放的记录（显示格式有4种，系统默认Summary格式，即题录格式）（图1-4-5-20）。

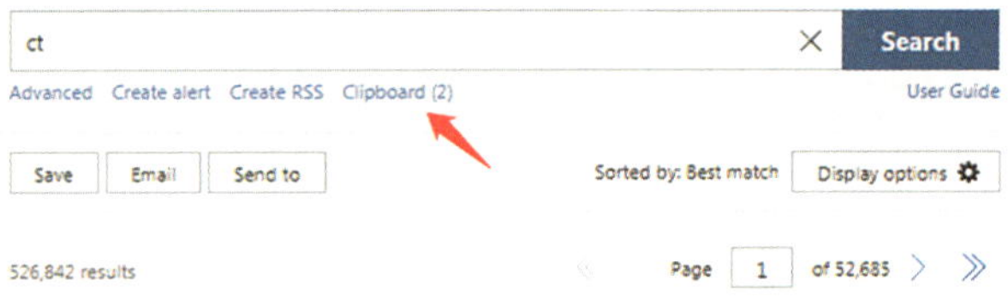

图1-4-5-20 查阅粘贴板记录

粘贴板按记录存放的先后顺序显示记录题录，所有记录存放周期为8小时，8小时后系统会自动清除，也可点击“Remove from clipboard”手动清除该条记录（图1-4-5-21）。

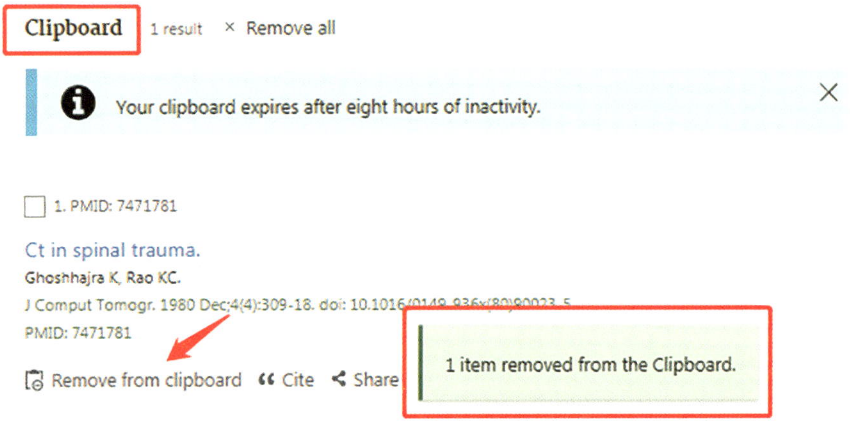
Clipboard
1 result
× Remove all
Your clipboard expires after eight hours of inactivity.
1. PMID: 7471781
Ct in spinal trauma.
Ghoshhajra K, Rao KC.
PMID: 7471781
Remove from clipboard
Cite
Share
1 item removed from the Clipboard.

图1-4-5-21 粘贴板记录界面

要打印检索结果，需使用网络浏览器的打印功能，打印内容仅限于Web页当前显示的内容（图1-4-5-22）。

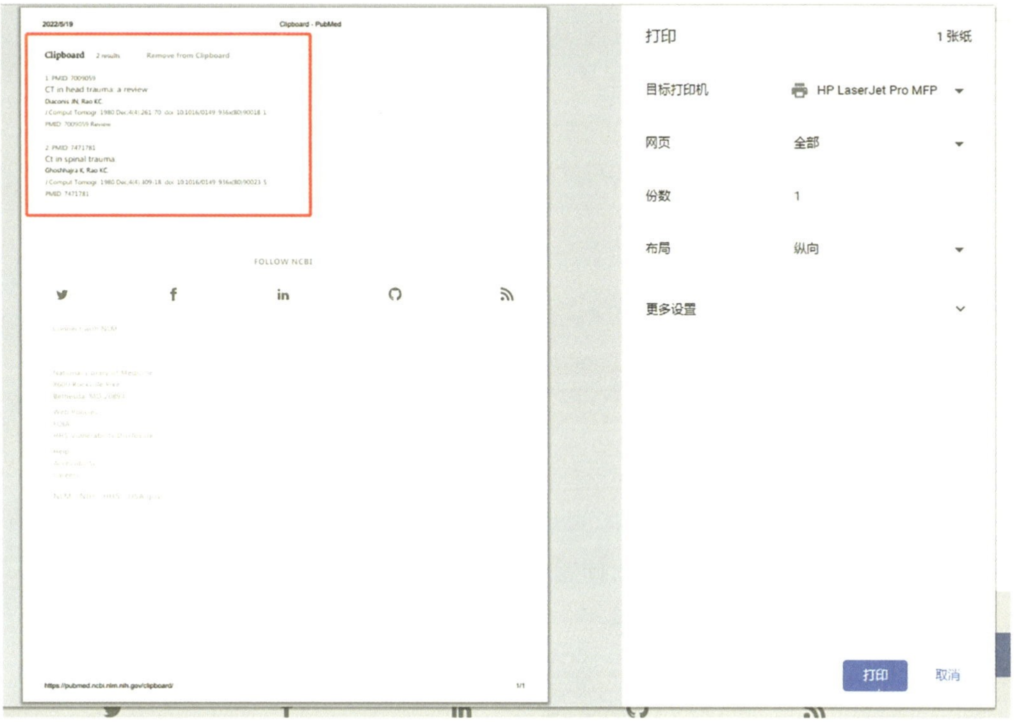

图1-4-5-22　Web页打印界面

·第二部分·

临床研究设计

要完成一篇高质量的临床医学论文，临床医务工作者除了需具备扎实的医学功底、丰富的临床经验和大量广泛的文献阅读外，掌握临床研究设计的基本知识和技能也是至关重要的。临床研究设计是完成科学研究工作的基础，它是在确立好研究工作的选题后，根据选题确定的研究目的制定科学的研究方案，包括如何选择恰当的研究对象、确定恰当的样本量、确定研究因素和观察指标、确定实验方法或资料收集的方法、选择合适的统计分析方法和控制偏差的方法等。

第一章

研究设计的基本内容和原则

本章提要

临床研究设计是完成科学研究工作的基础，本章将介绍研究对象的选择、样本量的估计、研究因素的确定等研究设计的基本内容，阐述研究设计遵循的四大原则：随机化原则、对照原则、盲法原则及基线均衡性原则。

第一节 研究设计的基本内容

一、研究对象的选择

临床研究中的研究对象可以是来源于社区人群中的病例,也可以是来源于医院门诊或住院的患者病例,还可以是来源于社区的人群或体检机构中的人群的病例。

研究对象的选择应具有明确的诊断标准,一般采用国际国内公认的诊断标准或行业内专家们共同制订或认同的标准。如果研究对象没有统一的诊断或判定标准,则可能高估或低估研究因素与研究结果之间的关联,导致研究结果出现偏差。此外,诊断标准是针对所研究的疾病而言,但并非所有符合诊断标准的对象都符合研究所需的要求。例如,有的临床药物研究除了要求研究对象是高血压患者,还要求至少伴有一种心血管病危险因素(如高血压家族史、高胆固醇血症、吸烟等),或者要求排除有药物过敏或不良反应者,以及怀孕或哺乳期妇女。制定纳入和排除标准,同时也是保证研究对象的同质性和可比性,使其更符合研究的目的。

研究对象应能够代表总体,从而保证结果的科学性和真实性。因此,在选择时需要遵从随机的原则。随机包括从总体中随机抽样和纳入后的随机分组。随机抽样保证了总体中的每个个体都有同等的机会被选入,使选出的样本能符合总体的构成特征。随机分组则是将纳入的研究对象随机地分配到试验组或对照组,是两组间对象的基线特征均衡分布,具有可比性。

选择研究对象时还应注意避免在入选过程中可能发生的选择偏倚,影响样本对总体的代表性。常见的选择偏倚包括入院率偏倚、现患-新发病例偏倚、检出症候偏倚等。

二、样本量的估算

样本量的估算是临床科研设计中不可忽略的重要内容。如果样本量偏小,得到的结果往往不稳定,检验效能偏低,容易出现假阴性的结果;若样本量过大,则可能增加研究的难度,造成人力、物力和时间的浪费。因此,恰当的样本量是指在保证获得科学可靠的结论的前提下最少研究例数。

研究设计中,通常需要根据研究目的和测量指标的性质,选择相应的计算公式来进行估算。进行样本量估算时需要先确定几个参数,分别是I型错误率(α)、II型错误率(β)、拟检出的最小效应量(δ)、总体标准差(σ)或总体概率(π)。I型错误率(α),即假设检验出现假阳性结果的概率。α有单双侧之分,且需要事先设定,一般α设为0.05。II

型错误率(β)是假设检验出现假阴性结果的概率。检验效能的计算公式为1-β。β越小,检验效能越高,通常取值为0.1或0.2。拟检出的最小效应量(δ)是指容许误差或差值,一般通过文献查阅或开展预实验得到结果,再由研究者根据研究目的和专业知识加以确定。总体标准差(σ)或总体概率(π),也通常是通过文献查阅或预实验结果获得。针对计量资料指标,常用总体标准差来估算样本量,也可用样本标准差替代;对于计数资料指标,则使用总体率来估算。样本量计算公式将在第三章中具体介绍。

三、研究因素的确定

设计方案中需要对研究因素有明确、细化的定义。例如,要确定好所研究因素的接触方式、暴露方式或剂量大小,或者是施加给受试对象的特定实验措施。保证所有的研究对象均接触、暴露或受试于相同的条件下,这样才具有可比性,避免偏倚。

不同的临床研究类型,研究因素的性质可能不同。例如,临床试验的研究因素常是干预的药物、手术方式或治疗方案,设计时应详细规定药物或治疗措施的具体特征,如药物的名称、生产批次、剂量、给药途径、间隔时间及疗程等。诊断试验的研究因素多为待评价的诊断试剂或诊断方法,设计时需要明确新的待评价方法对标本收集的要求,试剂或仪器特征及性能,判断阴性或阳性的方法等。病例对照研究和队列研究则通常将各种暴露的危险因素、预后因素作为拟研究的因素,设计时也需要注意明确危险因素暴露的标准、测量方法,以及暴露的剂量或时间范围等。

四、观察指标的选择

临床研究设计应根据研究目的和研究内容制定相应的观察指标。尽量选择客观可测量、重复性好、可靠性高的指标,例如国际或全国性会议或权威性文献提出或建议的指标。制定观察指标时,在考虑先进性和科学性的同时,也要注意指标测量的可行性。此外,指标不易制定过多,检测的方法或技术也不易过于困难。

五、资料收集的方法

研究设计时还需要根据研究目的、研究方案合理设计资料收集的方法和内容,以确保收集资料的完整性和准确性,便于后续进行资料的分析和处理,得到有价值的研究结果。

研究资料可能来源于临床试验研究信息、现场调查资料、日常医疗工作记录或者疾病监测资料等。对于临床试验或现场调查,一般会根据研究内容形成专门的资料收集工具,例如调查/研究记录表,病例报告表、调查问卷等。完善收集工具里的内容,采集方法主要有直接观测法和访谈法。直接观测法是指研究人员到试验现场或调查现场对研究对象进行观察或测量,得到相关的数据信息。访谈法则需要研究对象的配合,通过研究人员询问或者研究对象自己回答问题来完成资料的收集。常见的访谈方式有面对面访谈法、电话访问法、网络访问法和信访法等。病历是最常见的日常医疗工作记录,也是临床研究的重要信息来源。收集病历信息时应注意如实全面、准确可靠。

在资料收集的过程中,为了保证原始资料和数据的真实性和准确性,还需要采取一定的质量控制措施。例如,对资料收集人员进行统一严格的培训,制定统一标准的操作规范,采用盲测法以及对仪器或设备进行校准等 。

六、选择合适的统计学方法

在研究设计之初就应当有一个对将来资料统计分析的初步设想和计划,而不是在拿到资料之后才开始思考如何选择统计方法。统计分析方案要根据研究待解决的问题和收集到的数据特征(如资料类型是数值变量还是分类变量),选择恰当的统计指标,对相关指标进行统计描述,选择合适的统计推断方法进行参数的估计和假设检验。具体的统计分析方法请参看第三章研究设计中的统计学问题。

七、主要偏倚的控制

临床研究中,由于各种因素的影响造成研究中所获得的实际观察值与客观真实值之间的差异称为误差。常见的误差有随机误差和系统误差两类。随机误差是因个体生物学差异或测量方法本身的随机变异或偶然因素造成的,通常无法消除和避免。系统误差则是因为某些确切的原因(如实验方法不当、测量工具不准、观察方法不对或人为因素等)造成的,系统误差在医学研究中又称为偏倚。

常见的偏倚主要分为三类,选择偏倚、信息偏倚以及混杂偏倚。选择偏倚指选择对象的过程中选取方式不恰当,造成被选入组和未选入组的对象之间在与暴露或疾病有关的特征上存在差异造成的系统误差,主要有入院率偏倚、现患-新发病例偏倚、无应答偏倚和失访偏倚等。信息偏倚是由于测量或资料收集过程中出现问题而发生的系统误差,主要有测量偏倚、回忆偏倚、发表偏倚、安慰剂效应、霍桑效应和干扰及沾染等。混杂偏倚是由于外来因素(混杂因素)的存在,使被研究因素与研究结局之间的联系被隐藏或夸大，从而引起两者间的真实联系被错误估计。

要控制和消除混杂因素，需要研究者仔细分析研究过程中可能产生偏倚的因素和环节。通过周密的设计、实施和分析，针对偏倚产生的原因采取相应的措施，才能保证研究结果的真实性和可靠性。因此，在研究设计之初就需要选择恰当适宜的研究方案。例如，在开展病例-对照研究时，为减少选择偏倚，应尽量避免全部选择某一家医院的病人为研究对象，对照人群也应尽可能从社区人群中选择。此外，设计时应遵循随机化原则进行随机抽样和随机分组。对某些潜在的混杂因素，在设计时对研究对象的纳入条件需要加以限制，以排除混杂因素的干扰。为了使比较组之间可能的混杂因素尽量分布一致，可以采用匹配的设计方法，将可疑混杂因素进行个体匹配或组间频数匹配。

第二节 研究设计的基本原则

临床研究中,为了防止研究结果受到未知或已知因素的干扰,导致研究结果和结论缺乏真实性和可靠性,通常在设计时要求有三项基本的设计原则,即随机化原则、设立对照的原则、实施盲法的原则。此外,还要考虑组间基线可比的原则。

一、随机化原则

随机化是采用特殊的方法使总体或样本中每个个体发生某事件的概率均等,主要包括随机抽样和随机分配两方面的内容。随机化是临床科研中的重要方法和基本原则之一。

1. 随机抽样

由于人力、物力、财力及时间等的限制,研究工作中无法将全部符合要求的目标人群都纳入研究,只能选择一定数量能代表总体的人群作为研究对象。这时就需要采用随机化的抽样方法,使目标人群中的每一个个体都有同等的机会被选择进入研究,真实地反映目标人群的总体状况,避免选择性偏倚。

2. 随机分组

将抽取的样本(或纳入的研究对象)应用随机化的方法进行分组,使样本中的每一个研究对象都有相同的机会进入"试验组"或"对照组"接受相应的处理。研究中常采用分层随机分配的方法,通过将一些可能影响研究结果的混杂因素或临床特征,如年龄、性别等进行分层后再随机分配到各组,使组间保持均衡,尽可能避免这些因素对研究结果的干扰。

常见的随机化方法有简单随机法、分层随机法、区组随机法、系统随机抽样法、整群随机法、多级抽样法和半随机化法。具体可参考第三章研究设计中的统计学问题。

二、对照的原则

临床研究需要通过对照比较才能得出可靠的结论。除了干预措施(处理因素)的效应外,还有其他一些因素可能影响研究结果,例如霍桑效应、安慰剂效应和潜在未知的因素等。设计时要控制和排除非处理因素的干扰,把处理因素的效应分离出来。设立对照组时,应尽可能使试验组和对照组除处理因素不同外,其他对研究结果有影响的因素两组间一致。例如,在临床药物干预研究中,除了患者的诊断必须准确可靠,干预组和对照组在年龄、性别、病情和体质等方面应力求一致或相近。

对照的种类根据研究设计方案和对照组的处理措施有不同的分类。按照研究设计方案来分,可以设立同期随机对照、自身对照、交叉对照、配对对照和非随机同期对照等。若按照对照组的处理措施来分,可以有空白对照、标准对照和安慰剂对照等。

三、盲法原则

盲法原则是指在临床研究过程中,研究结局或指标的观测、数据的收集、统计分析和结论的形成等,应在对研究对象所处的组别和接受何种处理措施均未知的前提下进行。

采用盲法原则的目的是为了避免可能来自研究对象或者研究者本身的主观因素所导致的测量偏倚。一方面,研究对象若知晓自己所在的组别,可预知疗效或结局,产生霍桑效应或者对干预措施产生怀疑而退出研究。另一方面,若研究人员知晓研究对象的分组情况,可能因希望得到阳性结果而有意或无意地暗示研究对象,在主观评价或资料分析时倾向于获得理想结果。

盲法的实施根据研究中涉及的研究对象、干预措施实施者、结果测量者、统计分析者等的不同,可以分为单盲、双盲和三盲三种类型。

单盲是指对于研究对象的分组和所实施的干预措施情况,研究对象本人不知晓,只有研究者清楚。因此,单盲主要是指对受试对象采用盲法。单盲的优点是简便易行,但不能消除研究者可能存在的主观因素对结果的影响。例如医生或护士对接受新疗法的患者特别关注。

双盲是指研究对象和研究者(干预措施执行者和结果测量者)均不知道分组情况和各组分别接受的何种干预措施。实施双盲时,安慰剂和随机化分配的隐匿要同时配合实施。安慰剂的设计应注意科学、合理、逼真,例如各组的药物在外观、大小、颜色、给药途径和数量上保持一致。盲法过程中可能存在因受试对象发生严重副反应或病情加重等情况,必须立即停止试验,进行"破盲"后给予必要的治疗。双盲是临床试验中最常用的一种盲法,但是需要有严格的管理制度和监督制度,设立专人进行随机化分配方案的设计和编码、资料的保密和保管等。

三盲是指研究对象、试验执行者和资料分析报告者三方均不知道受试者被分配至何组以及采用何种干预措施。三盲法是在双盲的基础上进一步让资料分析者也不知道分组和受试情况,最大限度地减少偏倚的干扰,使评价和研究结果更趋于真实。但三盲法设计复杂,执行难度较大,在实际工作中较难开展。

四、基线均衡性原则

临床研究中,由于研究对象个体的多样性和复杂性,各组纳入的研究对象的一般情况和主要临床特点,例如年龄构成、性别比、病情轻重等,可能存在显著的差异性。若未对上述问题进行调整或者进行相应的处理,则会造成组间基线的不均衡,影响组间的可比性,无法得到可靠的结论。所以,在研究设计的时候还需要考虑基线可比的原则。

第二章 常见科研设计方法

本章提要

在开展临床科研设计时，研究设计方案的选定需要根据研究课题本身的性质和特点来定，这也是研究者必须掌握的科研设计基本功。本章将逐一介绍临床研究中常用到的横断面研究、病例-对照研究、队列研究、随机对照试验和诊断性试验。

在开展临床科研设计时，选择一个科学严谨的、切实可行的研究设计方案十分重要，而具体选择何种方案，需要根据研究课题本身的性质和特点来定。按研究的性质来看，有的研究探讨病因或危险因素，有的研究探讨新的治疗手段或预防措施，有的研究预后改善和康复促进，有的研究探讨新的诊断性试验。若按研究时点，则可以分为横断面的、前瞻性的和回顾性的研究项目。研究者需要根据不同性质的研究目标和研究问题，选择不同的研究设计方案，这是研究者必须掌握的科研设计基本功。下面逐一介绍临床研究中常用到的横断面研究、病例-对照研究、队列研究、随机对照试验和诊断性试验。

第一节 横断面研究

一、概述

横断面研究定义为在一特定时间点或时段内，在某一特定人群内针对疾病或健康状况以及相关因素的一种调查研究方法。横断面研究为建立病因假设提供证据，是描述流行病学中应用广泛的一种方法。

从时间上来说，横断面研究收集的资料为调查选定的某一特定时间点或时段内的资料，也称现况研究。横断面研究的结局指标主要为相关疾病或事件的患病频率，故又名患病率研究。

1.横断面研究的特点

横断面研究为观察性研究，仅对目标人群的疾病或健康状态以及相关因素进行客观反映，事先不对对照组进行设置，对因果关系的确认受限，但可为探索因果关系的研究假说提供依据。

2.横断面研究的目的与实际用途

(1)对目标人群疾病或健康状态的分布特征进行描述，从人群、时间以及地域的分布来对疾病或健康状态的具体情况与特点进行调查分析。

(2)提供病因线索，建立病因假设。调查结果可以提供暴露与疾病联系的证据，为进一步开展病例对照研究或队列研究打下基础。

(3)寻找疾病或健康状态的相关危险因素，确认高危人群。通过筛查或普查等方法，分析因素与疾病或健康状态之间的相关性，确定其危险因素，有利于疾病的早期发现与早期诊治。

(4)评估防治措施效果,为评价防治措施及效果提供参考。

(5)进行疾病监测,为其他类型流行病学研究提供基础资料。

二、研究设计与具体步骤

1. 明确研究类型,选择调查方法

横断面研究根据涉及研究对象的范围可分为普查和抽样调查两类。根据研究目的、所需样本含量以及研究者的物力和时间等实际情况选择合适的调查方式。

普查是将一定时间、一定范围内符合纳入条件的全部人群作为调查对象。普查的目的是了解疾病和健康状况的分布情况,如居民营养膳食调查等。普查的优点是可以发现调查范围内的全部异常者,对调查范围全貌进行观察。其缺点是由于调查人数多,工作量较大,漏诊、误诊的可能性较大。通常仅在小范围情况下使用,不适用于病程短、患病率低或检查方法复杂的疾病调查。

抽样调查是从总体中随机抽取具有代表性的个体组成样本来作为研究对象,并根据样本的调查结果估计总体特征。抽样过程必须以随机化为原则,抽样方法包括单纯随机抽样、系统抽样、分层抽样与整群抽样等。抽样调查的调查范围更小,工作量更细致,能节约时间、人力和物力等。其缺点为抽样过程的设计、实施与分析相对复杂,不容易发现重复与缺失。一般不适用于患病率低的疾病调查或变异程度较大的调查对象。

(1)单纯随机抽样:指将所有调查对象按照随机数字表、抽签或计算机产生的随机数字进行排列和编号再随机抽取。单纯随机抽样是最简单,也是最方便的一种抽样方法。

(2)系统抽样:指随机选择一定顺序,每隔一定数量机械地抽取一个单位的抽样方法。如一个社区共计200个家庭,预计抽取8个家庭作为调查对象,200/8=25,那么每隔25个家庭抽取1家作为抽样对象。

(3)分层抽样:是按调查对象不同特征进行分层,如年龄、性别、文化程度等,对每一层进行单纯随机抽样,使每层的基本特征分布具有代表性。这种抽样主要用于分布不均匀的研究人群。

(4)整群抽样:是将研究整体分为数个不重复的群体,以群体作为抽样单位进行随机抽样。其优点是对群体进行抽样,较为方便,节约成本。但因不同群体之间可能存在较大差异,抽样误差可能较大,对总体的代表性相对较差。

(5)多阶段抽样:是指抽样的过程分为多个阶段进行,每个阶段采用的抽样方法不同,主要用于大规模的流行病学调查。

2.明确研究对象,确定样本含量

根据研究目的选择研究人群,明确调查对象的范围。通过随机化的原则,使研究人群具有代表性。根据研究设计,选择适宜的样本含量。通常情况下,预期患病率越小,所需样本含量越大。研究的精确度要求越高,样本含量要求越大。

3.确定研究变量,制定调查表

研究变量可以是疾病指标和相关因素变量,也可以是人口学特征、人体成分指标等。研究变量需与研究目的密切相关,并尽量使用如身高、体重、血糖、血压、检出率、阳性率和患病率等客观可量化的指标。

调查表的质量也是横断面研究的重要环节之一。根据研究目的制定调查表内容,调查表的编制通常要考虑三个方面:①调查对象的一般情况,主要包括年龄、性别、职业状况和文化程度等;②现在的患病或健康状况;③危险因素暴露情况,如生活方式、环境状况和心理及遗传因素等。调查问题应选择客观、可定量评估的指标。调查内容应清晰易懂,能让调查对象明确问题的用意。制定好调查表后,选择小样本进行预调查,再对调查表进行修改完善。

4.资料收集与统计分析

通过现场调查、电话调查等形式,采用调查表、体格检查和实验室检查等手段来收集资料。资料的收集应保证较高的应答率,无应答率应该小于20%,保证结果的真实性。其次,调查人员需经过统一培训,确保资料收集的规范性。

在资料收集过程中,调查人员应采用统一的调查方法和指标开展调查,对结局指标量化,严格遵守质量控制措施。资料收集完成后,校对人员应对其进行检查与核对,保证正确性与完整性。

通过横断面研究,通常可以计算的指标有现患率、感染率、检出率、阳性率和异常率等。需要注意的是,现况研究得到的原始数据不能直接进行比较,应通过统计分析,排除抽样等带来的误差后,得出最后的结论。

三、常见的偏倚与控制

偏倚的定义是在研究设计、实施、资料收集与分析的过程中,由于各种原因造成的系统误差使研究结论与真实情况之间存在差异,导致错误评估了暴露因素与疾病或健康状况之间的关系。横断面研究中的常见偏倚包括选择偏倚和信息偏倚。

1.选择偏倚:由于选择的方式不恰当,造成调查对象与未入选的对象间存在差异,使样本不具有代表性，从而引起的偏倚。选择偏倚主要包括以下几类：

①非随机的抽样方法造成的偏倚：如主观选择研究对象或为了方便抽样导致选择的研究对象的代表性差。

②无应答偏倚：指调查对象因某些原因不能参加调查研究，使应答率降低。当无应答率大于30%，则无法对总体进行估算。

③幸存者偏倚：指调查对象均为幸存者，并不能代表目标人群，导致研究结果存在局限性，无法进行外推。

2.信息偏倚：指在资料的收集过程中，因收集的方法与指标的测量不规范不统一，使收集到的资料出现了偏差。信息偏倚主要包括以下类型：①回忆偏倚：由于时间久或其他原因，调查对象无法准确地回忆起原来的个人习惯、既往病史或疾病暴露史等情况引起的偏倚；②报告偏倚：调查对象由于各种原因，无法准确回答调查者的提问引起的偏倚；③调查偏倚：调查者对不同研究对象有差异地收集信息引起的偏倚，例如调查员仅重视部分人群的某些特征，而忽视了其他人群的这些特征而引起的偏倚；④测量偏倚：由于检测仪器或检测方法不正确、测量者业务技术水平差异以及实验条件不稳定产生的偏倚。

横断面研究中偏倚的控制可通过以下几个方面开展工作：①遵循随机化原则，严格实施抽样方法；②通过社区合作等各种手段，提高调查对象的依从性与配合度；③选择适宜的测量方法，对疾病诊断有明确标准，尽量采用客观指标，使用仪器前先进行校准，严格遵守实验操作规程；④对调查员进行统一培训，明确资料收集的方法与标准；⑤安排人员对收集到的资料进行核查，保证数据的真实性与完整性。

四、横断面研究的优缺点

横断面研究的优点有：能较快、较便捷地获得结果，且一次调查可同时观察多种因素；调查人群中有自然形成的同期对照，具有可比性。缺点包括：疾病与暴露因素同时存在，难以确定因果时序关系；只能获得患病率资料，不能获得发病率资料；容易产生选择偏倚与回忆偏倚。

第二节 病例-对照研究

一、概述

病例-对照研究是以确诊的有某特定疾病的患者作为病例，以不患有该病但具有可比性的一组个体为对照组，通过询问、实验室检查或复查病史，搜集研究对象既往各种可能的危险因素的暴露情况，测量并比较病例组与对照组中危险因素的暴露比例，对暴露因素与疾病间的关联进行推断的一种分析性研究方法，属于回顾性研究。

1.病例-对照研究的特征

按是否患有目标疾病将研究对象分为病例组和对照组，研究对象通过回忆提供研究因素的暴露情况；疾病与暴露因素的关联顺序是由果到因，即在疾病或事件发生后追溯可能的原因；因果联系的论证强度不及队列研究。

2.病例-对照研究的目的与应用

（1）探索疾病病因或危险因素：适合病因不明确、潜伏期长和发病率低的疾病病因或危险因素的广泛探索，用于验证某个或某几个病因假设。

（2）用于研究疾病的预后：按某一疾病的不同结局（如有无并发症的发生、是否死亡、是否痊愈）将人群分为“病例组”和“对照组”，进行回顾性调查，追溯发生某种结局的有关因素，如性别、年龄和病情等，通过比较分析影响预后的主要因素以指导临床实践。

（3）用于临床疗效影响因素的分析：根据是否发生某种临床疗效，将研究对象分为“病例组”和“对照组”，分析比较不同疗效的影响因素。

二、研究设计与具体步骤

1.明确研究类型

若研究目的是广泛探索疾病或健康事件的危险因素，采用非匹配或者频数匹配的病例-对照研究；若预期可获得的病例样本含量较小，或者病例年龄、性别等因素构成较为特殊，可采用个体匹配的病例-对照研究。

2.确定研究对象

（1）病例的选择

选择病例时，应有统一明确的诊断标准，尽量使用国际通用或国内统一的标准。

病例的选择应具有代表性，应包括各种类型（轻度、中度、重度）的病例。同时，所选病例必须存在暴露于调查因素的可能，例如在对口服避孕药与患乳腺癌的风险研究时，不需要服用避孕药的人群与既往进行过绝育手术的人群不能作为研究对象。

选择病例时，通常可选择新发病例、现患病例和死亡病例作为病例组。新发病例为病例-对照研究的首选，新发病例患病时间短，对既往个人习惯、既往病史或疾病暴露史的回忆较为清晰准确，回忆偏倚小。但缺点是在一定范围或时间内较难获得预期的病例数，尤其是罕见病。其次是现患病例，其资料易收集，且病例数多。但缺点是患病时间久，回忆偏倚大，且所研究的暴露因素可能在长期患病中发生改变。因此，在选择现患病例时，应尽可能选择诊断时间距离调查时间间隔较短的病例。死亡病例的暴露信息主要由家属提供，准确性较差，较少使用。

病例主要来源于医院和社区。对于来自医院的病例，可选择一个时期内符合要求的住院或门诊病例，其配合程度好，资料易获得，信息较完整准确。但若仅从一所医院中选择病例，代表性可能较差，所以在选择来自医院的病例时，应选择不同地区、不同水平、不同等级医院的病例作为研究对象。对于社区来源的病例，可选择某一地区某一时期内某种疾病的全部病例或其中一个随机样本作为研究对象，也可以从疾病监测资料、居民健康档案中选择合格的病例。

（2）对照的选择

对照必须从产生病例的总体人群中获得。对照必须采用与病例相同的诊断标准，确认其不患有所研究疾病，以及与研究因素或研究疾病有关的其他疾病。如在研究急性心梗与使用阿司匹林药物的关系时，患慢性消化性溃疡（常忌用阿司匹林）和慢性风湿性关节炎（常使用阿司匹林治疗）的患者均不能作为对照。

同时，病例组与对照组人群之间应有高度的可比性，即对照组在性别、年龄等因素和特征上应与病例组基本保持一致，从而降低这些特征可能对结果造成的影响。

对照组的来源可以是同一个或多个医院中患其他疾病的患者。此类对照易于选取、配合度高，信息收集方便，但缺点是容易产生选择偏倚。此外，对照可以是源自社区或团体人群中的未患该病的病人或健康人，但配合度和依从性可能较差。另外，病例的邻居或同一住宅区域的健康人也可作为对照。该类对照有助于控制社会经济因素的混杂影响，常用于匹配设计。最后，还可选择病例的配偶、同胞和亲戚等作为对照，此类对照有助于排除某些环境因素或遗传因素对结果的影响，常用于匹配设计。

3.病例与对照的匹配

（1）成组的病例-对照研究：又称非匹配的病例-对照研究，在研究所设定的病例和对照人群中，分别抽取一定数量的研究对象，形成病例组和对照组两个组。该法实施方便，但混杂因素不易控制。

(2)匹配的病例-对照研究：匹配也叫配比，是指通过限制某些条件，使病例组和对照组在某些因素或特征上尽可能保持基本一致，如性别、年龄、职业和居住地等。目的是降低混杂因素对结局的影响，使两组之间具有可比性。匹配有频数匹配和个体匹配两种形式。前者是指对照组的某些因素或特征所占的比例与病例组一致或相近，后者是以对照与病例个体为单位进行匹配。通常1个病例匹配1个对照(也叫配对)，也可以是1个病例匹配多个对照，如1∶2、1∶3……1∶r，其中1∶4形式的匹配统计效能较高。

匹配时应注意：①匹配变量必须是已知的混杂因素，或有充分的理由怀疑为混杂因素；②匹配因素不宜过多，匹配变量越多，对照的选择越难，可能造成匹配过度；③不能将研究者拟研究的变量作为匹配因素，疾病因果链上的中间变量不进行匹配。

4.确定样本量

影响病例-对照研究样本量大小的因素主要为：①对照组或人群中所研究因素的暴露率(P_0)，暴露率越高，所需的样本量越小；②研究因素与疾病关联强度的估计值OR，OR值越大，研究所需的样本量越小；③显著性水平(α值)，α取值越小，精确度越高，所需的样本量越大，一般取0.05；④把握度($1-\beta$)，把握度越小，所需样本量越小，一般把握度设为0.8或0.9。

5.资料的整理和分析

对原始资料进行核查，确保资料的完整性和准确性，还可以对资料进行分组、归纳或编码并建立数据库，便于下一步分析。分析前，应对两组资料做均衡性比较，比较两组资料在研究因素以外的其他主要特征是否具有可比性。

(1)成组设计资料的分析

将收集的资料按照表2-2-2-1的格式整理。表中，病例组有暴露史者a例，无暴露史者c例，暴露率为$a/(a+c)$；对照组中有暴露史者b例，无暴露史者d例，暴露率为$b/(b+d)$。若病例组的暴露率显著高于对照组，需要检验暴露与疾病之间是否存在统计学关联，常采用χ^2检验。

表2-2-2-1 成组设计病例-对照研究的四格表

是否暴露	病例组	对照组	合计
是	a	b	$a+b$
否	c	d	$c+d$
合计	$a+c$	$b+d$	n

$$\chi^2=\frac{(ad-bc)^2\times n}{(a+b)(c+d)(a+c)(b+d)}$$

当χ^2检验显示病例组和对照组的暴露率存在统计学上的差异，说明暴露与疾病存在一定关联，需进一步估计联系的强度。比值比（OR）则说明暴露因素与疾病间关联强度大小的指标，即病例组与对照组两组的暴露比值之比。

其计算公式为：$\chi^2 = \frac{a/(a+c)}{c/(a+c)} / \frac{b/(b+d)}{d/(b+d)} = \frac{ad}{bc}$

OR的95%可信区间为$OR^{(1 \pm 1.96/\chi)}$，其中$\chi = \sqrt{\chi^2}$。

若OR值等于1，提示该暴露与疾病无统计学联系。若OR值高于1，表明疾病危险程度因暴露而上升，提示该暴露因素可能为疾病的危险因素。若OR值低于1，说明疾病危险程度因暴露而下降，提示该暴露因素为疾病的保护因素。病例–对照研究中的比值比（OR）与队列研究中相对危险度（RR）的意义类似，均表示暴露于某因素者患研究疾病的危险度是未暴露于该因素者的多少倍。

（2）配对设计资料的分析

若为1∶1配对设计时，可采用配比资料的分析方法，按照表2–2–2–2的格式整理资料。

表2–2–2–2　1∶1配对病例–对照研究四格表

		对照组		合计
		有暴露	无暴露	
病例组	有暴露	a	b	$a+b$
	无暴露	c	d	$c+d$
合计		$a+c$	$b+d$	n

表中a、b、c、d均为病例与对照配成的对子数。病例与对照均有暴露的有a例，均无暴露者的有d例。采用配对卡方检验方法进行统计学检验。

$$\chi^2 = \frac{(b-c)^2}{b+c}$$

OR的计算公式为$OR = b/c$。χ^2与OR值的结果解释及意义与成组设计的病例–对照研究相同。

三、常见的偏倚和控制方法

1.选择偏倚：包括入院率偏倚、现患病例-新发病例偏倚与检出症候偏倚等。

（1）入院率偏倚：又名伯克森偏倚，是指以医院的患者作为病例组和对照组时，因医疗条件、患者的居住地区以及社会文化等因素的影响，各类疾病的入院率差异引起的因某些因素和特征上不同造成对照组之间的系统误差。

(2)现患病例-新发病例偏倚:又称奈曼偏倚,指当选用病程较长的现患病例时,研究对象可能由于患病而改变了原有的一些暴露情况,调查时容易误将改变了的暴露因素作为发病前的暴露因素,引起暴露因素与目标疾病间的关联误差。

(3)检出症候偏倚:又称暴露怀疑偏倚,指某因素虽然不是所研究疾病的病因,但有该因素的个体容易出现某些症状或体征,并常因此而就医,从而提高了研究疾病早期病例的检出率。若病例组中有较多的这种早期病例,可能高估病例组的暴露情况而导致产生系统误差。

2. 信息偏倚:包括回忆偏倚和调查偏倚。回忆偏倚指病例对照研究中最常见的信息偏倚,是指研究对象对过去的暴露史或既往史回忆不准确或不完整等而引起的偏倚。调查偏倚是由于病例与对照的调查环境与条件不同,或调查者对病例与对照采取不同的询问方式,或对暴露测量方法、采用的仪器设备或试剂不统一、不准确等引起的偏倚。

3. 混杂偏倚:当研究某个因素与某种疾病的关联时,由于某个既与疾病有关系,又与所研究的暴露因素有联系的外来因素的影响,掩盖或夸大了所研究的暴露因素与疾病的联系,造成的偏倚叫混杂偏倚。

偏倚的控制方法有:①尽可能在社区人群中选择研究对象,保证较好的代表性;②尽可能选择新发病例作为研究对象,减少回忆偏倚的发生;③做好调查员的培训,统一对病例和对照的提问方式和调查技术,尽可能使用量化或等级化的客观指标,由同一调查员调查病例与对照,调查环境尽量一致;④通过配比、限制和分层分析或多因素分析控制混杂偏倚。

四、病例-对照研究的优缺点

病例-对照研究的优点是所需样本量较少,特别适用于罕见病、潜伏期长的疾病的病因学研究。节省人力、物力和时间,易于组织实施。能同时研究多个暴露因素或特征与目标疾病间的关系,可用于探索病因,还可广泛应用于其他健康事件的原因分析。

病例-对照研究的缺点在于属"先果后因"的研究顺序,无法直接判断暴露因素与目标疾病之间的因果关系,因果论证强度较弱。此外,不能计算发病率,只能用 *OR* 估计 *RR* 值。在选择研究对象和获取既往信息时,容易发生选择偏倚和回忆偏倚。

第三节 | 队列研究

一、概述

队列研究，又称定群研究，是根据是否暴露于某特定因素和暴露因素的程度将人群分成不同的亚组，然后随访观察，比较一段时间后各组间结局发生率的差别，从而对暴露因素和结局的关系进行判断的一种观察性研究方法。队列研究属于从因到果的研究，也称前瞻性研究。

1. 队列研究的分类

队列研究有前瞻性、回顾性和双向性队列研究三种。

(1)前瞻性队列研究：根据研究对象现有的暴露情况进行分组，此时研究结局尚未出现，需随访一段时间，获得不同暴露组结局的发生情况。前瞻性队列研究的优点是可直接获取暴露与结局的相关资料，资料的偏倚较小、完整度较高。缺点是人力、物力等花费大，研究周期较长，影响实施的可行性。

(2)回顾性队列研究：根据研究对象过去某个时点的暴露情况对研究对象进行分组，研究结局已存在，无须随访观察，以过去某时点人群的暴露情况分为暴露组与非暴露组，观察现有结局的发生情况。优点是节约时间、人力和物力，资料的收集与分析可在短时间内完成。缺点是因以往资料积累过程中无研究人员监督，可能存在资料不全的情况。

(3)双向性队列研究：是在回顾性队列研究基础上，继续前瞻性地开展队列研究，一般以过去某个时点为研究开始，以当时人群的暴露情况分组，追踪到现在，并从现在继续随访观察到未来某一时间。该方法是前瞻性和回顾性队列研究的结合。

2. 队列研究的特征与用途

队列研究属于观察性研究，需要设立对照组。通常根据研究对象是否暴露于某特定因素对人群进行分组，暴露因素为客观存在，无法对人群进行随机分配。研究开始时各组均未出现研究结局，需随访观察一段时间后才能观察到结局是否出现，是一种由因及果的研究。其检验暴露因素与研究结局的因果推断效能高于病例-对照研究。

队列研究可检验病因假设，评估预防措施的效果，描述疾病自然史以及对新药上市后进行监测。

二、研究设计与步骤

1. 确定研究因素和研究结局

在横断面研究与病例-对照研究的基础上，确定主要暴露因素以及可能影响结局的因素，以进一步验证病因。暴露因素的测量应选择明确、统一的判断标准，可通过访谈、实验室检查和查阅记录进行暴露的评估，并应尽量选择有明确标准、灵敏度和特异度均较高的检测方法。

研究结局是指观察随访过程中出现的事先定义好的某种结局事件，例如发病、存活和死亡等。判定结局的标准通常按国际或国内统一标准执行。

2. 确定研究现场和研究人群

研究对象要求代表性好，可代表目标人群。尽量选择稳定性好、依从性好、配合度高、流动性小且方便开展随访观察的人群。研究现场应选择医疗条件好，交通便利的场所。

研究人群分为暴露人群和非暴露人群（对照人群）。暴露人群是暴露于待研究因素的人群，主要包括一般人群、职业人群、特殊暴露人群以及有组织的群体。非暴露人群应和暴露人群存在可比性，除无待研究的暴露因素外，其他因素应尽可能与暴露组保持一致，如性别、年龄和文化程度等。

3. 确定样本量

一般情况下，对照组的样本量不宜少于暴露组，最好两组的样本量相等。为了防止队列研究中因失访而导致样本含量不足影响研究结果，一般在样本含量基础上可增加10%—15%。

影响队列研究样本含量的因素主要有：非暴露人群或全人群中疾病的发病率（P_0），暴露人群中的发病率（P_1），Ⅰ类错误概率α值（通常α值取0.05）以及Ⅱ类错误概率β（通常β值取0.2，即把握度为0.8）。样本量的确定应根据危险因素在人群中的暴露率、结局事件的发生率和相关统计学检验参数来计算，具体有公式法和查表法，这里主要介绍公式法。

队列研究样本含量估计的公式为：

$$N = \frac{[Z_\alpha \times \sqrt{2 \times \overline{P} \times (1 - \overline{P})} + Z_\beta \times \sqrt{P_1 \times (1 - P_1) + P_0 \times (1 - P_0)}]^2}{(P_1 - P_0)^2}$$

式中，P_1：暴露组的发病率；P_0：非暴露组的发病率；$\overline{P} = (P_1 + P_0)/2$；$Z_\alpha$：$\alpha$的标准正态差，$Z_\beta$：$\beta$的标准正态差。

【例】为研究超重与某疾病间的关系，开展了前瞻性队列研究，已知某疾病在对照人群中发病率(P_0)为4／1000(人·年)，相对危险度(RR)为5.0，α为0.05，β为0.2，求随访一年暴露组与非暴露组各需多少人？(相对危险度的计算公式：$RR = P_1/P_0$)

α为0.05，β为0.2时查表得到Z_α=1.64，Z_β=0.84；

P_0=0.004，则$P_1=P_0 \times RR=0.004 \times 5=0.02$

$\overline{P} = (P_1 + P_0)/2 = (0.02 + 0.04)/2 = 0.03$

代入公式得到：

$$N=\frac{[1.64 \times \sqrt{2 \times 0.03 \times (1-0.03)} + 0.84 \times \sqrt{0.02 \times (1-0.02) + 0.004 \times (1-0.004)}\,]^2}{(0.02-0.004)^2}$$

=111.6(人)

因此，两组各需112人，由于失访等原因，实际观察的样本含量应比估计人数多10%—15%。

4.资料整理和分析

(1)资料整理

队列研究需收集暴露因素与研究结局等资料。事先需要确定暴露的定义，并明确研究结局、观察终点与终止时间。调查人员对暴露因素的测量和研究结局的认定需要统一规定。队列研究资料通常按照表2-2-3-1格式整理。

表2-2-3-1 队列研究资料整理表

	病例	非病例	合计
暴露组	a	b	$a+b$
非暴露组	c	d	$c+d$
合计	$a+c$	$b+d$	$a+b+c+d$

(2)结局指标计算

①人时的计算：人时是观察人数与观察时间的综合指标。人时的单位有“人年”“人月”等。

②率的计算：

a.累积发病率(CI)：若研究对象的样本量充足、人口稳定且资料完整，不管观察时间的长短和疾病发病强度的大小，都可采用观察开始时的人数作为分母，观察期内发病人数作为分子，计算累计发病率。累计发病率的流行病学意义依赖于累计时间长度，其变化范围为0至1。

累积发病率的计算公式为：

$$CI = \frac{\text{观察期内发病(或死亡)人数}}{\text{观察开始时的人口数}}$$

b. 发病密度（*ID*）：若队列研究观察时间比较长，研究对象进入队列时间先后不一。此时，不能以稳定的观察人数作为分母计算率，而代之以观察人时数作为分母来计算。这种带有瞬时频率性质的量，称之为发病密度。

发病密度的计算公式为：

$$ID = \frac{\text{观察期内发病(或死亡)人数}}{\text{观察人时数}}$$

c. 标化死亡比（*SMR*）：标化死亡比是被标化组实际死亡数与预期死亡数之比，用*SMR*表示。$SMR>1$，代表被标化的人群死亡率高于标准组；$SMR<1$，反映被标化的人群死亡率低于标准组。标化死亡比可反映某一人群与标准人群的人口死亡的相对水平。

（3）效应指标的计算

①相对危险度（*RR*）：是暴露组发病率（I_e）与非暴露组发病率（I_0）的比值，计算公式为$RR = I_e/I_0$。它代表暴露组发病（死亡）的危险性为非暴露组的几倍。如*RR*为1.24，说明暴露组发生该事件的危险性为非暴露组的1.24倍。*RR*是反映暴露与发病（死亡）关联强度最直接的指标，具有病因学意义。若*RR*大于1，表示该暴露因素是目标疾病的危险因素；若*RR*等于1，表示该暴露因素与目标疾病无关联；*RR*小于1，说明该暴露因素是疾病的保护因素。

②归因危险度（*AR*）：是暴露组发病率与非暴露组发病率之差，其计算公式为$AR = I_e - I_0$或$AR = I_0(RR - 1)$。它表明完全由暴露于某因素所致的发病（或死亡）率。该指标具有疾病预防和公共卫生学意义。

③归因危险度百分比（*AR%*）：排除未知因素作用后，暴露组中完全由暴露引起的发病率（$I_1 - I_0$）占暴露组发病率（I_1）的百分比，即暴露人群中完全由暴露所致的目标疾病的发病比例。一般用于评估暴露因素对目标疾病发生的作用大小。

④人群归因危险度百分比（*PAR%*）：是指人群中由于暴露因素所致的目标疾病的发病率占人群发病率的百分比，可用于制定疾病预防策略或健康宣教。

三、常见偏倚与控制

队列研究主要存在选择偏倚、信息偏倚和混杂偏倚。

1. 选择偏倚

因资料不全或受试者拒绝参加研究而造成选择偏倚。此外，失访偏倚也是常见的一种选择偏倚，研究过程由于选定的研究对象移居外地、死于其他原因或不愿意参加该研究等。

2. 信息偏倚

主要有测量偏倚和调查员偏倚。由于使用的仪器和器械未校准，操作员技术不熟练，或诊断标准定义不明确等都可能造成结果的系统误差。调查员在实施调查时由于询问方法或技巧存在问题，或者记录错误等也会造成偏倚。

3. 混杂偏倚

同病例–对照研究一样，队列研究中也存在混杂偏倚。混杂因子是疾病的一个影响因素，又与所研究的因素有联系，它在暴露组和非暴露组中分布不均衡则可能导致研究结果被歪曲。性别和年龄是最常见的混杂因素。

4. 控制偏倚的方法

①尽可能提高研究对象的应答率和依从性；②对设备仪器校准，选择准确的测量方法操作；③对调查员进行统一、规范的培训；④严格按规定标准选择研究对象，在研究设计阶段对研究对象进行限制，或采用匹配的方法，保证两组在某些重要特征上的一致性；⑤通过标准化、分层分析或多因素分析等方法来控制混杂偏倚的影响。

四、队列研究的优缺点

队列研究的优点有：①可以观察到由暴露导致的结果发生，符合因果推断的时间顺序，验证病因假说的能力强；②可获得暴露组与对照组的发病率（病死率），计算*RR*、*AR*等反映疾病危险强度的指标，直接估计暴露因素与研究结局的关联程度；③队列研究的结果由观察得来，没有施加人为干预，研究结果更符合实际；④有利于分析疾病的自然史，以及获得暴露因素与多种目标疾病的关系。

队列研究的缺点为：①不适用于发病率低的疾病，发病率低的疾病需要的样本含量很大，难以实现；②前瞻性研究的随访观察时间较长，研究对象易失访，造成失访偏倚；③长期随访可能发生暴露组人群改变其生活习惯或行为方式，如原有的吸烟者戒烟了，造成结局受到影响，从而引起偏倚；④花费的人力、物力和财力较多，前瞻性队列研究花费时间较长，研究成本较高。

第四节 随机对照试验

一、概述

随机对照试验(RCT)是评估医学干预措施效果的实验性研究,常常是治疗性研究首选的设计类型。它是将研究对象随机分为干预组和对照组,分别采用不同的处理方法,经一定时间后分析和比较临床结局在两组间的差异。RCT研究设立对照组,实施盲法,能最大限度地减小受试对象选择及分配所带来的偏倚,从而提高可比性,保证了结果的真实性。RCT是国际公认的临床疗效评价的金标准方法,也是当前评估医学干预效果最严谨、最可靠的方法。不同循证医学证据质量划分方法中设计良好的RCT均位于证据质量的最高等级,是指南中主要推荐的证据。

二、特点

RCT是前瞻性、干预性、随机化和设立对照的研究,通过随机化将受试者随机分为试验组和对照组,并对两组研究对象施加相应的干预措施,前瞻性随访一定时间后观察干预的效果。RCT必须设立对照组,才能比较试验干预措施是否有效及作用大小。RCT也必须随机化分组,才能保证实验开始前两组在各方面均衡可比。此外,RCT的研究对象要具有同质性,即来自同一个总体,通过一致的诊断和纳入排除标准人选。

三、设计基本要素

1.研究对象

RCT对研究对象要求有统一的诊断标准、纳入标准和排除标准,以及病例的剔除、脱落及终止试验的标准。这样可以保证研究对象具有同质性,同时保证试验组和对照组之间基线可比。此外,在选择研究对象时,还需要受试者对处理因素敏感,有比较稳定的反应性。

2.随机化分组与分组隐匿

随机化分组是指采用随机的方式,使每个受试对象均有同等的机会被抽取进入到试验组或对照组。通过随机化分组,使可能影响试验结果的干扰因素在组间分配均衡,具备良好的可比性。“随机”不等于“随便”或“随意”,常通过随机数字表或计算机软件产生的随机数字来实施随机化。简单随机、区组随机和分层随机是目前最常用的随机分组方法。

分组隐匿，又称随机分配隐藏，指患者和研究者不清楚分组的情况，随机具有隐蔽性。在临床试验中，研究者可能根据自己的主观意愿筛选患者，患者也可能自由选择是否入组，从而导致选择性偏倚。因此，需要对随机方案进行隐匿保密。

3.设立对照

设立对照的目的是为了控制各种混杂因素，消除和减小实验误差，便于比较处理因素与非处理因素的差异，提高研究结果的真实性和可靠性。另外，对照组与试验组在整个研究进程中应保持时间和空间的一致性，即在相同的环境和时期内开展。对照的种类有很多，可根据研究目的和内容进行选择。常见的对照有以下几种：

(1)空白对照：即不实施任何干预措施的对照，多用于动物实验和实验室研究方法。该种对照虽简单易行，但在以人为受试对象的研究中涉及伦理问题，因此较少用于临床疗效研究。

(2)标准对照：用常规或现行最好的方法作为对照。在评价某新药的疗效时，为不延误患者的治疗，对于急性病、危重病等，往往采用已知公认的、疗效较好且稳定的同类药物作为标准对照。

(3)安慰剂对照：采用一种无药理性质且不含实验药物有效成分，但外观、口味等方面与实验药一致的物质(即安慰剂)作为对照。安慰剂的使用可以防止研究者和受试对象由于心理因素产生的偏倚，还可以消除疾病自然进程的影响，验证药物的真正作用。

(4)历史对照：又称回顾对照、文献对照或潜在对照。历史对照是以过去的疗法为对照组，以现在的新疗法为试验组。

(5)自身对照：是在同一受试对象的不同时间、不同部位或对称部位、不同器官采取不同处理措施的对照。

4.盲法的实施

整个研究过程中，可能由于研究人员和研究对象的主观原因而导致选择偏倚或信息偏倚。盲法是避免偏倚的最佳办法之一。它使研究者或研究对象不明确干预措施的分配，让研究结果更加真实、可靠。常用的盲法包括单盲、双盲和三盲。单盲是指仅研究对象不知道分组情况但研究者知道的方法；双盲是指研究者和研究对象均不知道每个对象被分配到哪一组；三盲是指不仅研究者和研究对象不了解分组情况，资料收集和分析者也同样不清楚分组情况的方法。开放试验是指未使用盲法的RCT，主要用于有客观评价指标但无法实施盲法的试验。

5. 干预措施

干预措施可以有很多种，如预防措施、治疗药物和手术方法等，但均需要事先设计好具体的干预措施，在试验组和对照组同步开展，保证试验的周期和环境一致。

6. 确定结局变量与效应指标

结局是指观察中将出现的预期事件，包括中间结局（如体重下降、腰围变小）和终点结局（治愈或去世）。RCT 的“结局”通常指干预措施实施一段时间后测量的生理生化指标或发生的临床事件（如痊愈或恶化）。效应指标的选择应根据研究目的，选择对说明实验结论最有意义的客观指标，通常可以是临床相关的结局指标（如生存和死亡、症状和体征等），也可是实验室或影像学的指标，以及安全性指标等。研究中对于结局变量的测量方法、测量时间及测量标准均应在研究实施前明确，以保证试验结果可靠。效应指标的选择应注意以下几点：①关联性，指效应指标与研究目的有本质联系；②客观性，应尽量选用客观性强的指标；③灵敏性，尽量选用灵敏度高的指标。

四、资料分析

作为前瞻性研究，RCT 常存在失访的情况。不同的失访率对研究结果的影响不同，目前被广泛应用的估计失访影响大小的方法是意向治疗分析。意向治疗分析（ITT）是指所有受试者被随机分配至 RCT 中的任一组后，不管最终是否接受了治疗方案，都按照最初随机分配的结果进行分析。ITT 的目的是避免选择偏倚，确保组间的可比性，若分析时排除退出和失访的病例，只对资料完整者进行分析，则会破坏组间的均衡性。

例如，在下图的随机干预分组中，试验结束后可根据完成情况分为①、②、③、④四组。ITT 是将干预 A 组与干预 B 组的全员保留在原组进行比较，即① + ②组与③ + ④组进行比较。除了 ITT 外，还有其他两种常见的分析方法，即效力分析和接受治疗分析。效力分析，又称依从者分析，是指仅对完成治疗方案的研究对象进行分析，即仅比较②组与④组，分析时不纳入①组和③组。接受治疗分析是根据受试者接受的治疗情况进行分组分析，即① + ④组与② + ③组进行比较。三种方法根据分析目的各有所用，但在实际工作中用于评价试验的真实性时，ITT 为最有效的方法。

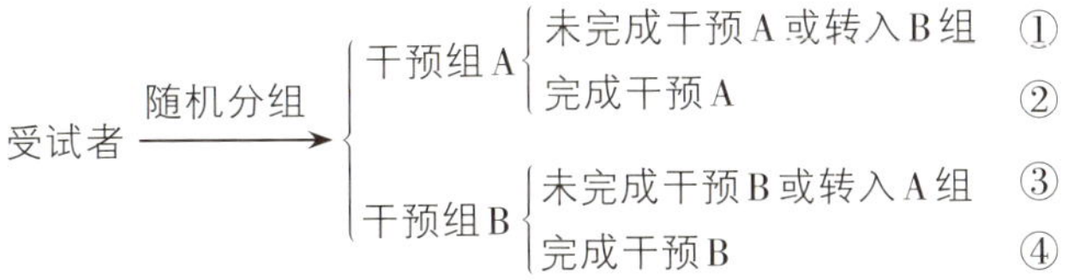

图 2-2-4-1　随机干预分组

五、优缺点

1. 优点

RCT采用随机、对照和盲法，可有效防止选择偏倚和混杂偏倚，组间可比性好，使结果更加真实可靠。RCT的设计特点保证其研究质量较高，验证能力较强，证据等级较高。高质量的RCT可成为系统评价的可靠资源，其证据等级在原始研究中是最高的。

2. 缺点

RCT所需要的人力、财力和时间较多，研究周期长，实施有一定的难度。有严格的纳入标准和排除标准筛选，导致研究结果的代表性和外推受到一定的局限。存在由于安慰剂应用不恰当或者对照组措施选择不当等导致医德或伦理方面出问题的风险。应用范围受限，不是所有的医学研究问题都适用。

第五节 | 诊断性试验

一、概述

在临床工作中,临床医生需根据就诊病人的临床症状、体征、实验室化验和影像学检查结果等资料,对疾病做出临床诊断。如若前来就诊的病人确实患有某种疾病,所用诊断方法能正确诊断出的可能性有多大?如若前来就诊的病人确实未患某种疾病,所用诊断方法能正确排除的可能性有多大?为了解决这些问题,我们需要进行诊断试验的评价。掌握科学的研究、评价、诊断、试验的方法不但能提高临床诊断的效率和水平,对疾病准确、合理的临床治疗也提供了有力的依据。诊断试验是指评价某种疾病诊断方法的临床试验,主要用于诊断疾病、筛选无症状的病人、判断疾病的严重程度、估计疾病临床过程及预后以及判断治疗效果等。

二、设计流程

(一)明确研究问题

诊断试验的问题来源于临床实际工作中。选题时注意尽量选择建立或改进常见病或重大疾病的诊断方法,诊断方法简捷且特异性高,注重实验诊断与临床相结合,重点解决临床实验诊断中的难题。

(二)确定金标准

要评价、研究某种新的诊断方法对疾病的诊断价值时,需同标准诊断方法(金标准)进行比较。金标准是某种疾病公认、可靠的诊断方法,能够正确判断是否患病。常用的金标准包括病原学诊断、病理学诊断和影像学检查等。如诊断肺结核的金标准是在患者的痰液中或病灶部位发现结核分枝杆菌,小细胞肺癌诊断的金标准是纤维支气管镜活检。用金标准筛选研究对象,是正确评价新的诊断试验的前提,是保证科研质量的关键。如果金标准选择不当会导致受试者疾病状态诊断错误,使试验失去标准可靠的参照,因此要谨慎选择金标准。

(三)研究对象

诊断试验的研究对象包括经金标准确诊为某疾病的试验组和经金标准证实未患该疾病的对照组(明确无本病的患者或正常人)。研究对象为同一时期进入研究的连续病例或按照比例抽取的样本。

诊断试验最主要的价值是识别临床表现相似人群中的目标疾病患者。诊断性研究的病例选择应该包括轻、中、重型临床病例、有或无并发症者等类型的病例。还应包括与目标疾病患者具有相似症状且容易混淆的其他疾病患者。为了保证足够的代表性,应将上述患者均纳入研究。诊断研究的目的是区别目标疾病人群和其他易混淆疾病的患者。因此,临床诊断性研究通常不选用正常人作为对照组,因为正常人一般不难与患者区别。

(四)估算样本量

过大或过小的样本量均会影响研究结果的准确性,因此样本量的估算是诊断性研究设计的重要问题。过大的样本量会浪费人力、财力和时间。过小的样本量容易出现假阴性结果,使结果不可靠并导致诊断指标不稳定,没有统计学意义。一般,诊断试验的敏感度和特异度会随着样本含量的增加而增加。因此,可以根据诊断试验的敏感度和特异度按统计学中相关的计算方法估算样本量。

样本量的大小与以下参数有关:①显著性水平α,通常取0.05;②检验效能$1-\beta$,β通常取0.1或0.2;③容许误差δ,δ值越小,所需样本含量越大,δ通常取0.05—0.10;④准确性指标的水平,分别用灵敏度和特异度的估计算法计算试验组和对照组的样本含量。

三、评价指标

将研究对象按照金标准诊断为“有病”或“无病”,诊断试验的结果为“阳性”或“阴性”,绘制如下四格表(见表2-2-5-1)。

表2-2-5-1 诊断试验的资料整理表

诊断试验	金标准诊断		合计
	有病	无病	
阳性	真阳性(A)	假阳性(B)	$A+B$
阴性	假阴性(C)	真阴性(D)	$C+D$
合计	$A+C$	$B+D$	$A+B+C+D$

1.真实性

(1)灵敏度(Se):又称真阳性率(TPR),是该标准诊断将“有病”正确判断为“阳性”的百分比,反映诊断试验找到患者的能力。灵敏度越高,漏诊率越小。

计算公式为:$Se=\dfrac{A}{A+C}\times 100\%$

(2)漏诊率(β):又称假阴性率(FNR),反映了诊断试验漏诊病人的情况。

计算公式为：$\beta=\frac{C}{A+C}\times100\%$

(3)特异度(Sp)：又称真阴性率(TNR)，该标准诊断将“无病”正确判断为“阴性”的百分比，反映诊断试验确认非患者的能力。特异性越高，误诊率越小。

计算公式为：$Sp=\frac{D}{B+D}\times100\%$

(4)误诊率(α)：又称假阳性率(FPR)，指由金标准确诊为无病的对照组内，检测出阳性病例数的比率(%)，即将实际无病者诊断为患者的百分比。

计算公式为：$\alpha=\frac{B}{B+D}\times100\%$

2.准确度

准确度(AC)，又称符合率，指诊断试验发现的真阳性、真阴性的例数相加占试验参与的总人数的百分比，反映了诊断试验的敏感性和特异性。一般来说，敏感性和特异性越高，准确性就越高。

计算公式为：$AC=\frac{A+D}{A+B+C+D}\times100\%$

3.预测值

(1)阳性预测值($PV+$)：指诊断试验结果阳性的患者中，真正患病的例数所占的比例。阳性预测值越高，诊断试验越好。

计算公式为：$PV+=\frac{A}{A+B}\times100\%$

(2)阴性预测值($PV-$)：指诊断试验结果阴性的非患者中，真正未患病的例数所占的比例。阴性预测值越高，诊断试验越好。

计算公式为：$PV-=\frac{D}{C+D}\times100\%$

4.似然比

(1)阳性似然比(PLR)指临床诊断试验正确判断阳性的可能性是错误判断阳性的可能性的多少倍，即阳性时患病与未患病机会的比值。比值越大，该诊断方法越好。

计算公式为：$PLR=\frac{Se}{1-Sp}\times100\%$

(2)阴性似然比(NLR)：指临床诊断试验错误判断阴性的可能性是正确判断阴性的可能性的多少倍，即阴性时不患病与患病机会的比值。比值越小，该诊断方法越好。

计算公式为：$NLR=\frac{1-Se}{Sp}\times100\%$

5. 约登指数

约登指数（YI）：又称正确指数，指诊断试验正确判定患者和非患者的能力之和，同时考虑了灵敏度与特异度，取值范围在 -1—1 之间。约登指数越大，该诊断试验的诊断值越高，真实性越好。

计算公式为：$YI = Se + Sp - 1$

6.ROC 曲线和 ROC 曲线下面积

受试者工作征曲线（ROC），是反映敏感性和特异性连续变量的综合指标，用构图法揭示敏感性和特异性的相互关系。它通过将连续变量设定出多个不同的临界值，以假阳性率和真阳性率为横、纵坐标绘制的连续曲线。在 ROC 曲线上，最靠近坐标图左上方的点为正常与异常的临界点，其敏感性和特异性最高，误诊率和漏诊率之和最小。

ROC 曲线下面积（AUC）取值范围在 0.5—1.0，反映诊断试验的准确性，ROC 曲线左上偏越多，曲线下面积即 AUC 越大，说明该诊断试验的准确性越高。AUC 接近于 1.0 时的准确性最高，AUC 等于 0.5 时，准确性最低，无应用价值。此外，多个独立诊断试验的准确性比较可采用 ROC 曲线和 AUC。

四、提高诊断试验效率的方法

1. 高危人群策略

灵敏度、特异度及待诊疾病患病率是影响预测值大小的主要因素，但当灵敏度和特异度一定时，主要受患病率影响。疾病在某些年龄、性别、种族等主要危险因素暴露特征人群中有较高的患病率，选择这些患病率高的高危人群，可提高阳性预测值，从而提升诊断试验的效率。

2. 采用联合试验

为了提高诊断试验的灵敏度和特异度，根据研究目的和实际需要，可选择用多项诊断试验检查同一对象，即联合诊断试验。联合试验主要包括并联试验和串联试验。

并联试验，又称平行试验，即受试者同时做多个相同试验目的检测，其中任一试验结果为阳性，即判为“患病”。并联试验漏诊率低，灵敏度高，但升高了假阳性率，使特异度降低，容易出现误诊。串联试验，又称系列试验，即设计一组诊断试验按一定的顺序相连，只有当所有试验结果均为阳性时，才判断患者为病人。只要有一个试验为阴性，则直接判断该患者为非病人。系列试验使特异度增加，但灵敏度降低，漏诊率增加。使用串联试验可以提高几种特异度均较低的诊断方法的特异度，从而减少误诊率。

第三章

研究设计中的统计学问题

本章提要

统计学不仅仅用于资料的收集整理和分析，在研究设计阶段也需要应用统计学的知识，让试验或调查结果能够科学地回答所研究的问题。本章将介绍统计学中的几个基本概念，统计分析中常见的统计描述和统计推断方法，以及常见的样本量估算方法。

医学统计学是运用数理统计学的原理和方法，结合医学理论与知识，对研究内容进行搜集、整理和分析，以掌握事物的内在客观规律。统计学不仅仅用于资料的收集整理和分析过程，在研究设计阶段也需要应用统计学的知识，让试验或调查结果能够科学地回答所研究的问题。一个好的设计可以用较少的人力、物力和时间，获得更加可靠的结论。因此，研究设计时需要了解统计学的基本概念，例如总体和样本、同质和变异的关系，以便正确地选择研究对象和开展抽样。此外，设计时还需要明确拟收集的分析指标及其类型，如何对指标进行统计描述，以及预期拟采用的统计推断方法。统计描述和统计推断方法属于统计分析的内容，了解该部分知识将有助于更加科学地做好研究设计，为研究开始后的数据分析打好基础。最后，研究中拟选用多少的样本量，也需要用统计学的方法来事先估算，避免样本量不足。

第一节 | 统计学中的几个基本概念

一、总体与样本

总体是指拟调查或统计某一现象或事物的全部数据的集合。例如调查某地2020年10岁正常男童身高，观察对象为该地2020年全体10岁正常男童，观察单位为每个男童，观察值为身高，该地2020年全体10岁正常男童的身高就构成一个总体，但在医学研究中要获得总体比较困难，实际中常常用样本来估计总体。总体中抽取部分观察单位的观测值的集合称为样本。如上例，某地2020年全体10岁正常男童的身高构成一个总体，我们从中随机抽取200名男童，进行身高测量，就组成了样本。这种根据样本信息推断总体的研究叫作抽样研究，抽取的观察单位数就是样本含量。样本的代表性、抽样方法和推断方法都是样本信息推断总体特征的关键。

二、同质与变异

同质是指观察单位或研究个体间要观察或研究的性质、特征等相同或非常相近。观察单位间的同质性是构成总体的必备条件，也是进行研究的基本前提。同质个体间各种指标存在差异，这种差异称为变异。例如，同年龄、同性别的小学生具有同质性，但他们的身高、体重等各种指标又存在差异。同一批高血压患者，使用相同的治疗方法，这是同质的，结局疗效又不相同，这是变异。同质是相对的，变异是绝对的。统计学就是在同质的基础上，分析研究个体的变异情况，从而揭示事物内在的本质和规律。

三、参数与统计量

总体的某些数值特征称为参数，通常用希腊字母表示，例如总体均数μ，总体标准差σ，总体概率π等。但一般情况下，参数不易获得，需要通过抽样调查获得的样本来估计参数。这些用来估计参数的样本观察值称为样本统计量，通常采用拉丁字母表示，如$\bar{x}$、S、p，分别表示样本均数、样本标准差和样本概率。我们要获得某地2020年9岁正常男童的身高，该地2020年所有9岁正常男童的身高值便为总体，其均数、标准差就是总体参数。由于总体参数难以获得，我们从中随机抽取200名男童，得到这200名男童的身高值，即为样本，其均数、标准差也就是统计量。要注意的是，样本具有良好的总体代表性时，才能用样本统计量估计总体参数。

四、变量的类型

变量指研究中观察单位的某种特质或属性，变量的观测值即变量值。统计分析中非常重要的一步是识别变量的类型，要根据变量的不同类型选择恰当的统计分析方法。统计描述时，首先需要明确数据属于哪一种类型的变量。变量通常分为以下两种类型：

1.定量变量：又称计量变量，具有数值的特征，如空腹血糖、总胆固醇、腰围、体重和家庭人口数等。定量变量又分为连续变量和离散变量。大多数的数值变量为连续变量，如血压、血糖、红细胞数等。一些只能用自然数或整数单位统计的计量变量称为离散变量，如家庭人口数、公司员工人数、医院病床数等。

2.定性变量：也称作计数变量或分类变量，具有性质上的差异，表现为不同的属性或类别，如血型、职业、学历、是否死亡等。定性变量又可分为有序和无序分类变量两类。有序分类变量又称等级变量，其在变量类别的层级、大小上存在次序差异，例如治疗效果、学历等。无序分类变量在变量的类别或属性上没有顺序或程度上的差异，如性别、血型和职业等。

第二节 | 统计分析中的统计描述

统计分析含统计描述和统计推断。统计描述是统计分析中的第一步,是开展统计推断的基础。它将收集到的数据进行整理、概括和浓缩,用具有代表性的统计指标和恰当的统计图表来反映整个原始数据或资料的特征或规律。不同类型资料的统计描述方法不一样,下面分别介绍计量资料和计数资料的统计描述。

一、计量资料的统计描述

计量资料或定量资料,可以通过频数分布表和直方图反映数据分布的整体形态,用具体的统计指标来描述数据的集中趋势和变异程度。

(一)频数分布表与频数分布图

1. 频数分布表

为了解数据的分布范围、集中位置和分布形态等特征,可以编制频数分布表来描述。下面以连续变量为例,介绍频数分布表制作的基本步骤。

【例】采用抽样调查测量了2020年某地120名10岁男孩的肺活量(L),调查结果如下(见表2-3-2-1),请制作频数分布表。

表2-3-2-1 2020年某地120名10岁男孩肺活量(L)

1.706	1.326	1.632	1.876	2.161	1.684	1.533	1.175	1.867	1.676
2.091	1.847	1.213	1.277	0.989	2.235	1.665	1.289	1.724	1.548
1.608	1.890	1.733	1.796	1.203	1.736	1.450	1.633	1.555	1.352
1.832	1.444	1.737	1.459	1.450	1.782	1.555	1.634	1.508	2.343
1.509	1.745	1.953	1.744	1.695	1.707	1.901	1.825	1.597	2.338
1.708	1.711	1.856	1.644	1.716	1.978	1.534	1.900	1.595	1.646
1.905	1.610	1.614	1.422	2.301	2.127	1.348	1.317	1.062	1.830
1.980	1.570	1.495	1.864	2.170	2.000	1.705	1.863	1.424	2.022
2.068	1.576	1.833	1.659	2.212	1.399	2.128	1.543	1.562	1.382
1.291	1.796	1.647	1.415	1.873	0.996	1.936	1.526	1.424	1.589
1.670	1.056	1.969	1.481	2.406	2.123	1.988	1.512	1.030	1.886
1.930	1.725	1.374	1.654	1.663	1.438	1.645	1.214	1.184	1.735

频数分布表的制作包括以下四个步骤:

(1)求极差(R):极差又称全距,是变量的最大值与最小值之差。本例中R=2.406-0.989=1.417(L)。

（2）确定组段和组局："组段"数通过样本含量和极差大小来确定。组段数一般取10—15组，组距=极差/组段数。在本例中，组距 i=1.417/11≈1.30（L）。

（3）根据组段和组距，确定各组段的上下限。注意起始段和最后组段应包含全部变量的最小值与最大值。

（4）统计各组段频数，制作频数分布表（见表2-3-2-2）。

表2-3-2-2 2020年某地120名10岁男孩肺活量（L）频数分布

组段(1)	频数(f)(2)	频率(%)(3)	累计频数(4)	累计频率(%)(5)
0.980—	5	4.17	5	4.17
1.110—	5	4.17	10	8.33
1.240—	7	5.83	17	14.17
1.370—	14	11.67	31	25.83
1.500—	19	15.83	50	41.67
1.630—	29	24.17	79	65.83
1.760—	15	12.50	94	78.33
1.890—	12	10.00	106	88.33
2.020—	6	5.00	112	93.33
2.150—	4	3.33	116	96.67
2.280—2.410	4	3.33	120	100.00
合计	120	100.00	–	–

2. 直方图

用图形方法表示频数分布信息，与频数表互为补充。根据上例，以各组段肺活量（L）为横坐标，频数 f 为纵坐标，制作直方图（见图2-3-2-1）。

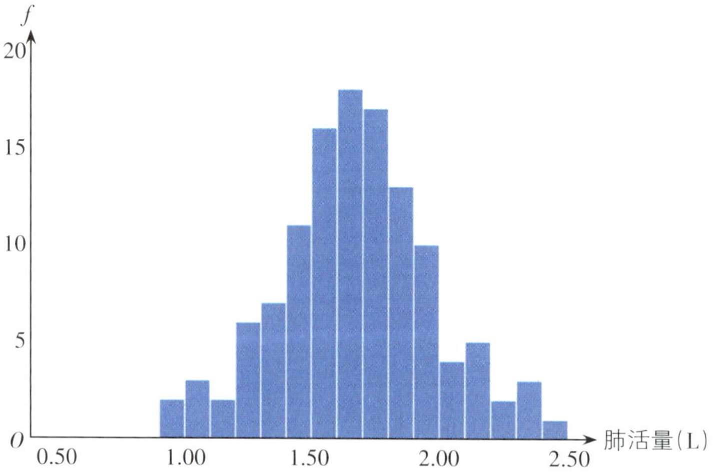

图2-3-2-1　2020年某地120名10岁男孩肺活量（L）的直方图

(二)描述集中趋势的统计指标

集中趋势是指大多数观测值所在的中心位置或平均水平,描述指标有算数均数、几何均数和中位数等。

1.算术均数

用于描述一组同质定量资料的平均水平。用于单峰对称分布的资料,尤其是服从正态或近似正态分布的定量资料适用。常用希腊字母μ表示总体均数,拉丁字母$\overline{X}$表示样本均数。算术均数的计算方法包括直接法与加权法。

(1)直接法

计算公式为:$\overline{X}=\frac{x_1+x_2+\cdots+x_n}{n}=\frac{\sum x}{n}$

其中,$x_1,x_2,\cdots,x_n$为所有变量值,n为样本量。

【例】某医院2020年10位晚期肺癌患者红细胞计数(10^{12}/L)分别为4.22,6.38,2.14,3.47,2.31,3.99,5.32,3.40,3.56,2.78。试求这10位晚期肺癌患者红细胞计数的算术均数。

$$\overline{X}=\frac{4.22+6.38+2.14+3.47+2.31+3.99+5.32+3.40+3.56+2.78}{10}=3.757(10^{12}/L)$$

(2)加权法

计算公式为:$\overline{X}=\frac{f_1x_1+f_2x_2+\cdots+f_kx_k}{f_1+f_2+\cdots+f_k}=\frac{\sum fx}{\sum f}$

$f_1,f_2,\cdots,f_k$和$x_1,x_2,\cdots,x_k$为各组段的频数与组中值,k为频数表的组段数。

【例】表2-3-2-3是2020年120名18—40岁成年男子肺活量(L)的频数分布情况。请用加权法近似计算算术均数。

表2-3-2-3 2020年120名18—40岁成年男子肺活量(L)的频数分布

组段(岁)	组中值(X_0)	频数(f)	$f\times X_0$
(1)	(2)	(3)	(4)=(2)×(3)
6—11	9	8	72
12—17	15	40	600
18—23	21	57	1197
24—29	27	13	351
30—40	33	2	66
合计	-	120	2286

由表2-3-2-3可得:

$$\overline{X}=\frac{9\times 8+15\times 40+\cdots+33\times 2}{8+40+\cdots+2}=19.05$$

2.几何均数

适用于呈偏态分布，但数据经过对数变换后呈正态分布的资料。对于观察值之间呈倍数或近似倍数变化的资料，如淋巴细胞计数、结肠细菌数等也适用，常用G表示。几何均数的计算方法包括直接法与加权法。

(1)直接法

$$G=\sqrt[n]{x_1x_2\cdots x_n}\text{ 或 }G=\lg^{-1}\left(\frac{\lg x_1+\lg x_2+\cdots+\lg x_n}{n}\right)=\lg^{-1}\left(\frac{\sum\lg x}{n}\right)$$

【例】某医院7名慢性肝炎患者的抗体滴度为1:16，1:32，1:32，1:64，1:64，1:128，1:512，求该组数据的几何均数。

$$G=\sqrt[7]{16\times32\times32\times64\times64\times128\times512}=64\text{ 或}$$

$$G=\lg^{-1}\left(\frac{\lg16+\lg32+\cdots+\lg512}{7}\right)=\lg^{-1}1.8062=64$$

(2)加权法

$$G=\lg^{-1}\left(\frac{f_1\lg x_1+f_2\lg x_2+\cdots+f_k\lg x_k}{f_1+f_2+\cdots+f_k}\right)=\lg^{-1}\left(\frac{\sum f\lg x}{\sum f}\right)$$

【例】某医院75名儿童的抗体滴度数据如表2-3-2-4所示，求这75名儿童的平均抗体滴度。

表2-3-2-4 75名儿童的平均抗体滴度的几何均数计算

抗体滴度	滴度倒数x	$\lg x$	频数f	$f\lg x$
1:4	4	0.6021	4	2.4084
1:8	8	0.9031	9	8.1279
1:16	16	1.2041	21	25.2861
1:32	32	1.5051	20	30.1020
1:64	64	1.8062	12	21.6744
1:128	128	2.1072	5	10.5360
1:256	256	2.4082	4	9.6328
合计	—	—	75	107.7676

$$G=\lg^{-1}\left(\frac{107.7676}{75}\right)=27.34647\approx27$$

因此，该医院75名儿童的平均抗体滴度约为1:27。

3.中位数

指将一组观察值按顺序排列后位次居中的数值，适用于偏态分布资料以及频数分布的一端或两端无确切数据的资料。中位数不受极端值的影响，用P_{50}或M表示。实际工作中主要用于不对称分布类型的资料、两端无确切值或分布不明确的资料，如乳腺癌患者的术后生存质量评分、类风湿性关节炎患者的血沉平均水平等。中位数的计算方法包括直接法与频数表法。

（1）直接法

n 为奇数时，$M = X(\frac{n+1}{2})$

n 为偶数时，$M = [X_{(\frac{n}{2})} + X_{(\frac{n}{2}+1)}]/2$

【例】某地区9位成年男子身高（cm）分别为173，176，169，170，180，166，177，181，174，这组数据的中位数是多少？

先将上述数据按照从小到大排列：166，169，170，173，174，176，177，180，181，N=9，为奇数，中位数为第5位，M=174（cm）

（2）频数表法

$$M = L_M + \frac{i}{f_M}(n \times 50\% - \sum f_L)$$

L_M 是拟求中位数所在组段下限，i 为组距，f_M 为该组段内频数，n 为总频数，f_L 为小于当前组段累计频数。

【例】对219名肺癌患者进行康复期生存质量的调查，其生存质量评分结果见表2-3-2-5，请计算肺癌患者的生存质量中位数。

表2-3-2-5 219名肺癌患者康复期生存质量评分表

评分	频数	累计频数	累计频率（%）
0—	2	2	0.91
30—	2	4	1.83
40—	3	7	3.20
50—	11	18	8.22
60—	30	48	21.92
70—	63	111	50.68
80—	60	171	78.08
90—100	48	219	100.00

计算肺癌患者的康复期生存质量评分的中位数为：

$$M = L_M + \frac{i}{f_M}(n \times 50\% - \sum f_L) = 70 + \frac{10}{63}(219 \times 50\% - 48) = 79.76(\text{分})$$

（三）描述变异程度的统计指标

数据中个体值之间的差异称为变异。描述一组同质观察值的变异程度，通常采用极差、四分位数间距、方差、标准差和变异系数等指标。

1.极差与四分位数间距

极差：又称范围误差或全距，即数据中最大值和最小值的差，用符号R表示。极差大，说明变异程度大，反之说明变异程度小。极差适用于描述单峰对称分布小样本资料的变异程度或初步了解资料的变异程度。极差只考虑了最大值与最小值的差异，不能反映组内其他观察值的变异程度。

四分位数间距：是通过P_{25}，P_{50}，P_{75}这三个点将所有的观察值平均分作四个部分。其中P_{25}、P_{75}位置上的值即为四分位数（Q），P_{25}和P_{75}分别用Q_L、Q_U表示，称为下、上四分位数。P_{75}和P_{25}的差值为四分位数间距，即Q_U-Q_L。常用于描述偏态分布资料、两端无确切值或分布不明确资料的离散程度。四分位数间距较极差稳定，但仍未考虑全部观察值的变异度。

计算公式为：$M = L_M + \frac{i}{f_M}(n \times x\% - \sum f_L)$

【例】求表2-3-2-5中219例肺癌患者康复期生存质量评分的四分位数间距。

$$P_{25} = 70 + \frac{10}{63}(219 \times 25\% - 48) = 71.070(\text{分})$$

$$P_{75} = 80 + \frac{10}{60}(219 \times 75\% - 111) = 88.875(\text{分})$$

$$Q_U - Q_L = P_{75} - P_{25} = 88.875 - 71.070 = 17.805(\text{分})$$

2.方差与标准差

方差的单位是样本数据单位的平方，在实际工作中使用不方便，通常将方差开平方即得到标准差。总体标准差用σ表示，样本标准差用S表示。适用于正态或近似正态分布的数据，常与均数搭配进行描述。

计算公式如下：

总体标准差$\sigma = \sqrt{\frac{\sum(X-\mu)^2}{N}}$，

样本标准差$S = \sqrt{\frac{\sum(X-\overline{X})^2}{n-1}}$

在实际应用中，总体均数μ与总体样本量通常是未知的，因此在抽样调查中，一般用样本均数$\overline{X}$代替总体均数μ。由于抽样误差的存在，英国统计学家Gosset建议用$n-1$

代替 n 来计算样本标准差 S，可以减小抽样误差带来的影响。

【例】试求甲、乙两组数据的标准差。

甲组：56，47，60，55，57。

乙组：52，59，62，49，66。

$$S_{甲} = \sqrt{\frac{(56-55)^2+(47-55)^2+\cdots+(57-55)^2}{5-1}} = 4.85$$

$$S_{乙} = \sqrt{\frac{(52-57.6)^2+(59-57.6)^2+\cdots+(66-57.6)^2}{5-1}} = 7.02$$

3. 变异系数（CV）

主要用于比较测量量纲不同资料的离散程度，以及比较均数相差悬殊的几组资料的离散程度。

计算公式：

$$CV = \frac{S}{\overline{X}} \times 100\%$$

【例】某山区 12 岁男孩平均身高 133.23cm，其标准差为 4.87cm，体重 29.24kg，其标准差为 2.39kg。试求某山区 12 岁男孩身高与体重的变异系数。

$$CV_{体重} = \frac{4.87}{133.23} = 3.66\%$$

$$CV_{身高} = \frac{2.39}{29.24} = 8.17\%$$

可见，该山区 12 岁男孩的身高变异程度大于体重的变异程度。

二、计数资料的统计描述

医学研究中，如性别、血型、民族等资料类型属于分类变量资料，又称为计数变量资料，常用相对数指标来描述计数变量资料的特征。相对数的常用指标主要有率、构成比和相对比等。

（一）常用的相对数指标

1. 率：指在一定时间或空间中某事件实际发生例数与可能发生的总数的比值。根据观察单位总数是否存在时间因素，将率分为频率和速率两种。频率的实质是比例，其取值在 0—1 之间。常见的频率指标有发病率、患病率、出生率、病死率和治愈率等。

$$频率 = \frac{同时期实际发生某现象的观察单位数}{某时期可能发生某现象的观察单位总数} \times k$$

上式中的k是比例基数，如100%、1000‰、100000/10万等。

速率是带有时间因素的频率，通常表达某现象在单位时间内的发生频率，又称发病密度，如肿瘤患者的5年生存率、年(季度)发病率等。

$$速率 = \frac{观察时段内某现象的发生数}{可能发生某现象的观察人时数} \times k$$

2. 构成比：指各组成部分在总体中所占的比重或分布情况，取值范围0—1，常用百分数表示。

$$构成比 = \frac{某一组成部分的观察单位数}{同一事物各组成部分的观察单位总数} \times 100\%$$

总体内各组构成比的总和为1或100%。常见的构成比指标如男(女)性构成比、收入构成比、年龄构成比等。

3. 相对比：简称比，是两个有关联的指标的比值，用以说明一个指标是另一指标的几倍或几分之几，取值大于0。

$$相对比 = \frac{甲指标}{乙指标} \ (\times 100\%)$$

(二)应用相对数的注意事项

若观察例数太少，可能影响相对数的波动程度，导致结果不准确，故计算相对数时要有足够数量的观察单位。构成比说明的是内部构成或分布状况，率说明现象发生的频率，二者在分析时不能相互替换。由于抽样误差的存在，在利用样本率或构成比进行比较时，需作假设检验，不能仅凭数字大小直接下结论。比较相对数时要注意可比性，除对比因素外，其他因素要相似或一致。例如，若病例组和对照组研究对象的年龄、性别等构成不同，则应考虑对年龄、性别进行分层，或者对合计率进行标准化后再作比较。

(三)率的标准化

医学研究中使用率的指标较多，常见的有发病率、患病率、死亡率和生存率等。研究中常常会对不同组的率的指标进行比较。但若两组资料因年龄、性别等内部构成明显不同时，则不能直接比较两组的频率指标。为了排除因其他变量分布不均对结果的影响，需要先进行标准化的处理。

率的标准化是在一个指定的标准构成条件下进行率的对比的方法，即当对两个或多个频率指标进行比较时，由于研究对象的内部构成存在影响分析结果的差别，需要将其调整为相同的内部构成再进行比较。例如，需比较某一年A、B两个工厂煤炭工人的尘肺发病率是否存在差异，两工厂不同年龄组的发病率情况见表2-3-2-6。

表 2-3-2-6 某年A、B两厂煤炭工人的尘肺病发病比较

年龄组(岁)	A厂			B厂		
	接触人数	患病人数	发病率(‰)	接触人数	患病人数	发病率(‰)
<45	400	4	10.0	800	10	12.5
≥45	600	18	30.0	200	10	50.0
合计	1000	22	22.0	1000	20	20.0

表中A厂发病率为22.0‰,B厂发病率为20.0‰,似乎A厂发病率高于B厂。但是按照年龄分层来看,不管是<45岁组还是≥45岁组,A厂发病率均低于B厂,为什么会出现这样的矛盾呢?再分析发现,由于A、B两厂工人的年龄构成有很大不同,A厂中≥45岁者人数更多,B厂中<45岁者人数更多。因此,不能直接比较合计发病率,应通过统一的标准去校正两组研究对象的年龄组构成,再比较校正后的标准化发病率(简称标化发病率),这种方法就是率的标准化。采用标准化方法计算得到的率即标准化率,简称标化率或调整率。

1.标准化率的计算方法

有直接计算法和间接计算法两种。

(1)直接计算法

若观察人群中各年龄组的发病(或死亡)率已知,可采用直接法进行计算。计算时就利用一组标准人口构成比来调整,求出标化率。

已知标准组年龄人口数:

$$p' = \frac{\sum N_i p_i}{N}$$

已知标准组年龄人口构成比:

$$p' = \sum\left(\frac{N_i}{N}\right)p_i$$

利用表2-3-2-6的资料为例,进行A、B两工厂标化发病率的计算。

首先确定标准人口,本例以两厂同年龄组人数相加之和作为标准人口构成。用标准人口的各年龄组人数乘上原来相应年龄组的发病率,得出两厂各年龄组按标准人口计算的预期发病数(n_Q)。然后分别把各年龄组的n_Q相加,得到各组按标准人口计算的预期总发病人数,再除以标准总人口数,即可得到标化发病率。

表2-3-2-7 A、B两工厂煤炭工人的尘肺病标化发病率

年龄组(岁)	标准人口数	A厂		B厂	
		发病率(‰)	预期发病数	发病率(‰)	预期发病数
(1)	(2)	(3)	(4)=(2)×(3)	(5)	(6)=(2)×(5)
<45	1200	10.0	12	12.5	15
≥45	800	30.0	24	50.0	40
合计	2000	18.0	36	27.5	55

经计算得到：

A厂标化发病率：36/2000×1000‰=18.0‰

B厂标化发病率：55/2000×1000‰=27.5‰

通过上述方法标化后，消除了两厂因人口年龄构成差别的影响，得出A厂工人的尘肺病标化发病率低于B厂。

(2)间接计算法

若不知道研究对象各年龄组的发病(或死亡)率，可采用间接法计算。通过利用标准人口的年龄别率与研究对象中相应年龄组人数相乘，求出年龄组预期发病(或死亡)人数的总的预期数，再与实际数相比，得出标化发病比(SIR)或标化死亡比(SMR)。最后乘以标准人口总发病(或总死亡)率，得出该人群的标化发病(或死亡)率。

其计算公式为：

标化发病比(SIR)=实际观察发病人数/预期发病人数

标化死亡比(SMR)=实际观察死亡人数/预期死亡人数

或者

标化发病率=标准人口发病率×SIR

标化死亡率=标准人口发病率×SMR

假设，某年A厂新发尘肺22例、B厂20例，已知两厂原健康接触粉尘工人的年龄构成，但各年龄组的发病率不明，则采用间接法求标化率。已知全省煤炭工业中，<45岁煤炭工人尘肺发病率为1‰，45岁及以上者发病率为2‰，总发病率为1.5‰。将此资料作为标准人口发病率以推算A、B两厂预期发病数，使用间接法推算两厂的标化发病率。

表2-3-2-8 A、B两厂煤炭工人年龄标化发病率比较

年龄组(岁)	标准人口发病率(‰)	A厂		B厂	
		接触人数(‰)	预期发病数	接触人数(‰)	预期发病数
(1)	(2)	(3)	(4)=(2)×(3)	(5)	(6)=(2)×(5)
<45	1.0	400	0.4	800	0.8
≥45	2.0	600	1.2	200	0.4
合计	1.5	1000	1.6	1000	1.2

首先，推算各年龄组预期发病数。其中A厂<45岁组的预期发病数为1‰×400=0.4，B厂中<45岁组的预期发病数为1‰×800=0.8。以此类推，得到A厂的预期发病人数为0.4+1.2=1.6，B厂预期发病人数为0.8+0.4=1.2。然后计算标化发病比(SIR)，其中A厂的尘肺标化发病比为22/1.6=13.8，B厂的尘肺标化发病比为20/1.2=16.7。最后计算标化发病率，其中A厂尘肺标化发病率为1.5‰×13.8=20.7‰，B厂尘肺标化发病率为1.5‰×16.7=25.05‰。

由此可见，不同标准化法演算的结果不同，但趋势是相同的。不管是用直接法还是间接法得出的标化率，均为A厂低于B厂。

2.选定标准的原则

一般选择数量较大、有较稳定内部构成和具有良好代表性的人群，如全球、全国、全省或全市的人群数。两个行政区域资料的比较中，如两个省、两个市或两个县的比较中，常以全国人口作为标准人口。大规模的流行病学调查，常选择全国人口或全省(区)人口构成作为标准。此外，还可以将标准人口定为相互比较的不同组中的某一组人群或两组合并后的人群。

3.标准化率应用的注意事项

直接法计算标准化率因采用的标准人口不同，标准化率也会不一致。因此，应采用同一标准人口比较几个标准化率。标准化率反映的仅是资料间的相对水平，无法反映某地的实际水平。两样本标准化率的比较仍需要进行假设检验。

三、统计表和统计图

对医学研究的观察指标进行统计描述时，为了更好地呈现数据分析结果，揭示变量的主要特征与分布规律，我们会用到统计表和统计图。用图表代替数据，有利于统计结果的表达更加精确、简洁，得到更加直观的效果。

(一)统计表

统计表是将研究指标及取值用简洁的表格形式来展现数据的结构、分布和主要特征,便于进一步分析。在医学总结报告或科研论文中,常用统计表代替文字描述,表达主要的统计结果,便于读者理解和比较。

1.构成

统计表由五个部分组成,分别是标题、标目、线条、数字和备注。①标题位于统计表的上方中央,简明扼要反映表的研究内容,简述其所属的时间、地点和主要内容;②标目包括横、纵两个标目,分别说明横行、纵栏内数字的意义,需要注意标注标目的单位;③线条通常采用"三线表",包括顶线、底线与纵标目下横线,若纵标目含多个分组变量,可用短横线隔开;④数字用阿拉伯数字表示,要求表内数字完整无误,同一指标位次应对齐,小数位数相同,数据为0时用"0"表示,数据不清楚时用"…"表示,无数据时用"—"表示,不要留空格;⑤备注若表中某标目或数字需要用文字补充解释时,可用"*"标识,并在表格的最下方进行注释。

2.种类

根据标目的层次复杂程度,统计表可以分为简单表、组合表、频数分布表,以及列联表等。这里主要介绍较为常见的简单表和组合表。

(1)简单表:简单表的标目只有一个层次,主语按一个标志排列,一般用作横标目,纵标目为统计指标名称。

【例】对2020年某学校各学院的人数构成进行了调查,具体见表2-3-2-9。该表只有人数构成这一个特征,属于简单表。

表2-3-2-9 2020年某地方院校不同学院招生人数

学院	大一	大二	大三
A学院	110	103	213
B学院	223	214	437
C学院	197	120	317
合计	530	437	967

(2)复合表:复合表的标目有2个及以上层次,有2个或3个分组标志,一般把其中主要的或分项较多的一个作为横标目,其余的安排在纵标目与总标目上。

【例】某医院对健康体检的总体满意度进行了调查,结果见表2-3-2-10。该表将研究对象按性别和年龄两个特征进行分层,属于组合表。

表2-3-2-10 某医院健康体检总体满意度调查表[人(%)]

满意度	性别		年龄			合计
	男	女	<30岁	30—50岁	>50岁	
不满意	7	4	0	10	1	1
基本满意	7	1	0	7	1	8
满意	87	98	5	65	97	185
合计	101	103	5	82	99	204

(二)统计图

统计图是把数据资料以图示的形式表达,更加形象直观、一目了然。将研究对象的特征、内部构成、对比情况和相互关系等用图示的方式表达出来,更能反映出事物间的数量关系,易于比较和理解。

1.制作统计图的基本要求

首先应根据资料类型与研究目的选择合适的统计图。如描述独立的多个组别的统计量宜用直条图,描述事物内部构成情况可用圆图,描述某指标随时间变化的变化趋势则可用线图。统计图通常由标题、标目、刻度和图例四部分组成。标题高度概括统计资料的时间、地点和内容,通常位于统计图正下方,标题左侧加图序号。标目分为横标目和纵标目,分别表示横轴和纵轴数字刻度的意义,一般有度量衡单位。当统计图用不同线条和颜色表达不同对象的统计量时,需附图例加以说明。

2. 常见统计图

(1)直条图

直条图是用相同宽度直条的长短表示独立统计指标的数值大小,以及它们之间的对比关系。纵轴直条尺度必须从"0"开始,各直条的宽度相等。直条排列顺序可按指标值大小排列,或按分组的自然顺序排列。如图2-3-2-2,横坐标为孕妇产检次数,纵坐标为频率,该图反映了某社区120例孕妇产检次数的频率分布情况。该图可以看出,孕妇产检次数为4次以及4次以上的孕妇所占比例最高,孕妇产检次数为0次以及1次的孕妇比例最少。

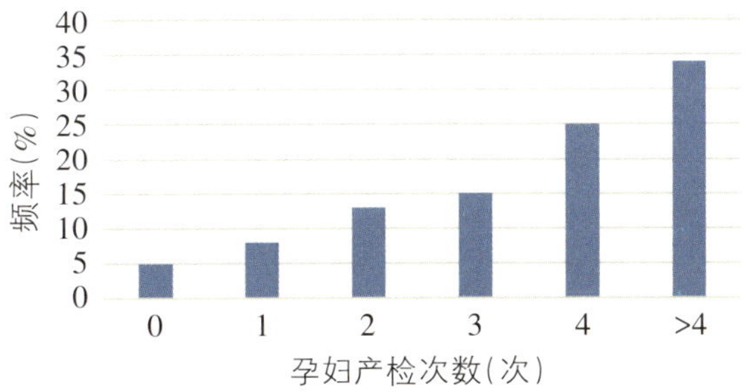

图2-3-2-2 某社区120例孕妇产检次数的频率分布

(2)圆图

圆图又称饼图,是以圆形总面积表示研究事物的全部(100%),将其分割成若干扇面表示事物内部各构成部分所占的比例。不同的扇面可用不同颜色或标识加以区别,辅以图例说明。如图2-3-2-3描述了2001—2004年全国报告的布病病例的分布及顺次。

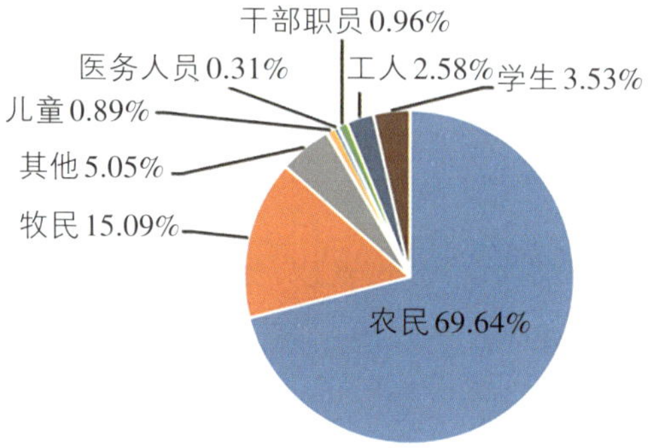

图2-3-2-3　2001—2004年全国布病报告病例的分布

(3)百分条图

百分条图是以矩形总长度表示事物的全部(100%),将其分割成不同长度的段表示事物内部各构成部分的比例,适用于比较两组及以上资料内部构成情况。图2-3-2-4比较了不同省份乳腺癌高危人群对乳腺癌筛查的接受程度。通过百分条图中对三种不同接受度的构成比例,可以比较不同省份对乳腺癌筛查接受度的差异。

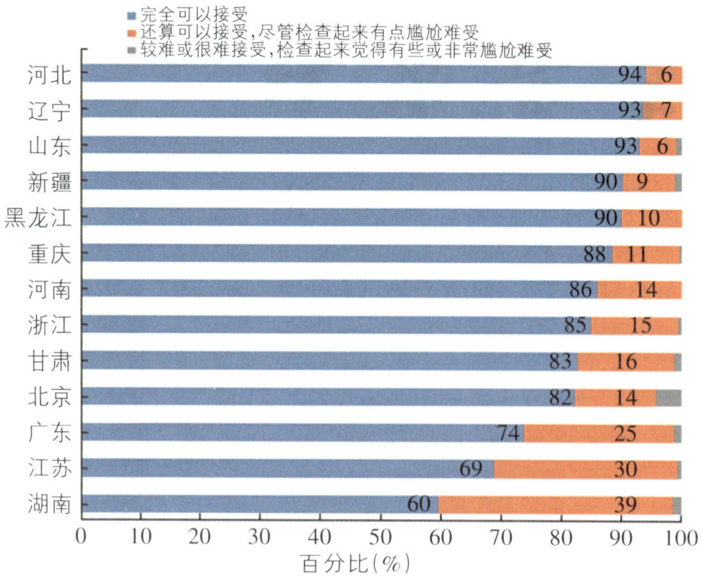

图2-3-2-4 不同省份的乳腺癌高危人群对乳腺癌筛查接受度情况

(4)线图

线图是用线的升降来表示数值的变化,适用于连续性数值资料。通常横轴是时间和年龄等连续性变量，纵轴是统计指标。若横轴和纵轴均为算术尺度，称为普通线图。若横轴是算术尺度，纵轴是对数尺度，可描述事物的发展速度（相对比），称为半对数线图。不同指标或组别可用不同形式的线表示（如实线、虚线等），并以图例表达其含义。普通线图的纵轴通常以0为起点，各测定值标记点间以直线连接，形成折线图。图2-3-2-5描述了随着年份的变化，某地结核病与白喉的死亡率变化情况，不同疾病用实线和虚线区分。通过线图，可以获知结核病与白喉的死亡率均随年份呈逐渐下降趋势。

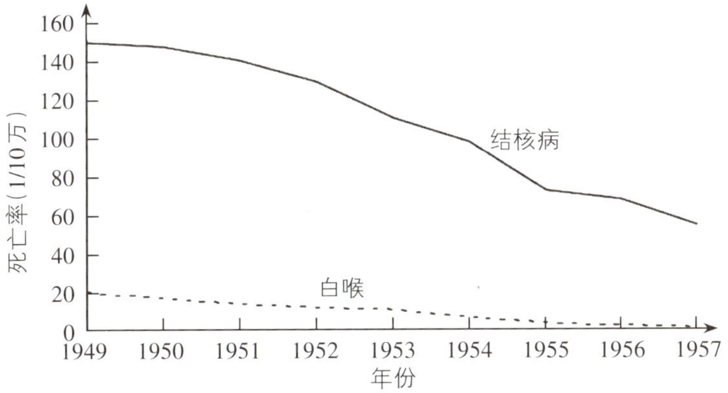

图2-3-2-5　某地不同年份结核病和白喉的死亡率变化情况

（5）直方图

直方图主要用于单组连续性定量资料的频数分布，以矩形面积表示变量数列中的各频数。直方图横轴是变量值，如血压值、血糖值等；纵轴是频数，必须从“0”开始。直条宽度为组距，组距需一致。图2-3-2-6描述了154名健康女性血清铁蛋白的水平和分布情况。根据血清铁蛋白含量分为10组，第1组血清铁蛋白含量为0—50μg/L，有49人。最后一组血清铁蛋白含量为450—500μg/L，仅1人。该群体的血清铁蛋白水平大多分布在0—200μg/L范围。

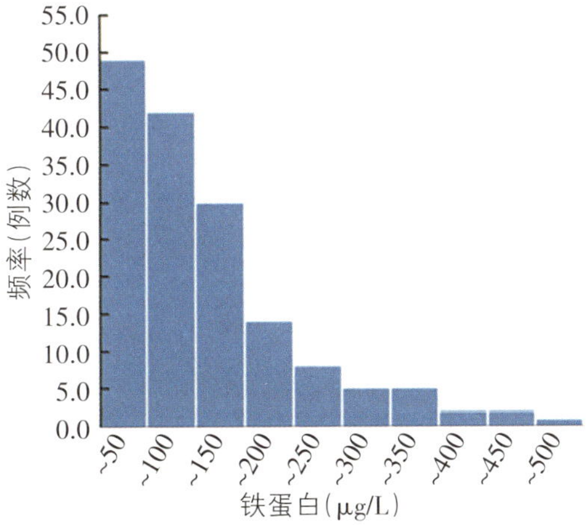

图2-3-2-6　154名健康女性血清铁蛋白测定结果直方图

（6）箱式图

箱式图主要用于反映一组或多组连续型定量资料的数据分布特征。箱式图使用了5个统计指标，分别为最小值、下四分位数P_{25}、中位数M、上四分位数P_{75}和最大值。箱子上端是指上四分位数，下端指下四分位数，中间的横线指中位数，位于箱子两端的连线是排除异常值外的极值，即最大值和最小值。箱体的长度表示四分位数间距Q。箱子越长，表示数据变异程度越大。中间横线在箱子中点时表明分布对称，否则呈偏态分布。图2-3-2-7描述了某医院9个科室2006年完成住院病历的平均天数。图中显示9个科室住院病历完成的天数都不一致，1号科室需要的时间最长，9号科室最短。不同科室的变异程度也不同，其中3号科室的病历完成天数变异度最大，9号科室变异度最小。箱式图通过变量的5个指标，直观地展示了数据的中心位置和散布范围，便于数据中离群值或极端值的发现。

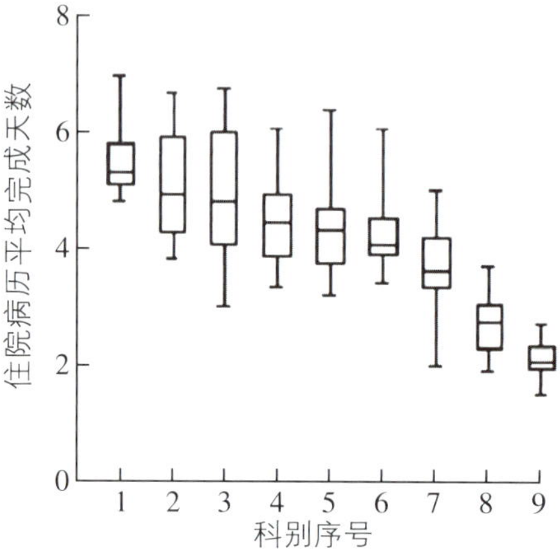

图2-3-2-7　某医院9个科室2006年住院病历平均完成天数

第三节 统计分析中的统计推断

统计推断是统计分析中的第二项重要内容，即通过样本信息推断总体特征。无论是调查研究或实验研究，我们均通过一定的样本来反映样本所代表的总体特征。用样本统计量来估计总体参数并进行假设检验，从而了解总体的数量特征和分布规律，获得最终结果。统计推断包括参数估计和假设检验两部分内容。

一、参数估计

理论上，若我们了解所研究总体的全部信息，就可以直接对其进行统计描述，计算如总体均值、总体方差和总体中位数等统计指标。但实际工作中，由于条件限制，无法获得总体中每个个体的信息。在此情况下，需要用样本的统计指标来间接反映总体的统计指标，此时就需要用到参数估计。所谓参数估计，是指利用样本信息对总体数字特征作出推断和估计，即用样本统计量推断总体参数的具体数值或者一定概率保证下总体参数所属区间。它是一种根据从总体中抽取的随机样本来估计总体分布中未知参数的过程。参数估计主要包括点估计和区间估计。点估计是指依据样本估计总体分布中所含的未知参数或未知参数的函数，如用$\bar{x}$估计μ、用S估计σ等。区间估计是在点估计的基础上，根据样本的观测数据得到总体参数估计的一个区间范围。在这个区间范围内，参数落在区间中的概率已知（一般人为设定），其中这个给定的概率值称为置信度或置信水平，这个包含待估计参数的区间称为置信区间（CI）。置信区间是指在某一置信水平下，样本统计值与总体参数值间误差范围，通常用点估计值±误差范围表示。通过置信区间的计算，我们可以基于样本统计量的抽样分布对样本统计量与我们需要探索的总体参数的接近程度给出一个概率度量。

二、假设检验

假设检验又称为统计假设检验，是统计推断中的另一重要组成部分。它可以帮助判断差异到底是由于抽样误差所致，还是因本质差异所致，是推断一个检验假设是否成立的过程。假设检验有很多方法，其中最常用的为显著性检验。其基本原理是事先对总体的参数或总体分布做出一个假设，然后利用抽样样本信息来判断这个假设（备择假设）是否合理，从而判断总体的真实情况与原假设是否有显著性差异，最后决定接受或者否定事先对总体所做的假设。假设检验方法有多种，常见的有t检验、F检验、Z检验和卡方检验等。

小概率反证法是假设检验的基本思想。小概率思想是指小概率事件(一般指概率≤0.05)在一次试验中基本上不会发生。反证法思想则是先提出一个假设,通过恰当的统计学方法和小概率原理,去验证该假设。换句话说,也就是先假定某个假设H_0是正确的,再根据样本实际资料决定是接受或拒绝该假设H_0。如果根据实际的样本观察值分析后,出现了“小概率事件”,那么原假设H_0存在问题,不能成立,否则原假设H_0成立。

实际研究工作中,我们常根据国内外文献、病例报告或预实验等的资料,对参数设置原假设H_0(又称为零假设或无效假设),即假设样本来自同一总体或与其总体参数相等。同时,建立备择假设H_1,即作为拒绝检验假设时的备选假设。原假设H_0表达的意思是样本与总体或样本与样本间的差异是由抽样误差引起的,而备择假设H_1反映的是样本与总体或样本与样本间存在本质差异。根据预先设定的检验水准α(一般取0.05或0.01)及资料的类型和特点、变量的分布类型等,选择合适的检验方法,如Z检验、t检验、卡方检验或秩和检验等。根据不同检验方法的计算公式算出统计量的大小和分布情况,并明确检验假设成立时的P值。若$P>\alpha$,则接受原假设H_0,认为差异是由抽样误差引起的,样本来自同一总体或与其总体参数一致;若$P\leqslant\alpha$,则拒绝H_0接受H_1,即认为样本来自不同的总体,样本间存在着本质的差异。

三、常用的假设检验方法

假设检验根据数据是否服从某种特定的分布,分为参数假设检验和非参数假设检验两类。参数假设检验要求样本来自某特定分布的总体(如总体服从正态分布),是对已知并满足其应用条件分布的总体参数进行估计或检验的统计推断方法,如t检验和方差分析等。但当总体分布未知或分布类型不明,资料呈偏态分布(非正态分布),不满足参数检验条件的资料(如方差不齐)或存在极端值等情况下,则不能使用参数检验的方法,此时需要使用非参数检验方法。非参数检验方法是不以特定的总体分布为前提,也不对总体参数作推断的一种假设检验方法,如秩和检验等。不同的研究设计目的,不同的资料类型和数据分布特征,所选用的假设检验方法不同。下面分别介绍计量资料和计数资料常见的假设检验方法。

(一)计量资料常用的假设检验方法

计量资料中常用的参数检验法有t检验、Z检验和方差分析等,非参数检验法主要有秩和检验,常用的假设检验方法见表2-3-3-1。

表2-3-3-1 计量资料常用的假设检验方法

研究设计类型	应用条件	统计学方法
完全随机资料	n较大	Z检验
两组资料的比较	正态且方差齐	t检验、方差分析
	非正态、方差不齐	Wilcoxon秩和检验、t'检验
完全随机资料	各组均数来自正态且方差齐	方差分析
多组资料的比较	各组为非正态或方差不齐	秩和检验(H检验)
配对设计资料的比较	差值来自正态	配对t检验
	差值为非正态	配对秩和检验
区组设计资料的比较	各组均数来自正态且方差齐	方差分析
	各组为非正态或方差不齐	秩和检验(Friedman检验)
重复测量资料的比较		方差分析
析因设计资料的比较		方差分析

1.t检验

t检验是计量资料常用的假设检验方法,是以t分布为理论依据的参数检验方法,常用于正态总体小样本资料的均数比较。t检验的应用条件是:①随机样本;②数据服从正态分布;③均数比较时,要求两总体方差相等,即方差齐性。

t检验主要包括以下三种类型:

(1)单样本t检验

指单个样本的均数与已知总体均数进行比较的检验方法。例如,某地城镇3—4岁幼儿体重为15.50kg,在该地农村某幼儿园中随机抽取50名3—4岁幼儿作为研究样本,平均体重为13.84kg,标准差为0.70kg,欲比较该地城镇与农村的3—4岁幼儿体重是否有差异时,可选择单样本t检验。

(2)配对样本t检验

配对资料分为三种情况,分别是:①配对的两个受试对象分别接受两种不同处理的结果,如把同年龄、同种属、同窝别的动物配对;②同一样品用两种方法(或仪器)检验出的结果;③ 同一受试对象处理前后测定的数据。例如,研究咖啡因对运动者心肌血流量的影响,先后测定了20名男性志愿者饮用咖啡前和饮用后运动状态下的心肌血流量,欲分析饮用咖啡前后志愿者的心肌血流量有无差异。若饮用咖啡前后心肌血流量的差值满足正态分布,则可以使用配对样本的t检验方法。

(3)独立样本t检验

当两组资料是完全随机设计且均满足正态分布、方差齐性时,可以试验独立两样本比较的t检验方法。例如,为了解某一新型降糖药物的疗效,将40名糖尿病患者随机分到试验组和对照组。试验组采用新型降糖药,对照组采用传统药物治疗,观察两组治疗后的血糖改善值。若血糖改善值服从正态分布,那么可采用独立样本t检验方法来比较两种药物的降糖疗效是否存在差异。

2.方差分析

方差分析(ANOVA)适用于两个以上样本均数的比较。采用方差分析时,需要注意多个样本均为正态分布,来自同一正态总体、方差相等、互为独立。方差分析有完全随机设计和随机区组设计两种类型。

完全随机设计的方差分析是随机将研究对象分至多个不同条件组中,每个组的措施或条件各不相同。试验结束后,比较各组均数之间的差异有无统计学意义,一般采用单因素方差分析(one-way ANOVA)。例如研究不同剂量的药物对小鼠血糖值的改善情况,将60只小鼠随机分成三组,比较该药物在三种不同剂量情况下对小鼠血糖的降低值是否相同。若方差分析结果发现多组间整体存在统计学差异,还需要进一步作两两比较,通常采用LSD检验、Bonferroni法、tukey法、Scheffe法和SNK法等。随机区组设计的方差分析方法较为复杂,感兴趣的读者可以参考相关统计学教材。

3.秩和检验

秩和检验是最常用的非参数检验方法之一,根据其研究设计类型不同主要分为以下几类,见表2-3-3-2。

表2-3-3-2 等级资料的常用统计方法

对比类型	统计学方法
两组比较	秩和检验(Wilcoxon秩和检验)
多组比较	秩和检验(H检验)
配对设计	配对秩和检验
区组设计	秩和检验(Friedman检验)

(1)配对设计资料的符号秩检验:配对设计的计量资料当不满足参数检验的条件时,可以采用配对秩和检验。主要用于推断配对样本差值的中位数与0值是否存在统计学差异。

(2)两组独立样本比较的秩和检验:两独立样本的成组资料若不满足正态分布或方差齐性等参数检验所要求的条件,则可采用Wilcoxon秩和检验。主要用于推断计量资料的两个独立样本所来自的两个总体分布是否存在差异,以及等级资料的两独立样本所代表的两个总体分布是否存在差异。

(3)多组独立样本比较的秩和检验:对于多个组的独立样本资料,若原始数据或经过转换的数据不满足正态分布或方差齐性等条件，可以采用H检验。主要推断多个独立样本所来自的多个总体分布是否存在差别，以及多组等级资料所代表的多个总体分布是否存在差异。若多个样本间整体存在统计学的差异，常选用Bonferroni法来进行下一步的两两组间比较。

(4)随机区组设计资料的秩和检验：对于随机区组设计的资料，在不满足方差分析的条件时，可以采用 Friedman 秩和检验（M检验）。主要用于推断多个相关样本所来自的多个总体分布是否存在统计学差异。

（二）计数资料常用的假设检验方法

计数资料常用的假设检验方法为χ^2检验。χ^2检验是一种比较组间率或构成情况间的差异是否有统计学意义的假设检验方法，主要比较两个或多个率或构成比的差异是否有统计学意义，有两独立样本四格表资料的χ^2检验、多个独立样本R×C列联表资料的χ^2检验以及配对设计的χ^2检验等，见表2-3-3-3。

表2-3-3-3 计数资料的常用统计方法

对比类型	应用条件	统计学方法
两个率或构成比的比较	$N\geq40$ 且 $T\geq5$	χ^2检验
	$N\geq40$ 且 $1\leq T<5$	校正χ^2检验
	$N<40$ 或 $T<1$	Fisher确切概率法
配对四格表比较	$b+c\geq40$	配对χ^2检验
	$b+c<40$	校正配对χ^2检验
多个率或构成比的比较	小于1/5的格子 $1\leq T<5$	χ^2检验
	$T<1$ 或有大于1/5的格子 $1\leq T<5$	Fisher确切概率法

1.两独立样本的四格表资料χ^2检验

两独立样本的四格表资料指的是2×2的列联表数据。该类型资料的χ^2检验主要是比较两个独立样本率或构成比的差异。需要指出的是，四格表χ^2检验的基本公式和专用公式均有较为严格的适用条件，具体有：①当总样本量$N\geq40$且任意一个格子的理论频数≥5时，用Pearson χ^2统计量；②当总样本量$N\geq40$，但有一个格子的理论频数≥1且<5时，需要对χ^2值进行连续性校正；③当总样本量$N<40$或任意一个格子的理论频数<1时，χ^2检验不再适合，宜采用Fisher精确概率法进行处理。

2.多个独立样本R×C列联表资料的χ^2检验

研究中若需要对多个率或多个频率分布进行比较时，应采用R×C列联表的χ^2检验方法。变量的各水平之间都没有等级关系，检验的结果仅表示两变量之间是否存在联系。R×C列联表对理论频数有要求，通常不能太小，若有1/5以上的格子的理论频数小于5或有一个格子的理论频数小于1，可能导致统计结果有偏性。若理论频数不满足要求，可以选择增大样本含量、合并行(或列)或采用R×C列联表的fisher确切概率法。

3.配对设计的χ^2检验

上面的2×2四格表资料和R×C列联表资料的χ^2检验，适用于完全随机设计的两个或多个率(或构成比)的比较，样本之间相互独立。但实际研究工作中，还存在另外一类列联表，其行、列的变量是存在关联性的，反映的可能是某事物的同一属性。常见于配对设计或配伍组设计。例如，对于同一批病人，分别用两种不同的方法来诊断是否患有某种恶性肿瘤，以比较这两种诊断方法有无本质差异，这时就可采用配对χ^2检验的方法。

(三)相关回归分析

相关分析常用于衡量两个变量之间的线性关系及相关强度和方向。若研究目的是为了分析定量与变量之间的数量依存关系，可采用直线回归法。若要分析两个有序分类变量之间的相关关系，可采用等级相关法。若要了解多个因素与一个结局变量的数量关系，当其结局变量为计量资料时可采用多元线性回归法，当其结局变量为计数资料时则可采用logistic回归方法。对于生存资料，可以用Kaplan-Meier survival法与COX比例风险回归模型统计方法进行分析(表2-3-3-4)。

表2-3-3-4 常见相关回归分析方法

研究目的	统计分析方法
定量与变量间的数量依存关系	直线回归
定量与变量间的相互关系	直线相关、等级相关
两个有序分类变量之间的关系	等级相关
多个因素与结局变量(计量变量)的数量关系	多元线性回归
多个因素与结局变量(分类变量)的数量关系	Logistic回归
多个因素对患者生存结局及生存时间长短的影响	生存分析

第四节 | 样本量的估算

一、概述

样本含量估算,是临床试验研究设计阶段不可或缺的重要内容。正确估算样本含量是在保证研究结论具有一定可靠性的前提下,应用统计学方法确定的最少观察单位数。若样本含量过小,可能出现可重复性低和检验效能差的情况,结论的科学性和可靠性受到影响。但若样本含量太大,则不易控制实验的过程和条件,浪费人力、物力和时间,使实施难度增加。因此,科学地确定样本量是获得可信研究结论的基础和前提。

研究设计时,需要按照资料的性质和设计类型采用合适的公式估算样本量。本节将介绍常用的样本量计算公式,以实例帮助大家理解样本量估计的原则与方法。此外,随着计算机技术和统计软件的发展,除了使用样本量计算公式,还可以利用PASS、SAS和nQuery等软件来估算临床试验的样本含量。感兴趣的读者可以参考相关统计软件书籍。

1. 临床研究的设计类型和资料类型

(1)设计类型:包含观察性研究和试验性研究两类。观察性研究中常见的有横断面研究、病例-对照研究和队列研究等。试验性研究最常见的有随机对照试验、交叉试验等。设计类型不同的研究所采用的结局指标可能不一样,样本量估计方法也不同。

(2)资料类型:研究设计方案确定后,需要明确结局指标和指标的资料类型。指标类型通常可分为两类:一类为计数(定性)资料指标,如性别、血型和临床分期等;另一类为计量(定量)资料指标,如身高、血压和家庭人口数等。有时候临床研究的结局指标会有多个,需要选择最重要的结局指标来估算样本量。明确结局指标的资料类型是进行样本量估计的重要前提。

(3)假设检验类型:临床研究根据其目的可分为非劣效性检验、等效性检验或优效性检验。研究者需要根据研究假设及目的来确定假设检验的类型,并选取相应的样本量估计方法。

2. 影响样本量估计的因素

影响样本量估算的因素主要有以下5个方面:

(1)检验水准α:事先规定的允许犯Ⅰ型(或假阳性)错误的概率。α与所需样本量呈反比。研究者可以按照具体情况确定α大小,α最常取值为0.05或0.01。

(2)检验效能$(1-\beta)$:也称为把握度,是指α固定时,能发现总体参数间已存在差别的概率。把握度等于$1-\beta$。β与检验效能和所需样本量呈反比。研究者可按照不同情况确定β水平,β常取值为0.1或0.2,即检验效能为0.9或0.8。一般情况下,检验效能不能低于0.75。

(3)总体标准差σ和总体概率π:该参数一般通过文献资料查阅、预试验及按照临床上认为有意义的差值等方法取值,有时也可根据试验目的人为规定。在其他条件不变的情况下,σ越大,π越接近0.5,所需样本含量越大。

(4)容许误差δ:指预计样本统计量和总体参数的最大相差误差所控制的区间范围值。总体参数间的差值δ在比较两总体均数或概率之间的差别是否具有统计学意义时需要明确。一般通过文献资料查阅、借鉴前人经验或预试验寻找参考值,根据具体研究目的以及专业知识来确定。在其他条件不变的情况下,δ越小,所需样本含量越大。

3. 样本量估计的注意事项

进行样本量估计时应结合研究设计类型、资料类型、研究目的、假设检验类型以及单双侧检验选择恰当的估算方法。在研究设计时,应首先参考可靠的历史文献来获得相关参数,避免为减少样本量而选择有利于自己的参考值。若研究中有多个效应指标,应对每个效应指标进行样本量的估计,选取样本量最大者为该研究的样本含量。若能区分主要指标与次要指标,可以对主要指标进行样本量估计,取样本量最大者为该研究的样本含量。此外,在估算样本量时,还要考虑样本的脱落与失访等情况。通常情况下,允许的脱落率或失访率为10%—20%,计算时应根据失访率适当扩大样本含量。当研究的实际样本量与估算不一致,应在数据分析时进行检验效能计算,得到检验效能值,以便分析研究的假阴性情况。

二、常用样本含量的估计方法

(一)定量资料的样本量估计

1. 单个总体均数研究的样本含量估计

计算公式是:$n=\left(\frac{u_\alpha \sigma}{\delta}\right)^2$

其中,u_α为u界值表中双侧概率栏所对应的临界值;σ为总体标准差,σ未知时,一般用样本标准差s估计;δ为容许误差,即样本均数与总体均数间的容许差值。

【例1.1】用抽样调查分析我国不同地区的急性白血病患者的血小板平均水平,误差不大于100个/mm^3。已知急性白血病患者血小板数的标准差约为1000个/mm^3,如α取双侧0.05,问需要调查多少人?

根据题意，$\alpha=0.05$，$u_{\alpha/2}=u_{0.05/2}=1.96$，$S=1000$个/mm^3，$\delta=100$个/mm^3

代入公式 $n=\left(\dfrac{u_\alpha\sigma}{\delta}\right)^2=\left(\dfrac{1.96\times1000}{100}\right)^2=384.2\approx385$

即，需要调查385人。

2. 样本均数与总体均数比较的样本含量估计

计算公式是：$n=\left[\dfrac{\left(u_\alpha+u_\beta\right)\sigma}{\delta}\right]^2$

式中的u_α、u_β的值可查u临界值表。σ为总体标准差，当σ未知时，用样本标准差s估计。δ为研究者确定的差值。

【例1.2】为了评估某新型注射药物的减重效果，进行了预试验，随机抽取了10例受试者，得到标准差s=3.1kg/月。若具有临床意义需要受试者的体重下降高于一般人群1.5kg/月，求所需的样本含量（$\alpha=0.05$，$\beta=0.10$）。

本例中s=3.1kg/月，δ=1.5kg/月。现$\alpha=0.05$，$\beta=0.10$，均取单侧，查Z临界值表得$u_\alpha=u_{0.05}=1.645$，$u_\beta=Z_{0.10}=1.282$，代入上式得$n\approx37$。

即，需要37名受试者，就有90%的概率找到此注射剂对体重下降的影响。

3. 两独立样本均数比较的样本含量估计

样本含量的计算公式为：$n=\dfrac{\left(u_\alpha+u_\beta\right)^2(1+1/k)\sigma^2}{\delta^2}$

其中，试验组样本量为n，对照组样本量为kn，一般要求k=1，即两组人数相同。总体方差σ^2可用方差s^2估计，δ为两均数差值的绝对值。

【例1.3】比较A、B两种药物对四氧嘧啶糖尿病模型小鼠的降血糖作用。假设两药使得空腹血糖下降值相差2.57mmol/L及以上有专业意义，若σ=1.70mmol/L，a取双侧0.05，把握度为0.90，两组例数相等，问每组需要多少只小鼠？

本例σ=1.70mmol/L，δ=2.57mmol/L，$u_{\alpha/2}=u_{0.05/2}=1.96$，$u_\beta=u_{0.10}=1.282$。

若两组样本含量相等，则$k=1$，代入公式

n=(1.96+1.282)^2×1.702×2/2.572=9.20≈10，即每组需10只小鼠。

4. 配对计量资料样本含量的估计

样本含量的计算公式为：$n=\dfrac{\left(u_\alpha+u_\beta\right)^2\sigma_d{}^2}{\delta^2}$

其中，u_α、u_β可查u临界值表得到，u_α有单、双侧之分，u_β均取单侧。σ_d为差值标准差，σ_d可用样本差值标准差s_d估计，δ为配对差值。

【例1.4】某院用A、B两种血红蛋白测定仪器检测健康男青年的血红蛋白含量。预实验结果显示，两种仪器检测结果之差的平均值为8.125，差的标准差为13.735。取双侧α=0.05，β=0.10，问正式调查中需观察多少人才能证明两种检验仪器结果差别有统计学意义？

本例α=0.05，β=0.10，$u_{\alpha/2}=u_{0.05/2}=1.96$，$u_\beta=u_{0.10}=1.282$。

采用双侧检验，s_d=13.735mmHg，δ=8.125mmHg，代入公式得$n=(1.96+1.282)^2\times$13.7352/8.1252≈31人，即正式调查中至少需要观察31人才能证明两种检验仪器的结果差别有统计学意义。

5. 多个独立样本均数比较的样本含量估计

多个独立样本均数比较的样本含量计算公式为：$n=\dfrac{\psi^2\left(\sum\limits_{j=1}^{k}s_j^2\big/k\right)}{\sum\limits_{j=1}^{k}\left(\bar{x}_j-\bar{x}\right)^2\big/(k-1)}$

其中，ψ通过查ψ界值表得到，k为组数，$\bar{x}_j$、S_j为第j组的均数以及标准差；求n_1时，用$v_1=k-1$，$v_2=\infty$，求n_2时，用$v_1=k-1$，$v_2=k(n_1-1)$，以此类推。

【例1.5】某研究将比较3种药物治疗尿毒症患者（血清尿素氮≥21.4mmol/L）后血清尿素氮变化有无差异，求3个组各需纳入多少例尿毒症患者（研究开始前先进行了预试验?（随机抽取尿毒症患者均分为3组，分别给予3种药物治疗后，血清尿素氮减少的均数$\bar{x}_i$分别为18.5mmol/L、13.2mmol/L、10.4mmol/L，标准差s_i分别为11.8mmol/L、13.4mmol/L、9.3mmol/L）

本例中：α=0.05，β=0.10，k为组数，本例中k=3。

Ψ的计算：k=3，自由度$v_1=k-1=2$，自由度$v_2=n-1$，n未知，可以取最大值+∞。由此查α=0.05，β=0.10时的Ψ界值表得$\Psi(\alpha,\beta,k-1,+\infty)=2.52$。

$\bar{x}_j$、s_j分别为第j组的均数（x_1=18.5，x_2=…）和标准差（s_1=11.8，s_2=…）的估计值，可从预试验或相关参考文献获得。

$\bar{x}=(x_1+x_2+x_3)/k$=(18.5+13.2+10.5)/3=14.0

代入公式，计算得到每组所需要的样本例数：n≈51。

(二)分类变量的样本量估计

1. 单个总体率研究样本含量的估计

计算公式是：$n=\frac{u_{\alpha}{}^{2}p(1-p)}{\delta^{2}}$

其中，u_{α}为u临界值表中对应的临界值，p为样本率，δ为容许误差。

【例2.1】现计划用抽样调查了解某地区中小学生近视眼患病率，已知中小学生近视眼患病率为0.58，要求误差不超过3%，如α取0.05，问需要抽样调查多少人？

根据题意，$\alpha=0.05$，$u_{\alpha}=u_{0.05}=1.96$，$\delta=0.03$，$p=0.58$，

代入公式得：

$$n=\frac{u_{\alpha}{}^{2}p(1-p)}{\delta^{2}}=\frac{1.96^{2}\times0.58\times(1-0.58)}{0.03^{2}}=1039.8\approx1040$$

即，需要抽样调查1040人。

2. 单个率与总体率比较的样本含量估计

样本含量的计算公式为：$n=\frac{\left(u_{\alpha}+u_{\beta}\right)^{2}p_{0}(1-p_{0})}{\left(p-p_{0}\right)^{2}}$

其中，u_{α}、u_{β}查u临界值表，p_{0}、p分别为总体率和样本率。

【例2.2】已知某省高中生近视率为68%。某研究将调查省内某市高中生近视率与该省近视率是否有差异，问应取该市多少例高中生样本？(预试验中该比例达到73%，取$\alpha=0.05$，$\beta=0.1$，双侧检验)

本例$\alpha=0.05$，$\beta=0.1$，$u_{\alpha/2}=u_{0.05/2}=1.96$，$u_{\beta}=u_{0.10}=1.282$，$p_{0}=0.68$，$p=0.73$

代入公式得：$n=(1.96+1.282)^{2}\times0.68\times(1-0.68)/(0.73-0.68)2\approx915$人

2. 两样本率比较的样本含量估计

样本含量的计算公式为：$n=\frac{\left(u_{\alpha}+u_{\beta}\right)^{2}(1+1/k)p(1-p)}{\left(p_{e}-p_{c}\right)^{2}}$

其中，试验组样本量为n，对照组样本量为n，p_{e}、p_{c}分别为试验组和对照组的阳性率，p由k、p_{e}、pc共同决定，$p=\frac{p_{e}+kp_{c}}{1+k}$。

【例2.3】比较甲、乙两种药物治疗小鼠变形杆菌感染的效果。给药24小时后，甲组动物创口分泌物中变形杆菌的检出率为25%，乙组检出为77%。若取双侧$\alpha=0.05$，$\beta=0.10$，甲乙两组样本含量相同，问各组需多少只变形杆菌感染小鼠？

已知α=0.05，β=0.10，得$u_{\alpha/2}=u_{0.05/2}$=1.96，$u_{0.10}$=1.282。

本例p_e=0.25，p_c=0.77，k=1，p=(0.25+0.77)/2=0.51，代入公式得：$n=(1.96+1.282)^2\times2\times0.51\times(1-0.51)/(0.25-0.77)^2\approx20$只，故甲乙两组各需20只变形杆菌感染小鼠。

3.多个样本率比较的样本含量估计

样本含量的计算公式为：$n=\dfrac{\lambda}{2\left(\arcsin\sqrt{p_{\max}}-\arcsin\sqrt{p_{\min}}\right)^2}$

其中，λ可根据α、β、$v=k-1$，查表所得。$p_{\max}$和$p_{\min}$分别为最大率和最小率。

【例2.4】比较宫颈癌的3种治疗方案的疗效有无差异，计算每个组的样本量。进行了预试验，采用3种方案治疗宫颈癌，结果A法的治愈率为37.78%，B法为18.75%，C法为27.78%。

本例中α=0.05，β=0.10。k为组数，k=3。λ的取值通过λ介值表查得，$\lambda_{(\alpha,\beta,k-1)}$=12.65。arcsin为反正弦函数。$p_{\max}$为最大率，$p_{\min}$为最小率，本例$p_{max}$=0.3778，$p_{min}$=0.1875。代入公式，得样本例数$n\approx138$。

第四章

生物医学研究中应遵守的规范和要求

本章提要

伦理审查是当今国际通行的控制研究风险的重要手段，所有研究者应严格遵循相关法律法规，本章重点介绍临床研究的注册流程、人类遗传资源备案途径及实验动物研究伦理问题。

第一节 | 涉及人的生命科学和医学研究伦理问题

一、伦理审查的重要性

科技是发展的利器，也可能成为风险的源头。2018年时，某大学生物系某副教授向公众宣布，一对名为露露和娜娜的基因编辑婴儿于当年11月在中国诞生，这对双胞胎的一个基因经过修改，使她们出生后即能天然抵抗艾滋病。这一事件激起轩然大波，震动世界。此后，我国针对涉及人的生命科学和医学研究做出一系列重大立法变化，《民法典》相应规定：从事与人体基因、人体胚胎等有关的医学和科研活动，应当遵守法律、行政法规和国家有关规定，不得危害人体健康，不得违背伦理道德，不得损害公共利益。此外，《刑法修正案十一》《生物安全法》《人类遗传资源管理条例》等法律法规也有相应规定。

当前，伦理审查是国际通行的控制研究风险的重要手段。国家相关部委要求所有涉及人的生命科学和医学研究活动均应当接受伦理审查。研究者应当向所在机构伦理审查委员会提交相关材料进行伦理审查申请，未设立伦理审查委员会的机构可以书面方式委托区域伦理审查委员会进行审查或者其他有能力的机构的伦理审查委员会开展伦理审查。

人的生物医学研究包括以下活动：

（一）采用物理学、化学和生物学等方法对人的生殖、生长、发育和衰老进行研究的活动。

（二）采用物理学、化学、生物学、中医药学和心理学等方法对人的生理、心理行为、病理现象、疾病病因和发病机制，以及疾病的预防、诊断、治疗和康复进行研究的活动。

（三）采用新技术或者新产品在人体上进行试验研究的活动。

（四）采用流行病学、社会学和心理学等方法收集、记录、使用、报告或者储存有关人的涉及生命科学和医学问题的生物样本、医疗记录和行为等科学研究资料的活动。

二、伦理审查的原则

（一）合法合规原则。研究活动必须严格遵守国家和地方相关法律法规及伦理指导原则。

（二）知情同意原则。尊重和保障受试者的知情权和参加研究的自主决定权，严格履行知情同意程序，不允许使用欺骗、利诱和胁迫等手段使受试者同意参加研究，允许受试者在任何阶段无条件退出研究。

（三）控制风险原则。将受试者人身安全、健康权益放在优先地位，其次才是科学和社会利益。研究风险与受益比应当合理，尽最大努力使受试者接受风险最小化的研究，力求避免受试者受到伤害。

（四）公平合理原则。应当公平、合理地选择受试者，入选与排除标准具有明确的生命科学和医学依据。应当公平合理分配研究受益、风险和负担。

（五）免费和补偿或赔偿原则。对受试者参加研究不得收取任何研究相关的费用，对于受试者在研究过程中支出的合理费用应当给予适当补偿。受试者受到研究相关损害时，应当得到及时、免费治疗，并依据法律法规及双方约定得到补偿或者赔偿。

（六）保护隐私原则。切实保护受试者的隐私，如实将受试者个人信息的储存、使用及保密措施告知受试者并得到许可，未经授权不得将受试者个人信息向第三方透露。

（七）特殊保护原则。对儿童、孕妇、老年人、智力低下者和精神障碍患者等特殊人群的受试者，以及受精卵、胚胎、胎儿或其他辅助生殖技术涉及的潜在受试者，应当予以特别保护。

（八）公共利益原则。个人利益和公共利益存在冲突时，应当经过严格论证。

三、伦理审查的要求

根据研究者是否施加某种研究性干预措施，临床研究可以分为观察性研究和干预性研究。

（一）观察性研究的一般要求：观察性研究不得对研究对象施加研究性干预措施，不得对研究对象采取随机化分组，不得使研究对象承担超出常规诊疗或疾病防控需要的额外健康（疾病）风险或经济负担。

（二）干预性研究的一般要求：研究性干预措施应当符合医学的基本理论和伦理规范、具有扎实的前期研究基础、制定科学规范的研究方案和风险预案、通过科学性审查和伦理审查。所在机构和研究者应当对干预性研究可能出现的风险进行评估，具备与风险相适应的处置能力，妥善保护干预性研究的研究对象的健康权益，不得向参与研究的受试者收取与研究相关的费用。另外，干预性研究一般由三级医疗机构、设区的市级及以上卫生机构牵头开展，其他医疗卫生机构可以参与干预性研究。研究性干预措施为临床干预措施的，主要研究者必须具备相应的“医师执业资格”或“护士执业资格”。

（三）以上市后产品为干预措施研究的特殊要求，一般应当在产品批准的适用范围内或在符合诊疗规范的前提下开展。当同时满足下列条件时，可以超出产品已获批准的适用范围开展干预性研究。

1. 在临床研究管理体系完备的三级甲等医院开展。

2. 针对严重危害人的生命健康且目前无确切有效干预措施的疾病，或者虽有确切有效的干预措施但不可获取。

3. 有体外实验手段或动物模型的，体外实验或者动物实验研究结果应当支持开展临床研究，或者观察性研究结果提示确有必要开展干预性研究。

4. 使用方法不超过现有说明书的用法用量，预期人体内药物浓度（或生物效应）可以达到有效浓度（或有效水平），或使用方法虽超过现有说明书用法用量但有充分证据证明其安全性、耐受性良好，或具有明确的风险获益评估证据且具有良好风险控制措施。

（四）以手术和操作、物理治疗、心理治疗、行为干预、临床诊疗方案、群体性健康措施和生物医学技术等为干预措施的研究时，应当使用已经批准上市的药品、器械等产品并符合适用范围，在符合现有诊疗规范的前提下开展。

四、伦理审查的执行机构——伦理委员会

伦理委员会应由多学科背景的人员组成，包括从事医药相关专业人员、非医药专业人员和法律专家，以及独立于研究/试验单位之外的人员。主要职责是对涉及人的生物医学研究项目的科学性和伦理合理性进行审查，包括初始审查、跟踪审查和复审等，旨在保护受试者的尊严、安全和合法权益，促进生物医学研究规范地开展。该委员会的组成和一切活动不应受临床试验组织和实施者的干扰或影响。

伦理审查委员会应当对审查的研究项目作出批准、不批准、修改后批准和修改后再审的决定，并说明理由（见图2-4-1-1）。

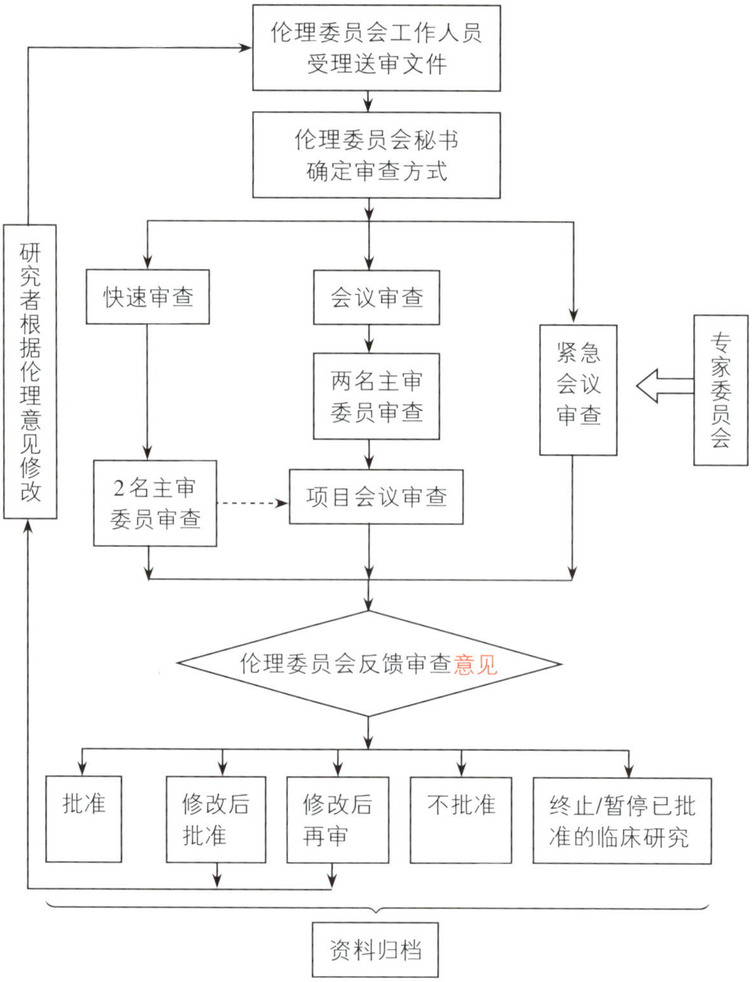

图2-4-1-1　伦理委员会工作流程图

五、伦理审查文件

医学伦理的发展，是一个不断完善的过程，临床研究的伦理审查正不断被国际标准化。目前，以药物、医疗器械上市等注册为目的的常规干预性临床试验的伦理审查已较为成熟和规范，而其他研究者发起的生物医学研究的伦理审查仍处于摸索阶段，相关的法律法规及操作规范尚不成熟。笔者根据国家现有相关规章制度及要求，总结了常规伦理审查需要准备的资料。

表2-4-1-1 生物医学研究伦理审查文件清单

序号	内容	备注
1	伦理审查申请表	需主要研究者签字
2	主要研究者简历	
3	研究方案	注明版本号和日期
4	知情同意书(涉及人的生物医学研究)	注明版本号和日期
5	病历报告表(CRF)(如有)	注明版本号和日期
6	其他需提供给受试者的材料(如受试者须知、受试者日记、招募广告等)(如有)	注明版本号和日期
7	中心伦理和其他单位伦理批件及成员表(如有)	
8	其他文件(如有)	

六、知情同意书

有受试者的项目,研究者开展研究前,应当获得受试者自愿签署的知情同意书。受试者不能以书面方式表示同意时,项目研究者应当获得其口头知情同意,并提交过程记录和证明材料。受试者为无民事行为能力人或者限制民事行为能力人的,应当获得其监护人(法定代理人)的书面知情同意。当监护人(法定代理人)代表受试者签署知情同意书时,应该在受试者可理解的范围内告知相关信息,并尽量让受试者亲自签署知情同意书。

知情同意书应当包括以下内容:

(一)研究目的、研究内容、流程、方法及研究时限。

(二)研究者基本信息及研究机构资质。

(三)研究可能给受试者、相关人员和社会带来的益处,以及可能给受试者带来的不适和风险。

(四)对受试者的保护措施。

(五)研究数据和受试者个人资料的使用范围和方式,是否进行共享和二次利用,以及保密范围和措施。

(六)受试者的权利,包括自愿参加和随时退出、知情、同意或不同意、保密、补偿、受损害时获得免费治疗和赔偿、新信息的获取、新版本知情同意书的再次签署,以及获得知情同意书等。

(七)受试者在参与研究前、研究后和研究中的注意事项。

(八)研究项目联系人和联系方式、伦理审查委员会联系人和联系方式、发生问题时的联系人和联系方式。

（九）研究的时间和受试者大致的人数。

（十）研究结果是否会反馈受试者。

（十一）告知受试者可能的替代治疗方案及其主要的受益和风险。

（十二）涉及人的生物样本采集的项目，还应当包括样本的种类、数量、用途、贮藏、利用（包括是否直接用于产品开发、共享和二次利用）、隐私保护、对外提供和销毁处理等相关内容。

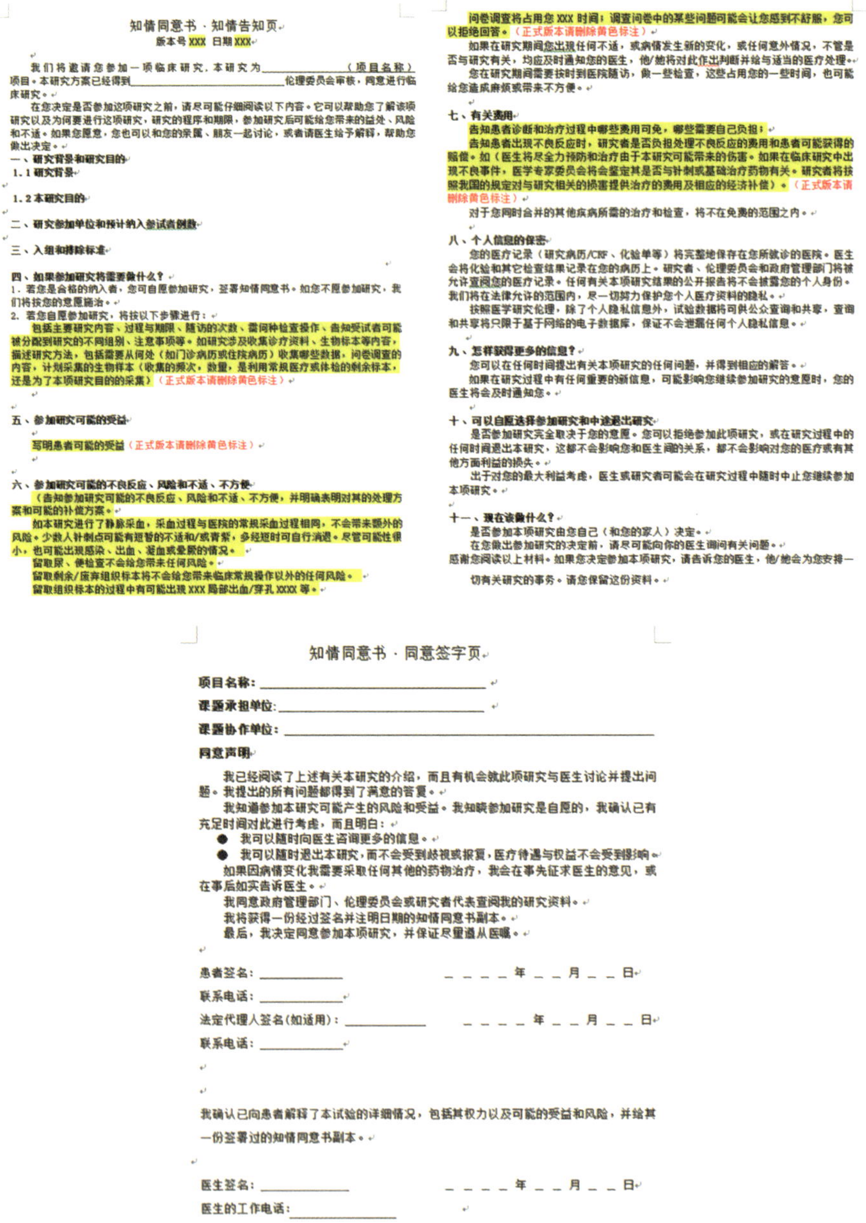

知情同意书 · 知情告知页

版本号 XXX 日期 XXX

我们将邀请您参加一项临床研究，本研究为________（项目名称）项目。本研究方案已经得到________伦理委员会审核，同意进行临床研究。

在您决定是否参加这项研究之前，请尽可能仔细阅读以下内容。它可以帮助您了解该项研究以及为何要进行这项研究，研究的程序和期限，参加研究后可能给您带来的益处、风险和不适。如果您愿意，您也可以和您的亲属、朋友一起讨论，或者请医生给予解释，帮助您做出决定。

一、研究背景和研究目的

1.1 研究背景

1.2 本研究目的

二、研究参加单位和预计纳入参试者例数

三、入组和排除标准

四、如果参加研究将需要做什么？

1. 若您是合格的纳入者，您可自愿参加研究，签署知情同意书。如您不愿参加研究，我们将按您的意愿施治。

2. 若您自愿参加研究，将按以下步骤进行：

包括主要研究内容、过程与期限、随访的次数、需何种检查操作、告知受试者可能被分配到研究的不同组别、注意事项等。如研究涉及收集诊疗资料、生物标本等内容，描述研究方法，包括需要从何处（如门诊病历或住院病历）收集哪些数据，问卷调查的内容，计划采集的生物样本（收集的频次，数量，是利用常规医疗或体检的剩余标本，还是为了本项研究目的的采集）（正式版本请删除黄色标注）

五、参加研究可能的受益

写明患者可能的受益（正式版本请删除黄色标注）

六、参加研究可能的不良反应、风险和不适、不方便

（告知参加研究可能的不良反应、风险和不适、不方便，并明确表明对其的处理方案和可能的补偿方案。

如本研究进行了静脉采血，采血过程与医院的常规采血过程相同，不会带来额外的风险。少数人针刺点可能有短暂的不适和/或青紫，多经短时可自行消退。尽管可能性很小，也可能出现感染、出血、凝血或晕厥的情况。

留取尿、便检查不会给您带来任何风险。

留取剩余/废弃组织标本将不会给您带来临床常规操作以外的任何风险。

留取组织标本的过程中有可能出现 XXX 局部出血/穿孔 XXXX 等。

问卷调查将占用您 XXX 时间；调查问卷中的某些问题可能会让您感到不舒服，您可以拒绝回答。（正式版本请删除黄色标注）

如果在研究期间您出现任何不适，或病情发生新的变化，或任何意外情况，不管是否与研究有关，均应及时通知您的医生，他/她将对此作出判断并给与适当的医疗处理。

您在研究期间需要按时到医院随访，做一些检查，这些占用您的一些时间，也可能给您造成麻烦或带来不方便。

七、有关费用

告知患者诊断和治疗过程中哪些费用可免，哪些需要自己负担；

告知患者出现不良反应时，研究者是否负担处理不良反应的费用和患者可能获得的赔偿。如（医生将尽全力预防和治疗由于本研究可能带来的伤害。如果在临床研究中出现不良事件，医学专家委员会将会鉴定其是否与针刺或基础治疗药物有关。研究者将按照我国的规定对与研究相关的损害提供治疗的费用及相应的经济补偿）。（正式版本请删除黄色标注）

对于您同时合并的其他疾病所需的治疗和检查，将不在免费的范围之内。

八、个人信息的保密

您的医疗记录（研究病历/CRF、化验单等）将完整地保存在您所就诊的医院。医生会将化验和其它检查结果记录在您的病历上。研究者、伦理委员会和政府管理部门将被允许查阅您的医疗记录。任何有关本项研究结果的公开报告将不会披露您的个人身份。我们将在法律允许的范围内，尽一切努力保护您个人医疗资料的隐私。

按照医学研究伦理，除了个人隐私信息外，试验数据将可供公众查询和共享，查询和共享将只限于基于网络的电子数据库，保证不会泄漏任何个人隐私信息。

九、怎样获得更多的信息？

您可以在任何时间提出有关本项研究的任何问题，并得到相应的解答。

如果在研究过程中有任何重要的新信息，可能影响您继续参加研究的意愿时，您的医生将会及时通知您。

十、可以自愿选择参加研究和中途退出研究

是否参加研究完全取决于您的意愿。您可以拒绝参加此项研究，或在研究过程中的任何时间退出本研究，这都不会影响您和医生间的关系，都不会影响对您的医疗或有其他方面利益的损失。

出于对您的最大利益考虑，医生或研究者可能会在研究过程中随时中止您继续参加本项研究。

十一、现在该做什么？

是否参加本项研究由您自己（和您的家人）决定。

在您做出参加研究的决定前，请尽可能向你的医生询问有关问题。

感谢您阅读以上材料。如果您决定参加本项研究，请告诉您的医生，他/她会为您安排一切有关研究的事务。请您保留这份资料。

知情同意书 · 同意签字页

项目名称：________________

课题承担单位：________________

课题协作单位：________________

同意声明

我已经阅读了上述有关本研究的介绍，而且有机会就此项研究与医生讨论并提出问题。我提出的所有问题都得到了满意的答复。

我知道参加本研究可能产生的风险和受益。我知晓参加研究是自愿的，我确认已有充足时间对此进行考虑，而且明白：

- 我可以随时向医生咨询更多的信息。
- 我可以随时退出本研究，而不会受到歧视或报复，医疗待遇与权益不会受到影响。

如果因病情变化我需要采取任何其他的药物治疗，我会在事先征求医生的意见，或在事后如实告诉医生。

我同意政府管理部门、伦理委员会或研究者代表查阅我的研究资料。

我将获得一份经过签名并注明日期的知情同意书副本。

最后，我决定同意参加本项研究，并保证尽量遵从医嘱。

患者签名：________　　　　____年__月__日

联系电话：________

法定代理人签名（如适用）：________　　　　____年__月__日

联系电话：________

我确认已向患者解释了本试验的详细情况，包括其权力以及可能的受益和风险，并给其一份签署过的知情同意书副本。

医生签名：________　　　　____年__月__日

医生的工作电话：________

图 2-4-1-2　知情同意书（模板）

在心理学研究中,因知情同意可能影响受试者对问题的回答,进而影响研究结果准确性时,在确保受试者不受伤害的前提下经伦理委员会审查批准,研究者可以在项目研究完成后充分告知受试者并获得书面知情同意,否则不得纳入研究数据。

当发生下列情形时,研究者应当再次征询并获取受试者的知情同意:

(一)与受试者相关的研究方案、范围和内容发生变化的。

(二)利用过去用于诊断和治疗的有身份标识的样本进行研究的。

(三)利用生物样本数据库中有身份标识的人体生物样本或者相关临床病史资料进行研究,超出原知情同意范围的。

(四)前期已有研究知情同意,但用于授权范围以外的研究的。

(五)受试者民事行为能力提高的。

除另有规定外,以下情形经伦理审查委员会审查批准后,可以免除征询知情同意的要求:

(一)利用可识别身份信息的人的生物样本或者数据进行研究,如果已无法找到该受试者再次征询知情同意,研究项目采取充分措施保护个人信息且不涉及个人隐私和商业利益的。

(二)生物样本捐献者已经签署了知情同意书,同意所捐献样本及相关信息用于所涉及的研究领域的。

第二节 | 临床研究如何注册

WHO将临床研究的注册行为视为医学研究伦理的需要，是研究者的责任和义务。所有在人体中进行的研究和采用取自人体的标本进行的研究，包括各种干预措施的疗效和安全性的有对照或无对照研究（如随机对照研究、病例-对照研究、队列研究及非对照研究）、预后研究、病因学研究和包括各种诊断技术、试剂、设备的诊断性研究，均需注册并公告。

发表高水平的论文必须在WHO ICTRP的一级注册机构（17个）和ICMJE认可的注册机构，对临床试验预先进行信息注册，且论文发表时需列明临床试验的注册号。对中国的研究者来说，中国临床试验注册中心（ChiCTR）和美国临床试验注册库最为常用。

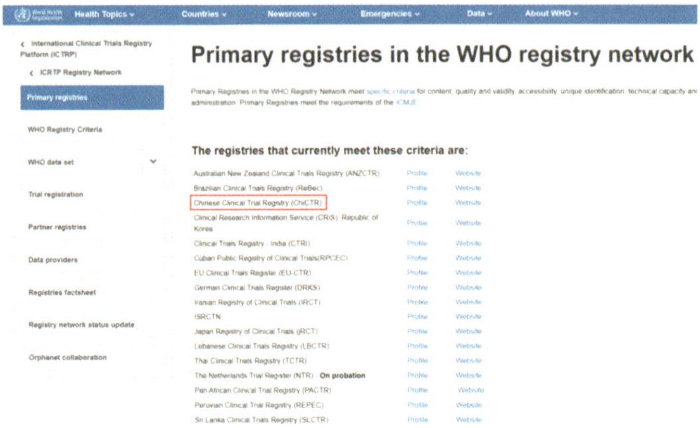
Health Topics Countries Newsroom Emergencies Data About WHO

International Clinical Trials Registry Platform (ICTRP)
ICRTP Registry Network
Primary registries
WHO Registry Criteria
WHO data set
Trial registration
Partner registries
Data providers
Registries factsheet
Registry network status update
Orphanet collaboration

Primary registries in the WHO registry network

Primary Registries in the WHO Registry Network meet specific criteria for content, quality and validity, accessibility, unique identification, technical capacity and administration. Primary Registries meet the requirements of the ICMJE.

The registries that currently meet these criteria are:

Australian New Zealand Clinical Trials Registry (ANZCTR)	Profile	Website
Brazilian Clinical Trials Registry (ReBec)	Profile	Website
Chinese Clinical Trial Registry (ChiCTR)	Profile	Website
Clinical Research Information Service (CRiS), Republic of Korea	Profile	Website
Clinical Trials Registry - India (CTRI)	Profile	Website
Cuban Public Registry of Clinical Trials(RPCEC)	Profile	Website
EU Clinical Trials Register (EU-CTR)	Profile	Website
German Clinical Trials Register (DRKS)	Profile	Website
Iranian Registry of Clinical Trials (IRCT)	Profile	Website
ISRCTN	Profile	Website
Japan Registry of Clinical Trials (jRCT)	Profile	Website
Lebanese Clinical Trials Registry (LBCTR)	Profile	Website
Thai Clinical Trials Registry (TCTR)	Profile	Website
The Netherlands Trial Register (NTR) - **On probation**	Profile	Website
Pan African Clinical Trial Registry (PACTR)	Profile	Website
Peruvian Clinical Trial Registry (REPEC)	Profile	Website
Sri Lanka Clinical Trials Registry (SLCTR)	Profile	Website

图2-4-2-1

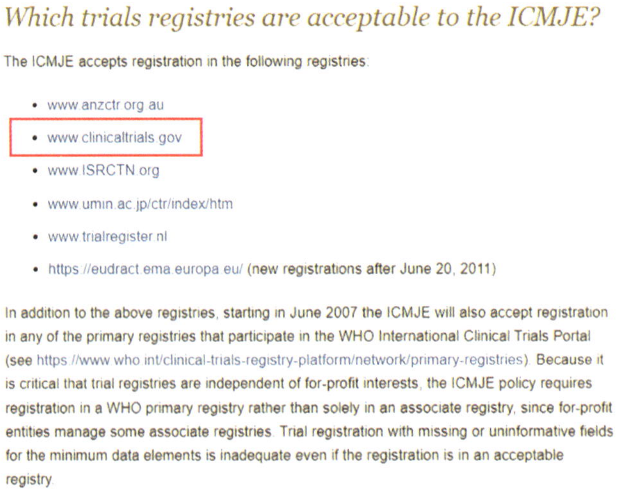
Which trials registries are acceptable to the ICMJE?

The ICMJE accepts registration in the following registries:

- www.anzctr.org.au
- www.clinicaltrials.gov
- www.ISRCTN.org
- www.umin.ac.jp/ctr/index/htm
- www.trialregister.nl
- https://eudract.ema.europa.eu/ (new registrations after June 20, 2011)

In addition to the above registries, starting in June 2007 the ICMJE will also accept registration in any of the primary registries that participate in the WHO International Clinical Trials Portal (see https://www.who.int/clinical-trials-registry-platform/network/primary-registries). Because it is critical that trial registries are independent of for-profit interests, the ICMJE policy requires registration in a WHO primary registry rather than solely in an associate registry, since for-profit entities manage some associate registries. Trial registration with missing or uninformative fields for the minimum data elements is inadequate even if the registration is in an acceptable registry.

图2-4-2-2

一、ChiCTR注册

所有在中国实施的临床试验均需采用中、英文双语注册。其中，来自香港特别行政区的研究者如果使用中文确有困难，可在中文栏内填入英文。中国以外的其他国家和地区均使用英文注册。

1. 点击“新用户注册”，并将信息填写完整后点击“立即注册”

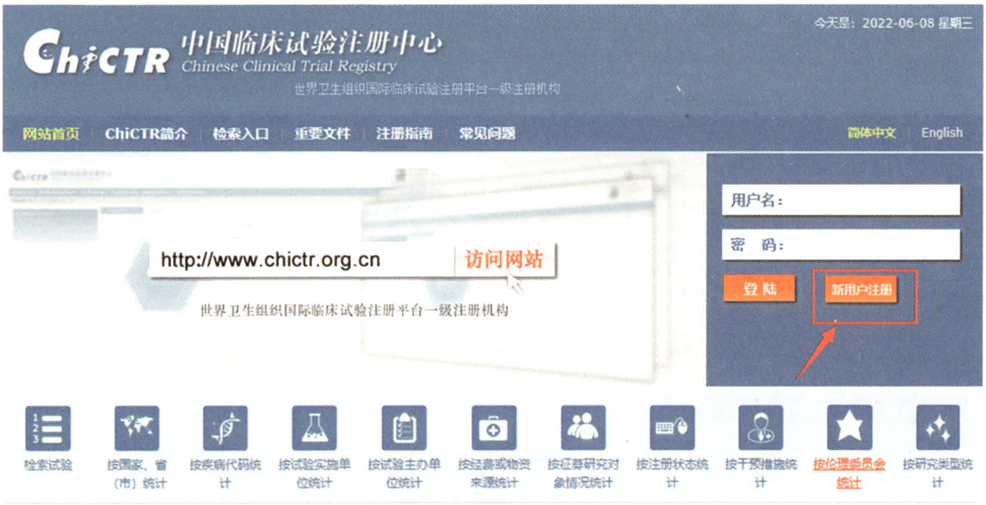

图 2-4-2-3

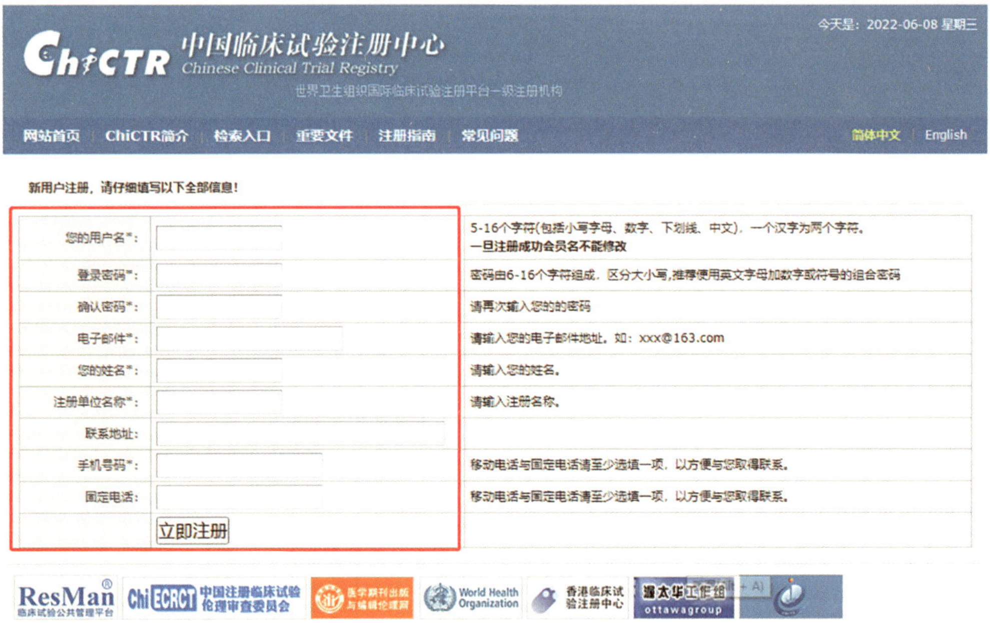

图 2-4-2-4

2. 注册成功后可直接点击“登录”，登录后点击“新注册项目”。

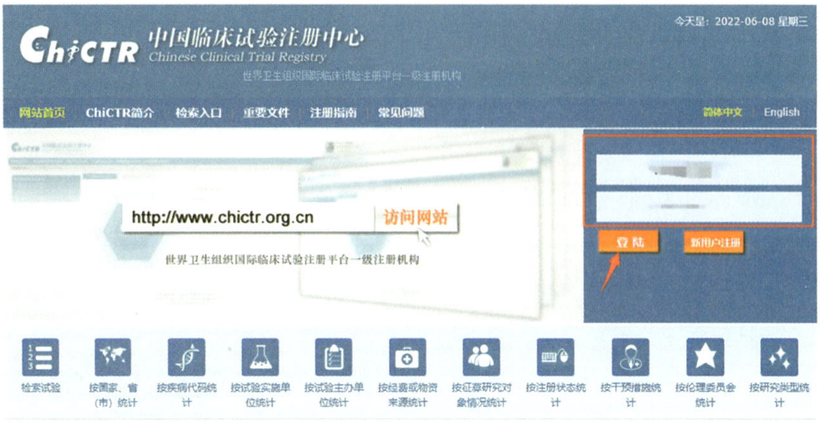

图 2-4-2-5

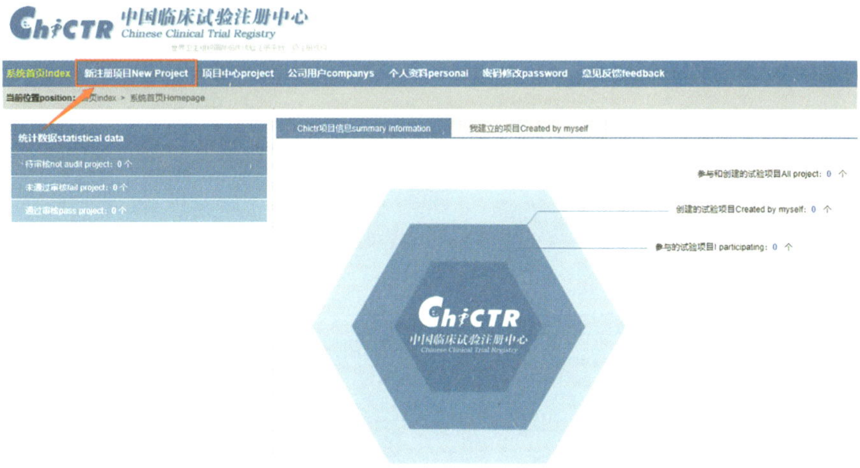

图 2-4-2-6

3. 按要求填写并提交相应资料信息即可。

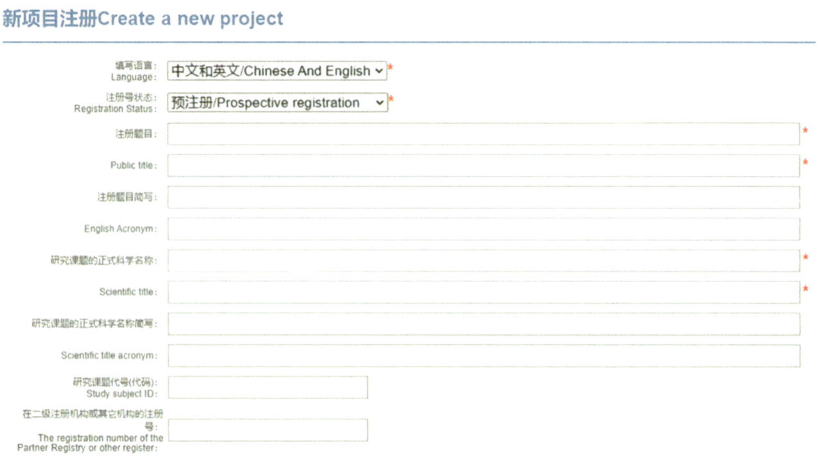

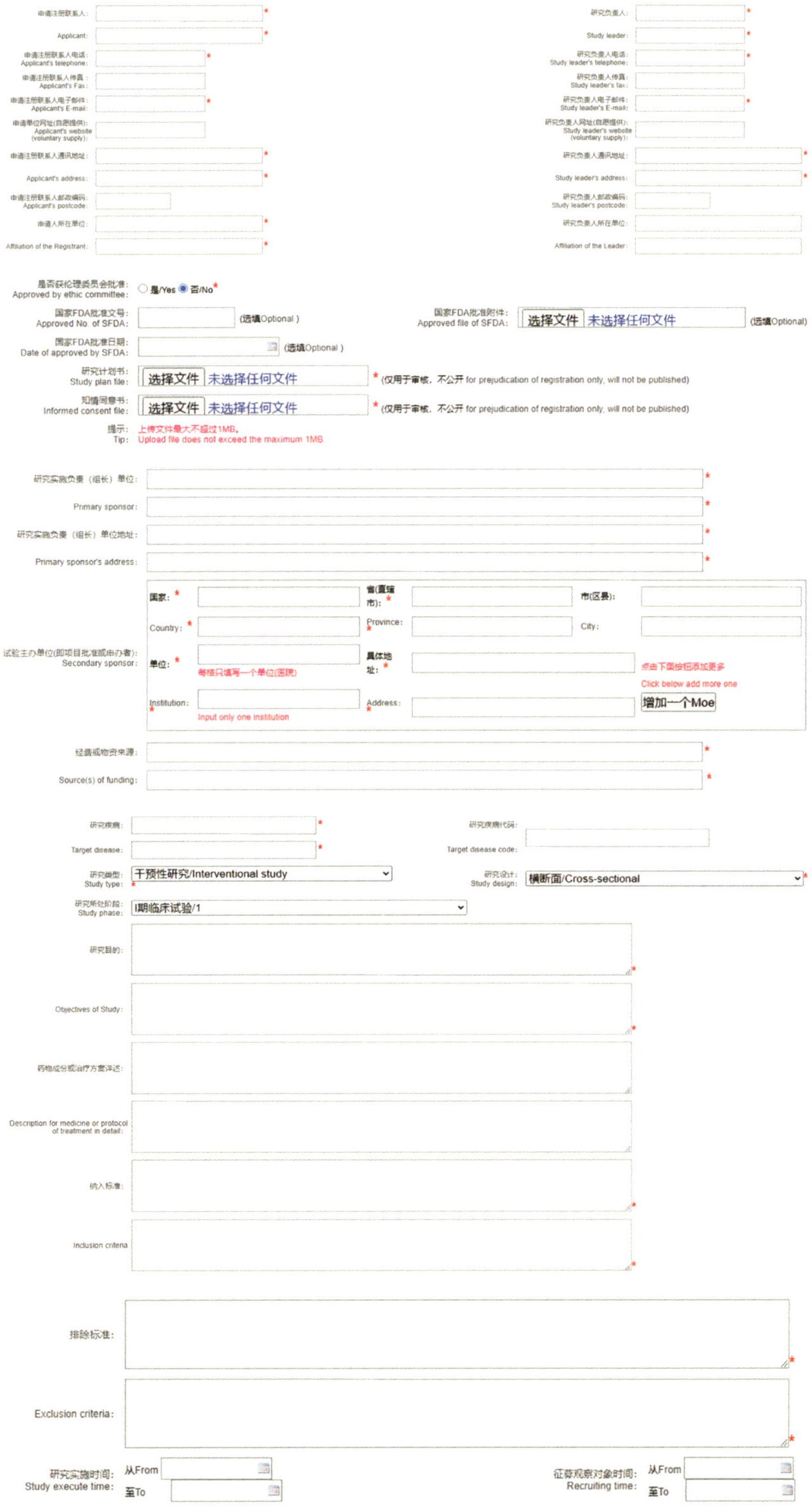
申请注册联系人：
Applicant：
申请注册联系人电话：
Applicant's telephone：
申请注册联系人传真：
Applicant's Fax：
申请注册联系人电子邮件：
Applicant's E-mail：
申请单位网址(自愿提供)：
Applicant's website
(voluntary supply)：
申请注册联系人通讯地址：
Applicant's address：
申请注册联系人邮政编码：
Applicant's postcode：
申请人所在单位：
Affiliation of the Registrant：
研究负责人：
Study leader：
研究负责人电话：
Study leader's telephone：
研究负责人传真：
Study leader's fax：
研究负责人电子邮件：
Study leader's E-mail：
研究负责人网址(自愿提供)：
Study leader's website
(voluntary supply)：
研究负责人通讯地址：
Study leader's address：
研究负责人邮政编码：
Study leader's postcode：
研究负责人所在单位：
Affiliation of the Leader：
是否获伦理委员会批准：
Approved by ethic committee：
是/Yes 否/No*
国家FDA批准文号：
Approved No. of SFDA：
(选填Optional)
国家FDA批准附件：
Approved file of SFDA：
选择文件 未选择任何文件
(选填Optional)
国家FDA批准日期：
Date of approved by SFDA：
(选填Optional)
研究计划书：
Study plan file：
选择文件 未选择任何文件
*(仅用于审核，不公开 for prejudication of registration only, will not be published)
知情同意书：
Informed consent file：
选择文件 未选择任何文件
*(仅用于审核，不公开 for prejudication of registration only, will not be published)
提示：上传文件最大不超过1MB。
Tip：Upload file does not exceed the maximum 1MB
研究实施负责（组长）单位：
Primary sponsor：
研究实施负责（组长）单位地址：
Primary sponsor's address：
试验主办单位(即项目批准或申办者)：
Secondary sponsor：
国家：
省(直辖市)：
市(区县)：
Country：
Province：
City：
单位：
每格只填写一个单位(医院)
具体地址：
点击下面按钮添加更多
Click below add more one
Institution：
Input only one institution
Address：
增加一个Moe
经费或物资来源：
Source(s) of funding：
研究疾病：
Target disease：
研究疾病代码：
Target disease code：
研究类型：
Study type：
干预性研究/Interventional study
研究设计：
Study design：
横断面/Cross-sectional
研究所处阶段：
Study phase：
I期临床试验/1
研究目的：
Objectives of Study：
药物成份或治疗方案详述：
Description for medicine or protocol of treatment in detail：
纳入标准：
Inclusion criteria
排除标准：
Exclusion criteria：
研究实施时间：
Study execute time：
从From
至To
征募观察对象时间：
Recruiting time：
从From
至To

图2-4-2-7

在上传完整的中、英文注册资料后5个工作日之内可获得注册号，获得注册号后一周内（特殊情况除外）可在世界卫生组织国际临床试验注册平台检索入口（WHO ICTRP search portal）检索到已注册试验。

注册不需要缴纳费用，补注册试验的注册本身是免费的，但需交纳数据审核和数据库维护费。

按照世界卫生组织国际临床试验注册平台的规定，凡是申请注册的临床试验均需提供伦理审查批件，各单位伦理审查委员会的审查批件均为有效。请注册申请者将伦理审查批件扫描保存为jpg格式，在注册申请表“伦理审查批件”栏中上传，请注意将文件大小限制在500kb以内。鉴于有的伦理委员会要求研究者先注册后进行伦理审查，因此，提交伦理审查批件的时间可在填报注册申请表的同时，也可于注册完成后提交，即先填注册表，获得注册号后研究者再提交伦理委员会审查；获得伦理审查批件后必须立即与平台联系上传伦理审查批件。

二、ClinicalTrials.gov 注册

由于ClinicalTrials.gov注册流程简便、信息单元严谨巧妙、操作界面清晰友好等特点，是当前最具国际影响力的临床试验注册机构之一，应用最为广泛。

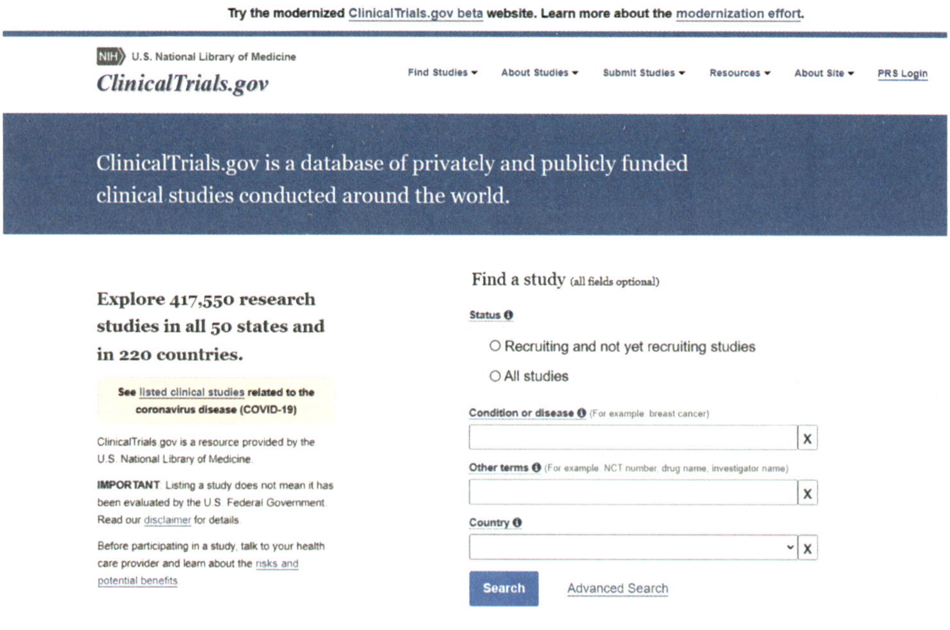

图2-4-2-8

ClinicalTrials.gov注册流程如下：

首先，申请研究方案的注册账号（PRS）。账号分为两种：

①单位账号：申请时需登陆https://clinicaltrials.gov/ct2/contact-org-admin，适用于机构使用者，用于一个机构内进行的多个临床研究注册。申请人需向单位管理者提供以下信息：

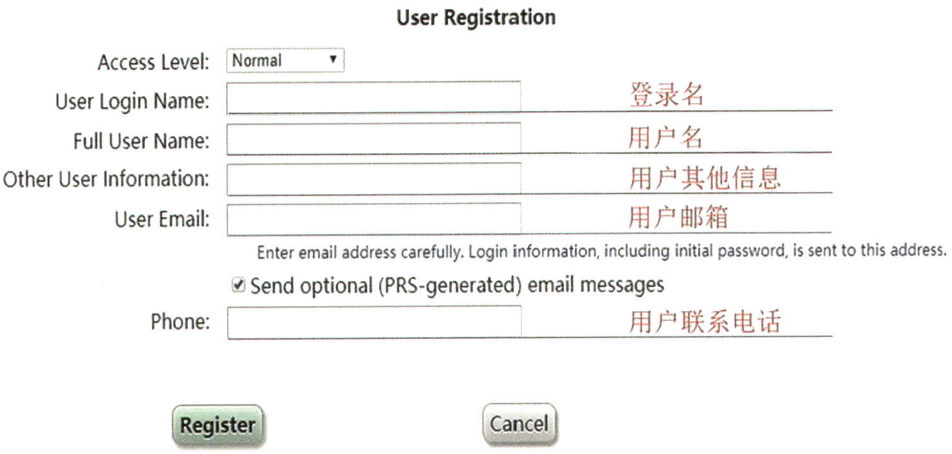
User Registration
Access Level:
Normal
User Login Name:
登录名
Full User Name:
用户名
Other User Information:
用户其他信息
User Email:
用户邮箱
Enter email address carefully. Login information, including initial password, is sent to this address.
Send optional (PRS-generated) email messages
Phone:
用户联系电话
Register
Cancel

图2-4-2-9

②个人账号（不推荐）：申请时登陆https://clinicaltrials.gov/ct2/apply-account-individ? indivAccount=true，可用于个人研究者进行临床研究注册。

在申请后的两个工作日内，生成的账号将以电子邮件告知申请者。获得PRS账号后便可进行登陆https://register.clinicaltrials.gov。

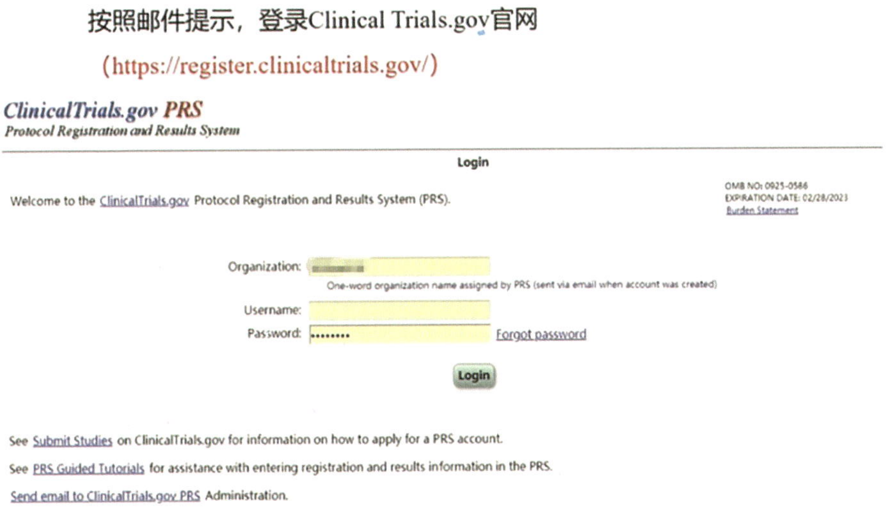
按照邮件提示，登录Clinical Trials.gov官网
(https://register.clinicaltrials.gov/)
ClinicalTrials.gov PRS
Protocol Registration and Results System
Login
Welcome to the ClinicalTrials.gov Protocol Registration and Results System (PRS).
OMB NO: 0925-0586
EXPIRATION DATE: 02/28/2023
Burden Statement
Organization:
One-word organization name assigned by PRS (sent via email when account was created)
Username:
Password:
Forgot password
Login
See Submit Studies on ClinicalTrials.gov for information on how to apply for a PRS account.
See PRS Guided Tutorials for assistance with entering registration and results information in the PRS.
Send email to ClinicalTrials.gov PRS Administration.

图2-4-2-10

登录后即可进行临床试验方案注册并填写试验信息。需要填写的内容几乎涵盖了临床研究的方方面面，大致可分为研究方案名称和背景资料、受试者评审信息、研究方案说明和试验状况等12部分内容。

登录后，可点击Accounts中Change Password修改密码

点击Quick Start Guide可浏览用户指南

点击New Record即可注册新的研究

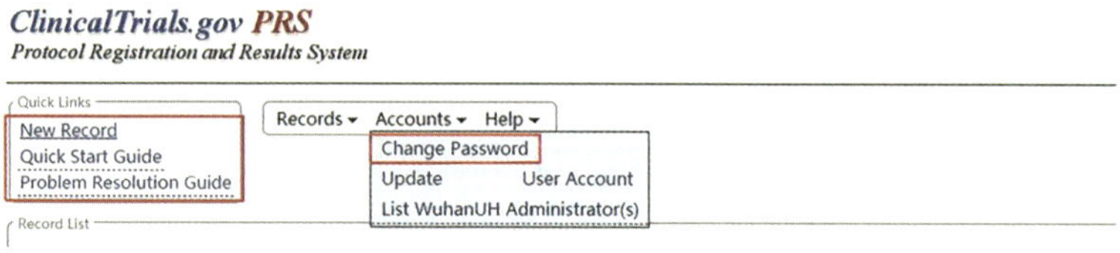

图2-4-2-11

点击**New Record**即可注册新的研究显示页面如下。

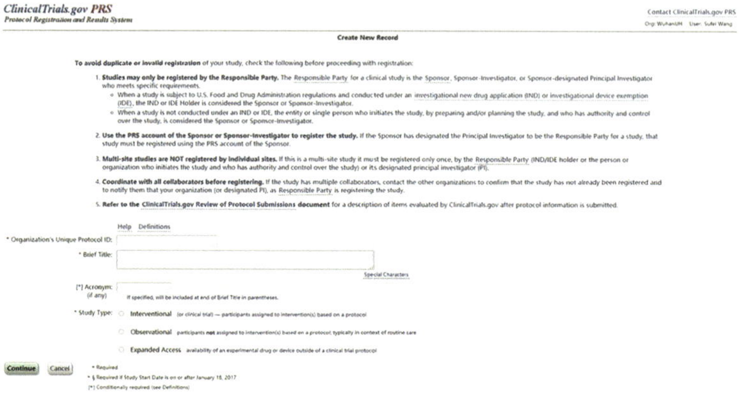

图2-4-2-12

第三节 人类遗传资源如何备案

随着基因测序技术及信息技术的快速发展，人类遗传资源已逐渐成为全球战略必争领域，世界主要国家纷纷出台法律法规对人类遗传资源研究利用进行规范。在我国，开展采集、保藏、利用和对外提供我国人类遗传资源，都必须遵守人类遗传资源管理条例。2022年3月，科技部起草了《人类遗传资源管理条例实施细则（征求意见稿）》，至2022年底尚待正式发布。目前仍沿用《中华人民共和国人类遗传资源管理条例》。

人类遗传资源包括了人类遗传资源材料和人类遗传资源信息。

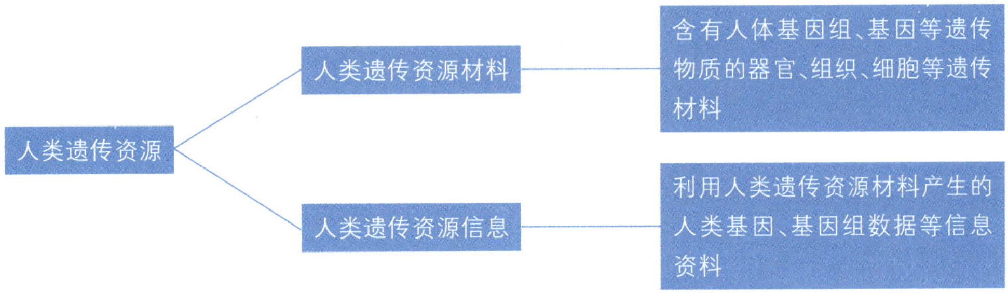

图2-4-3-1　人类遗传资源

在科技部政务服务平台上，人类遗传资源管理申请分为以下七个类别：

一、中国人类遗传资源采集审批。

二、中国人类遗传资源保藏审批。

三、中国人类遗传资源国际合作科学研究审批。

四、中国人类遗传资源材料出境审批。

五、中国人类遗传资源国际合作临床试验备案。

六、中国人类遗传资源信息对外提供或开放使用备案。

七、科学技术部重要遗传家系和特定地区人类遗传资源申报登记。

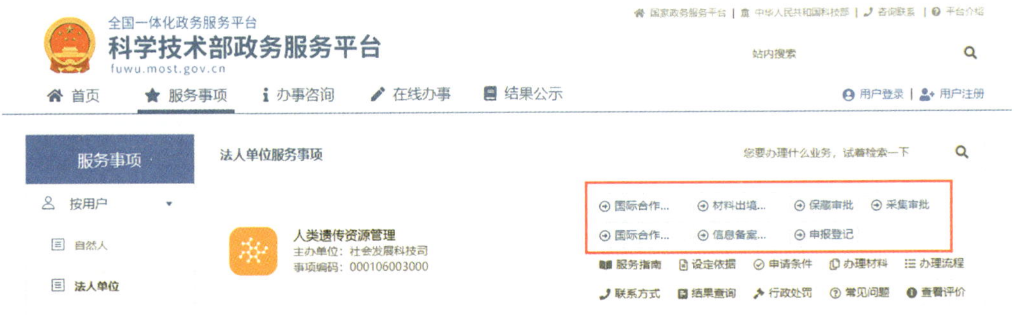

图2-4-3-2　科学技术部政务服务平台

很多研究者并不清楚本身即将开展的临床研究（非以注册为目的的临床试验）是否需要在人类遗传资源管理办公室备案，现行《中国人类遗传资源采集审批行政许可事项服务指南》中指出“规定数量是指累积500人以上”的遗传资源采集活动需要备案，而本次《人类遗传资源管理条例实施细则（征求意见稿）》中明确是“用于大规模人群研究3000例以上的采集活动，大规模人群研究包括但不限于队列研究、横断面研究、临床研究、体质学研究等”。因此，建议研究者应密切关注条例的发布情况。

表2-4-3-1 主要申请材料具体情况表

序号	提交材料名称	原件/复印件	份数	纸质/电子	要求
1	申请书	原件	1	纸质和电子	网上平台填写后，纸质盖章提交。
2	法人资格材料	复印件	1	纸质和电子	法人资格材料包括企业法人营业执照或事业单位法人证书或民办非企业单位登记证书等。
3	知情同意书文本	复印件	1	纸质和电子	无
4	伦理审查批件	复印件	1	纸质和电子	无
5	采集方案	复印件	1	纸质和电子	无
6	人类遗传资源管理制度	复印件	1	纸质和电子	无
7	合作协议文本	复印件	1	纸质和电子	如涉及，应提供。

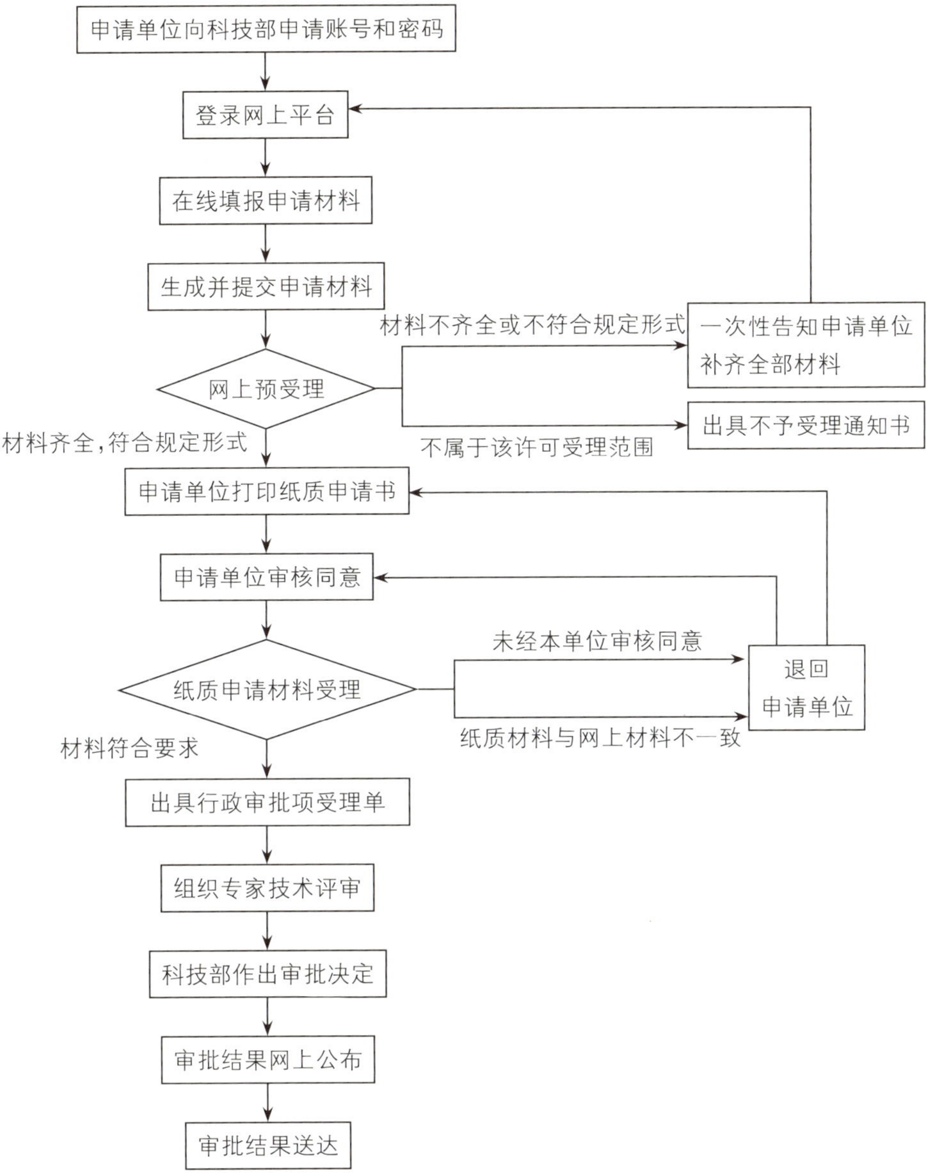
申请单位向科技部申请账号和密码
登录网上平台
在线填报申请材料
生成并提交申请材料
网上预受理
材料不齐全或不符合规定形式
一次性告知申请单位补齐全部材料
不属于该许可受理范围
出具不予受理通知书
材料齐全，符合规定形式
申请单位打印纸质申请书
申请单位审核同意
纸质申请材料受理
未经本单位审核同意
纸质材料与网上材料不一致
退回申请单位
材料符合要求
出具行政审批项受理单
组织专家技术评审
科技部作出审批决定
审批结果网上公布
审批结果送达

图2-4-3-3　中国人类遗传资源采集审批流程

第四节 | 实验动物研究伦理问题

一、实验动物研究须进行伦理审查

基础医学研究、药物研发和医疗器械评价等均会涉及实验动物和动物实验。所谓的实验动物是指用于研究、教学、生产、检定以及其他科学实验的动物，是生命科学研究和发展重要的基础和支撑条件。而实验动物福利是人类保障实验动物健康快乐生存权利的理念及提供的相应外部条件的总和。实验动物伦理是人类对待实验动物和开展动物实验所需要遵循的社会道德标准和原则。

违反实验动物福利有一个著名的被撤稿案例。2011年，来自麻省理工学院、哈佛医学院和Broad研究所的研究人员在*Nature*杂志发表题为*Selective killing of cancer cells by a small molecule targeting the stress response to ROS*的研究论文，该论文报告一种小分子的荜茇酰胺可以选择性杀死小鼠体内的癌细胞。2015年9月，*Nature*发表勘误表，以该研究中部分小鼠体内的肿瘤体积超出允许的最大直径1.5 cm为由，撤销了论文中的部分数据，而率先提出质疑的科学家则认为这篇论文应被撤稿。最后处理方式则是论文作者向公众道歉，并且，*Nature*杂志社要求以后涉及动物实验的论文需作者列出动物使用委员会所允许的最大肿瘤尺寸，并声明这一尺寸不会在试验期间被超过。

该事件从研究者的角度看是为了得到较好的统计结果，希望实验组和对照组（不给任何药物处理）肿瘤生长速度、肿瘤大小差异越大越好，从而证明该小分子药物治疗效果好。而从实验动物角度看，肿瘤生长需要从动物体内吸收营养，肿瘤的血液供应由动物提供。随着肿瘤的生长，动物会出现贫血、消瘦等症状，如果肿瘤破溃，会造成动物继发感染，严重者可引起死亡。肿瘤生长越大，消耗机体的能量越多，给动物造成的伤害越大，可使动物一直处于恶病质状态，精神上和肉体上均承担着严重的痛苦。因此，为既体现药物的治疗作用，又不给动物健康造成严重伤害，业内普遍接受的小鼠肿瘤体积最大直径为1.5 cm。

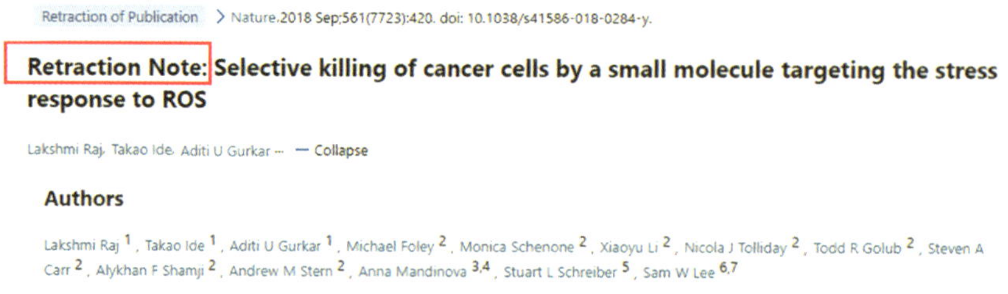
Retraction of Publication > Nature.2018 Sep;561(7723):420. doi: 10.1038/s41586-018-0284-y.

Retraction Note: Selective killing of cancer cells by a small molecule targeting the stress response to ROS

Lakshmi Raj, Takao Ide, Aditi U Gurkar ··· — Collapse

Authors

Lakshmi Raj [1], Takao Ide [1], Aditi U Gurkar [1], Michael Foley [2], Monica Schenone [2], Xiaoyu Li [2], Nicola J Tolliday [2], Todd R Golub [2], Steven A Carr [2], Alykhan F Shamji [2], Andrew M Stern [2], Anna Mandinova [3,4], Stuart L Schreiber [5], Sam W Lee [6,7]

图2-4-4-1

二、动物实验伦理审查原则(3R原则)

动物实验伦理审查,是从研究的必要性、设计的科学性、操作的规范性以及对实验对动物福利的保障情况等方面审查实验方案对生命伦理要求的符合程度。通过综合评估人类利益和动物福利,解决动物实验研究和伦理道德的冲突,并提醒研究者注意和确保妥善解决其可能面临的伦理问题,从而保障实验动物福利,促进人道地使用实验动物。

善待实验动物应遵守国际上公认的3R原则,即实验动物的替代(Replacement)、减少(Reduction)和优化(Refinement)。

替代:倡导应用无知觉材料替代有知觉动物的方法。包括:用低级动物替代高级动物、小动物替代大动物,组织学实验替代整体动物实验,分子生物学方法替代动物实验,人工合成材料替代动物实验,利用数学及计算机模拟动物各种生理反应替代动物实验;用物理、化学和信息技术方法替代实验动物的使用等。

减少:在保证获取一定数量与精确度的前提下,通过选择优质少量的动物、改进实验设计、规范操作程序等,达到动物使用数量的最少化。

优化:在使用动物时尽量减少非人道程序的影响。优化饲养方式和实验步骤,在动物正常状态下获取真实可靠的实验数据。同时,避免或减轻给动物造成与实验目的无关的疼痛和紧张不安。

可见,3R原则并不是要求不用动物,而是希望实验者采用最优化实验方案,改进实验设计和规范实验操作。动物中心保障动物的质量、标准化饲养环境和方式,保证实验数据的可靠性、准确性和科学性。

三、实验动物研究发表学术论文的注意事项

根据我国实验动物科学与比较医学领域一本专业学术期刊《实验动物与比较医学》发表的有关实验动物伦理内容的说明,应当严格遵守国家实验动物相关法律、法规和标准,包括但不局限于《实验动物管理条例》和《实验动物福利伦理审查指南》等,同时参考借鉴国际生物医学期刊关于动物实验研究报告的相关指南共识(如ARRIVE 2.0、IGP 2012、IAVE Guidelines 2010等)。对所有涉及动物实验的文章均需审查实验动物福利与伦理相关内容。具体包括:

1. 涉及动物实验的来稿,需提供实验动物生产许可证和质量合格证,以及动物实验场所的实验动物使用许可证。以上证明须与使用动物种类及动物实验单位名称相匹配,并在正文中列出其对应的许可证编号。

2. 涉及动物实验的来稿，需在考虑3R（替代、减少和优化）原则的基础上设计动物实验，并提供作者单位实验动物福利伦理委员会（或相关机构）出具的实验动物福利伦理审查批件。批件中所列内容须与投稿文章相吻合，并在正文中列出对应的批准编号。

3. 实验动物的用药，尤其是麻醉镇痛用药必须优先使用药用级麻醉剂，特别是当涉及存活手术的动物实验时。鉴于无法确定非药用级麻醉剂（如三溴乙醇、水合氯醛等）的相关性状及对实验动物的影响，从而不能保障实验动物福利及研究结果的可靠性，而且目前已有更优的市售麻醉药剂可供选择，因此不建议使用上述试剂。如确需使用，请提供充足理由及相应的批准文件。

4. 涉及肿瘤动物模型的研究，参考国内及国际通用准则，建议单个肿瘤体直径不超过20 mm（小鼠）或40 mm（大鼠）且不出现明显的肿瘤溃疡。如投稿文章有超出上述标准的研究内容，需提交作者单位相关肿瘤动物模型研究的指导原则文件，以及从科学角度判断投稿文章中肿瘤体积合理性的依据材料。

实验动物的福利贯穿于实验动物的饲养、运输、检疫、实验设计、实验过程及实验后处理等各个环节。保障实验动物福利也是建设创新型国家、保证国家科学安全、建设人文社会环境和创造有利国际环境的需要。

第三部分

撰写文章

经过前两部分的分析，我们已经能够精确找到自己想要撰写的主题并阅读了同行在相关领域的研究成果，设计好了实验框架。再经过严谨、细致的实验过程，详细、全面的数据记录，认真、专业的分析和思考，接下来就可以着手将研究成果或是经验总结起来，按照医学论文的基本格式和要求形成规范的论文，最终发表。

当然，本部分还介绍了写作构思、引文处理、伦理学流程和生物样本处理规范等内容，都应在实验设计时就心中有数，从容不迫。只是，当下很多期刊在接受投稿时所要求的材料越来越全面和细致，所以，笔者还是从准备稿件的角度进行系统的讲解。

本部分将系统、全面地介绍文章撰写的步骤、注意事项和投稿的准备过程。

第一章 医学论文的基本规范

本章提要

本章将从医学论文的基本要求、类型及撰写步骤入手，详细阐述何为医学论文的科学性、先进性、实用性、可读性和思想性，全面系统地介绍医学论文的写作步骤。

生物医学的论文发文数量目前占据全球科技论文总量的二分之一，学科分类越来越细、跨学科研究层出不穷，不同细分领域写出来的生物医学论文不尽相同，从不同层面和角度丰富着人类生物医学的知识总量。医学论文写作具有一定的格式与要求，学术期刊的作者、读者、编者和审者都应深入了解和持续关注。基本要求有以下几点：科学性、创新性、实用性、可读性和思想性。就中文期刊而言，编辑部在进行审稿和专家评议时，也多以此5项为分解评价的评估项，细化后评分，对投稿的文章进行同行评议。

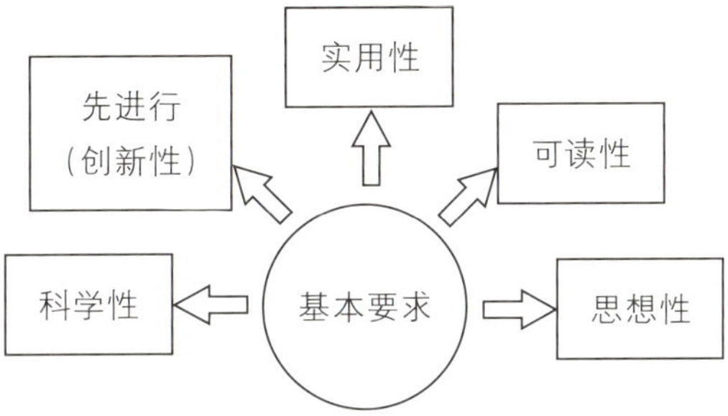

图 3-1-1-1　医学论文的基本要求

第一节 | 基本要求

一、科学性

科学性是医学论文中最重要最基本的一个要求，因为医学是一门科学，论文的科学性特点正是与科学研究的特点相呼应的。其中包括两个方面的含义：一是内容科学，二是表达科学。

内容要求真实、具体、先进和可行。真实即要求医学论文内容必须是客观存在的事实或被实践检验的理论，讨论的问题必须符合客观事物发展的规律；先进即要求论文成果具有现代科研先进水平，属于新发现、新技术和新理论；可行即要求论文成果不脱离实际，具有应用价值。《中国电机工程学报》2022年5月28日网络首发文献《新型冠状病毒样本查杀一体化系统关键技术》一文，针对当下大规模全民核酸筛查样本量巨大，如何通过技术改良科学地应对全天候检测条件下样本及实验仪器的及时消毒杀菌这个关键点进行研究和阐述，设计了"查杀一体"的理论模型，建成了红外光谱、傅立叶变换光谱和等离子消毒单元于一体的集成系统，并运用10-fold交叉验证方法对不同分类模型的有效性进行评价（图3-1-1-2）。

网络首发时间： 2022-05-28 17:02:25
网络首发地址： https://kns.cnki.net/kcms/detail/11.2107.TM.20220526.1655.004.html

中　国　电　机　工　程　学　报
Proceedings of the CSEE　　1

DOI： 10.13334/j.0258-8013.pcsee.220321　　**文献标识码：** A

新型冠状病毒样本查杀一体化系统关键技术

张东荷雨[1]，郭云涛[1]，张丽阳[1]，李深伟[2]，王瑶[3]，刘培培[4]，王红球[5]，
吴越[6]，何宇平[3]，周群[7]，罗海云[1]

(1. 清华大学电机工程与应用电子技术系，北京市 海淀区 100084； 2.上海国际旅行卫生保健中心(上海海关口岸门诊部)，上海市 黄浦区 200002；3. 中国医学科学院北京协和医院，北京市 西城区 100032；4. 中国疾病预防控制中心病毒病预防控制所，北京市 昌平区 102206； 5. 北京鉴知技术有限公司，北京市 海淀区 100083；6. 北京汇路鑫科技有限公司，北京市 海淀区 100080；
7. 清华大学化学系，北京市 海淀区 100084；)

Key Technology of Integrated System for the Detection and Disinfection of COVID-19 Samples

ZHANG Dongheyu[1], GUO Yuntao[1], ZHANG Liyang[1], LI Shenwei[2], WANG Yao[3], LIU Peipei[4],
WANG Hongqiu[5], WU Yue[6], HE Yuping[3], ZHOU Qun[7], LUO Haiyun[1]

(1. Department of Electrical Engineering, Tsinghua University, Haidian District, Beijing, 100084, China; 2. Shanghai International Travel Healthcare Center, Huangpu District, Shanghai 200002, China; 3. Peking Union Medical College Hospital, Xicheng District,

图 3-1-1-2 《中国电机工程学报》2022年5月网络首发文献

表达科学是指论点客观正确、论据真实充分、论证严谨缜密。该论文从客观实际出发，尊重新冠病毒在检测中的科学事实，在总结了其他学者和自身前期对检验方法摸索的基础上提出符合实际的论点，通篇很好地体现了论文撰写的科学性。

选取真实、可靠、具体、典型的材料是论文立论的依据，也是科学性的主要体现，必须严密观察、详细调查、精心实验，用翔实的材料来支持论点。此文改良了将振动光谱技术应用于 COVID-19 检测的步骤，开发了样本干燥消毒模块及等离子体柔性消毒薄膜，加装在传统 FT-IR 光谱仪之上，实验完备、数据翔实，很好地将论据组织起来说明论点，分析过程思维缜密、合乎逻辑，充分体现了论文的科学性（如图 3-1-1-3）。

当然，撰写论文除了在内容或表达上具有科学性，还应具备科学的态度，这才是医学临床论文作者最根本的学术素养。

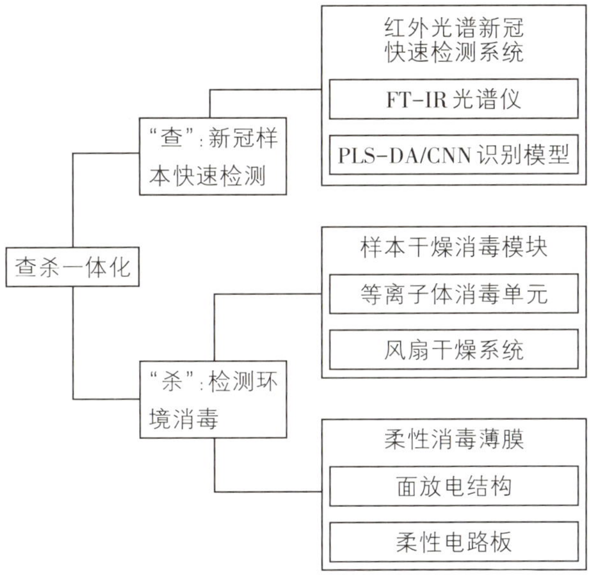

“查杀一体化”系统设计原理框图

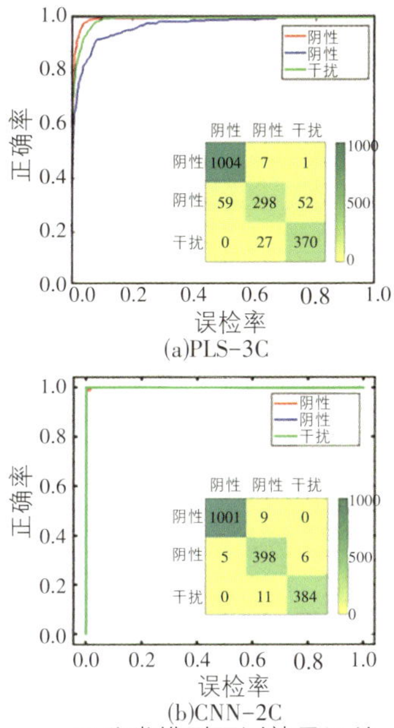

三分类模型预测效果汇总

图 3-1-1-3 例文中详细科学分析方法

二、先进性（创新性）

什么叫医学论文的创新性？*Science* 的刊发指南中定义：科研成果新颖、引人注意，且在该领域之外具有广泛的意义，无论报道一项突出发明，还是重要问题的实质性发展，均应使其他领域的科学家感兴趣。*Nature* 则指出：创新指对自然或理论提出新见解，不是对已有研究结论的再次论证，内容须激动人心并具有启发性。国内大部分期刊并不像 *Nature* 那样高要求，但也要求必须是在基础研究和应用方面具有创造性、高水平和重要意义的成果，能反映作者独到的见解。

还是以《新型冠状病毒样本查杀一体化系统关键技术》一文为例，现有研究将振动光谱技术应用于 COVID-19 检测及初步诊断已取得了一定成果，速度快、样本保存要求低、无时间窗口期，但对样本数量有限制。该文扩大血清样本数量，并且为处理数量庞大的样本光谱数据，除了经典的 PLS-DA 算法外，引入卷积神经网络开发了适用于大规模数据的新分类模型与软件。其次，研究团队还开发了样本干燥消毒模块、等离子体柔性消毒薄膜，加装在传统 FT-IR 光谱仪上，对样品放置处及仪器操作处进行消杀保护，实现仪器自清洁，避免二次感染。整个研究和论述的创新性一目了然，极富价值（如图 3-1-1-4）。

另外，如果某项科技成果国外已有，而在我国却是填补了空白，这类具有国内先进水平的科技成果，也是创新。有了创新，科学才能不断发展，技术才能不断进步。

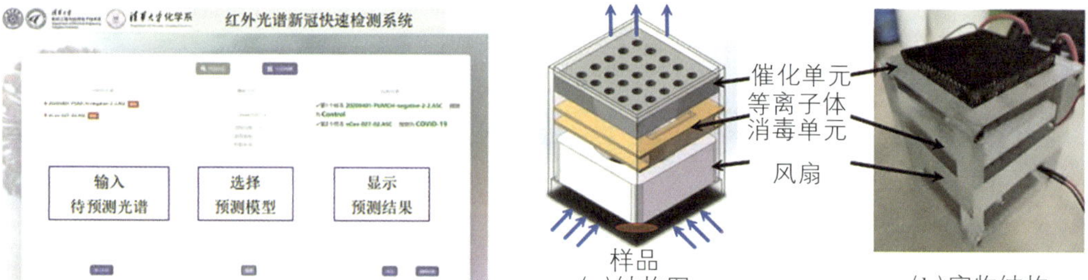

(a)结构图　(b)实物结构

查杀一体化集成系统软件界面　样本干燥消毒模块

图 3-1-1-4 《新型冠状病毒样本查杀一体化系统关键技术》中创新的软件设计和消毒装置

三、实用性

医学行业在不断发展，在如今互联网大大加速信息交换传播的时代背景下，知识更新迭代也呈指数级增长。临床医学论文既要做到为医学科学的发展积累资料，又要指导临床实践，就得使医学论文兼具先进性和实用性。实用性是科技论文的实用价值，医学研究除基础研究外，大多数是临床和预防工作的实践总结，其实用价值越高，指导作用越强，就越受读者的欢迎。而撰写医学论文的目的是为了交流和应用，要从实际出发，选择能够指导科研、指导临床、造福人类的主题。

再读我们举例的文献，以防控现实中遇到的瓶颈和困难为导向，改良了筛查阳性病例的方法和消毒样本的步骤后，研究者又将"查""杀"两部分与常规傅立叶变换红外光谱仪进行硬件及软件集成，制造了新冠样本快速"查杀一体化"系统样机。与现有新冠病毒光谱检测仪器相比，集成度更高，消毒模块在采集、检测等流程中保证了操作安全，在保证精度的前提下能大大加快检测速度，因此具有更好的现场适用性（如图 3-1-1-5）。

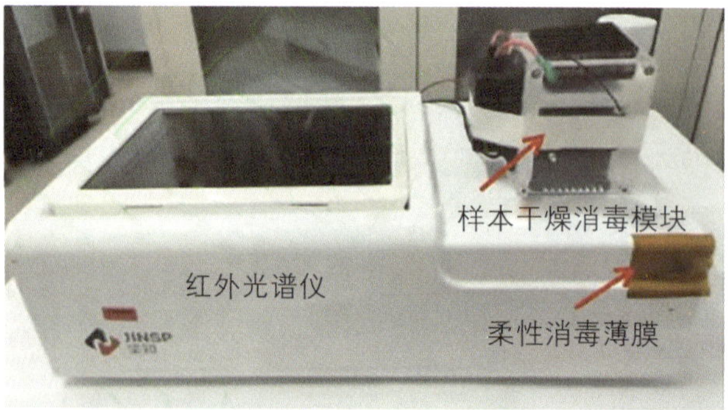

图 3-1-1-5 《新型冠状病毒样本查杀一体化系统关键技术》中适用多场景的集成系统

可见，选题的实用性尤为重要。首先应与临床紧密联系，科研设计正确合理，取材客观真实，有必要的可比性和随机性，研究结果忠实于原始资料，能指导临床工作。其次还得具备可重复性，所得结论来自临床和实验的观察结果，整个实验过程和数据结果经任何人在任何时间和地点，用相同的条件重复论证，均可得出相同结果，即可被证实有再现性。

四、可读性

一篇完备的临床医学论文还需具备可读性。作者对论文要进行完整的构思，体现严密的科学思维。一项研究课题经过长期努力得出结果时，就应当像艺术家构思一幅作品一样，精雕细琢，一丝不苟。在文字方面一定要做到言简意赅、表达准确、简练、通顺，在论证方面论点鲜明、论据充足、逻辑性强，另外，术语规范、格式标准、结论可靠切题，并有一定的生动性，使读者能迅速了解文章主旨，完整准确地获得作者想要传递的知识和信息。

例证文献中，作者首先将改良测试新冠病毒样本的背景和方法一一呈现，图文并茂，既有流程结构图阐明研究思路，又有详细实验数据支撑改良后的精确度和灵敏度，当中还生动地插入了数幅实验过程的实物图片，逻辑缜密，而且让人赏心悦目，不至于枯燥无味。尤其是对新系统的验证方面，既提出了严谨公式，又列举了一致性验证的统计结果，令读者信服，即便不是该领域的专业人士，也能大致读懂作者的研究成果（如图 3-1-1-6）。

$$TPR = P(T^+ \mid D^+) = \frac{TP}{TP+FN} = 1 - \frac{FN}{TP+FN}(1-\text{第二类错误率}) \tag{1}$$

定义特异性指标为

$$TNR = P(T^- \mid D^-) = \frac{TN}{TN+FP} = 1 - \frac{FP}{TN+FP}(1-\text{第一类错误率}) \tag{2}$$

式中：TP、TN 表示真阳性与真阴性；FP、FN 表示假阳性与假阴性。

二分类模型评价指标汇总

Table 2 Evaluation indicators of classification models

方法	组别	阈值	灵敏/%	特异/%	AUC(95% CI)	准确率/%
PLS-2C	新冠抗体阳性对照组	0.62	98.53	98.81	0.9986 (0.9971~0.9993)	99.41 91.44
CNN-2C	新冠抗体阳性对照组	0.46	99.66	99.00	0.9998 (0.9992~1.000)	99.50 87.29

图 3-1-1-6 例文中对精确度和灵敏度的形象描述

在论述方面，要做到深入浅出，不晦涩、不令人费解、专业术语准确、前后一致、文字与插图配合恰当。对所引用的文献，一方面要与作者本意互相贯通，同时所引用的语句本身也要前后关联，符合客观事物发展的规律。医学论文的标题、摘要和关键词对论文能起到画龙点睛的作用，也是能否引起读者兴趣的关键。论文主题鲜明，内容充实，信息量大，文章的质量也就相应提高了，也让论文有了可读性和思想性。

第二节 | 医学论文的类型

医学博大精深，发展迅速，各学科的分支纵横交叉、循序渐进。因此医学论文的种类也是多种多样、风格各异，构成了丰富多彩的医学论文形式。医学论文主要有以下几种分类：

一、按医学源流分类

中医和西医存在本质上的区别，采用不同的思维方式、研究方法和治疗手段，因此两者的论文书写风格及专业用语各不相同。

1. 中医论文

中医根植于中国古代传统文化，是运用中国古代的阴阳五行学说，以整体观念为主导思想，以脏腑经络的生理、病理为基础，以辨证论治为诊疗特色的医学理论体系。如《中医杂志》2021年4月第62卷第8期所载文章《论寒湿疫之瘀热入营》（见图3-1-2-1），综合考虑气候特点、证候特征、病毒嗜性等要素，回顾古方，分析疫情流行环境，认为此次新型冠状病毒性肺炎疫情当属"寒湿疫"，并提出了辨证用药的选方。

中医论文在继承发扬中医药优势特色的基础上，充分利用现代科学技术，努力证实、阐明中医药的科学内涵，通过技术创新提高中医医疗服务能力和中药产业技术水平，通过知识创新丰富和完善中医药理论体系。

中医杂志 2021年4月第62卷第8期 Journal of Traditional Chinese Medicine, 2021, Vol. 62, No. 8 · 645 ·

DOI: 10.13288/j.11-2166/r.2021.08.001

学术探讨

论寒湿疫之瘀热入营

鲍婷婷[1,2]，杨映映[1,2]，黄飞剑[3]，雷烨[4]，赵林华[1]，李修洋[1]，宋斌[5]，黄一珊[1]，郑玉娇[1]，李青伟[1]，翟天纲[1,2]，于同月[1]，仝小林[1]✉

1. 中国中医科学院广安门医院，北京市西城区北线阁5号，100053；2. 北京中医药大学；3. 北京市东城中医医院；4. 陕西中医药大学第二附属医院；5. 遵义医科大学第三附属医院

［摘要］ 综合考虑气候特点、证候特征、病毒嗜性等要素，认为此次新型冠状病毒肺炎疫情当属"寒湿疫"。瘀热入营多见于寒湿疫危重期，是寒湿疫发展过程中的一种特殊病机，寒湿戾气与湿瘀或湿热体质相合，加之寒湿久郁，导致机体内部成瘀化热，瘀热互结后病势深重而缠绵，具有成瘀、化热、入营三重病理特征，临床表现涉及多脏。寒湿疫与温病在瘀热入营形成的病机上有明显区别，其病机演变转化多端，但亦有瘀热入营的共性，可从宏观证候及微观指标两方面进行辨识。治疗当审全程，识态调靶，重视凉营化瘀，兼顾扶正护阴，并根据瘀热入营后病情演变方向的不同，辨证选方用药。

［关键词］ 新型冠状病毒肺炎；寒湿疫；瘀热入营

图 3-1-2-1 《中医杂志》2021年62卷第8期所载文献

2. 西医论文

西医是以古希腊文化为渊源，以物理、化学、生物学和数学等学科知识为依托，运用试验、逻辑、数学等方法，以解剖学、生理学、病理学、药理学和病原生物学等为基础的医学理论体系。随着东西文化交流的加深，中医也在吸取借鉴西医的先进研究方法，而中西医结合是我国医学事业发展的特色和亮点，因此出现了与西医论文文体相近的中医临床研究论文、中西医结合研究论文等。

二、按医学学科分支分类

医学论文可分为基础医学论文、临床医学论文和预防医学论文。三者侧重点因学科本身研究内容的不同而有所不同，每种论文可按各自下属学科类别再细分。

1. 基础医学论文

基础医学是现代医学最基本和最重要的组成部分之一，主要研究人生命和疾病现象的本质及其内在规律，研究成果为其他所有应用医学所遵循。基础医学论文是基础医学研究成果的展示，是作者对科学研究取得的新成果、新发现和新进展的客观真实的记录或总结，属于医学科研中高水平的科学论文，可以用来进行科研和学术交流。

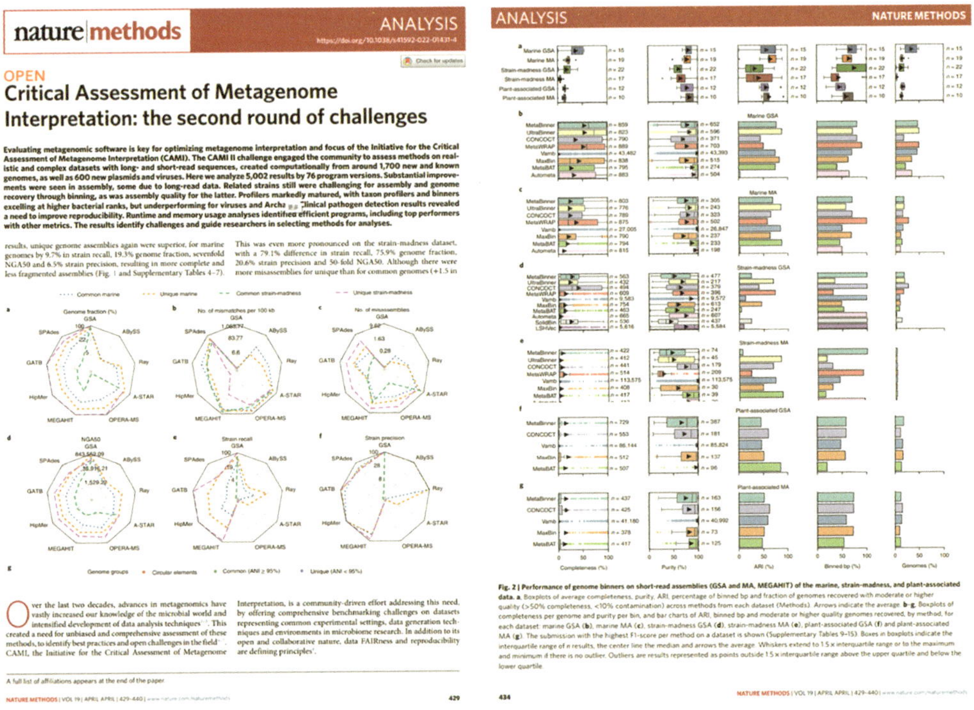
nature methods ANALYSIS
https://doi.org/10.1038/s41592-022-01431-4

OPEN

Critical Assessment of Metagenome Interpretation: the second round of challenges

Evaluating metagenomic software is key for optimizing metagenome interpretation and focus of the Initiative for the Critical Assessment of Metagenome Interpretation (CAMI). The CAMI II challenge engaged the community to assess methods on realistic and complex datasets with long- and short-read sequences, created computationally from around 1,700 new and known genomes, as well as 600 new plasmids and viruses. Here we analyze 5,002 results by 76 program versions. Substantial improvements were seen in assembly, some due to long-read data. Related strains still were challenging for assembly and genome recovery through binning, as was assembly quality for the latter. Profilers markedly matured, with taxon profilers and binners excelling at higher bacterial ranks, but underperforming for viruses and Archa[illegible] Clinical pathogen detection results revealed a need to improve reproducibility. Runtime and memory usage analyses identified efficient programs, including top performers with other metrics. The results identify challenges and guide researchers in selecting methods for analyses.

results, unique genome assemblies again were superior, for marine genomes by 9.7% in strain recall, 19.3% genome fraction, sevenfold NGA50 and 6.5% strain precision, resulting in more complete and less fragmented assemblies (Fig. 1 and Supplementary Tables 4–7). This was even more pronounced on the strain-madness dataset, with a 79.1% difference in strain recall, 75.9% genome fraction, 20.6% strain precision and 50-fold NGA50. Although there were more misassemblies for unique than for common genomes (+1.5 in

Over the last two decades, advances in metagenomics have vastly increased our knowledge of the microbial world and intensified development of data analysis techniques. This created a need for unbiased and comprehensive assessment of these methods, to identify best practices and open challenges in the field. CAMI, the Initiative for the Critical Assessment of Metagenome Interpretation, is a community-driven effort addressing this need, by offering comprehensive benchmarking challenges on datasets representing common experimental settings, data generation techniques and environments in microbiome research. In addition to its open and collaborative nature, data FAIRness and reproducibility are defining principles.

A full list of affiliations appears at the end of the paper

NATURE METHODS | VOL 19 | APRIL APRIL | 429–440 | www.nature.com/naturemethods 429

ANALYSIS NATURE METHODS

Fig. 2 | Performance of genome binners on short-read assemblies (GSA and MA, MEGAHIT) of the marine, strain-madness, and plant-associated data. a, Boxplots of average completeness, purity, ARI, percentage of binned bp and fraction of genomes recovered with moderate or higher quality (>50% completeness, <10% contamination) across methods from each dataset (Methods). Arrows indicate the average. **b–g**, Boxplots of completeness per genome and purity per bin, and bar charts of ARI, binned bp and moderate or higher quality genomes recovered, by method, for each dataset: marine GSA (**b**), marine MA (**c**), strain-madness GSA (**d**), strain-madness MA (**e**), plant-associated GSA (**f**) and plant-associated MA (**g**). The submission with the highest F1-score per method on a dataset is shown (Supplementary Tables 9–15). Boxes in boxplots indicate the interquartile range of n results, the center line the median and arrows the average. Whiskers extend to 1.5 x interquartile range or to the maximum and minimum if there is no outlier. Outliers are results represented as points outside 1.5 x interquartile range above the upper quartile and below the lower quartile.

434 NATURE METHODS | VOL 19 | APRIL APRIL | 429–440 | www.nature.com/naturemethods

图 3-1-2-2 *Nature Methods*期刊2022年19卷第4期文献

如*Nature*旗下的*Nature Methods*期刊2022年刊载于19卷第4期的文献*Critical Assessment of Metagenome Interpretation: the second round of challenges*(如图3-1-2-2),从数据集方法入手,分析了1700个基因组和600个新的质粒和病毒,计算并创建改良的宏基因组评价软件,实现了长读取数据模式,对高级菌类的基因分析有较高的效率提升。研究的是基础医学中的方法学论,与计算机大数据算法结合,为测序科学的发展提供了新的实用程序,是一篇典型的高水平基础医学论文。

还需注意,基础医学论文应具有可重复性,并遵循论文标准格式,包括结构式摘要、引言、材料与方法、结果和讨论。

2.临床医学论文

本书的重点是临床医学论文的撰写,临床医学是直接面对疾病和患者,并实施治疗的科学。主要研究疾病的病因、诊断、治疗和预后,致力于提高临床治疗水平,促进人体健康。根据患者的临床表现,从整体出发结合研究疾病的病因、发病机理和病理过程,进而确定病因,通过预防和治疗以最大程度上减轻患者痛苦、恢复健康。

中华血管外科杂志 2021年8月第6卷第3期 Chin J Vasc Surg, August 2021, Vol. 6, No. 3 · 193 ·

·临床研究·

腔内微波消融术治疗大隐静脉曲张两种术式的对照研究

段友良[1] 卢军峰[1] 吴学君[2]
[1]山东省立第三医院血管外科,济南 250031;[2]山东第一医科大学附属省立医院血管外科,济南 250021
通信作者:吴学君,Email:sdwuxuejun@163.com

【摘要】 **目的** 探讨大隐静脉曲张腔内微波消融术时,大隐静脉主干高位结扎和不结扎对疗效的影响。**方法** 采用前瞻性随机对照研究,2018年3月至2019年1月,按照纳入和排除标准共纳入236例单侧下肢浅静脉曲张患者,按照随机数字表法分为观察组(122例)和对照组(114例)。观察组采用大隐静脉主干单纯腔内微波消融闭合术,未高位结扎大隐静脉主干;对照组采用大隐静脉主干腔内微波消融闭合术联合大隐静脉主干高位结扎治疗。比较两组手术时间、住院时间、疼痛程度、误伤深静脉发生率、大隐静脉残端血栓形成率、大隐静脉主干再通率、静脉曲张复发率等。**结果** 观察组的手术时间[(42.27±3.79)min 比 (53.45±5.33)min,t=18.46,$P<0.01$]、住院时间[(2.29±0.55)d 比 (2.65±0.72)d,t=4.37,$P<0.01$]均短于对照组,差异有统计学意义。观察组术后疼痛程度低于对照组(χ^2=84.96,$P<0.01$)。术后2周,观察组大隐静脉残端血栓形成率高于对照组,差异有统计学意义(11/122 比 2/114,χ^2=5.97,P=0.02)。大隐静脉残端血栓形成病例中,观察组中大隐静脉主干直径>8 mm 7例,≤8 mm 4例,对照组大隐静脉主干直径>8 mm和≤8 mm各1例。术后12个月,观察组与对照组在大隐静脉主干再通率、静脉曲张复发情况方面,差异均无统计学意义(P均>0.05)。**结论** 大隐静脉曲张腔内微波消融术联合或不联合高位结扎大隐静脉主干都可改善了下肢浅静脉曲张的严重程度。但微波消融术大隐静脉主干未高位结扎,明显缩短手术时间和住院时间,并降低术后疼痛。

【关键词】 大隐静脉曲张; 腔内微波消融术; 高位结扎; 超声; 泡沫硬化剂
基金项目:山东省医药卫生科技发展计划项目(2017WS791)

图 3-1-2-3 《中华血管外科杂志》2021年6卷第3期文献

如图3-1-2-3,《中华血管外科杂志》2021年6卷第3期文献《腔内微波消融术治疗大隐静脉曲张两种术式的对照研究》一文,采用前瞻性随机对照研究,探讨大隐静脉曲张腔内微波消融术时,大隐静脉主干高位结扎和不结扎对疗效的影响,通过对236例患者的手术及预后观察评估,统计分析后发现两种术式都可改善下肢浅静脉曲张。但微波消融术大隐静脉主干未高位结扎,明显缩短手术时间和住院时间,并降低术后疼痛。

该文很好践行了服务临床、指导临床实践的研究宗旨，具有较高实用价值。

总结起来不难发现，临床医学论文是医务人员将临床工作中实践所得的第一手资料，经过分析、总结、整理并写出的一类学术文章，以临床诊疗为主要内容，并且用于指导医务人员工作。临床医学论文必须紧密联系临床实践，以临床资料为基础，进行客观归纳和总结；写作时需查阅国内外相关文献，务必有科学依据，并了解该领域的难点、热点和最新发展动态，再对照自己收集的资料进行分析论证。

3.预防医学论文

预防医学是从医学科学体系中分化出来的，它是研究预防和消灭病害，讲究卫生，增强体质，改善和创造有利于健康的生产环境和生活条件，以达到预防疾病、增进健康、延长寿命、提高生命质量为目标的一门医学科学。预防医学论文与临床医学不同之处在于它是以人群为对象（包括患者与健康者），而不是仅限于以个体为对象，并且以预防为主要指导思想。

中华预防医学杂志 2022 年 1 月第 56 卷第 1 期 Chin J Prev Med, January 2022, Vol. 56, No. 1 · 9 ·

·专家论坛·

内蒙古自治区不同生态系鼠疫自然疫源地动物鼠疫流行现状及流行风险简析

刘伯熙[1] 段然[2] 王浩琛[1] 张大禹[1] 秦帅[2] 罗红燕[3] 刘俊[1] 梁俊容[2] 汤德铭[2] 景怀琦[2] 王健[4] 王鑫[2]

[1]内蒙古自治区综合疾病预防控制中心，呼和浩特 010031；[2]中国疾病预防控制中心传染病预防控制所，北京 102206；[3]呼伦贝尔市疾病预防控制中心，呼伦贝尔 021008；[4]中华医学会，北京 100710

刘伯熙和段然对本文有同等贡献

通信作者：王鑫，Email：wangxin@icdc.cn；王健，Email：wangjian@chinacdc.cn

【摘要】 内蒙古面临着多种类型疫源地鼠疫流行和复燃的风险。蒙古旱獭疫源地虽然暂未在国内发现动物间鼠疫流行，但过去检出过阳性血清，同时蒙古旱獭种群数量持续增加且分布范围不断扩大，毗邻的蒙古国和俄罗斯联邦的蒙古旱獭疫源地动物间鼠疫持续流行；达乌尔黄鼠疫源地动物间鼠疫时隐时现；长爪沙鼠疫源地动物间鼠疫流行猛烈，并频频波及人间。由于蒙古旱獭和达乌尔黄鼠鼠疫耶尔森菌菌株毒力明显高于长爪沙鼠鼠疫耶尔森菌菌株，且在历史上曾给当地带来深重灾难，因此内蒙古自治区鼠疫防控重点应在常规鼠疫监测的基础上，进一步加强蒙古旱獭和达乌尔黄鼠疫源地流行动态的监测，警惕该两个疫源地复燃并波及人间。

【关键词】 鼠疫； 鼠疫耶尔森菌； 疾病流行； 生态

基金项目：国家科技重大专项（2018ZX10713-003-002、2018ZX10713-001-002）

图 3-1-2-4 《中华预防医学杂志》2022 年 56 卷第 1 期刊载的预防医学文献

如《中华预防医学杂志》2022 年 56 卷第 1 期文献（见图 3-1-2-4），就针对内蒙古自治区面临的多种类型疫源地鼠疫流行和复发风险，全面分析了自治区 4 种类型鼠疫自然疫源地的流行现况，对蒙古旱獭鼠疫流行风险、自然疫源地交叉区域中的鼠疫防控问题进行整体评估，文末给出了加强蒙古旱獭和达乌尔黄鼠疫源地监测的防控策略。

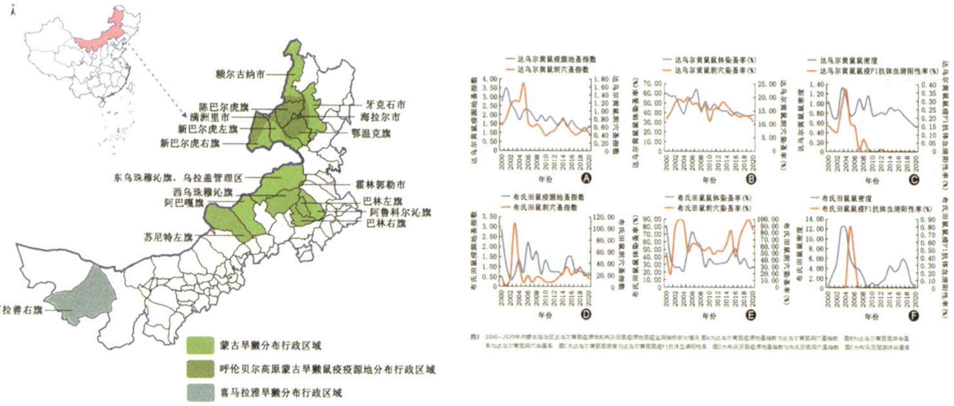

图 3-1-2-5　前文中的旱獭分布图及鼠疫检测指标变化情况

流行病学论文是预防医学论文的主要类型，大多数属于调查报告类，通过对人群的现场调查获得第一手资料，研究人群中疾病与健康状况的分布及其影响因素。

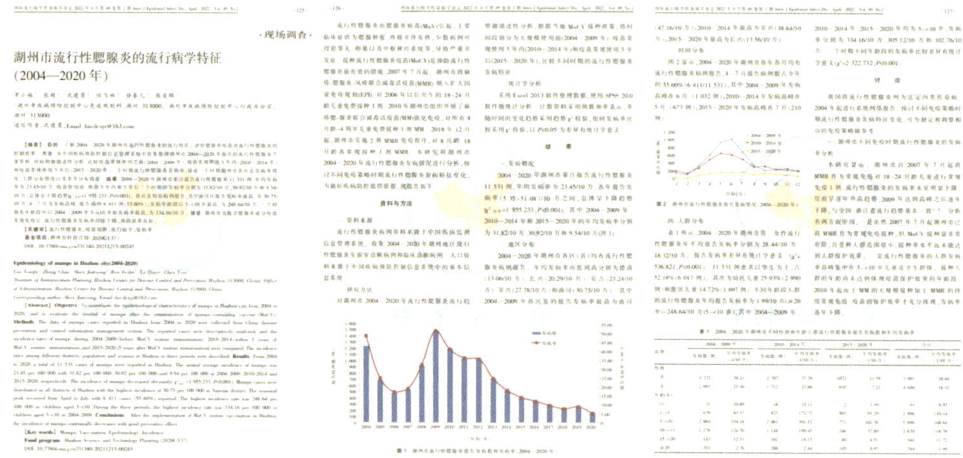
·现场调查·

湖州市流行性腮腺炎的流行病学特征（2004—2020年）

Epidemiology of mumps in Huzhou city(2004-2020)

图 3-1-2-6　《国际流行病学传染病学杂志》2022年49卷第2期刊文

如《国际流行病学传染病学杂志》2022年49卷第2期刊文（见图3-1-2-6），就是典型的流行病学调查报告，该文采用书面形式系统地介绍2004—2020年湖州市流行性腮腺炎的流行特征，评价腮腺炎疫苗对流行性腮腺炎的控制效果。

注意，此类文献需具备流行病学调查目的、方法与过程、结果，阐述疾病在不同时间、地点和人群中的分布特征及影响因素，以阐明疾病流行的规律，探讨疾病的预防措施。

三、按研究和论述方法分类

按照论文的论述方法不同，论文可分类的种类纷繁复杂，各期刊为了凸显自身的办刊特色，也往往定义许多栏目和文体。

我们都以2022年5月为例，将《中华医学杂志》《中华内科杂志》《中华外科杂志》的当期栏目总结如表3-1-2-1。可以看出，根据各期刊的办刊特色和学科实际，栏目名称多种多样，如“专家论坛”“内科论坛”“专家共识”“专题笔谈”几类，都倾向于业内专家对某一临床专业问题的具体描述和归纳总结，权威性高于普通投稿人进行的具体实践研究，所以一般放在期刊的前部，属于对学科的总体概括。还有很多是基于疾病流行和时下热点举办的专栏，并不是期刊的固定栏目，如“五官科手术麻醉管理”“临床一线中的好伙伴”“肿瘤综合治疗优秀病例报告”等。

表3-1-2-1 三种中华医学会期刊栏目名称比较

中华医学杂志	中华内科杂志	中华外科杂志
专家论坛	专论	指南与规范
五官科手术麻醉管理	专题笔谈	专家共识
临床研究	内科论坛	专家论坛
病例报告	标准与讨论	论著
综述	论著	研究报告
文献速览	短篇论著	诊治经验
	病例报告	肿瘤综合治疗优秀病例报告
	临床一线中的好伙伴	综述
	讲座	
	综述	
	临床病例讨论	

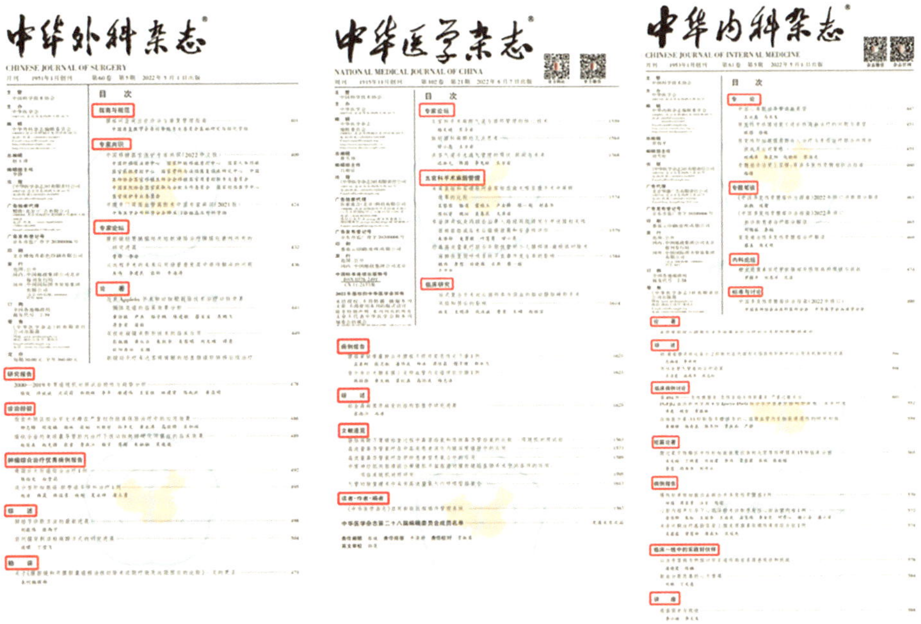

图 3-1-2-7　三种中华医学会期刊2022年5月栏目一览

面对如此繁多的种类，我们在提笔撰写论文时往往一头雾水，所以得根据论文的研究和论述方法来进行一定的规范，归纳出浅显易懂的文体形式。中华医学期刊全文数据库提供了筛选文献类型的高级检索功能，具体分类如下，从文献类型、研究类型、研究方法三个维度进行了分类，比较符合目前生物医学界的主流认识。值得一提的是，Meta分析也被单独列出。

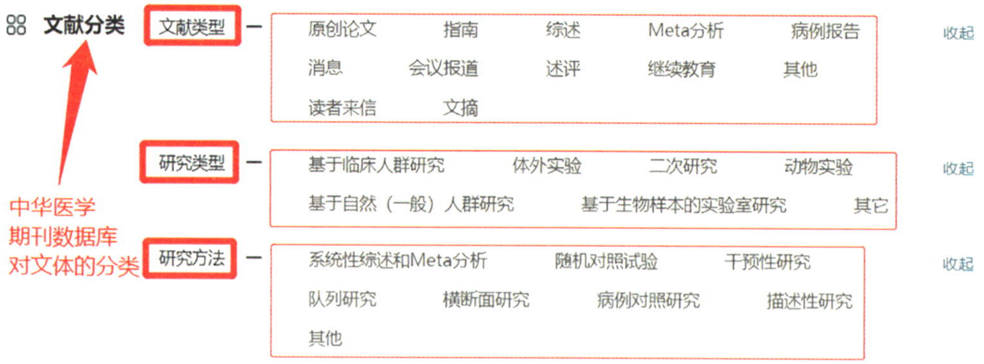

图 3-1-2-8 中华医学期刊全文数据库对文献的分类

另外，许多期刊还会给每篇正式发表的文献赋予文献标识码，它是按《中国学术期刊(光盘版)检索与评价数据规范》规定的文章归类编码，分A、B、C、D、E5种类型。A为理论与应用研究学术论文(包括综述报告)；B为实用性技术成果报告(科技)、理论学习与社会实践总结(社科)；C为业务指导与技术管理性文章(包括领导讲话、特约评论等)；D为一般动态性信息(通讯、报道、会议活动、专访等)；E为文件、资料(历史资料、统计资料、机构、人物、书刊、知识介绍等)。但医学期刊有时很难绝对区分各类文献的差异，所以不同期刊同样文章格式的标志码会有所不同，这与期刊编辑对规范的解读差异有关；同一种期刊同类文章的标志码也有不同，这与文章的篇幅及论述的详尽程度或是有无英文摘要有关。

在此，本书按照论文撰写的惯例和习惯，将中文临床医学文献大致归纳为论著、临床实践、经验交流、综述和个案报告等文体，其余变体则可根据投稿时的目标杂志进行调整，万变不离其宗。

1.论著

论著是医学论文体裁中常见的一种表现形式，具有特定的概念。它是作者将自己的科研、临床或教学的成果、经验、体会，以严密的论证和规范形成的文字作品，是医学论文中最具典型性和代表性的文体。除去中文摘要和英文摘要，论著的格式分为四部分：即前言、资料与方法、结果和讨论。若为结构式摘要，严格按目的、方法、结果和结论四段式格式来撰写，按顺序准确叙述论文主要内容，有利于审稿、阅读和检索。

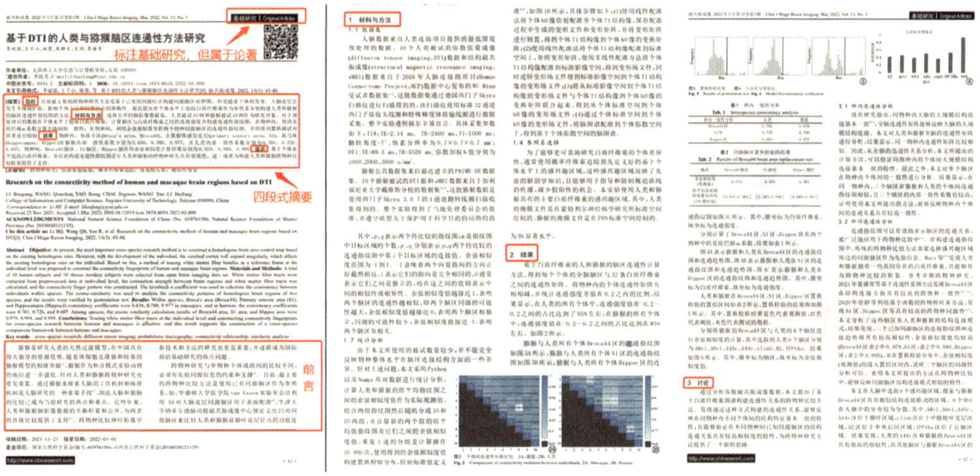

图 3-1-2-9 《磁共振成像》2022年13卷第3期刊文

如《磁共振成像》2022年13卷第3期刊文（见图3-1-2-9）就是一篇典型的论著，摘要按四段式格式写就，正文格式严格按前言、资料与方法、结果、讨论分门别类进行阐述。论著的前言应简明精练，说明此项研究的目的、方法与研究价值，但不应与摘要雷同。资料与方法是论著的基础，是判断论文科学性、创新性的主要依据，保证论文的质量。结论是论著的核心，既是该研究成果的结晶，也是论文中的论证、判断推理和得出结论的依据。讨论是根据研究结果，与国内外相关资料和理论进行比较，阐述研究成果取得的新发现及进展，并导出结论及其实践意义。

判断一篇论文是否属于论著，不是简单地看是否刊载于论著栏目或文章右上角有无标注论著二字，重点在于论文有无中文摘要和英文摘要，且必须是包括四要素的结构式摘要。如举例的文章发表在期刊的“基础研究”专栏，但因符合论著的基本要素，统计文体时也应按论著计入，图3-1-2-9第一页的右上角也能看出，该期刊赋予该文的英文文体为“原创新论著”。另外，由于中文期刊会给每篇正式刊发的文献赋予“文献标志码”“中图分类号”“文章编号”几个归类数据，文献标志码【A】即表明文体类型为论著（图3-1-2-10）。

归因训练对老年心脏瓣膜置换术患者归因方式及自我管理能力的影响

高莹莹，刘长红，刘　鸿，王蔚云，沙璐璐，陆　媛，许　睿
（江苏省人民医院，南京医科大学第一附属医院心脏大血管外科，江苏 南京 210000）

中文结构式摘要

【摘要】 目的　探讨归因训练在老年心脏瓣膜置换术（HVR）患者中的应用效果。方法　选择2018年5月至2020年5月我院收治的老年HVR患者113例，采用分层随机法分为观察组57例与对照组56例。对照组给予常规护理干预及健康教育，观察组联合应用归因训练。出院6个月，比较两组患者归因方式与自我管理能力。结果　观察组老年HRV患者正性事件、人际事件、成就事件、内外维度评分高于对照组，负性事件、宿命维度评分低于对照组（$P<0.05$）；症状管理、治疗依从性管理、日常生活管理、情绪管理、自我效能管理、自我管理能力总分高于对照组（$P<0.05$）。结论　归因训练有助于引导老年HRV患者形成积极的归因倾向，促进自我管理能力的养成。

【关键词】 老年；心脏瓣膜置换术；归因训练；归因方式；自我管理能力
【中图分类号】 R473.6　【文献标志码】 A　【文章编号】 1672-6170（2021）06-0011-04

英文摘要 → 论著

The impact of attribution training on attribution style and self-management ability in elderly patients undergoing heart valve replacement

GAO Ying-ying, LIU Chang-hong, LIU Hong, WANG Wei-yun, SHA Lu-lu, LU Yuan, XU Rui （*Department of Cardiovascular Surgery, Jiangsu Provincial Hospital, The First Affiliated Hospital of Nanjing Medical University, Nanjing* 210000, *China*）
【Corresponding author】 *LIU Chang-hong*

【Abstract】 **Objective** To investigate theapplication effect of attribution training in elderly patients undergoing heart valve replacement（HVR）. **Methods** One hundred and thirteen elderly HRV patients from May 2018 to May 2020 were selected. The patients were divided into an observation group（$n=57$）and a control group（$n=56$）. The control group was given routine nursing intervention and health education while the observation group was added the attribution training. After 6 months of discharge, attribution style and self-management ability were compared between the two groups. **Results** The scores of positive events, interpersonal events, achievement events, internal and external dimensions in the observation group were higher than those in the control group while the scores of negative events and destiny dimensions were lower than those in the control group（$P<0.05$）. The total scores of symptom management, treatment compliance management, daily life management, emotional management, self-efficacy management, and self-management ability in the observation group were higher than those in the control group（$P<0.05$）. **Conclusion** The attribution training can help guide the elderly HRV patients to form the positive attribution tendency, and promote the development of self-management ability.

【Key words】 Elderly; Heart valve replacement, Attribution training; Attribution style; Self-management ability

图3-1-2-10 《实用医院临床杂志》2021年18卷第6期刊文

2.临床实践

临床实践是临床上常用的一种论文，是根据作者临床经验的积累，将某一时期相同疾病的病例资料收集起来，分析该病的发病原因、临床表现、治疗方法、临床疗效和预后等，然后进行统计学处理，最后得出结论，提出自己的见解和建议。一般选取一个时间段内相同的疾病资料进行分析，病例有几十例到几百例，通过总结分析这些病例，得出有益的临床实践经验，以提高对该病变的认识并推广经验及指导临床。

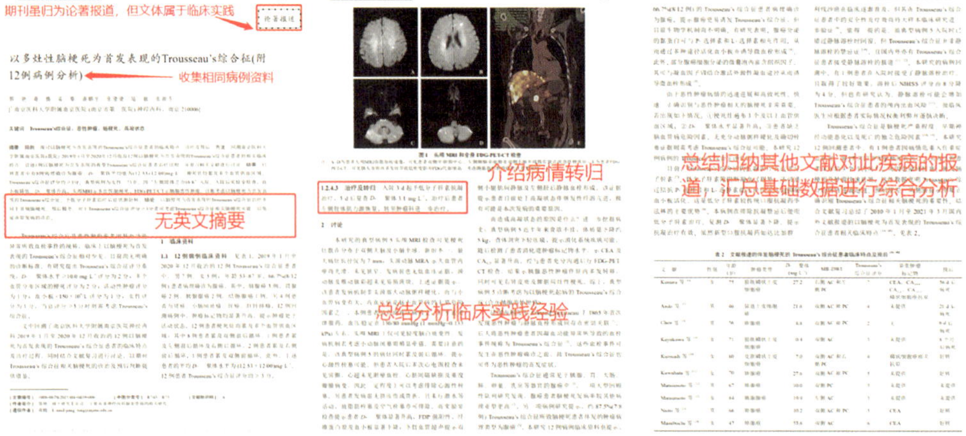

图 3-1-2-11 《中国临床神经科学》2021年29卷第4期刊发文献

如图 3-1-2-11 所示《中国临床神经科学》2021 年 29 卷第 4 期刊发的文献就是典型的临床实践文体，杂志将其放在“论著报道”栏目，但仔细阅读能发现该文是报道 Trousseau’s 综合征的临床经验积累，作者收集了供职医院同类型病例 12 例，详细给出了一般资料和治疗及转归的临床数据，讨论部分回顾了该罕见病在全球由其他作者报道的 26 例病例，综合分析后得出 Trousseau’s 综合征评分≥ 3 分的患者，应考虑脑梗死的可能，以避免延误恶性肿瘤的诊治的结论，提高了读者对该罕见病的认识，推广了经验并有效指导了临床实践。

对这类论文撰写时也必须遵循四部规范结构：摘要、引言、资料与方法、结果和讨论。临床实践文体与论著最大的区别在于没有英文摘要，只需结构式中文摘要即可，文献标志码【B】即表明文体类型为普通论文（图 3-1-2-12）。

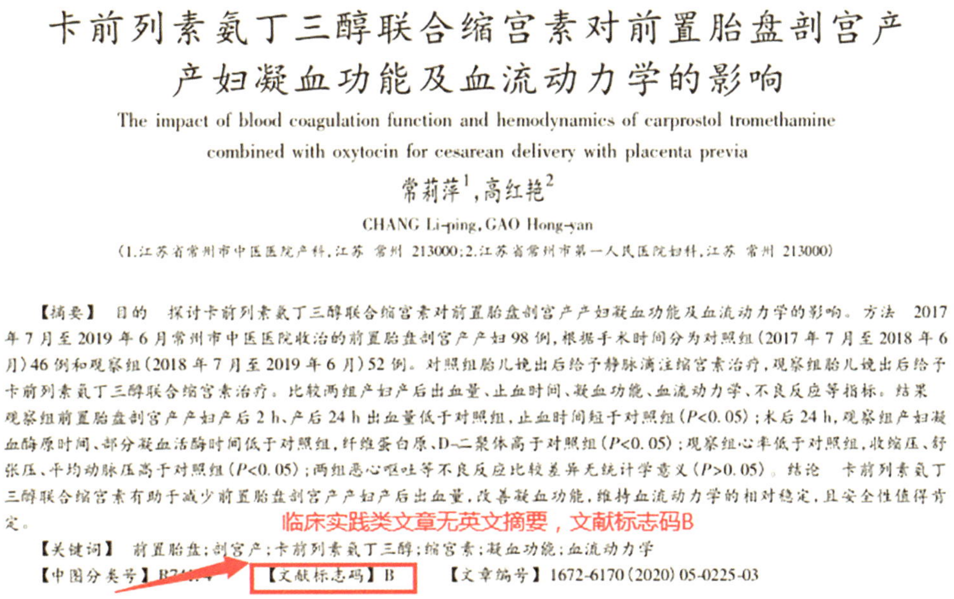

卡前列素氨丁三醇联合缩宫素对前置胎盘剖宫产产妇凝血功能及血流动力学的影响

The impact of blood coagulation function and hemodynamics of carprostol tromethamine combined with oxytocin for cesarean delivery with placenta previa

常莉萍[1]，高红艳[2]

CHANG Li-ping, GAO Hong-yan

（1.江苏省常州市中医医院产科，江苏 常州 213000；2.江苏省常州市第一人民医院妇科，江苏 常州 213000）

【摘要】 目的 探讨卡前列素氨丁三醇联合缩宫素对前置胎盘剖宫产产妇凝血功能及血流动力学的影响。方法 2017 年 7 月至 2019 年 6 月常州市中医医院收治的前置胎盘剖宫产产妇 98 例，根据手术时间分为对照组（2017 年 7 月至 2018 年 6 月）46 例和观察组（2018 年 7 月至 2019 年 6 月）52 例。对照组胎儿娩出后给予静脉滴注缩宫素治疗，观察组胎儿娩出后给予卡前列素氨丁三醇联合缩宫素治疗。比较两组产妇产后出血量、止血时间、凝血功能、血流动力学、不良反应等指标。结果 观察组前置胎盘剖宫产产妇产后 2 h、产后 24 h 出血量低于对照组，止血时间短于对照组（$P<0.05$）；术后 24 h，观察组产妇凝血酶原时间、部分凝血活酶时间低于对照组，纤维蛋白原、D-二聚体高于对照组（$P<0.05$）；观察组心率低于对照组，收缩压、舒张压、平均动脉压高于对照组（$P<0.05$）；两组恶心呕吐等不良反应比较差异无统计学意义（$P>0.05$）。结论 卡前列素氨丁三醇联合缩宫素有助于减少前置胎盘剖宫产产妇产后出血量，改善凝血功能，维持血流动力学的相对稳定，且安全性值得肯定。

【关键词】 前置胎盘；剖宫产；卡前列素氨丁三醇；缩宫素；凝血功能；血流动力学

【中图分类号】R7[illegible] 【文献标志码】B 【文章编号】1672-6170(2020)05-0225-03

图 3-1-2-12 《实用医院临床杂志》2020 年 17 卷第 5 期刊文

3. 经验交流

临床经验交流是作者对临床实践中的新知识、新技能以及心得体会的记录，是对某种疾病的诊疗方案或临床工作的某一方面进行回顾性分析总结，并得出经验教训，以便更好地指导今后的临床诊疗工作。前言部分简单介绍写作目的，临床资料部分包括病例一般资料、治疗方法、观察项目、疗效和预后。讨论应围绕本文目的和临床资料的特点，总结分析诊疗过程中的新发现和经验教训，提出注意事项及今后进一步研发的方向。

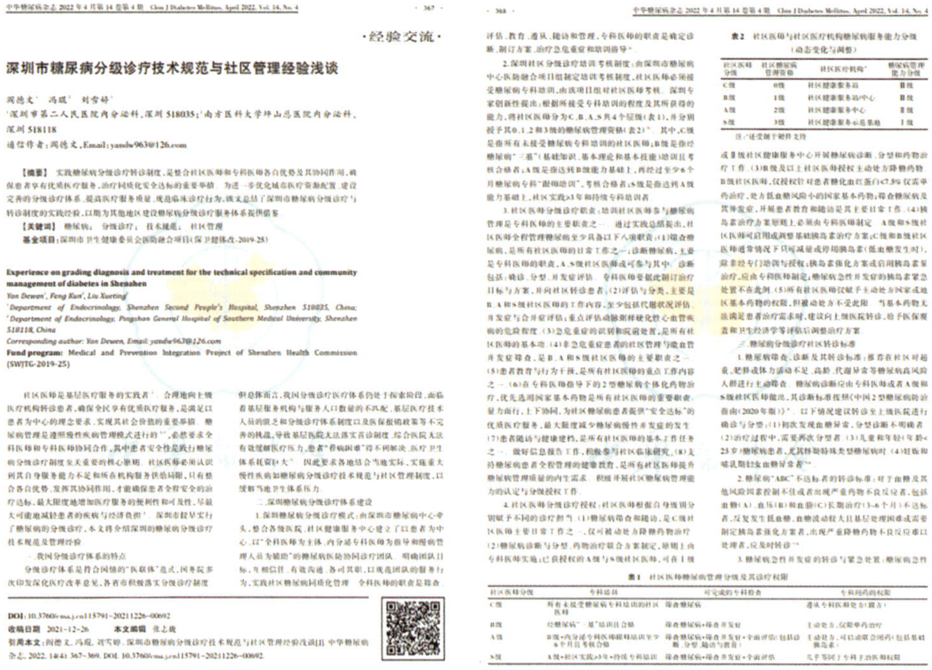

中华糖尿病杂志 2022年4月第14卷第4期 Chin J Diabetes Mellitus, April 2022, Vol. 14, No. 4 · 367 ·

·经验交流·

深圳市糖尿病分级诊疗技术规范与社区管理经验浅谈

阎德文[1] 冯琨[2] 刘雪婷[1]

[1]深圳市第二人民医院内分泌科，深圳 518035；[2]南方医科大学坪山总医院内分泌科，深圳 518118

通信作者：阎德文，Email：yandw963@126.com

Experience on grading diagnosis and treatment for the technical specification and community management of diabetes in Shenzhen

Yan Dewen[1], Feng Kun[2], Liu Xueting[1]

[1]Department of Endocrinology, Shenzhen Second People's Hospital, Shenzhen 518035, China; [2]Department of Endocrinology, Pingshan General Hospital of Southern Medical University, Shenzhen 518118, China

Corresponding author: Yan Dewen, Email: yandw963@126.com

Fund program: Medical and Prevention Integration Project of Shenzhen Health Commission (SWJTG-2019-25)

DOI: 10.3760/cma.j.cn115791-20211226-00692

图 3-1-2-13 《中华糖尿病杂志》2022年14卷第4期刊发之经验交流

如《中华糖尿病杂志》刊发之经验交流（见图3-1-2-13），基于深圳市较早实行糖尿病分级诊疗的现实，从深圳糖尿病分级诊疗模式、培训考核制度、社区医师分级诊疗职责和授权的角度总结了当地经验，回顾了社区转诊标准，最终形成“糖尿病中心-联盟医院-社区示范基地”的1+N+M“金字塔”形诊疗模式。有效提高社区全科医师的糖尿病诊疗能力，“先行示范”，为其他城市糖尿病分级诊疗服务体系提供了有效借鉴。

经验交流论文特点为：经验具体、有的放矢、证据充分、形式灵活、重点突出、篇幅短小精练，正式刊发时的文献标志码通常为【D】。（图3-1-2-14）

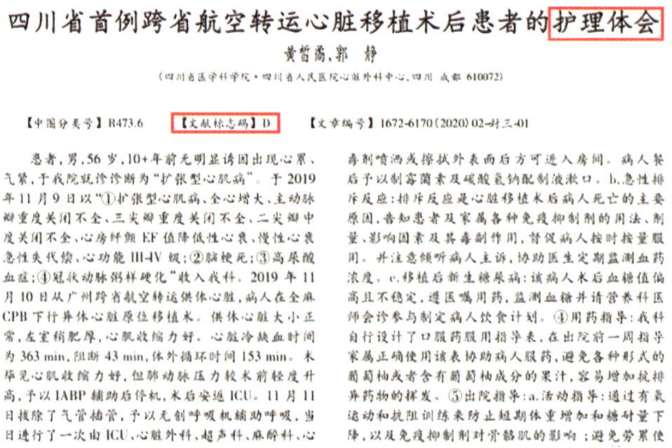

四川省首例跨省航空转运心脏移植术后患者的护理体会

黄皙斋，郭 静

（四川省医学科学院·四川省人民医院心脏外科中心，四川 成都 610072）

【中国分类号】R473.6 【文献标志码】D 【文章编号】1672-6170(2020)02-时三-01

患者，男，56岁，10+年前无明显诱因出现心累、气紧，于我院就诊诊断为“扩张型心肌病”。于2019年11月9日以“①扩张型心肌病、全心增大、主动脉瓣重度关闭不全、三尖瓣重度关闭不全、二尖瓣中度关闭不全、心房纤颤 EF 值降低性心衰、慢性心衰急性失代偿、心功能III-IV级；②脑梗死；③高尿酸血症；④冠状动脉粥样硬化”收入我科。2019年11月10日从广州跨省航空转运供体心脏，病人在全麻CPB下行异体心脏原位移植术。供体心脏大小正常，左室稍肥厚，心肌收缩力好。心脏冷缺血时间为363 min，阻断43 min，体外循环时间153 min。术毕见心肌收缩力好，但肺动脉压力较术前轻度升高，予以IABP辅助后停机，术后安返ICU。11月11日拔除了气管插管，予以无创呼吸机辅助呼吸，当日进行了一次由ICU、心脏外科、超声科、麻醉科、心

毒剂喷洒或擦拭外表面后方可进入房间。病人餐后予以制霉菌素及碳酸氢钠配制液漱口。b.急性排斥反应：排斥反应是心脏移植术后病人死亡的主要原因，告知患者及家属各种免疫抑制剂的用法、剂量、影响因素及其毒副作用，督促病人按时按量服用。并注意倾听病人主诉，协助医生定期监测血药浓度。c.移植后新生糖尿病：该病人术后血糖值偏高且不稳定，遵医嘱用药，监测血糖并请营养科医师会诊参与制定病人饮食计划。④用药指导：我科自行设计了口服药服用指导表，在出院前一周指导家属正确使用该表协助病人服药，避免各种形式的葡萄柚或者含有葡萄柚成分的果汁，容易增加抗排异药物的挥发。⑤出院指导：a.活动指导：通过有氧运动和抗阻训练来防止短期体重增加和糖耐量下降，以及免疫抑制剂对骨骼肌的影响；避免劳累使

图 3-1-2-14 《实用医院临床杂志》2020年17卷第2期刊文

4. 综述

医学综述是以某一专题为中心，从一个学术侧面，围绕某个问题，查阅了该专题在一段时期内相当数量的文献资料，以自己的实践经验为基础，进行消化整理、综合归纳、分析提炼而写成的概述性、评述性专题学术论文。写作时需做到“综”“述”结合：综合前人论文资料的内容；对该主题当前研究状况进行评价分析，指出创新点，找出欠缺点；对未来提出建设性意见或展望。

医学综述需具备以下几个特点：①综合性：要“纵横交错”，以某一领域的发展为纵线，反映该学科的最新进展，还要从本单位、省内、国内到国外进行横向比较。②评述性：对所综述的内容进行综合、分析、评价，反映作者自己的观点和见解，并与综述的内容构成有机整体。综述如果没有作者的观点，就是手册或讲座了。③先进性：不能写成学科发展史，而应注重搜集最新内容，将最前瞻的信息和科研动向及时传递给读者。综述的基本要求包括：选题要新、说理要明、层次要清、语言要美、文献要新（选择近3—5年的国内外文献），字数5000字左右。

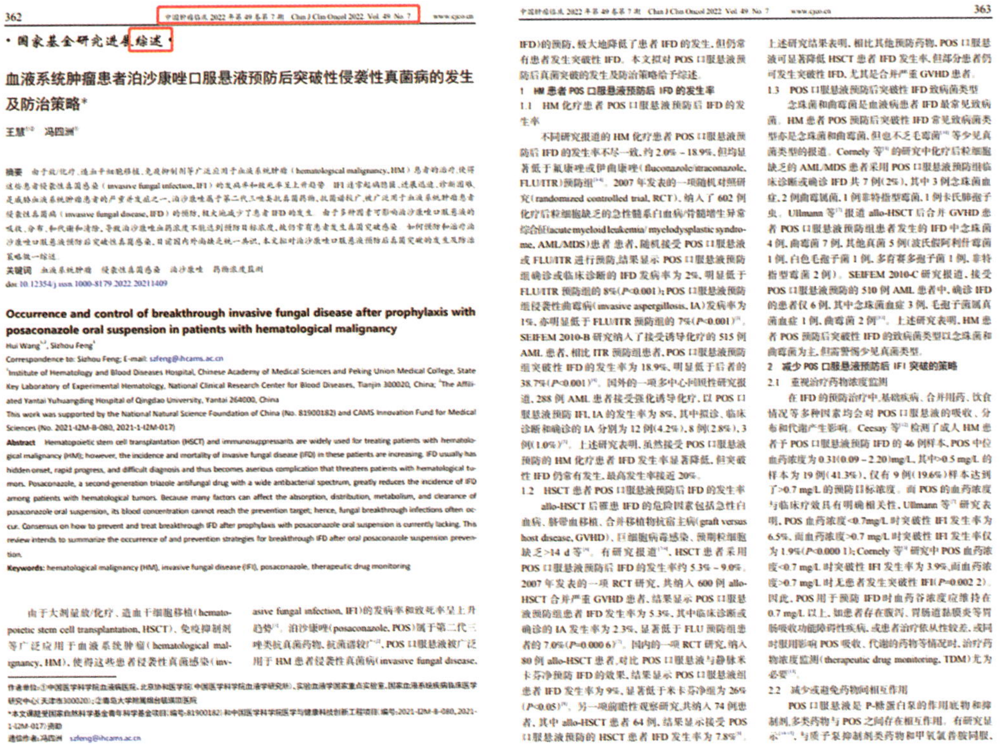

362　中国肿瘤临床 2022 年第 49 卷第 7 期　Chin J Clin Oncol 2022. Vol. 49. No. 7　www.cjco.cn

·国家基金研究进展综述·

血液系统肿瘤患者泊沙康唑口服悬液预防后突破性侵袭性真菌病的发生及防治策略*

王慧[①②]　冯四洲[①]

摘要　由于放/化疗、造血干细胞移植、免疫抑制剂等广泛应用于血液系统肿瘤（hematological malignancy，HM）患者的治疗，使得这些患者侵袭性真菌感染（invasive fungal infection，IFI）的发病率和致死率呈上升趋势。IFI通常起病隐匿、进展迅速、诊断困难，是威胁血液系统肿瘤患者的严重并发症之一。泊沙康唑属于第二代三唑类抗真菌药物，抗菌谱较广，被广泛用于血液系统肿瘤患者侵袭性真菌病（invasive fungal disease，IFD）的预防，极大地减少了患者IFD的发生。由于多种因素可影响泊沙康唑口服悬液的吸收、分布、和代谢和清除，导致泊沙康唑血药浓度不能达到预防目标浓度，故仍常有患者发生真菌突破感染。如何预防和治疗泊沙康唑口服悬液预防后真菌突破性真菌感染，目前国内外尚缺乏统一共识。本文拟对泊沙康唑口服悬液预防后真菌突破的发生及防治策略做一综述。

关键词　血液系统肿瘤　侵袭性真菌感染　泊沙康唑　药物浓度监测

doi:10.12354/j.issn.1000-8179.2022.20211409

Occurrence and control of breakthrough invasive fungal disease after prophylaxis with posaconazole oral suspension in patients with hematological malignancy

Hui Wang[1,2], Sizhou Feng[1]

Correspondence to: Sizhou Feng; E-mail: szfeng@ihcams.ac.cn

[1]Institute of Hematology and Blood Diseases Hospital, Chinese Academy of Medical Sciences and Peking Union Medical College, State Key Laboratory of Experimental Hematology, National Clinical Research Center for Blood Diseases, Tianjin 300020, China; [2]The Affiliated Yantai Yuhuangding Hospital of Qingdao University, Yantai 264000, China

This work was supported by the National Natural Science Foundation of China (No. 81900182) and CAMS Innovation Fund for Medical Sciences (No. 2021-I2M-8-080, 2021-1-I2M-017)

Abstract　Hematopoietic stem cell transplantation (HSCT) and immunosuppressants are widely used for treating patients with hematological malignancy (HM); however, the incidence and mortality of invasive fungal disease (IFD) in these patients are increasing. IFD usually has hidden onset, rapid progress, and difficult diagnosis and thus becomes aserious complication that threatens patients with hematological tumors. Posaconazole, a second-generation triazole antifungal drug with a wide antibacterial spectrum, greatly reduces the incidence of IFD among patients with hematological tumors. Because many factors can affect the absorption, distribution, metabolism, and clearance of posaconazole oral suspension, its blood concentration cannot reach the prevention target; hence, fungal breakthrough infections often occur. Consensus on how to prevent and treat breakthrough IFD after prophylaxis with posaconazole oral suspension is currently lacking. This review intends to summarize the occurrence of and prevention strategies for breakthrough IFD after oral posaconazole suspension prevention.

Keywords: hematological malignancy (HM), invasive fungal disease (IFI), posaconazole, therapeutic drug monitoring

由于大剂量放/化疗、造血干细胞移植（hematopoietic stem cell transplantation，HSCT）、免疫抑制剂等广泛应用于血液系统肿瘤（hematological malignancy，HM），使得这些患者侵袭性真菌感染（invasive fungal infection，IFI）的发病率和致死率呈上升趋势[1]。泊沙康唑（posaconazole，POS）属于第二代三唑类抗真菌药物，抗菌谱较广[2]，POS口服悬液被广泛用于HM患者侵袭性真菌病（invasive fungal disease，IFD）的预防，极大地降低了患者IFD的发生，但仍常有患者发生突破性IFD。本文拟对POS口服悬液预防后真菌突破的发生及防治策略给予综述。

作者单位：①中国医学科学院血液病医院，北京协和医学院，中国医学科学院血液学研究所，实验血液学国家重点实验室，国家血液系统疾病临床医学研究中心（天津市300020）；②青岛大学附属烟台毓璜顶医院

*本文课题受国家自然科学基金青年科学基金项目（编号：81900182）和中国医学科学院医学与健康科技创新工程项目（编号：2021-I2M-8-080，2021-1-I2M-017）资助

通信作者：冯四洲　szfeng@ihcams.ac.cn

中国肿瘤临床 2022 年第 49 卷第 7 期　Chin J Clin Oncol 2022. Vol. 49. No. 7　www.cjco.cn　363

1　HM患者POS口服悬液预防后IFD的发生率

1.1　HM化疗患者POS口服悬液预防后IFD的发生率

不同研究报道的HM化疗患者POS口服悬液预防后IFD的发生率不尽一致，约2.0%～18.9%，但均显著低于氟康唑或伊曲康唑（fluconazole/itraconazole，FLU/ITR）预防组[3-4]。2007年发表的一项随机对照研究（randomized controlled trial，RCT），纳入了602例化疗后粒细胞缺乏的急性髓系白血病/骨髓增生异常综合征（acute myeloid leukemia/myelodysplastic syndrome，AML/MDS）患者患者，随机接受POS口服悬液或FLU/ITR进行预防，结果显示POS口服悬液预防组确诊或临床诊断的IFD发病率为2%，明显低于FLU/ITR预防组的8%（$P<0.001$）；POS口服悬液预防组侵袭性曲霉病（invasive aspergillosis，IA）发病率为1%，亦明显低于FLU/ITR预防组的7%（$P<0.001$）[5]。SEIFEM 2010-B研究纳入了接受诱导化疗的515例AML患者，相比ITR预防组患者，POS口服悬液预防组突破性IFD的发生率为18.9%，明显低于后者的38.7%（$P<0.001$）[6]。国外的一项多中心回顾性研究报道，288例AML患者接受强化诱导化疗，以POS口服悬液预防IFI，IA的发生率为8%，其中拟诊、临床诊断和确诊的IA分别为12例（4.2%）、8例（2.8%）、3例（1.0%）[7]。上述研究表明，虽然接受POS口服悬液预防的HM化疗患者IFD发生率显著降低，但突破性IFD仍常有发生，最高发生率接近20%。

1.2　HSCT患者POS口服悬液预防后IFD的发生率

allo-HSCT后罹患IFD的危险因素包括急性白血病、脐带血移植、合并移植物抗宿主病（graft versus host disease，GVHD）、巨细胞病毒感染、预期粒细胞缺乏>14 d等[8]。有研究报道[9-10]，HSCT患者采用POS口服悬液预防后IFD的发生率约5.3%～9.0%。2007年发表的一项RCT研究，共纳入600例allo-HSCT合并严重GVHD患者，结果显示POS口服悬液预防组患者IFD发生率为5.3%，其中临床诊断或确诊的IA发生率为2.3%，显著低于FLU预防组患者的7.0%（$P=0.000\ 6$）[7]。国内的一项RCT研究，纳入80例allo-HSCT患者，对比POS口服悬液与静脉米卡芬净预防IFD的效果，结果显示POS口服悬液组患者IFD发生率为9%，显著低于米卡芬净组为26%（$P<0.05$）[9]。另一项前瞻性观察研究，共纳入74例患者，其中allo-HSCT患者64例，结果显示接受POS口服悬液预防的HSCT患者IFD发生率为7.8%[8]。上述研究结果表明，相比其他预防药物，POS口服悬液可显著降低HSCT患者IFD发生率，但部分患者仍可发生突破性IFD，尤其是合并严重GVHD患者。

1.3　POS口服悬液预防后突破性IFD致病菌类型

念珠菌和曲霉菌是血液病患者IFD最常见致病菌。HM患者POS预防后突破性IFD常见致病菌类型亦是念珠菌和曲霉菌，但也不乏毛霉菌[10]等少见真菌类型的报道。Cornely等[5]的研究中化疗后粒细胞缺乏的AML/MDS患者采用POS口服悬液预防组临床诊断或确诊IFD共7例（2%），其中3例念珠菌血症，2例曲霉属菌，1例菲特裕型霉菌，1例卡氏肺孢子虫。Ullmann等[7]报道allo-HSCT后合并GVHD患者POS口服悬液预防组患者发生的IFD中念珠菌4例，曲霉菌7例，其他真菌5例（波氏假阿利什霉菌1例，白色毛孢子菌1例，多育赛多孢子菌1例，菲特指型霉菌2例）。SEIFEM 2010-C研究报道，接受POS口服悬液预防的510例AML患者中，确诊IFD的患者仅6例，其中念珠菌血症3例，毛孢子菌属真菌血症1例，曲霉菌2例[11]。上述研究表明，HM患者POS预防后突破性IFD的致病菌类型以念珠菌和曲霉菌为主，但需警惕少见真菌类型。

2　减少POS口服悬液预防后IFI突破的策略

2.1　重视治疗药物浓度监测

在IFD的预防治疗中，基础疾病、合并用药、饮食情况等多种因素均会对POS口服悬液的吸收、分布和代谢产生影响。Ceesay等[12]检测了成人HM患者予POS口服悬液预防IFD的46例样本，POS中位血药浓度为0.31（0.09～2.20）mg/L，其中>0.5 mg/L的样本为19例（41.3%），仅有9例（19.6%）样本达到了>0.7 mg/L的预防目标浓度。而POS的血药浓度与临床疗效具有明确相关性，Ullmann等[7]研究表明，POS血药浓度<0.7mg/L时突破性IFI发生率为6.5%，而血药浓度>0.7 mg/L时突破性IFI发生率仅为1.9%（$P<0.000\ 1$）；Cornely等[5]研究中POS血药浓度<0.7 mg/L时突破性IFI发生率为3.9%，而血药浓度>0.7 mg/L时无患者发生突破性IFI（$P=0.002\ 2$）。因此，POS用于预防IFD时血药谷浓度应维持在0.7 mg/L以上。如患者存在腹泻、胃肠道黏膜炎等胃肠吸收功能障碍性疾病，或患者治疗依从性较差，或同时服用影响POS吸收、代谢的药物等情况时，治疗药物浓度监测（therapeutic drug monitoring，TDM）尤为必要[13]。

2.2　减少或避免药物间相互作用

POS口服悬液是P-糖蛋白泵的作用底物和抑制剂，多类药物与POS之间存在相互作用。有研究显示[14-15]，与质子泵抑制剂类药物和甲氧氯普胺同服，

图3-1-2-15　《中国肿瘤临床》2022年49卷第7期

我们仔细分析《中国肿瘤临床》2022年49卷第7期的一篇综述文献（见图3-1-2-15）。文章不是四段式的论著叙述写法，而是依照第二代三唑类抗真菌药物泊沙康唑（posaconazole，POS）用于血液系统肿瘤患者侵袭性真菌病预防的内在逻辑，层层递进铺

开描述，首先总结了口服该悬液后侵袭性真菌病的发生率情况，其次分析了减少口服悬液后如何应对突破性侵袭性真菌病，最后对发生侵袭性真菌病后的挽救治疗策略做了综合叙述。文章指出，为减少 POS 预防后 IFD 突破，应遵循相关指南推荐的时机开始真菌预防并在全部疗程应用，减少或避免药物间相互作用，尽可能避免黏膜炎的发生或缩短合并黏膜炎的持续时间。纵观全文，“综”和“述”有机结合，而又不是简单罗列，依据已有的研究给出了建设性意见。

国内很多医学方向研究生首先尝试的写作往往就是综述，范围相对局限，篇幅短小，发表时各期刊会依据综述质量调整刊登栏目，若无英文摘要时会以文献标志码【B】即实用性技术成果报告归类（图 3-1-2-16）。写作时应当清醒地认识到“综易述难”。综合总结前人的文献相对简单，只要做到逻辑清晰、条理通顺、结构合理即不易出错，但要通过已有的研究成果进行系统性评价则对作者的学科知识和推理能力都提出了更高要求。因此，英文文献中我们看到的综述大多是某一研究方向的大牌专家亲自执笔，这样方能总结不足、指引方向，做到为学科的发展正本清源。

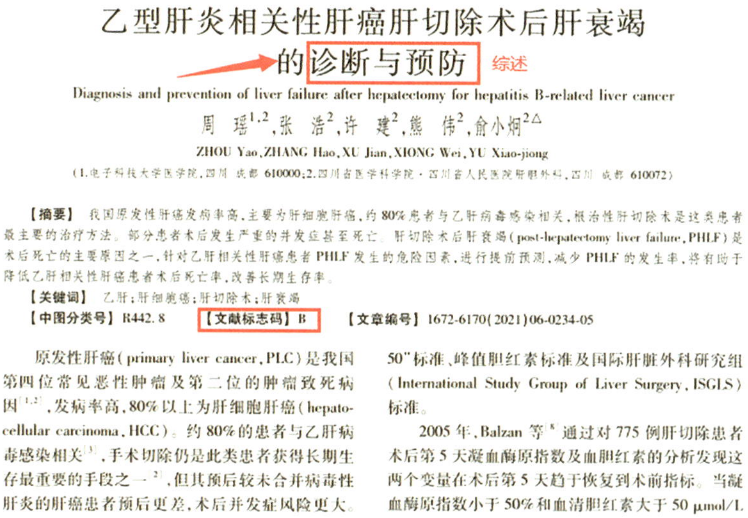
乙型肝炎相关性肝癌肝切除术后肝衰竭的诊断与预防

Diagnosis and prevention of liver failure after hepatectomy for hepatitis B-related liver cancer

周 瑶[1,2]，张 浩[2]，许 建[2]，熊 伟[2]，俞小炯[2△]

ZHOU Yao，ZHANG Hao，XU Jian，XIONG Wei，YU Xiao-jiong

（1.电子科技大学医学院，四川 成都 610000；2.四川省医学科学院·四川省人民医院肝胆外科，四川 成都 610072）

【摘要】 我国原发性肝癌发病率高，主要为肝细胞肝癌，约 80% 患者与乙肝病毒感染相关，根治性肝切除术是这类患者最主要的治疗方法。部分患者术后发生严重的并发症甚至死亡。肝切除术后肝衰竭（post-hepatectomy liver failure，PHLF）是术后死亡的主要原因之一，针对乙肝相关性肝癌患者 PHLF 发生的危险因素，进行提前预测，减少 PHLF 的发生率，将有助于降低乙肝相关性肝癌患者术后死亡率，改善长期生存率。

【关键词】 乙肝；肝细胞癌；肝切除术；肝衰竭

【中图分类号】 R442.8　【文献标志码】 B　【文章编号】 1672-6170(2021)06-0234-05

原发性肝癌（primary liver cancer，PLC）是我国第四位常见恶性肿瘤及第二位的肿瘤致死病因[1,2]，发病率高，80% 以上为肝细胞肝癌（hepatocellular carcinoma，HCC）。约 80% 的患者与乙肝病毒感染相关[3]，手术切除仍是此类患者获得长期生存最重要的手段之一[2]，但其预后较未合并病毒性肝炎的肝癌患者预后更差，术后并发症风险更大。

50”标准、峰值胆红素标准及国际肝脏外科研究组（International Study Group of Liver Surgery，ISGLS）标准。

2005 年，Balzan 等[8]通过对 775 例肝切除患者术后第 5 天凝血酶原指数及血胆红素的分析发现这两个变量在术后第 5 天趋于恢复到术前指标。当凝血酶原指数小于 50% 和血清胆红素大于 50 μmol/L

图 3-1-2-16 《实用医院临床杂志》2020 年 17 卷第 2 期刊文

5. 个案报告

个案报告是通过对单个罕见或少见病例的病情、诊断和治疗方法进行描述和记录，提供第一手资料的书面报告形式的论文。个案报告有悠久的历史，许多新发疾病或某些已知疾病新的临床表现、病因病理的阐述，都是首先通过个案或系列报告而得到记录、传播和公认的。在现代医学高度发展的今天，个案报告虽然多在杂志的次要栏目登出，但典型的、有突出意义的个案依然有着重要作用。

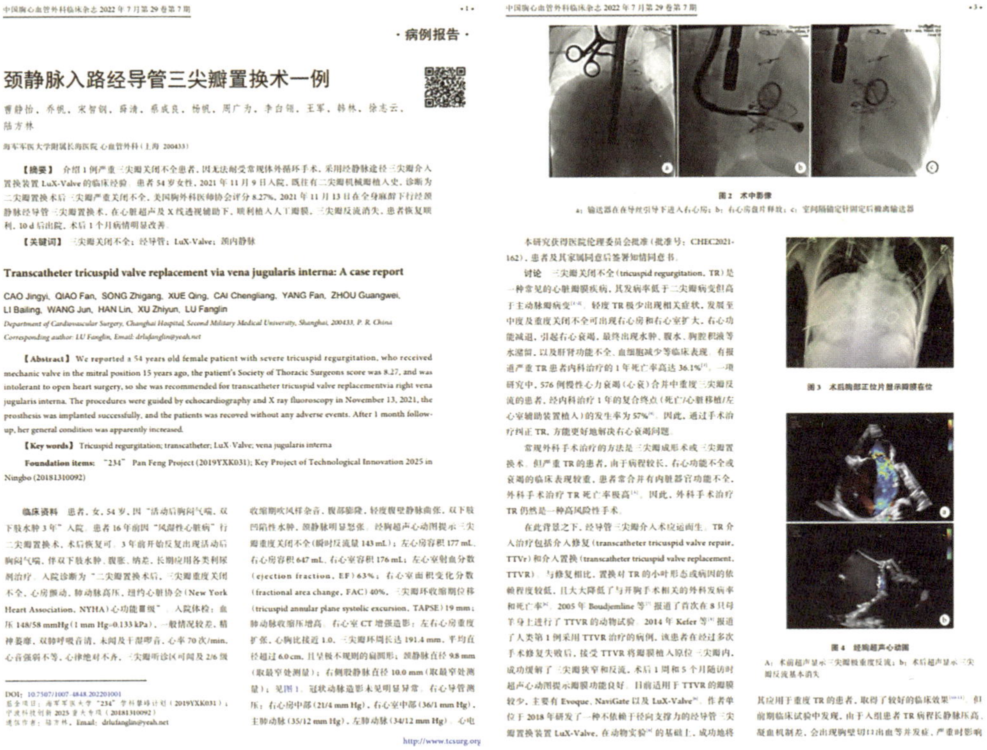
中国胸心血管外科临床杂志 2022 年 7 月第 29 卷第 7 期 ·1·

·病例报告·

颈静脉入路经导管三尖瓣置换术一例

曹静怡，乔帆，宋智钢，薛清，蔡成良，杨帆，周广为，李白翎，王军，韩林，徐志云，陆方林

海军军医大学附属长海医院 心血管外科（上海 200433）

【摘要】 介绍 1 例严重三尖瓣关闭不全患者，因无法耐受常规体外循环手术，采用经静脉途径三尖瓣介入置换装置 LuX-Valve 的临床经验。患者 54 岁女性，2021 年 11 月 9 日入院，既往有二尖瓣机械瓣植入史，诊断为二尖瓣置换术后三尖瓣严重关闭不全，美国胸外科医师协会评分 8.27%，2021 年 11 月 13 日在全身麻醉下行经颈静脉经导管三尖瓣置换术，在心脏超声及 X 线透视辅助下，顺利植入人工瓣膜，三尖瓣反流消失，患者恢复顺利，10 d 后出院，术后 1 个月病情明显改善。

【关键词】 三尖瓣关闭不全；经导管；LuX-Valve；颈内静脉

Transcatheter tricuspid valve replacement via vena jugularis interna: A case report

CAO Jingyi, QIAO Fan, SONG Zhigang, XUE Qing, CAI Chengliang, YANG Fan, ZHOU Guangwei, LI Bailing, WANG Jun, HAN Lin, XU Zhiyun, LU Fanglin

Department of Cardiovascular Surgery, Changhai Hospital, Second Military Medical University, Shanghai, 200433, P. R. China

Corresponding author: LU Fanglin, Email: drlufanglin@yeah.net

【Abstract】 We reported a 54 years old female patient with severe tricuspid regurgitation, who received mechanic valve in the mitral position 15 years ago, the patient's Society of Thoracic Surgeons score was 8.27, and was intolerant to open heart surgery, so she was recommended for transcatheter tricuspid valve replacementvia right vena jugularis interna. The procedures were guided by echocardiography and X ray fluoroscopy in November 13, 2021, the prosthesis was implanted successfully, and the patients was recoved without any adverse events. After 1 month follow-up, her general condition was apparently increased.

【Key words】 Tricuspid regurgitation; transcatheter; LuX-Valve; vena jugularis interna

Foundation items: "234" Pan Feng Project (2019YXK031); Key Project of Technological Innovation 2025 in Ningbo (20181310092)

临床资料 患者，女，54 岁，因"活动后胸闷气喘，双下肢水肿 3 年"入院。患者 16 年前因"风湿性心脏病"行二尖瓣置换术，术后恢复可。3 年前开始反复出现活动后胸闷气喘，伴双下肢水肿，腹胀，纳差，长期应用各类利尿剂治疗。入院诊断为"二尖瓣置换术后，三尖瓣重度关闭不全，心房颤动，肺动脉高压，纽约心脏协会（New York Heart Association，NYHA）心功能Ⅲ级"。入院体检：血压 148/58 mmHg（1 mm Hg=0.133 kPa），一般情况较差，精神萎靡，双肺呼吸音清，未闻及干湿啰音，心率 70 次/min，心音强弱不等，心律绝对不齐，三尖瓣听诊区可闻及 2/6 级收缩期吹风样杂音，腹部膨隆，轻度腹壁静脉曲张，双下肢凹陷性水肿，颈静脉明显怒张。经胸超声心动图提示三尖瓣重度关闭不全（瞬时反流量 143 mL）；左心房容积 177 mL，右心房容积 647 mL，右心室容积 176 mL；左心室射血分数（ejection fraction，EF）63%；右心室面积变化分数（fractional area change，FAC）40%，三尖瓣环收缩期位移（tricuspid annular plane systolic excursion，TAPSE）19 mm；肺动脉收缩压增高。右心室 CT 增强造影：左右心房重度扩张，心胸比接近 1.0，三尖瓣环周长达 191.4 mm，平均直径超过 6.0 cm，且呈极不规则的扁圆形；颈静脉直径 9.8 mm（取最窄处测量）；右侧股静脉直径 10.0 mm（取最窄处测量）；见图 1。冠状动脉造影未见明显异常。右心导管测压：右心房中部（21/4 mm Hg），右心室中部（36/1 mm Hg），主肺动脉（35/12 mm Hg），左肺动脉（34/12 mm Hg）。心电

DOI：10.7507/1007-4848.202201001
基金项目：海军军医大学"234"学科攀峰计划（2019YXK031）；宁波科技创新 2025 重大专项（20181310092）
通信作者：陆方林，Email：drlufanglin@yeah.net

http://www.tcsurg.org

中国胸心血管外科临床杂志 2022 年 7 月第 29 卷第 7 期 ·3·

图 2 术中影像
a：输送器在在导丝引导下进入右心房；b：右心房盘片释放；c：室间隔锚定针固定后撤离输送器

本研究获得医院伦理委员会批准（批准号：CHEC2021-162），患者及其家属同意后签署知情同意书。

讨论 三尖瓣关闭不全（tricuspid regurgitation，TR）是一种常见的心脏瓣膜疾病，其发病率低于二尖瓣病变但高于主动脉瓣病变[1-2]。轻度 TR 极少出现相关症状，发展至中度及重度关闭不全可出现右心房和右心室扩大，右心功能减退，引起右心衰竭，最终出现水肿、腹水、胸腔积液等水潴留，以及肝肾功能不全、血细胞减少等临床表现。有报道严重 TR 患者内科治疗的 1 年死亡率高达 36.1%[3]。一项研究中，576 例慢性心力衰竭（心衰）合并中重度三尖瓣反流的患者，经内科治疗 1 年的复合终点（死亡/心脏移植/左心室辅助装置植入）的发生率为 57%[4]。因此，通过手术治疗纠正 TR，方能更好地解决右心衰竭问题。

常规外科手术治疗的方法是三尖瓣成形术或三尖瓣置换术。但严重 TR 的患者，由于病程较长，右心功能不全或衰竭的临床表现较重，患者常合并有内脏器官功能不全，外科手术治疗 TR 死亡率极高[5]。因此，外科手术治疗 TR 仍然是一种高风险性手术。

在此背景之下，经导管三尖瓣介入术应运而生。TR 介入治疗包括介入修复（transcatheter tricuspid valve repair，TTVr）和介入置换（transcatheter tricuspid valve replacement，TTVR）。与修复相比，置换对 TR 的小叶形态或病因的依赖程度较低，且大大降低了与开胸手术相关的外科发病率和死亡率[6]。2005 年 Boudjemline 等[7]报道了首次在 8 只母羊身上进行了 TTVR 的动物试验。2014 年 Kefer 等[8]报道了人类第 1 例采用 TTVR 治疗的病例，该患者在经过多次手术修复失败后，接受 TTVR 将瓣膜植入原位三尖瓣内，成功缓解了三尖瓣狭窄和反流，术后 1 周和 5 个月随访时超声心动图提示瓣膜功能良好。目前适用于 TTVR 的瓣膜较少，主要有 Evoque、NaviGate 以及 LuX-Valve[9]。作者单位于 2018 年研发了一种不依赖于径向支撑力的经导管三尖瓣置换装置 LuX-Valve，在动物实验[9]的基础上，成功地将

图 3 术后胸部正位片显示瓣膜在位

图 4 经胸超声心动图
A：术前超声显示三尖瓣极重度反流；b：术后超声显示三尖瓣反流基本消失

其应用于重度 TR 的患者，取得了较好的临床效果[10-11]。但前期临床试验中发现，由于入组患者 TR 病程长静脉压高，凝血机制差，会出现胸壁切口出血等并发症，严重时影响

图 3-1-2-17 《中国胸心血管外科临床杂志》2022 年 29 卷第 7 期个案报告

《中国胸心血管外科临床杂志》2022 年 29 卷第 7 期刊文（见图 3-1-2-17）是典型个案报告，用规范的格式介绍了一例因无法耐受常规体外循环手术的严重三尖瓣关闭不全患者，采用经静脉途径三尖瓣介入置换装置 LuX-Valve 的临床经验。患者的一般临床资料详细列出，整个诊断和治疗过程中的检查、术中记录都一一呈现，图文并茂，叙述清楚，算得上个案报告的经典之作。

所以，个案报告在写作时首先应详细了解病人情况，收集资料，查阅文献和病案资料，判读是否为罕见病例或有特殊临床意义的病例，以确定报告价值。其结构包括：病例介绍、讨论和参考文献。首先须清楚地交代病程经过的细节，发病、发展、治疗、转归及随访的结果；其次要重点介绍发病情况、临床特点及详细诊治计划和实施经过；讨论部分应紧扣主题，阐明作者的见解。罕见病例须着重讨论诊断、鉴别及确诊依据，并介绍治疗方面的经验教训，分析缺憾和不足等。文末还应附上几条必要的参考文献。期刊一般给予个案报告的篇幅都不大，强调一个"精"字，总体短小精悍，言简意赅，字数控制在 600—800 字左右，并且分类为一般动态性信息，文献标志码多为【D】（见图 3-1-2-18）。

以肾病综合征为首发的胰腺实性假乳头状瘤伴多发转移1例报告

耿婵玉,冯韵霖△,丁涵露,李贵森

(四川省医学科学院·四川省人民医院肾内科,四川 成都 610072)

【中图分类号】R735.9;R692 【文献标志码】D 【文章编号】1672-6170(2021)06-0238-02

患者,女,25岁,因“双下肢水肿1周”于2020年7月14日收治入院。入院前1周患者无明显诱因出现双下肢可凹性水肿,伴乏力、纳差。我院门诊检查提示蛋白尿合并低蛋白血症,以“肾病综合征”收治入院。入院时体格检查提示,贫血貌,心率129次/分,腹肌较紧张,触诊不满意。双下肢中度对称性浮肿,余无明显阳性体征。检查结果提示:血红蛋白51 g/L;血清白蛋白12.5 g/L,血清肌酐、肝酶、胆红素结果正常;24小时尿蛋白定量11.862 g;抗核抗体(ANA),抗可提取的核抗原抗体谱(anti-ENAs),抗中性粒细胞胞浆抗体(ANCA)相关抗体、血清免疫固定电泳等结果均正常。肿瘤标记

见明显分隔。病理诊断:胰腺实性假乳头状瘤(SPTP)。肿瘤细胞免疫表型:NSE(-);雌激素受体(ER)(-);琥珀酸脱氢酶(SDHB)(+);突触素(Syn)(±);增殖细胞核抗原(Ki-67)(阳性率约5%);观察细胞周期素D1(cylcinD1)(+);CD10(-);β-连环蛋白(β-catenin)(膜+);CD56(部分+);血清嗜铬粒蛋白A(CgA)(-);半乳糖凝集素-3(Galectin-3)(+);CD117(-);孕激素受体(PR)(-);肌酸激酶(CK)(+);DOG-1(-);细胞角蛋白7(CK7)(-)。诊断胰腺实性假乳头状瘤伴多发转移。术后患者定期随访,血红蛋白逐渐恢复至正常,血清白蛋白较前升高,24小时尿蛋白有一定减

图3-1-2-18 《实用医院临床杂志》2021年18卷第6期刊文

四、英文医学文献的文体类型

除中医论文外,中文医学文献其实脱胎于英文医学文献,因为整个现代医疗知识体系都来源于西方医学,所以,中、英文医学论文的文体同宗同源,上面介绍的几种主要文体结构都是相似的。但是,不同的期刊也有各自的办刊特色和撰文要求,很多杂志甚至对题目、摘要的字数、参考文献的条数、图表的个数都有严格的规定来对应不同的文体。

以《新英格兰医学杂志》为例,它将投稿文体分为①原创性研究,包括原创性论文,内容来源于临床研究,不超过2700个单词、有摘要、不超过5个图表、不超过40条参考文献。特殊论文,指研究对象为卫生经济政策、伦理、医疗保健服务等。②临床病例,包括简短报道,指同一疾病不超过3例的报道,不超过2000个单词、3个图表、25条参考文献;解决临床问题,指对某一疑难杂症的治疗过程和转归的记录,不超过2500个单词、15条参考文献。③综述性论文,又细分为临床实践综述和其他综述。④评论,又包含社论、观点、基础研究的临床意义、给编辑的信。⑤可视化论文。⑥其他文体。并且对每种细分文体的结构段落和内容都进行了限制。(图3-1-2-19)

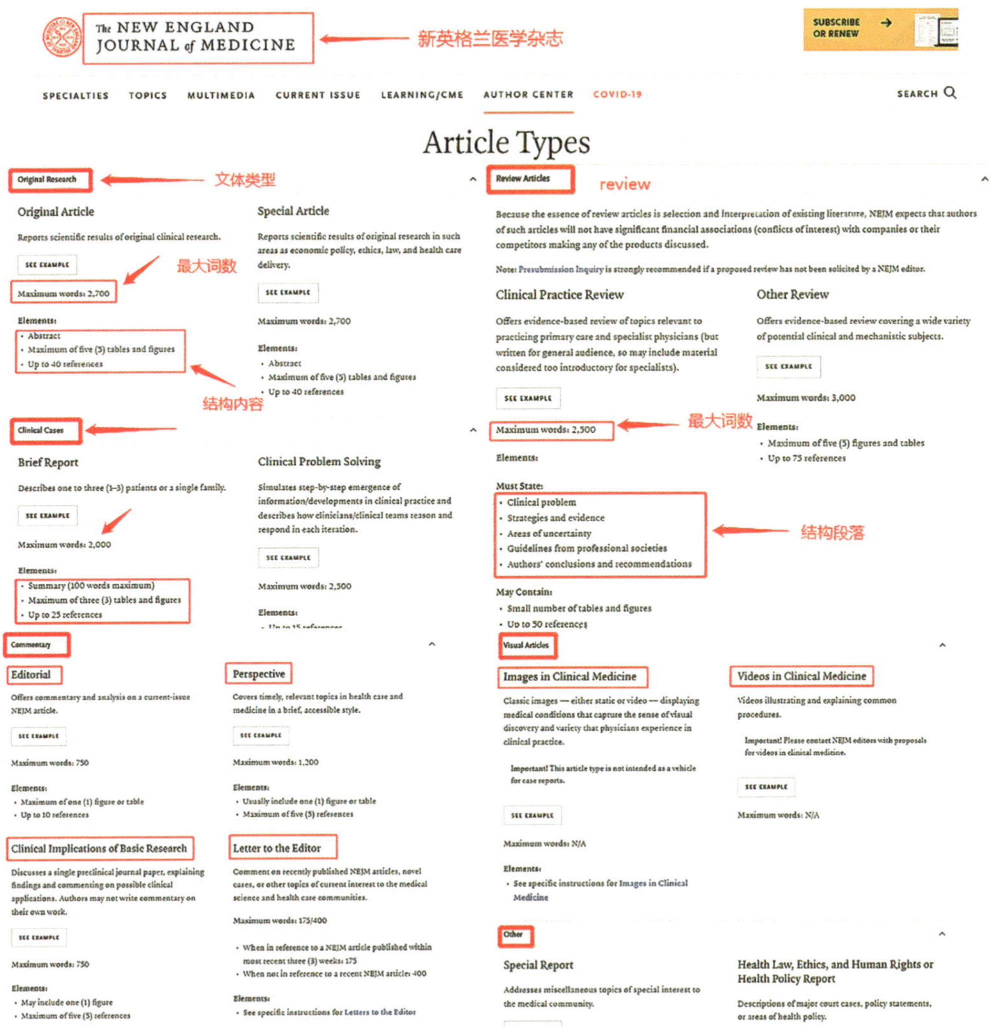

图3-1-2-19 《新英格兰医学杂志》投稿指南中对各种文体的具体要求

对各种文体的具体认定，每种期刊也有些许差别。根据各自的定位人群和学科不同，很多特色性文体种类繁多。*Nature* 面对的学科较广，文体类型反而较少，比较中规中矩。美国科学院院报（*PNAS*）要分为自由投稿和约稿两大类，约稿中还有就职文章，即刚刚取得美国科学院成员资格的学者作自我陈述和展示，属于特色文体（如图3-1-2-20）。

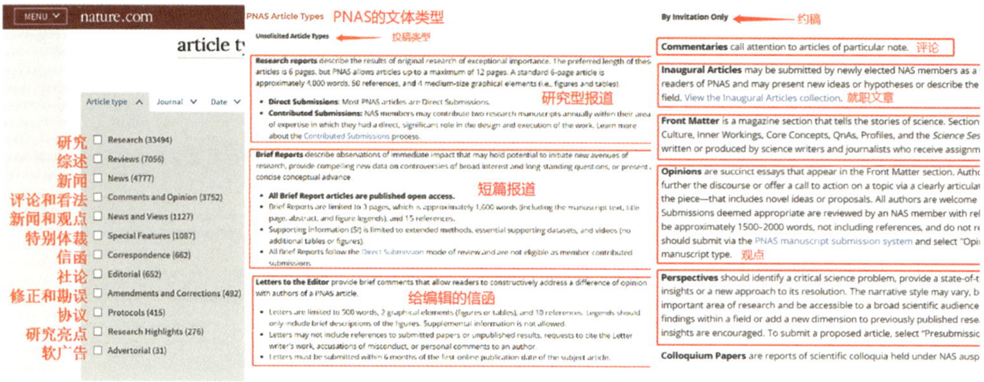

图3-1-2-20　*Nature*和*PNAS*的文体类型

面对眼花缭乱的各种自定义文体，医学文献检索的王牌平台PubMed将所有收录的文献先简要划分为6种类型：书籍和文档、临床研究、Meta分析、随机对照试验、综述和系统性综述（如图3-1-2-20）。

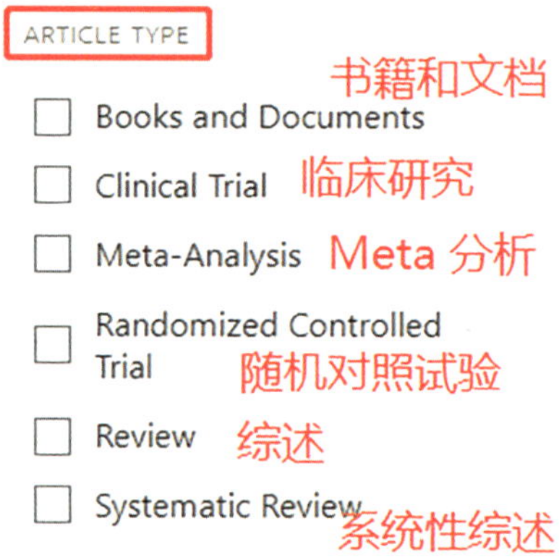
ARTICLE TYPE
Books and Documents
书籍和文档
Clinical Trial
临床研究
Meta-Analysis
Meta 分析
Randomized Controlled Trial
随机对照试验
Review
综述
Systematic Review
系统性综述

图3-1-2-21　PubMed官网对文体的粗分

然后，在高级选项中依据具体研究方式、自主来源等的区分又细分为70种文体（图3-1-2-22），常见的论著、信函、个案报道、社论和访谈自不必多说，鉴于医学研究的学科特殊性，还标注了四期临床试验、双生子研究、兽医临床试验、观察性研究、多中心研究、效度研究、科学诚信评议、美国国立卫生院资助研究等独具生物医学特色的文体选项。每种文体的具体要求则需参见具体解释。

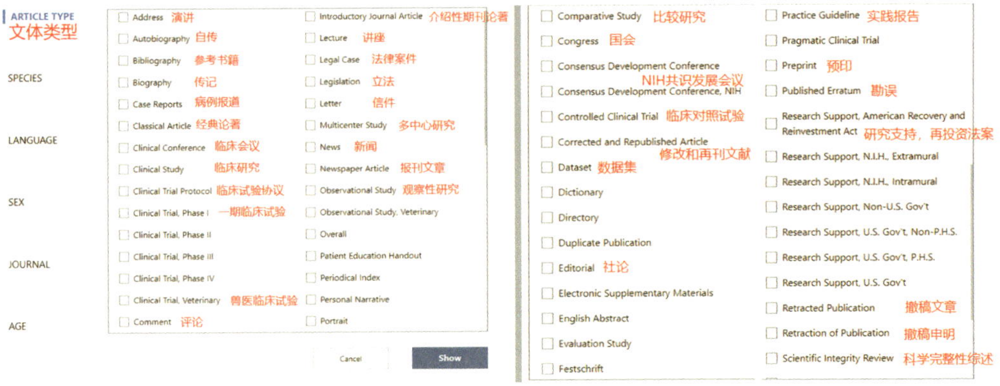
ARTICLE TYPE
文体类型
SPECIES
LANGUAGE
SEX
JOURNAL
AGE
Address 演讲
Autobiography 自传
Bibliography 参考书籍
Biography 传记
Case Reports 病例报道
Classical Article 经典论著
Clinical Conference 临床会议
Clinical Study 临床研究
Clinical Trial Protocol 临床试验协议
Clinical Trial, Phase I 一期临床试验
Clinical Trial, Phase II
Clinical Trial, Phase III
Clinical Trial, Phase IV
Clinical Trial, Veterinary 兽医临床试验
Comment 评论
Introductory Journal Article 介绍性期刊论著
Lecture 讲座
Legal Case 法律案件
Legislation 立法
Letter 信件
Multicenter Study 多中心研究
News 新闻
Newspaper Article 报刊文章
Observational Study 观察性研究
Observational Study, Veterinary
Overall
Patient Education Handout
Periodical Index
Personal Narrative
Portrait
Cancel
Show
Comparative Study 比较研究
Congress 国会
Consensus Development Conference
NIH共识发展会议
Consensus Development Conference, NIH
Controlled Clinical Trial 临床对照试验
Corrected and Republished Article
修改和再刊文献
Dataset 数据集
Dictionary
Directory
Duplicate Publication
Editorial 社论
Electronic Supplementary Materials
English Abstract
Evaluation Study
Festschrift
Practice Guideline 实践报告
Pragmatic Clinical Trial
Preprint 预印
Published Erratum 勘误
Research Support, American Recovery and Reinvestment Act 研究支持，再投资法案
Research Support, N.I.H., Extramural
Research Support, N.I.H., Intramural
Research Support, Non-U.S. Gov't
Research Support, U.S. Gov't, Non-P.H.S.
Research Support, U.S. Gov't, P.H.S.
Research Support, U.S. Gov't
Retracted Publication 撤稿文章
Retraction of Publication 撤稿申明
Scientific Integrity Review 科学完整性综述

图3-1-2-22　PubMed标注的文体类型

第三节 | 写作步骤

医学论文不应是一挥而就的，要经过构思、起草、修改和最后成文的过程（如图3-1-3-1）。

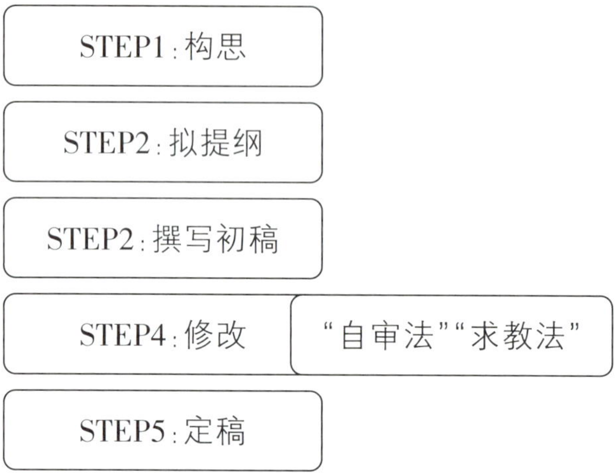
STEP1：构思
STEP2：拟提纲
STEP2：撰写初稿
STEP4：修改
“自审法”“求教法”
STEP5：定稿

图 3-1-3-1　医学论文的写作步骤

一、构思

写作过程如同文学作品、新闻稿和工作总结一样，在写作前需要经过认真、充分的准备。前述几个章节其实暗含了设计架构和文字构思的思想，充分阅读范文、同行类似研究后，整体文章的架构其实就清晰了。即便落笔时叙述的方式方法灵活调整，大体的结构脉络还是应该反复思量的。构思是写作前重要的环节，它不是闭门冥思苦想，而是依赖于作者对主题及相关资料的阅读，了解并掌握学科动态、难点及热点。有的作者写论文忽视写作前的准备和构思，得到一点儿材料和肤浅的体会，或初步形成不成熟的思路就开始动笔。往往文章写到中途，发现材料准备不充分，不得不中断写作；或是边写边拼凑，写出的内容空洞无物，结构松散，观点不清。构思的内容可归纳为以下4点。

1. 明确文章的主题和中心，做好理论准备工作。主题即文章的选题，是一篇文章的统帅。选题新颖与否直接影响文章的质量和可读性。写作之前须确定文章的中心，做到主题明确，只有构思完整，内容结构才会充实全面。

2. 确定文章的布局和角度。动笔之前，虽然不能把每句话、每个细节都想得周全，但文章的布局和所选角度必须清楚。比如文章分几部分来写，每部分包括几段，先说什么，后说什么，哪些地方详细，哪些地方粗略，应该有个大致的设想。明确思路后，就是选准文章的角度，即如何表现主题，从哪里切入等。

3. 参考范文，整理资料。写作前应对所涉及的医学理论有比较全面的认识，因此要全面收集相关的文献资料，通过大量查阅文献、阅读范文，清楚该研究内容的动态和热点，结合自己的思路和见解，具体分析相同和不同之处，以备在写文章时引用。避免在写作过程中一边写作，一边收集材料，这样容易打断思路，造成内容重复混乱。所以，写作前要把有用的资料、数据和参考文献等事先准备好，资料备齐后才进行文章的构思，安排文章的层次结构，拟定提纲，逐步开始文章的写作。

很多科研工作者都会运用文献管理软件分门别类地保存参考文献，做好重点和难点标注，链接好PDF全文，引用文献时才能从容不迫。目前市场上有大约10种文献管理软件较为流行，如Zotero可以添加从图片到网页的几乎一切参考资料。还有Thomson Scientific公司的官方软件EndNote，以及Elsevier出版集团的Mendeley Cite。当然，也有国内公司开发的处理中文文献的软件NoteExpress。笔者平时使用得最多的是EndNote，此处就以它为例具体说明。

很多高校和医疗机构都订购了EndNote软件供职工使用，安装后可建立独立主题的“图书馆”文件来集成参考文献。

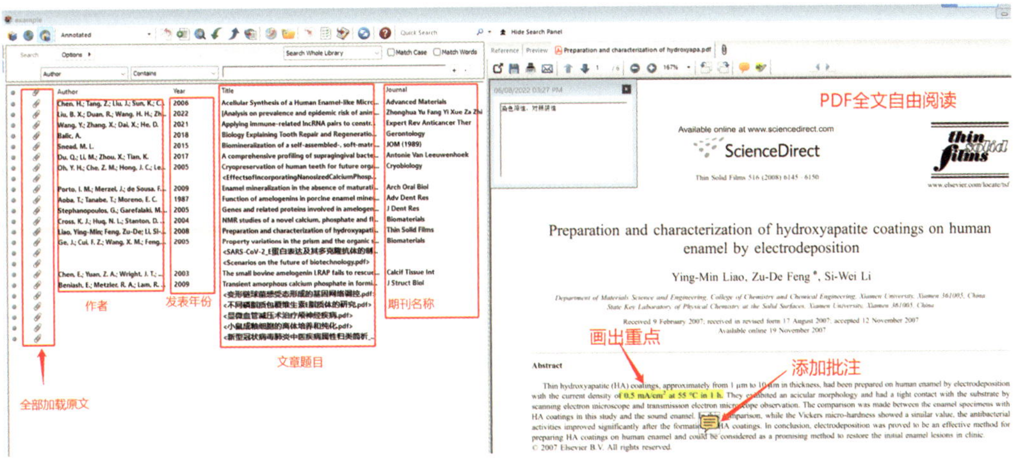

图 3-1-3-2　EndNote个人图书馆页面的详细文献管理界面

平时阅读文献时就要分门别类地放入软件的自建图书馆文件，如图3-1-3-2，左侧是建立好的一个主题的文献，全部加载上PDF原文后可以列表显示作者、发表年份、文章题目、期刊名称和文体类型等信息，而且点击某篇文献，右侧的展示栏就直接将PDF全文显示出来，可以用黄色标记重点句子，也可以添加批注，使用非常方便。再不必在文件夹里一一打开PDF寻找目标文献，或是重新用excel给阅读后的文献做目录标出有价值的句子。写作时如要引用某篇已载入的文献，直接点击“cite”即可，我们在第二章写作详细步骤分解时会仔细介绍。

4. 做好科研实验中的记录。在进行科研实验时要加强原始资料的记录和保管工作，做好原始记录的积累。在进行临床研究中，也需要一开始就做好材料的登记工作，在病例等临床资料中摘取第一手资料并记录好后存档，以便在后续写作时使用这些数据资料。原始记录要做到真实、客观、准确和可靠，反对弄虚作假，任意编造数据。

二、拟提纲

拟提纲是作者进一步完善论文构思的过程，将构思中酝酿形成的思路、观点和结构等用简练的文字有条理地表达出来。有了写作的设计图、骨架和轮廓，提笔时才能目标明确、主次分明，避免松散凌乱，天马行空。

为表现主题思想，必须合理安排内容结构。对于如何安排材料应进行粗略的设想，勾画出论文大体轮廓，并把各种资料分配到文章的各个部分。拟提纲时要考虑文章各段落的详略，相互之间的联系，拟出标题、分论点，将它们向文章的宗旨目的靠拢，做到纲目清楚，主题明确，才能更好地阐述文章的观点。我们还是以《中国电机工程学报》2022 年 5 月 28 日网络首发文献为例（见图 3-1-3-3），中国知网现在提供网页阅读模式，好处是左侧按文章提纲实现了导航，不但按层级列出了提纲，还能点击快速到达该处文字。这个目录结构其实就是我们所说的提纲，有了这个清晰的脉络，写作会更加顺畅。网页模式往往阅读更便捷，因为所有参考文献、关键词、作者等都是超链接，可直接进入详细页面实现信息追踪。

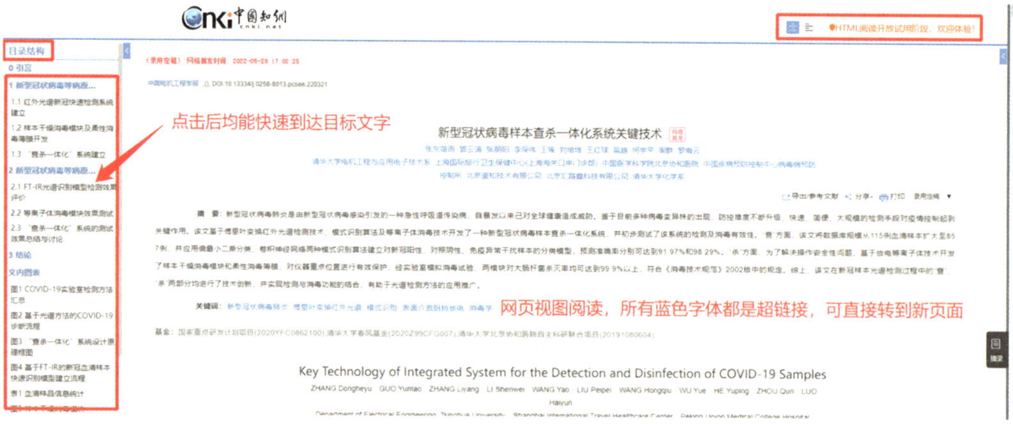

图 3-1-3-3　文献的网页阅读模式

当然，提纲的写法没有固定的格式，内容也不应千篇一律，但须重点突出，有的地方详细写，有的地方可粗略带过。标题式写法是应用最普遍的一种格式，用简要的文字写成标题，把这部分内容概括出来。这种提纲简明扼要，一目了然，作者自己明白即可，便于短时间记忆。句子式写法是用一个能表达完整意思的句子把该部分内容概括出来，这种写法具体而明确，别人看了也能明白，但会耗费更多的时间和精力。

三、撰写初稿

万事开头难，准备工作就绪开始写作论文时，作者常感到要写的东西千头万绪，无从下笔。初稿是任何写作的必经之路，无论我们的资料如何齐全、计划如何周密、提纲如何有条理，写作过程中总会发现这样那样的具体问题。所以，先写初稿完成整体全文框架，把所有想写的话都写出来，把内容先后顺序尽可能安排好，需要补充的内容再查漏补缺逐一完善。

初稿的写作应遵循自然顺序，一气呵成，分段写作。具体要求：①抓住主题，时时把握论文要论证的中心论点，紧扣不放。切不可节外生枝，以至模糊了中心论点。②按照“提出问题—分析问题—解决问题”的思路，按照提纲排列的顺序，采用从开头到结尾，从绪论到本论再到结论的写法，即把材料放在前面，然后提出作者的观点。③一鼓作气写完，尽可能把头脑中涌现的词句写出来，对与错留待初稿完成后去推敲、修改。④分段写成。按提纲把论文划分成若干个长短不同的部分，一部分一部分去写，最后组装成篇。

我们宁愿多余的内容在修改定稿时加以删减，也不要等到定稿阶段后悔初稿过于简略，遗漏了重要内容。还要保持各部分的长短适宜，全篇均衡，以保证论文逻辑和形式上的美感。根据写作进展，可以适当调整提纲，因为落笔描述深入思考可能会激发新观点和新角度，有时有必要调整和修改提纲，改变写作方向。遇到困难时须及时记录，留待最后集中解决。如遇到一个问题就查询解决会耽误时间，影响写作进度，甚至打乱整体思路，集中查询解决疑难问题反而可以节省时间。

四、修改

就绝大多数作者而言，特别是青年医师在写作论文时，很难做到“提笔成章，一挥而就”。故初稿完成后，对文章的内容、形式、结构和文字表达应进行全面加工，进一步深化和完善主题、增加或删减资料、修正不准确的观点。还需对文字进行逐字逐句加工，使语言更准确、生动。最后检查全文层次是否分明，段落是否清晰，文字是否精练，使论文突出主题、篇名统一，分析合乎逻辑及论证有据。一篇论文初稿要修改多少次才能成为定稿，很难预料。修改的方式主要有两种：

1. 自审：初稿形成后边读边思考，内容不妥处加以修改；反复研读，遇有词不达意或语句不通之处及时修改，使表达准确流畅。自审法中最重要的一环是初稿形成后，再阅读相关参考文献，有针对性地进行修改。而关于论文篇幅的长短，期刊编辑部是有规定的，在医学期刊上发表论文，篇幅不能太长。但是，在修改自己的文稿，特别是删减内容和词句时，不是一件容易的事，因此在修改篇幅时，最好以读者或编辑的立场来对待自己的论文，这样才能大刀阔斧删减。一篇长短适宜、内容论据充分、文字简洁精练的论文是最符合要求、最受欢迎的。

2.求教：将写好的初稿请同事、朋友或老师进行阅读，以便集思广益。或请有关专家进行审读，参考审阅者的意见进行修改，使文章内容和形式更加完善。

五、定稿

定稿其实与投稿过程是有机不可分离的，修改完成后算是作者主观上的初定稿，但是一旦选定确定的期刊投稿，还需根据各期刊自身的要求对论文进行格式和条理上的修改。大部分期刊遵循前述的四段式格式要求，但某些期刊会要求背景介绍后直接呈现研究结果，讨论研究意义、材料方法等具体研究过程放在后面供查阅。某些栏目对文章总字数、参考文献字数也会有严格规定，所以依据目标期刊逐一细致修改后方才算最终定稿。

定稿完成后，在发稿以前应再次检查：有无错别字，数据是否有误，图表是否清晰，注解是否得当，文献注入格式是否齐全正确，书写方式是否符合稿约要求，署名及排名是否无误等。最后附上单位介绍信，再将定稿发出。

第二章

具体写作规范及细节

本章提要

本章将介绍医学论文具体的写作细节、存在问题和注意事项，包含参考文献著录的标准，文字表达的规范，语言和技术细节中应采用的国际或本国法定的名词术语、数字、符号、计量单位等。

前述介绍大致描述了临床医学论文撰写的粗略要求和格式，但具体到每个部分，还是有很多细节需要详述。比如参考文献著录应准确，文字表达应准确，语言和技术细节应采用国际或本国法定的名词术语、数字、符号和计量单位等。完整的医学论文格式由以下几部分组成：篇名，作者署名和工作单位，摘要（目的、方法、结果、结论），关键词，引言，正文（资料与方法、结果、讨论），参考文献。本章将一一介绍医学论文具体的写作细节、存在问题和注意事项。

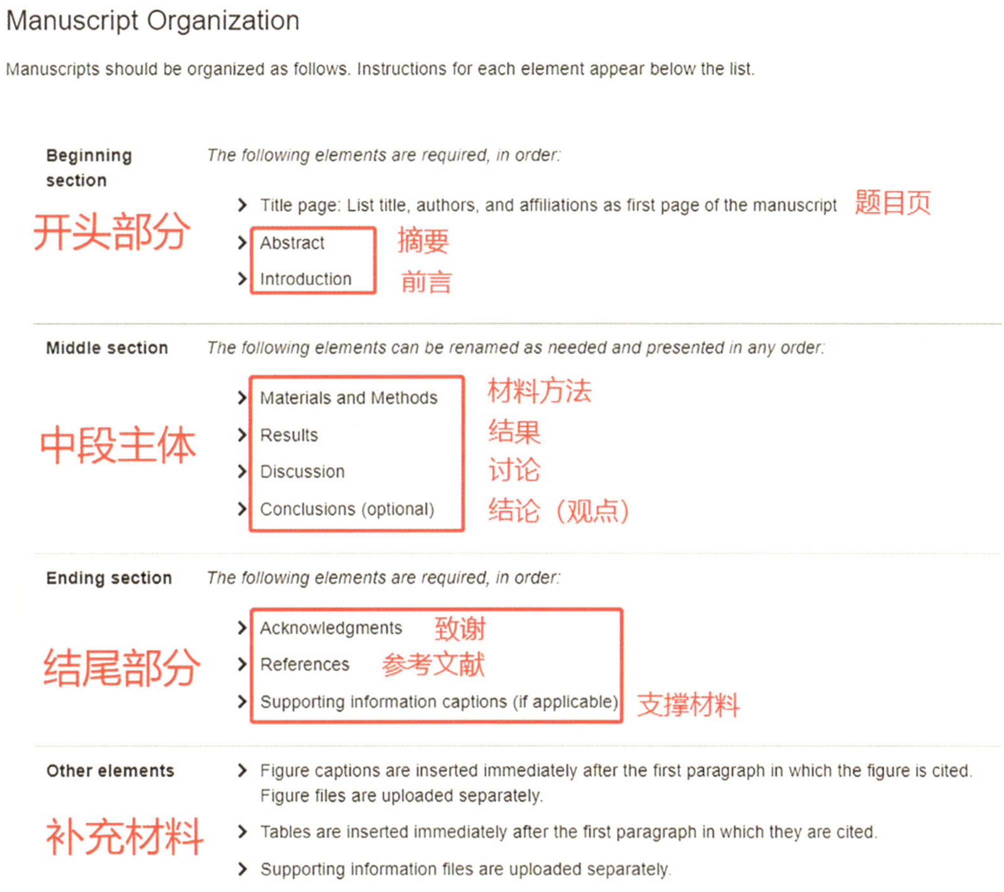
Manuscript Organization
Manuscripts should be organized as follows. Instructions for each element appear below the list.
Beginning section
The following elements are required, in order:
开头部分
Title page: List title, authors, and affiliations as first page of the manuscript
题目页
Abstract
摘要
Introduction
前言
Middle section
The following elements can be renamed as needed and presented in any order:
中段主体
Materials and Methods
材料方法
Results
结果
Discussion
讨论
Conclusions (optional)
结论（观点）
Ending section
The following elements are required, in order:
结尾部分
Acknowledgments
致谢
References
参考文献
Supporting information captions (if applicable)
支撑材料
Other elements
补充材料
Figure captions are inserted immediately after the first paragraph in which the figure is cited. Figure files are uploaded separately.
Tables are inserted immediately after the first paragraph in which they are cited.
Supporting information files are uploaded separately.

图 3-2-1-1 期刊对论文准备的步骤解析

第一节 | 篇、关、摘等

一、篇名

篇名也称标题，具有重要的提示作用，是用最精练、准确的文字对文章主要内容和中心思想的概括表达，让读者一看篇名就能知道文章的主要内容。不但要简短明了、概括全文，而且要准确生动、有吸引力，可以引起读者的注意进而阅读全文。

篇名一般是一个句子，能表达一个完整的意思。一般包括“施加因素”“受试对象”“效果反应”三方面基本内容。例如：图 3-2-1-2 论文中“纽曼健康系统模式”是施加因素，“前列腺炎患者”是受试对象，而“对自我效能感、前列腺炎症状指数评分的影响”是效果反应。

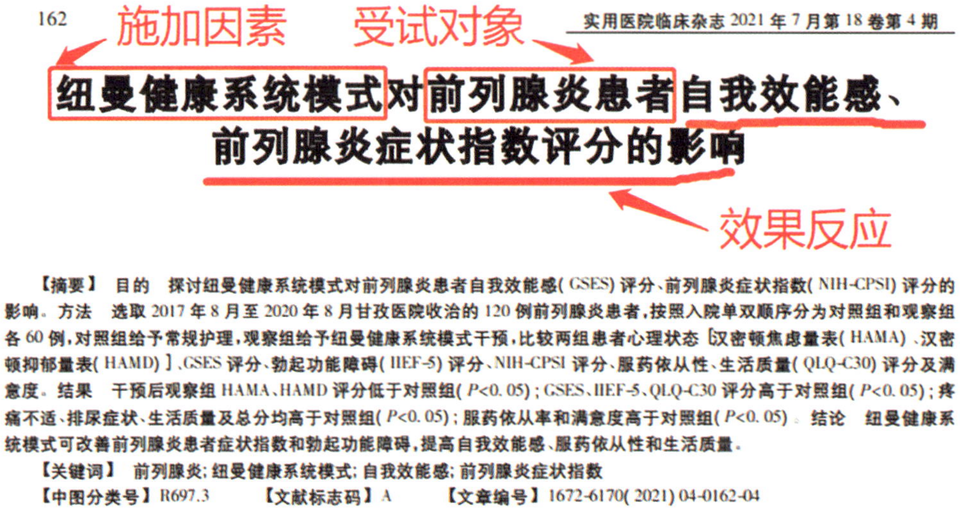
162　实用医院临床杂志 2021 年 7 月第 18 卷第 4 期

纽曼健康系统模式对前列腺炎患者自我效能感、前列腺炎症状指数评分的影响

【摘要】 目的　探讨纽曼健康系统模式对前列腺炎患者自我效能感(GSES)评分、前列腺炎症状指数(NIH-CPSI)评分的影响。方法　选取 2017 年 8 月至 2020 年 8 月甘孜医院收治的 120 例前列腺炎患者，按照入院单双顺序分为对照组和观察组各 60 例，对照组给予常规护理，观察组给予纽曼健康系统模式干预，比较两组患者心理状态［汉密顿焦虑量表(HAMA)、汉密顿抑郁量表(HAMD)］、GSES 评分、勃起功能障碍(IIEF-5)评分、NIH-CPSI 评分、服药依从性、生活质量(QLQ-C30)评分及满意度。结果　干预后观察组 HAMA、HAMD 评分低于对照组($P<0.05$)；GSES、IIEF-5、QLQ-C30 评分高于对照组($P<0.05$)；疼痛不适、排尿症状、生活质量及总分均高于对照组($P<0.05$)；服药依从率和满意度高于对照组($P<0.05$)。结论　纽曼健康系统模式可改善前列腺炎患者症状指数和勃起功能障碍，提高自我效能感、服药依从性和生活质量。

【关键词】 前列腺炎；纽曼健康系统模式；自我效能感；前列腺炎症状指数

【中图分类号】R697.3　【文献标志码】A　【文章编号】1672-6170(2021)04-0162-04

图 3-2-1-2 《实用医院临床杂志》的文章

1. 篇名的基本要求

①简洁：篇名要用专业词汇或科学术语简明、精练地说明文章的实质，不要笼统空泛，不得要领。篇名的长短应根据不同论文的内容而定，一般不超过 20 个字。篇名中不用缩写词，尽量不使用标点符号。②确切：恰如其分地表达文章的内涵，准确反映研究的范围和深度。标题体现内容，内容说明标题，彼此呼应，做到篇名相符。③主题突出：篇名必须突出论文的主题，高度概括使人一目了然。如果一个标题不足以说明文章内容时，可以加副标题进行补充说明，使篇名更加准确、具体和完善。④质朴：篇名文字要朴实无华，不能模棱两可，充分体现科技文章的风格和特点(见图 3-2-1-3)。

	篇名	作者	刊名	发表时间	被引	下载	阅读
1	3D打印在神经外科的应用进展	相建;李珍珠;李泽福	国际神经病学神经外科学杂志	2016-02-28	4	407	HTML
2	脑出血病因及相关机制的研究进展	富念;吴碧华;刘黎明;杨云凤;李永莉 >	中华老年心脑血管病杂志	2016-06-13 11:12	30	379	HTML
3	中国动脉瘤性蛛网膜下腔出血诊疗指导规范	黄清海;杨鹏飞	中国脑血管病杂志	2016-07-18	8	311	HTML
4	氯吡格雷药物基因检测在支架辅助治疗颅内动脉瘤中的初步应用	刘佳强;李真保;刘俊方;兴根;赵心同 >	中国临床药理学与治疗学	2016-04-05 11:18	3	282	HTML
5	LVIS支架不同释放方式在颅内宽颈动脉瘤中的应用	陈骅;苏浩波;陈亮;罗良生;顾建平 >	中国脑血管病杂志	2016-02-18	8	229	HTML
6	支架与非支架辅助弹簧圈栓塞治疗颅内动脉瘤的Meta分析	冯明陶;冯政哲;方亦斌;刘建民;黄清海	中国脑血管病杂志	2016-01-18	11	217	HTML
7	颅内动脉瘤血管内栓塞术后复发的影响因素分析	王驰;曹伟;左乔;吕楠;冯政哲 >	中国脑血管病杂志	2016-03-18	19	192	HTML
8	3D打印技术在临床颅内动脉瘤教学中应用的随机对照研究	李珍珠;李泽福;杜洪澎;李勐;刘鹏飞 >	中国医学教育技术	2016-06-02 09:22	5	184	HTML
9	支架及弹簧圈栓塞治疗颅内动脉瘤的血流动力学研究进展	张莹;杨新健	中国脑血管病杂志	2016-07-18	2	168	HTML
10	颅内动脉瘤栓塞术后患者目标血压控制的护理干预	陈萍云;陈丽芳;蓝惠兰;彭丽娟;罗丽芬	护理学杂志	2016-07-25	10	163	HTML

图3-2-1-3　篇名的基本要求

2.篇名中常见的问题

①含义笼统、题目过大。篇名确切是首要条件，命题不能偏离文章内容。例如《外科康复疗法在神经外科疾病中的应用探讨》，题目太过宽泛，作者究竟要阐明哪些问题，使人难以捉摸，文不对题。再如《聚乙烯醇水凝胶人工髓核的生物力学研究》，读者看后不得要领，判断不出它是什么性质的研究。题目不能“过大”或“过小”，不能抽象笼统，繁琐或夸张。例如：《1500例急性阑尾炎诊治分析》，尽管病例很多，但由于涉及的范围很广，从题目使人联想其内容必定是缺乏针对性。这样的篇名一看就很难通过期刊编辑部的初审。如果论文涉及病例少，则用“几例报告”，例如《肺炎衣原体感染致急性胰腺炎1例报告》。②文字过多。篇名要求以简明精练的文字表达更多的信息，使题目新颖和醒目，便于记忆和检索，一般以20个字左右为宜。题目尽可能避免用虚词，不必要的形容词、套词或同义词。如：“分析与研究”，“研究与探讨”，保留其一并不改变题目的原意。③用词不规范。不规范用语会使论文减色。例如有篇论文标题是《传单误诊为病肝13例报道》，随意将专业简称用在题目中，非本专业读者根本无法搞清叙述重点，“传单”是传染性单核细胞增多症的简称，“病肝”即病毒性肝炎，所以一定要写完整。

常用的格式有XX（治疗、药物）对XX疾病XX（指标）的影响，比如篇名：曲美他嗪在冠心病中应用，太过笼统宽泛，不知所云，一篇几千字的期刊论文是很难将其叙述清楚的，作为学位论文的题目尚可接受。对期刊进行投稿的话，应将文章具体的研究重点言简意赅地展示出来，如改为：曲美他嗪对稳定性劳力型心绞痛的疗效观察，则具体得多。以“曲美他嗪”和“冠心病”为检索词在中国知网进行检索也会发现，已发表的曲美他嗪相关文献都是具体描述了药物名称、具体疾病名称和类型及产生的效果，用最少的文字解释清楚了最繁复的工作(如图3-2-1-4)。总结起来就是意唯其多,字唯其少(题目越短、关注越多、下载越多、被引越多),在表达清楚文章实际意义的前提下,字唯其少。

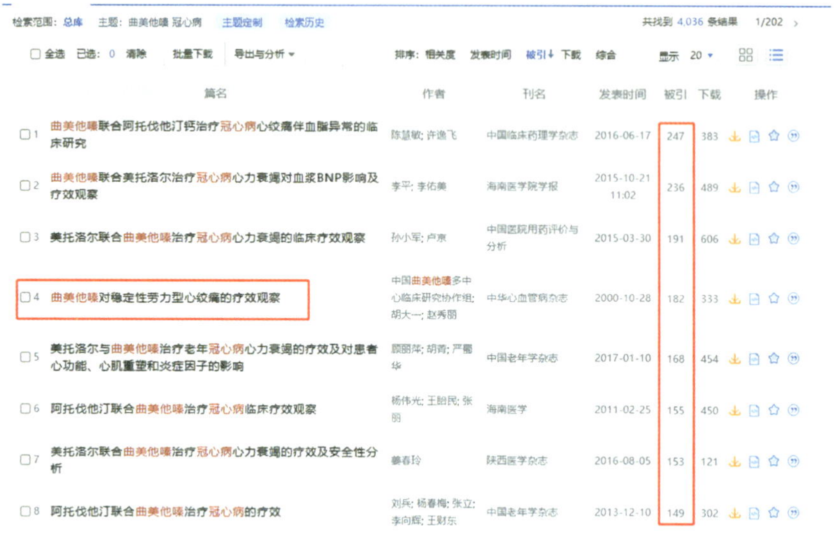

检索范围:总库　主题:曲美他嗪 冠心病　主题定制　检索历史　共找到 4,036 条结果　1/202

全选　已选:0　清除　批量下载　导出与分析　排序:相关度　发表时间　被引　下载　综合　显示 20

	篇名	作者	刊名	发表时间	被引	下载	操作
1	曲美他嗪联合阿托伐他汀钙治疗冠心病心绞痛伴血脂异常的临床研究	陈慧敏; 许逸飞	中国临床药理学杂志	2016-06-17	247	383	
2	曲美他嗪联合美托洛尔治疗冠心病心力衰竭对血浆BNP影响及疗效观察	李平; 李佑美	海南医学院学报	2015-10-21 11:02	236	489	
3	美托洛尔联合曲美他嗪治疗冠心病心力衰竭的临床疗效观察	孙小军; 卢東	中国医院用药评价与分析	2015-03-30	191	606	
4	曲美他嗪对稳定性劳力型心绞痛的疗效观察	中国曲美他嗪多中心临床研究协作组; 胡大一; 赵秀丽	中华心血管病杂志	2000-10-28	182	333	
5	美托洛尔与曲美他嗪治疗老年冠心病心力衰竭的疗效及对患者心功能、心肌重塑和炎症因子的影响	顾丽萍; 胡青; 严蜀华	中国老年学杂志	2017-01-10	168	454	
6	阿托伐他汀联合曲美他嗪治疗冠心病临床疗效观察	杨伟光; 王贻民; 张丽	海南医学	2011-02-25	155	450	
7	美托洛尔联合曲美他嗪治疗冠心病心力衰竭的疗效及安全性分析	綦春玲	陕西医学杂志	2016-08-05	153	121	
8	阿托伐他汀联合曲美他嗪治疗冠心病的疗效	刘兵; 杨春梅; 张立; 李向辉; 王财东	中国老年学杂志	2013-12-10	149	302	

图3-2-1-4　以"曲美他嗪"和" 冠心病"为检索词在中国知网进行检索

3.英文论文篇名

与中文论文一样,英文论文也遵循意唯其多、字唯其少的原则。比如*Nature Reviews*杂志规定题目不能超过90个字符,不使用缩写和标点(如图3-2-1-5)。

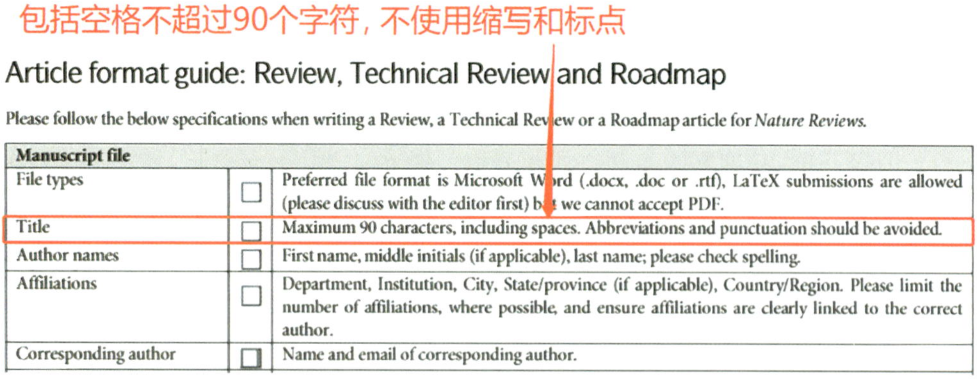

Article format guide: Review, Technical Review and Roadmap

Please follow the below specifications when writing a Review, a Technical Review or a Roadmap article for *Nature Reviews*.

Manuscript file		
File types	☐	Preferred file format is Microsoft Word (.docx, .doc or .rtf), LaTeX submissions are allowed (please discuss with the editor first) but we cannot accept PDF.
Title	☐	Maximum 90 characters, including spaces. Abbreviations and punctuation should be avoided.
Author names	☐	First name, middle initials (if applicable), last name; please check spelling.
Affiliations	☐	Department, Institution, City, State/province (if applicable), Country/Region. Please limit the number of affiliations, where possible, and ensure affiliations are clearly linked to the correct author.
Corresponding author	☐	Name and email of corresponding author.

图3-2-1-5　杂志对篇名的具体要求

又如*PLOS ONE*杂志要求有完整篇名和简洁篇名两种标题。完整篇名250个字符以内,应为具体、描述性的简洁语言,并且可以让外行理解;而简洁篇名只能100个字符,精练阐述该论文的研究主题即可。官网给出了具体的例子,完整题目,如:*Impact of cigarette smoke exposure on innate immunity: A Caenorhabditis elegans model*,简洁题目:*Cigarette smoke exposure and innate immunity*,后者省略了具体研究细节,只留大体方向。

Solar drinking water disinfection (SODIS) to reduce childhood diarrhoea in rural Bolivia: A cluster-randomized, controlled trial，简洁题目：*SODIS and childhood diarrhoea*。对于题目的解释，最下方标红处还规定了：临床实验、系统性综述、meta分析文章，副标题须包含实验设计的方法，所以范例二的完整篇名按要求写明了研究设计方法为分组随机对照试验（如图3-2-1-6）。

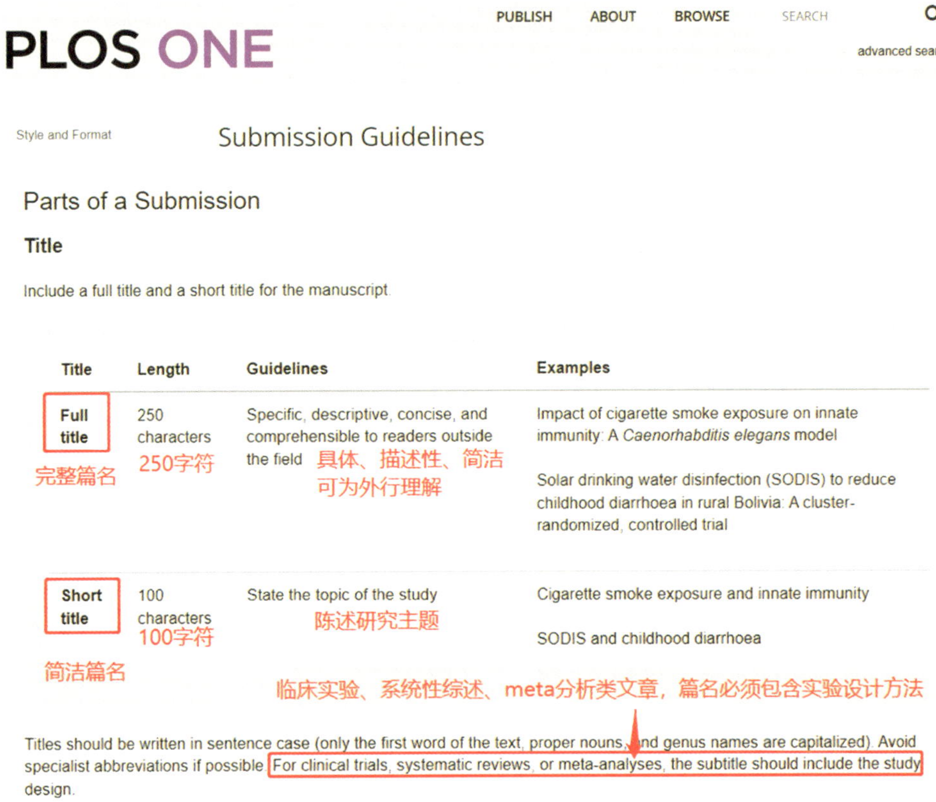

PLOS ONE

PUBLISH ABOUT BROWSE SEARCH

advanced search

Style and Format

Submission Guidelines

Parts of a Submission

Title

Include a full title and a short title for the manuscript.

Title	Length	Guidelines	Examples
Full title 完整篇名	250 characters 250字符	Specific, descriptive, concise, and comprehensible to readers outside the field 具体、描述性、简洁 可为外行理解	Impact of cigarette smoke exposure on innate immunity: A *Caenorhabditis elegans* model Solar drinking water disinfection (SODIS) to reduce childhood diarrhoea in rural Bolivia: A cluster-randomized, controlled trial
Short title 简洁篇名	100 characters 100字符	State the topic of the study 陈述研究主题	Cigarette smoke exposure and innate immunity SODIS and childhood diarrhoea

临床实验、系统性综述、meta分析类文章，篇名必须包含实验设计方法

Titles should be written in sentence case (only the first word of the text, proper nouns, and genus names are capitalized). Avoid specialist abbreviations if possible. For clinical trials, systematic reviews, or meta-analyses, the subtitle should include the study design.

图3-2-1-6 PLOS ONE杂志对篇名的具体要求

总之，篇名是论文的缩影与代表，是总纲，是论文中心内容最确切、最简明的体现，起到“画龙点睛”的作用。题目拟得好，可透过题目窥及论文的全貌，容易吸引更多的读者，会收到杂志编辑和编委的青睐；题目不当，会使文章逊色，甚至使稿件落选。

二、作者署名

作者署名一直以来就是一个敏感话题，看上去简简单单的几个名字排位，实际上代表的知识产权归属千差万别。论文作者必须是直接参与论文选题、设计、研究和资料分析的全部或部分主要工作，或者撰写论文关键内容，能对论文内容负责并能进行答辩的。作者姓名不分单位、职务，一律按对论文贡献大小，依次排列在篇名之下。

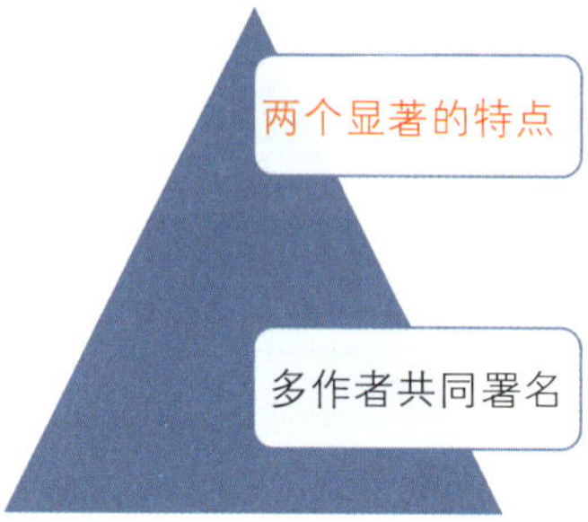

图 3-2-2-7 论文作者署名

1.作者署名的意义

①承担社会责任，文责自负。论文作者应按“文责自负”的原则对论文的真实性、可靠性负责。署名要求作者对所发表学术论文的内容及发表后产生的社会效益共同承担学术责任，同时也对论文发表后可能产生的不利影响和后果承担责任。如果论文存在科学或道义上的问题，那么全部署名作者都负有一定责任。因此在署名时要注意，责任是第一位的，其次才是署名带来的荣誉。②文献检索的需要。论文完成并发表后成为科技文献，其中作者检索是文献检索的重要方法之一。另外在引用文献时，有的期刊仅要求列出前三个署名作者的名字，有的期刊要求列出全部署名作者，因此作者署名是读者引用和著录参考文献的重要内容。③代表成果归属，明确著作权，积累个人学术成就。著作权属于作者，受国家法律保护。为避免论文发表后的矛盾，有的期刊在论文发表时，要求作者填写《版权转让书》，内容不仅包含作者的责任、修稿要求等，还包括版权转让协定等相关内容，有的期刊要求全部作者签名。④通信联系需要。作者署名除署上作者姓名外，还要求填写作者的通信地址和E-mail地址，为读者和作者之间、作者和编辑及审稿人之间架起沟通的桥梁，是相互联系必不可少的内容。

2.作者署名的具体要求

医学期刊作者在署名时有两个显著的特点：一是署真实姓名，二是多作者共同署名（如图3-2-2-7）。由于医学的发展，论文往往需要多领域、跨专业、不同特长的人员共同完成，因此常常是多作者共同署名，第一作者是主要贡献者和直接创作者，同时也是文章的直接责任人，通信作者则是文章的最终责任人，一般联系方式会同步公布，方便读者联系作者（图3-2-1-8）。

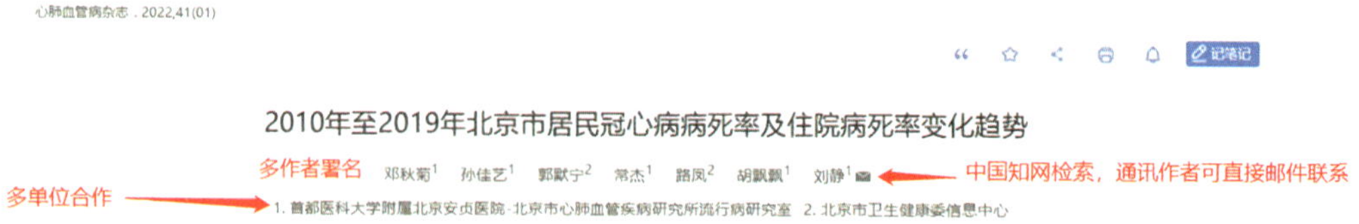

图3-2-1-8 《心肺血管病杂志》刊文

多作者署名一般不宜超过8个，署名顺序应按照对该文贡献的大小排列。但如果像指南类的权威标准，参与作者往往较多，参加机构也广泛，此时不一定有唯一通信作者，而是所有专家和发布机构共同负责（如图3-2-1-9）。

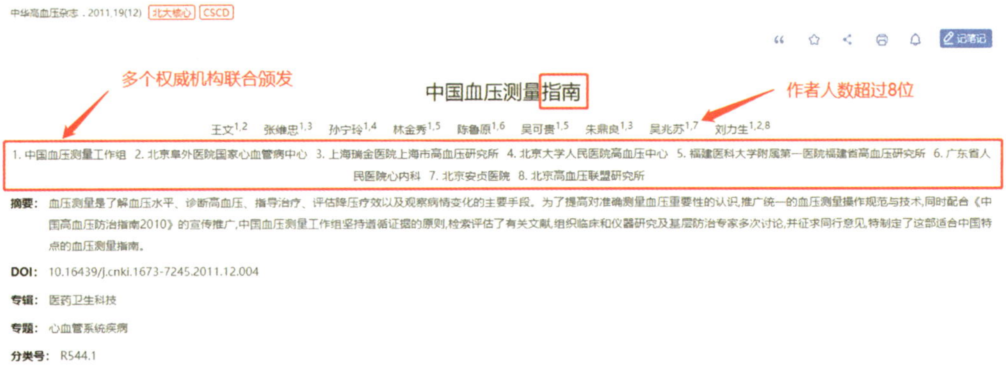
中华高血压杂志 . 2011,19(12) 北大核心 CSCD

记笔记

中国血压测量指南

王文[1,2] 张维忠[1,3] 孙宁玲[1,4] 林金秀[1,5] 陈鲁原[1,6] 吴可贵[1,5] 朱鼎良[1,3] 吴兆苏[1,7] 刘力生[1,2,8]

1. 中国血压测量工作组 2. 北京阜外医院国家心血管病中心 3. 上海瑞金医院上海市高血压研究所 4. 北京大学人民医院高血压中心 5. 福建医科大学附属第一医院福建省高血压研究所 6. 广东省人民医院心内科 7. 北京安贞医院 8. 北京高血压联盟研究所

摘要：血压测量是了解血压水平、诊断高血压、指导治疗、评估降压疗效以及观察病情变化的主要手段。为了提高对准确测量血压重要性的认识，推广统一的血压测量操作规范与技术，同时配合《中国高血压防治指南2010》的宣传推广，中国血压测量工作组坚持遵循证据的原则，检索评估了有关文献，组织临床和仪器研究及基层防治专家多次讨论，并征求同行意见，特制定了这部适合中国特点的血压测量指南。

DOI：10.16439/j.cnki.1673-7245.2011.12.004

专辑：医药卫生科技

专题：心血管系统疾病

分类号：R544.1

图3-2-1-9 《中华高血压杂志》所载指南

为确认作者署名的真实性，作者必须提供证明，中文期刊往往要求作者单位提供介绍信作为法律文书，证明作者的身份、资历和研究的真实性及有无一稿多投等，若是多作者还要说明排名无争议，以免以后引起不必要的纠纷。

3.英文论文对作者署名的规定

英文期刊对作者署名的规定更为具体和细致，一般按照名、中间名、姓的顺序写出全拼，列出作者的全部机构。

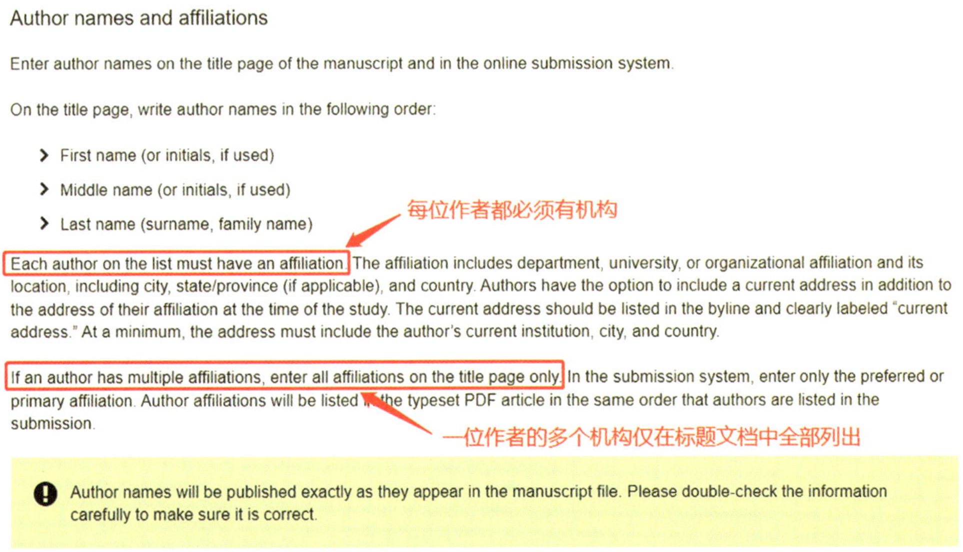
Author names and affiliations

Enter author names on the title page of the manuscript and in the online submission system.

On the title page, write author names in the following order:

- First name (or initials, if used)
- Middle name (or initials, if used)
- Last name (surname, family name)

Each author on the list must have an affiliation. The affiliation includes department, university, or organizational affiliation and its location, including city, state/province (if applicable), and country. Authors have the option to include a current address in addition to the address of their affiliation at the time of the study. The current address should be listed in the byline and clearly labeled "current address." At a minimum, the address must include the author's current institution, city, and country.

If an author has multiple affiliations, enter all affiliations on the title page only. In the submission system, enter only the preferred or primary affiliation. Author affiliations will be listed in the typeset PDF article in the same order that authors are listed in the submission.

Author names will be published exactly as they appear in the manuscript file. Please double-check the information carefully to make sure it is correct.

图3-2-1-10 *PLOS ONE*杂志对作者署名的具体要求

但也有期刊直接要求作者的署名机构应尽量少，如图3-2-1-11所示*Nature Reviews*明确将此写入投稿指南中。

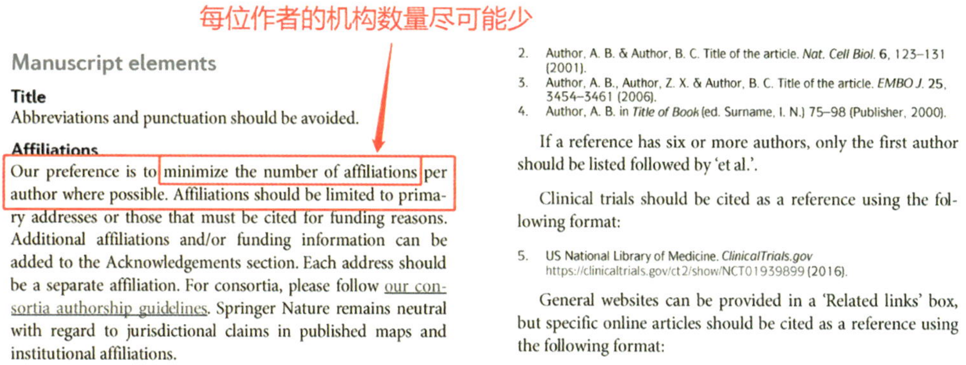

Manuscript elements

Title

Abbreviations and punctuation should be avoided.

Affiliations

Our preference is to minimize the number of affiliations per author where possible. Affiliations should be limited to primary addresses or those that must be cited for funding reasons. Additional affiliations and/or funding information can be added to the Acknowledgements section. Each address should be a separate affiliation. For consortia, please follow our consortia authorship guidelines. Springer Nature remains neutral with regard to jurisdictional claims in published maps and institutional affiliations.

2. Author, A. B. & Author, B. C. Title of the article. *Nat. Cell Biol.* **6**, 123–131 (2001).
3. Author, A. B., Author, Z. X. & Author, B. C. Title of the article. *EMBO J.* **25**, 3454–3461 (2006).
4. Author, A. B. in *Title of Book* (ed. Surname, I. N.) 75–98 (Publisher, 2000).

If a reference has six or more authors, only the first author should be listed followed by 'et al.'.

Clinical trials should be cited as a reference using the following format:

5. US National Library of Medicine. *ClinicalTrials.gov* https://clinicaltrials.gov/ct2/show/NCT01939899 (2016).

General websites can be provided in a 'Related links' box, but specific online articles should be cited as a reference using the following format:

图 3-2-1-11 *Nature Reviews*杂志要求同一位作者尽量不要署名多机构

但很多期刊并没有强行规定，而是按照研究和撰写中的实际情况署名，如 *Signal Transduct Target Ther* 2022 年 4 月的开放获取文章：*A genetic variant in IL-6 lowering its expression is protective for critical patients with COVID-19*，有 8 家机构参与研究，23 位作者共同署名，就有多位作者隶属于 2 家甚至 4 家机构（如图 3-2-1-12）。

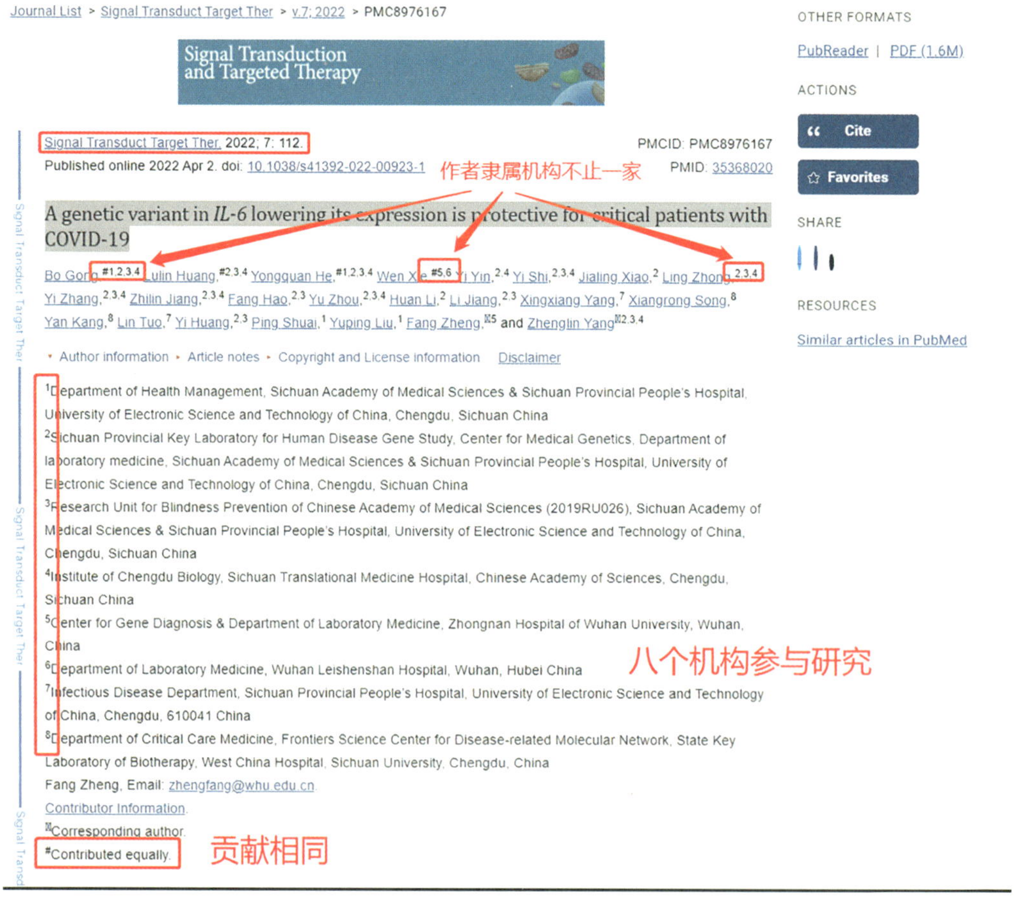

Journal List > Signal Transduct Target Ther > v.7; 2022 > PMC8976167

OTHER FORMATS
PubReader | PDF (1.6M)

ACTIONS
Cite
Favorites

SHARE

RESOURCES
Similar articles in PubMed

Signal Transduct Target Ther. 2022; 7: 112.
Published online 2022 Apr 2. doi: 10.1038/s41392-022-00923-1
PMCID: PMC8976167
PMID: 35368020

A genetic variant in *IL-6* lowering its expression is protective for critical patients with COVID-19

Bo Gong,[#1,2,3,4] Lulin Huang,[#2,3,4] Yongquan He,[#1,2,3,4] Wen Xie,[#5,6] Yi Yin,[2,4] Yi Shi,[2,3,4] Jialing Xiao,[2] Ling Zhong,[2,3,4] Yi Zhang,[2,3,4] Zhilin Jiang,[2,3,4] Fang Hao,[2,3] Yu Zhou,[2,3,4] Huan Li,[2] Li Jiang,[2,3] Xingxiang Yang,[7] Xiangrong Song,[8] Yan Kang,[8] Lin Tuo,[7] Yi Huang,[2,3] Ping Shuai,[1] Yuping Liu,[1] Fang Zheng,[✉5] and Zhenglin Yang[✉2,3,4]

Author information · Article notes · Copyright and License information Disclaimer

[1]Department of Health Management, Sichuan Academy of Medical Sciences & Sichuan Provincial People's Hospital, University of Electronic Science and Technology of China, Chengdu, Sichuan China
[2]Sichuan Provincial Key Laboratory for Human Disease Gene Study, Center for Medical Genetics, Department of laboratory medicine, Sichuan Academy of Medical Sciences & Sichuan Provincial People's Hospital, University of Electronic Science and Technology of China, Chengdu, Sichuan China
[3]Research Unit for Blindness Prevention of Chinese Academy of Medical Sciences (2019RU026), Sichuan Academy of Medical Sciences & Sichuan Provincial People's Hospital, University of Electronic Science and Technology of China, Chengdu, Sichuan China
[4]Institute of Chengdu Biology, Sichuan Translational Medicine Hospital, Chinese Academy of Sciences, Chengdu, Sichuan China
[5]Center for Gene Diagnosis & Department of Laboratory Medicine, Zhongnan Hospital of Wuhan University, Wuhan, China
[6]Department of Laboratory Medicine, Wuhan Leishenshan Hospital, Wuhan, Hubei China
[7]Infectious Disease Department, Sichuan Provincial People's Hospital, University of Electronic Science and Technology of China, Chengdu, 610041 China
[8]Department of Critical Care Medicine, Frontiers Science Center for Disease-related Molecular Network, State Key Laboratory of Biotherapy, West China Hospital, Sichuan University, Chengdu, China
Fang Zheng, Email: zhengfang@whu.edu.cn
Contributor Information.
✉Corresponding author.
#Contributed equally.

图 3-2-1-12 *Signal Transduct Target Ther* 期刊开放性获取文章

图3-2-1-11最下方还标注“贡献相同”，也是英文期刊中常出现的说明。因为许多期刊在投稿时需要具体写明每位作者的贡献，若研究和文章撰写过程中某几位作者的贡献度相等，而又不能全部署名第一，常常用此具体声明规范，通常附在文章结尾，如*Nature Reviews*的投稿指南中要求一一列出（图3-2-1-12）。而在图3-2-1-11中，文章则声明前4位作者对论文的贡献度相等。

Acknowledgements (optional)
You may use this section to thank any not-for-profit funding bodies or acknowledge help with preparing the manuscript.

Author contributions
Authors are requested to declare their authorship contribution during the submission process. A statement of these contributions will be published in the final article.

Competing interests 作者贡献声明会正式刊发在文章结尾
In the interests of transparency, any competing interests must be declared both within the text of the article and via our web-based Manuscript Tracking System upon submission. A detailed explanation can be found in the *Nature* journals' policy on competing interests.
Authors can decline to disclose their competing interests if they are bound by confidentiality agreements, but we will publish the fact that they have declined to provide information. At the *Nature Reviews* journals, competing interests will be disclosed to referees and will be published online and/or in print.

图3-2-1-13 *Nature Reviews*杂志对作者贡献度声明的具体要求

4.题目页

英文论文一般须单独列出题目页，一般包含题目（详+简），然后顺序列出所有作者和所有机构名称，详细给出通信作者信息，写出作者贡献度，最后是致谢（如图3-2-1-14）。

甚至对作者贡献度，*PLOS ONE*期刊也进行了详细的定义，书写贡献度声明时可对号入座，详述每位作者的工作内容（如图3-2-1-15）。

PLOS

TITLE, AUTHOR, AFFILIATIONS FORMATTING GUIDELINES

Symbol Legend		
Symbol	Name	Definition
¶	Pilcrow (paragraph symbol)	1st set of equal contributors
&	Ampersand	2nd set of equal contributors
*	Asterisk	Corresponding author(s)
#a	Pound/number sign	First Current address
#b	Pound/number sign	Second Current address
†	Dagger/Cross	Deceased
^	Caret	Consortium/Group Authorship

论文题目

This is the article title

Article Title

- Italics, bold type, symbols, and other text formatting will all be reproduced in the published article as submitted.
- Titles should be written in sentence case (capitalize only the first word of the title, the first word of the subtitle, and any proper nouns and genus names).

John Doe[1¶], Antonie Data[1¶], Johannes van Stats[1,#a], Marie Testperson[2*], David Ribosome Jr.[3,4], Gregory H.T. McBio[5,#b], Angela Reviewerson[1,2&], Marina Measure[1&], on behalf of The Bunny Genome Sequencing Consortium[^]

顺序列出所有作者

Author Byline

- Author names will be published exactly as they appear in the accepted manuscript.
- Indicate affiliations by number only.
- Affiliation footnotes should appear in numerical order at first mention.
- Please use the symbols provided in this document for other designations.
- Numbers and symbols should be in superscript.
- Do not include titles (Dr., PhD, Professor, etc.).

[1] Department, Institution, City, State, Country

[2] Department of Dermatology, Division of Rabbit Health, Section of Veterinary Medicine, St. Hare Hospital, San Francisco, California, United States of America

[3] Department of Libraries and Archives, National Contemporary Bunny Museum, Lagomorph, Connecticut, United States of America

[4] Department of Restoration, National Contemporary Bunny Museum, Lagomorph, Connecticut, United States of America

[5] Department of Archaeology, Bunny University, Lagomorph, Connecticut, United States of America

[#a] Current Address: Department of Carrot Science, Bunny University, Lagomorph, Connecticut, United States of America

[#b] Current Address: Department of Canine Evasion, Bunny University, Lagomorph, Connecticut, United States of America

顺序列出所有机构

Affiliations

- Affiliations will be published as they appear in the accepted manuscript.
- Include each component in order of small to large (Department, Division, Section, Institution, City, State, Country).
- Do not include ZIP or Postal Codes, street addresses, or building/office numbers.
- Do not use abbreviations (e.g. Dept.).
- Do not list positions within an institution (e.g. Department Chair, Professor, etc.).
- List each affiliation individually and in full.

* Corresponding author

E-mail: testperson@university.ed (MT)

通信作者信息

Corresponding Authorship

- Do not include physical addresses; only email addresses are required.
- List corresponding author's initials in parentheses after the email address.

[¶] These authors contributed equally to this work.

[&] These authors also contributed equally to this work.

作者贡献度

Contributorship

- Use the symbols provided here to indicate equal contributions.
- If you would like the equal contributions notes to read differently, please specify in your manuscript (e.g., "AR and MM are Joint Senior Authors").

^Membership of the Bunny Genome Sequencing Consortium is provided in the Acknowledgments.

致谢

Consortia or other Group Authors

- If there is a consortium or group author on your manuscript, please provide a note that describes where the full membership list is available for the readers.
- The membership list can be listed in the Acknowledgments, in Supporting Information, or on the Internet.
- Consortia/Group authors can have affiliations, but it is not required.

Modified April 2021

图 3-2-1-14 *PLOS ONE* 杂志对题目页的详细要求和格式规范

Contributor Role 贡献角色	Role Definition
Conceptualization 提出概念	Ideas; formulation or evolution of overarching research goals and aims.
Data Curation 数据管理	Management activities to annotate (produce metadata), scrub data and maintain research data (including software code, where it is necessary for interpreting the data itself) for initial use and later reuse.
Formal Analysis 数理分析	Application of statistical, mathematical, computational, or other formal techniques to analyze or synthesize study data.
Funding Acquisition 基金支持	Acquisition of the financial support for the project leading to this publication.
Investigation 调查研究	Conducting a research and investigation process, specifically performing the experiments, or data/evidence collection.
Methodology 方法学	Development or design of methodology; creation of models
Project Administration 项目管理	Management and coordination responsibility for the research activity planning and execution.
Resources 研究资源	Provision of study materials, reagents, materials, patients, laboratory samples, animals, instrumentation, computing resources, or other analysis tools.
Software 软件	Programming, software development; designing computer programs; implementation of the computer code and supporting algorithms; testing of existing code components.
Supervision 监督	Oversight and leadership responsibility for the research activity planning and execution, including mentorship external to the core team.
Validation 验证	Verification, whether as a part of the activity or separate, of the overall replication/reproducibility of results/experiments and other research outputs.
Visualization 可视化支撑	Preparation, creation and/or presentation of the published work, specifically visualization/data presentation.
Writing – Original Draft Preparation 初稿准备	Creation and/or presentation of the published work, specifically writing the initial draft (including substantive translation).
Writing – Review & Editing 写作编撰	Preparation, creation and/or presentation of the published work by those from the original research group, specifically critical review, commentary or revision – including pre- or post-publication stages.

图3-2-1-15　*PLOS ONE*期刊对作者贡献度的详细定义

三、摘要

摘要是论文的高度概括，是论文的精华。摘要用不加修饰、不做评论、简明扼要的语言对论文进行全面概括，使读者、审稿编委和编辑人员通过摘要能迅速、准确地了解论文的基本内容。写摘要时应尽可能反映出该论文的新技术、新发现和新观点等；正确反映论文的内容；使摘要离开原文自成体系，独立成篇，便于文献检索和刊物收录；文字简洁，语言精练，重点突出。

1. 摘要的内容

结构式摘要包括四个方面：①目的：用一两句话说明“为什么要立此研究”或“解决什么问题”。②方法：无论基础研究还是临床研究，缺少了资料与方法，科研本身就成了一句空话。在“方法”中要回答“采用什么方法研究”，即“用什么做和怎样做”该项研究。③结果：这是论文的核心部分，是研究成果的体现。一项研究尽管有好的构思、精心的设计，如果数据不完整，处理不得当，得出的结果不准确，则不能展示出有规律的东西，或不能揭示事物真正的内在联系。“结果”部分是展示客观事物，是第一性资料，在此无需引证他人材料，此处不作解释，不加讨论和评价，不允许夹杂一点第二性资料，要经得起重复验证，无论结果是阴性还是阳性，不能有主观倾向，不能随意修改或舍弃。数据一般均应经统计学处理，评价结果要有明确标准，引用的公式要有出处。④结论：根据该研究结果经过分析得出的具有规律性的结语，一定要立论有据，恰如其分，切忌虚构与夸大，如什么“首创”“第一”。

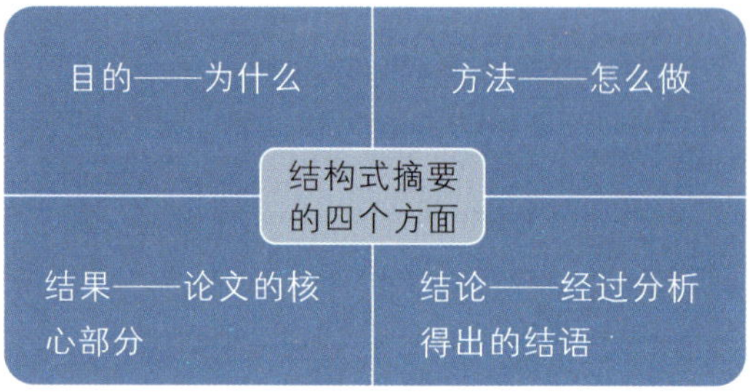

图 3-2-1-16 摘要应回答的问题

《中华危重病急救医学》2022年34卷第1期刊文的摘要就是典型的四段式格式（图3-2-1-17），用一句话“通过16S rDNA测序技术探究脓毒症大鼠早期肠道微生态变化”清晰说明研究目的；再叙述研究方法：“……多种手段观察脓毒症大鼠早期肠道微生态的变化并挖掘标志性菌群”；结果部分重点列举了统计学结果，说明“……厚壁菌门所属益生菌在Sham组显著富集，罗姆布茨菌是富集最显著的菌种；而螺杆菌属、颗粒链球菌属和梭菌属XⅧ等机会致病菌在CLP组显著富集，螺杆菌NGSU2015为富集最显著的菌种”，虽然数据较多、分组复杂，但最后这句话也起到总结性作用；最终结论部分则跳出繁杂的数据列举，一针见血地下结论“脓毒症早期大鼠肠道微生态结构显著改变，主要表现为拟普雷沃菌属等益生菌丰度显著降低，螺杆菌属等机会致病菌丰度显著升高”。参照此叙述范式，就能仿写出规范理想的摘要。

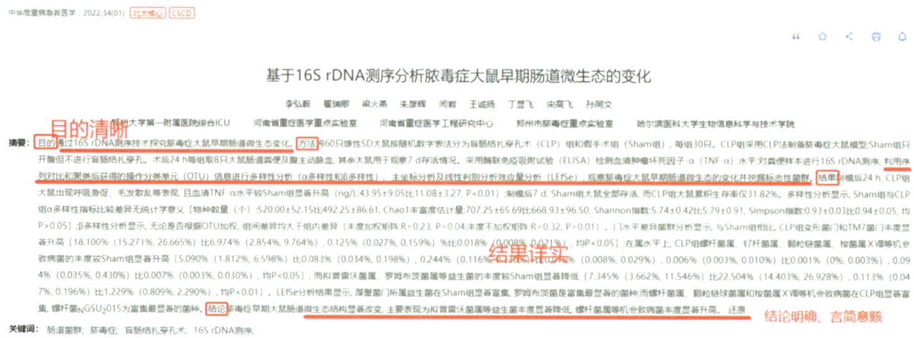
中华危重病急救医学，2022,34(01) 北大核心 CSCD

基于16S rDNA测序分析脓毒症大鼠早期肠道微生态的变化

李弘毅 翟瑞卿 梁火燕 朱彦辉 闫岩 王诚扬 丁显飞 宋亮飞 孙同文

郑州大学第一附属医院综合ICU 河南省重症医学重点实验室 河南省重症医学工程研究中心 郑州市脓毒症重点实验室 哈尔滨医科大学生物信息科学与技术学院

摘要：目的 通过16S rDNA测序技术探究脓毒症大鼠早期肠道微生态变化。方法 将60只雄性SD大鼠按随机数字表法分为盲肠结扎穿孔术（CLP）组和假手术组（Sham组），每组30只。CLP组采用CLP法制备脓毒症大鼠模型;Sham组只开腹但不进行盲肠结扎穿孔。术后24 h每组取8只大鼠肠道粪便及腹主动脉血，其余大鼠用于观察7 d存活情况。采用酶联免疫吸附试验（ELISA）检测血清肿瘤坏死因子-α（TNF-α）水平;对粪便样本进行16S rDNA测序，利用序列对比和聚类后获得的操作分类单元（OTU）信息进行多样性分析（α多样性和β多样性）、主坐标分析及线性判别分析效应量分析（LEfSe），观察脓毒症大鼠早期肠道微生态的变化并挖掘标志性菌群。结果 制模后24 h，CLP组大鼠出现呼吸急促、毛发散乱等表现，且血清TNF-α水平较Sham组显著升高（ng/L:43.95±9.05比11.08±3.27，P<0.01）;制模后7 d，Sham组大鼠全部存活，而CLP组大鼠累积生存率仅31.82%。多样性分析显示，Sham组与CLP组α多样性指标比较差异无统计学意义［物种数量（个）:520.00±52.15比492.25±86.61，Chao1丰富度估计量:707.25±65.69比668.93±96.50，Shannon指数:5.74±0.42比5.79±0.91，Simpson指数:0.93±0.03比0.94±0.05，均P>0.05］;β多样性分析显示，无论是否根据OTU加权，组间差异均大于组内差异（丰度加权矩阵:R=0.23，P=0.04;丰度不加权矩阵:R=0.32，P=0.01）。门水平差异菌群分析显示，与Sham组相比，CLP组变形菌门和TM7菌门丰度显著升高［18.100%（15.271%，26.665%）比6.974%（2.854%，9.764%），0.125%（0.027%，0.159%）%比0.018%（0.008%，0.021%），均P<0.05］;在属水平上，CLP组螺杆菌属、钌杆菌属、颗粒链菌属、梭菌属XⅧ等机会致病菌的丰度较Sham组显著升高［5.090%（1.812%，6.598%）比0.083%（0.034%，0.198%），0.244%（0.116%，[illegible]）比[illegible]%（0.008%，0.029%），0.006%（0.003%，0.010%）比0.001%（0%，0.003%），0.094%（0.035%，0.430%）比0.007%（0.003%，0.030%），均P<0.05］，而拟普雷沃菌属、罗姆布茨菌属等益生菌的丰度较Sham组显著降低［7.345%（3.662%，11.546%）比22.504%（14.403%，26.928%），0.113%（0.047%，0.196%）比1.229%（0.809%，2.290%），均P<0.01］。LEfSe分析结果显示，厚壁菌门所属益生菌在Sham组显著富集，罗姆布茨菌是富集最显著的菌种;而螺杆菌属、颗粒链球菌属和梭菌属XⅧ等机会致病菌在CLP组显著富集，螺杆菌$_{N}$GSU$_{2}$015为富集最显著的菌种。结论 脓毒症早期大鼠肠道微生态结构显著改变，主要表现为拟普雷沃菌属等益生菌丰度显著降低，螺杆菌属等机会致病菌丰度显著升高。还原

关键词：肠道菌群；脓毒症；盲肠结扎穿孔术；16S rDNA测序；

图 3-2-1-17 《中华危重病急救医学》2022年34卷第1期刊文

2.摘要的注意事项

摘要主要特点是简短、精悍、完整，因此摘要不分段落。摘要中不用图、表、公式、化学结构式、参考文献及非通用的符号、术语或缩略词等，要用规范的专业术语和命名。一般采用第三人称，字数一般300字左右为宜。字数过多，篇幅增大，与文章内容重复，会占用读者更多的时间；文字太少，提供不了更多信息，使读者不得要领，发挥不了摘要的作用。摘要虽位于论文的前导部分，但却是在论文全部完成后再写出来的，为作者进一步提炼自己的观点和思路提供了一个机会。

举例说明，一篇摘要，初稿题目是“ERAS理念下围术期应用B超引导下腹横肌平面阻滞技术的麻醉满意度及患者康复效果”，其中ERAS是加速康复理念的缩写，不应出现在题目中。其次，初稿中的研究方法拖沓冗长：此次160例研究对象均自本院收治的择期全麻下行下腹部手术的妇科患者中进行选取，选例时间控制在2019年2月至2021年2月，分为对照组和观察组，依据随机数字表法进行分组，各80例。显然描述啰唆，徒增字数，按照精练语言，字少意多的原则进行修改，直入重点叙述：选取2019年2月至2021年2月我院收治的择期全麻下行下腹部手术的妇科患者160例，依据随机数字表法分为对照组和观察组各80例。从80个字精简为55个字，表达的意思丝毫未减。同样，在结果叙述时也是分类叙述，及时给出统计指标，不但字数精简，还更清晰明了（如图3-2-1-18）。

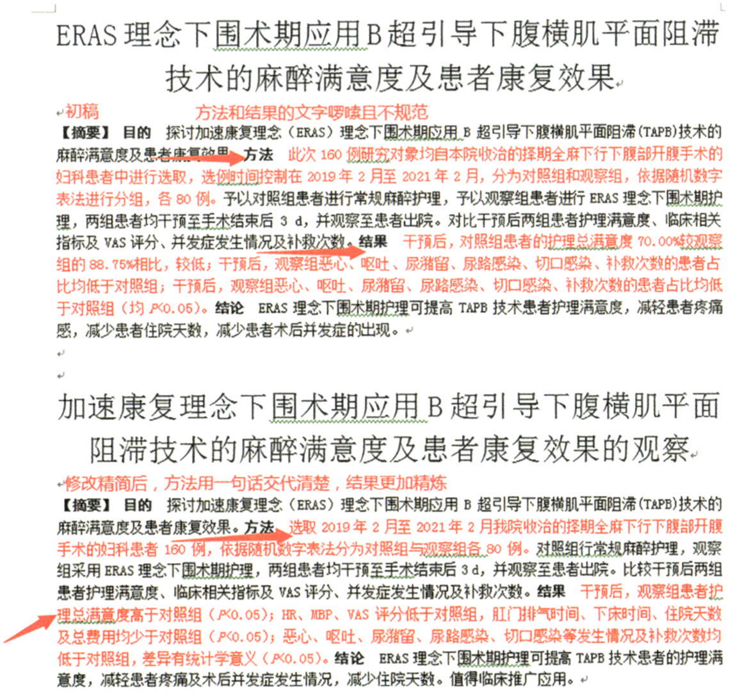

ERAS理念下围术期应用B超引导下腹横肌平面阻滞技术的麻醉满意度及患者康复效果

初稿　方法和结果的文字啰嗦且不规范

【摘要】 **目的**　探讨加速康复理念（ERAS）理念下围术期应用B超引导下腹横肌平面阻滞(TAPB)技术的麻醉满意度及患者康复效果。**方法**　此次160例研究对象均自本院收治的择期全麻下行下腹部开腹手术的妇科患者中进行选取，选例时间控制在2019年2月至2021年2月，分为对照组和观察组，依据随机数字表法进行分组，各80例。予以对照组患者进行常规麻醉护理，予以观察组患者进行ERAS理念下围术期护理，两组患者均干预至手术结束后3 d，并观察至患者出院。对比干预后两组患者护理满意度、临床相关指标及VAS评分、并发症发生情况及补救次数。**结果**　干预后，对照组患者的护理总满意度70.00%较观察组的88.75%相比，较低；干预后，观察组恶心、呕吐、尿潴留、尿路感染、切口感染、补救次数的患者占比均低于对照组；干预后，观察组恶心、呕吐、尿潴留、尿路感染、切口感染、补救次数的患者占比均低于对照组（均 $P<0.05$）。**结论**　ERAS理念下围术期护理可提高TAPB技术患者护理满意度，减轻患者疼痛感，减少患者住院天数，减少患者术后并发症的出现。

加速康复理念下围术期应用B超引导下腹横肌平面阻滞技术的麻醉满意度及患者康复效果的观察

修改精简后，方法用一句话交代清楚，结果更加精炼

【摘要】 **目的**　探讨加速康复理念（ERAS）理念下围术期应用B超引导下腹横肌平面阻滞(TAPB)技术的麻醉满意度及患者康复效果。**方法**　选取2019年2月至2021年2月我院收治的择期全麻下行下腹部开腹手术的妇科患者160例，依据随机数字表法分为对照组与观察组各80例。对照组行常规麻醉护理，观察组采用ERAS理念下围术期护理，两组患者均干预至手术结束后3 d，并观察至患者出院。比较干预后两组患者护理满意度、临床相关指标及VAS评分、并发症发生情况及补救次数。**结果**　干预后，观察组患者护理总满意度高于对照组（$P<0.05$）；HR、MBP、VAS评分低于对照组，肛门排气时间、下床时间、住院天数及总费用均少于对照组（$P<0.05$）；恶心、呕吐、尿潴留、尿路感染、切口感染等发生情况及补救次数均低于对照组，差异有统计学意义（$P<0.05$）。**结论**　ERAS理念下围术期护理可提高TAPB技术患者的护理满意度，减轻患者疼痛及术后并发症发生情况，减少住院天数。值得临床推广应用。

图3-2-1-18　一篇摘要修改前后对比

3.英文摘要

中文论著在投稿时需要英文摘要，可以作为独立的资料被PubMed、Web of Science、Embase等国际数据库收录，不懂中文的读者也能对论文的基本内容有所了解。英文的题目、署名、摘要内容及格式与中文摘要一致，但并非只是把中文译为正确的英文，需依照英文论文的表述习惯和书写规范来撰写。

很多期刊同样要求英文摘要（Abstract）按四段式格式书写：Objective（目的）、Methods（方法）、Results（结果）和Conclusion（结论），但具体要求因期刊而异。如*PLOS ONE*期刊要求摘要应包括研究目的，解释如何进行研究（但又无需出现方法学细节），总结重要的结果并阐述意义，长度小于300个单词，不出现引用和缩写（如图3-2-1-19）。

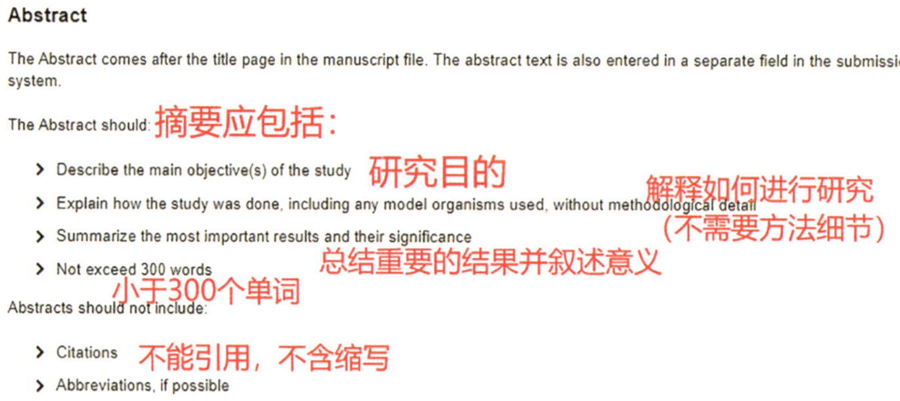
Abstract
The Abstract comes after the title page in the manuscript file. The abstract text is also entered in a separate field in the submission system.
The Abstract should:
摘要应包括：
Describe the main objective(s) of the study
研究目的
Explain how the study was done, including any model organisms used, without methodological detail
解释如何进行研究
（不需要方法细节）
Summarize the most important results and their significance
总结重要的结果并叙述意义
Not exceed 300 words
小于300个单词
Abstracts should not include:
Citations
Abbreviations, if possible
不能引用，不含缩写

图3-2-1-19 *PLOS ONE*期刊对摘要的具体要求

撰写英文摘要时，通常使用动词的主动语态，尽量用短句表达，更富语言冲击力。时态上用现在时阐述已公认的事实，用过去时描述本研究所做的工作，但陈述得出的结论时用现在时态。摘要中的结论不是简单的重复数据结果，应准确提供最重要、最关键的必要数据。

总之，作者对论文的摘要应给予足够重视，对其中的文字认真进行推敲，除了要准确外，还要用最少的语言表达更多的内容。

四、关键词

关键词是表达科技论文的特征、具有实质意义的词或词组，是广泛使用的检索语言，选取和标引关键词是学术论文格式规范化的内容，发挥归类和检索作用。论文发表后被数据库收录时会根据关键词对文献分类，帮助读者理解和掌握文献的中心和主题，便于读者查阅、检索和利用文献。

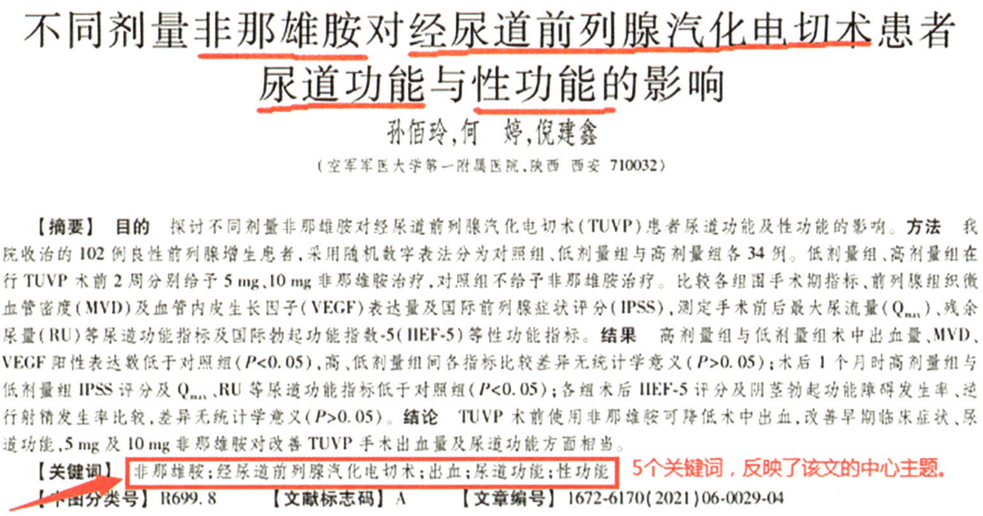

不同剂量非那雄胺对经尿道前列腺汽化电切术患者尿道功能与性功能的影响

孙佰玲，何　婷，倪建鑫

（空军军医大学第一附属医院，陕西 西安 710032）

【摘要】 **目的** 探讨不同剂量非那雄胺对经尿道前列腺汽化电切术（TUVP）患者尿道功能及性功能的影响。**方法** 我院收治的102例良性前列腺增生患者，采用随机数字表法分为对照组、低剂量组与高剂量组各34例。低剂量组、高剂量组在行TUVP术前2周分别给予5 mg、10 mg非那雄胺治疗，对照组不给予非那雄胺治疗。比较各组围手术期指标、前列腺组织微血管密度（MVD）及血管内皮生长因子（VEGF）表达量及国际前列腺症状评分（IPSS），测定手术前后最大尿流量（Q_{max}）、残余尿量（RU）等尿道功能指标及国际勃起功能指数-5（IIEF-5）等性功能指标。**结果** 高剂量组与低剂量组术中出血量、MVD、VEGF阳性表达数低于对照组（$P<0.05$），高、低剂量组间各指标比较差异无统计学意义（$P>0.05$）；术后1个月时高剂量组与低剂量组IPSS评分及Q_{max}、RU等尿道功能指标低于对照组（$P<0.05$）；各组术后IIEF-5评分及阴茎勃起功能障碍发生率、逆行射精发生率比较，差异无统计学意义（$P>0.05$）。**结论** TUVP术前使用非那雄胺可降低术中出血，改善早期临床症状、尿道功能，5 mg及10 mg非那雄胺对改善TUVP手术出血量及尿道功能方面相当。

【关键词】 非那雄胺；经尿道前列腺汽化电切术；出血；尿道功能；性功能

【中图分类号】 R699.8　【文献标志码】 A　【文章编号】 1672-6170(2021)06-0029-04

图3-2-1-20 《实用医院临床杂志》文章的关键词举例

所以，选取关键词实际上是对文献和某些具有检索意义的特征（如研究对象、处理方法和实验设备等）进行主题分析，并利用主题词表给出主题检索标识的过程。关键词必须能反映论文的主题，一般从论文的题目、摘要和正文中选取。如《实用医院临床杂志》2021年18卷第6期刊文，5个关键词中有4个都从篇名中提取，深刻反映了文章的中心主题（如图3-2-1-20）。

选作关键词的词语尽量是单词（包括名词、名词性词组）或术语，若有叙词则尽量使用叙词（主题词表收录的词），没有叙词时也可用自由词（作者自由选取的词），如遇新学科、新技术中的重要术语以及人名、地名也可作为关键词标出（自由词）。本书第一部分就介绍了信息检索最重要的标引——主题词，通过主题词表示信息，对大量无序的信息资源进行标引处理，使之有序化，并按科学的方法存储组成检索工具或检索文档——组织检索系统的过程。因此，作者如能将写作时自由形成的关键词通过主题词表规范为主题词，那么将大大提高关键词的准确度，使论文能方便、快捷地被他人检索到，提升论文的被引用率。

《医学主题词表》由美国国立医学图书馆（NLM）编制，汇集约25000个医学主题词、82个副主题词，可在其官网进行查询和转换。例如，在主题词检索模式下输入单词“antibody”，出现的第一、二条结果都是相对应的规范主题词“Immunoglobulins”和“Antibodies”，右侧的检索细节描述框详细进行了说明（如图3-2-1-21）。

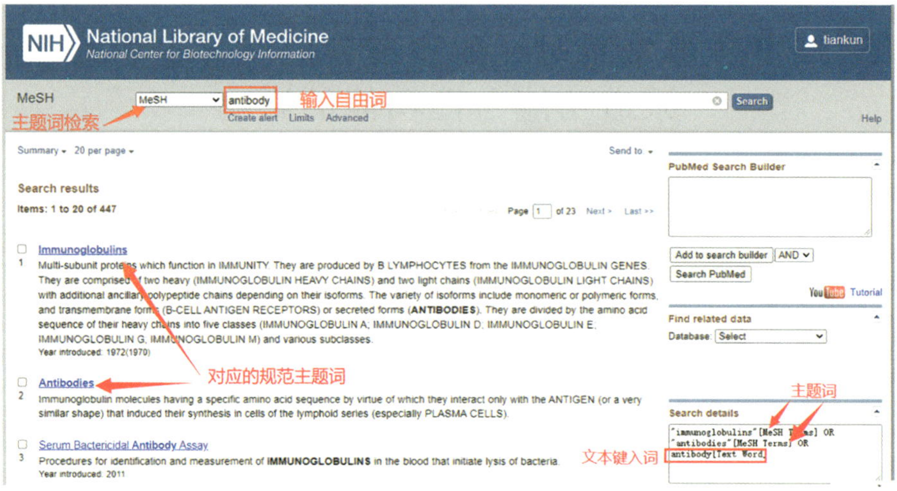

图3-2-1-21　PubMed的主题词检索界面

国内的"中国生物医学文献服务系统(Sino Med)"进行主题标引的依据是*MeSH*的译文本*CMeSH*以及参考*MeSH*编制的《中国中医药学主题词表》(如图3-2-1-22)。举个例子,我们找到主题词检索界面后,输入自由词"蜘蛛痣",系统会自动匹配到主题词"毛细血管扩张",并且将树状结构编号和结构图在下方列出,扩展的下位词"共济失调性毛细血管扩张"和"肢端硬皮综合征"等都一一显示。

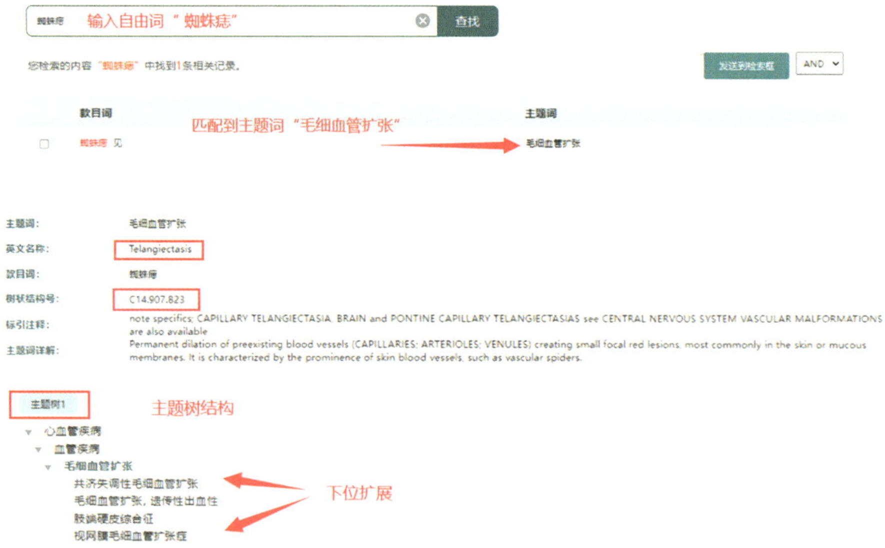
输入自由词"蜘蛛痣"
查找
发送到检索框
AND
款目词
主题词
匹配到主题词"毛细血管扩张"
毛细血管扩张
主题词:
毛细血管扩张
英文名称:
Telangiectasis
树状结构号:
C14.907.823
note specific: CAPILLARY TELANGIECTASIA, BRAIN and PONTINE CAPILLARY TELANGIECTASIAS see CENTRAL NERVOUS SYSTEM VASCULAR MALFORMATIONS
are also available
Permanent dilation of preexisting blood vessels (CAPILLARIES; ARTERIOLES; VENULES) creating small focal red lesions, most commonly in the skin or mucous membranes. It is characterized by the prominence of skin blood vessels, such as vascular spiders.
主题树1
主题树结构
心血管疾病
血管疾病
毛细血管扩张
共济失调性毛细血管扩张
毛细血管扩张,遗传性出血性
肢端硬皮综合征
视网膜毛细血管扩张症
下位扩展

图3-2-1-22　中国生物医学文献服务系统主题检索

关键词最常见的问题就是标引不够规范,主要表现在以下六种情况:①不能反映论文的主题。如《超声引导下腰方肌阻滞用于腹腔镜胆囊切除术后镇痛的效果观察》一文中关键词里没有"腹腔镜胆囊切除",反映该论文的主题时有些欠缺(如图3-2-1-23)。②不是名词或名词性词组。③排序不当。有的作者将表达该文主要工作或内容所属二级学科的词排在后面，而将其他词排在首位。④标注太少。有的论文中只标注1—2个关键词，即使这个词再准确，其作用也有限，一般最少也不能少于3个。⑤标注太多。有作者将篇名拆成若干个（超过8个）单词，而有的词根本不能反映论文的主题和内容。⑥中英文不一致。在中文期刊中刊登英文摘要的目的是便于国际交流，关键词在交流过程中起着重要作用，因此在标引关键词时应尽量使中英文一致。

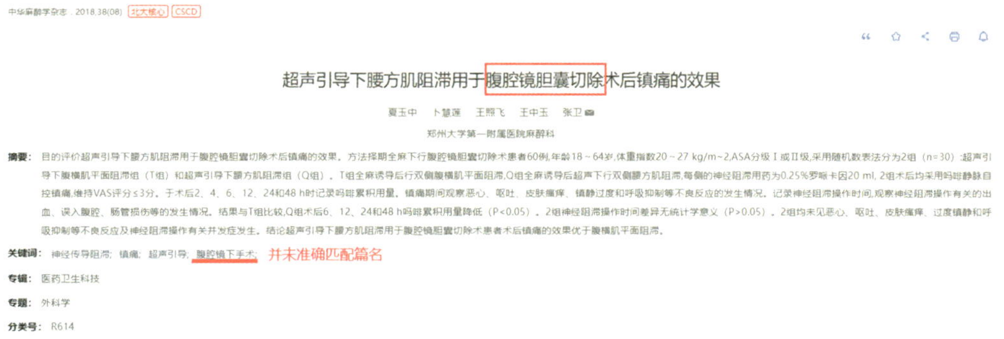
中华麻醉学杂志，2018,38(08) 北大核心 CSCD

超声引导下腰方肌阻滞用于腹腔镜胆囊切除术后镇痛的效果

夏玉中 卜慧莲 王熙飞 王中玉 张卫

郑州大学第一附属医院麻醉科

摘要：目的评价超声引导下腰方肌阻滞用于腹腔镜胆囊切除术后镇痛的效果。方法择期全麻下行腹腔镜胆囊切除术患者60例，年龄18～64岁，体重指数20～27 kg/m~2,ASA分级Ⅰ或Ⅱ级，采用随机数表法分为2组（n=30）：超声引导下腹横肌平面阻滞组（T组）和超声引导下腰方肌阻滞组（Q组）。T组全麻诱导后行双侧腹横肌平面阻滞，Q组全麻诱导后超声下行双侧腰方肌阻滞，每侧的神经阻滞用药为0.25%罗哌卡因20 ml，2组术后均采用吗啡静脉自控镇痛，维持VAS评分≤3分。于术后2、4、6、12、24和48 h时记录吗啡累积用量。镇痛期间观察恶心、呕吐、皮肤瘙痒、镇静过度和呼吸抑制等不良反应的发生情况。记录神经阻滞操作时间，观察神经阻滞操作有关的出血、误入腹腔、肠管损伤等的发生情况。结果与T组比较，Q组术后6、12、24和48 h吗啡累积用量降低（P<0.05）。2组神经阻滞操作时间差异无统计学意义（P>0.05）。2组均未见恶心、呕吐、皮肤瘙痒、过度镇静和呼吸抑制等不良反应及神经阻滞操作有关并发症发生。结论超声引导下腰方肌阻滞用于腹腔镜胆囊切除术患者术后镇痛的效果优于腹横肌平面阻滞。

关键词：神经传导阻滞；镇痛；超声引导；腹腔镜下手术；

专辑：医药卫生科技

专题：外科学

分类号：R614

图3-2-1-23 《中华麻醉学杂志》2018年38卷第8期刊文

五、投稿信

在篇名、关键词和摘要介绍完毕后，其实英文论文的投稿信（Cover letter）内容已呼之欲出，Cover letter类似中文期刊投稿时的介绍信，篇幅不能大于1页，一般包含几方面内容：①总结全文的科学性；②说明与已有研究的逻辑关联；③说明文章的类型和研究方法；④描述此次投稿前与编辑的前期交流；⑤提出学术编辑的建议名单；⑥列出需要回避的审稿人。总体使用简练的语言，依次说清问题便可，每种期刊对投稿信的要求会有细微变化，及时调整便好（如图3-2-1-24）。

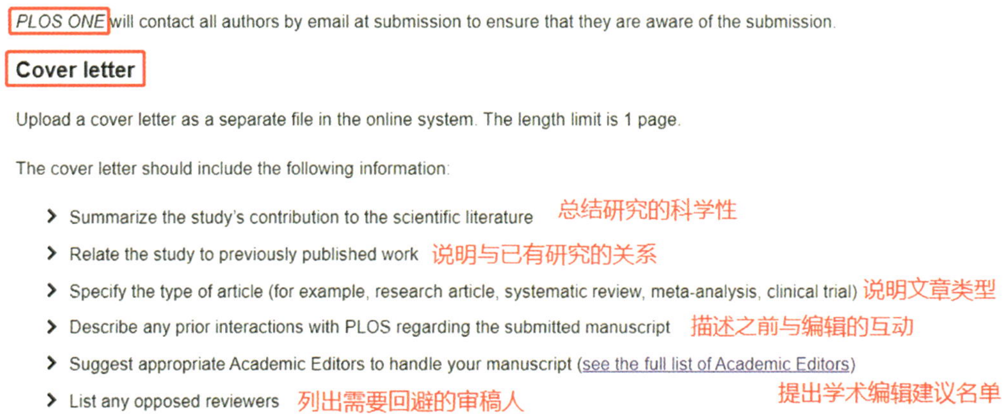
PLOS ONE will contact all authors by email at submission to ensure that they are aware of the submission.

Cover letter

Upload a cover letter as a separate file in the online system. The length limit is 1 page.

The cover letter should include the following information:

- Summarize the study's contribution to the scientific literature
- Relate the study to previously published work
- Specify the type of article (for example, research article, systematic review, meta-analysis, clinical trial)
- Describe any prior interactions with PLOS regarding the submitted manuscript
- Suggest appropriate Academic Editors to handle your manuscript (see the full list of Academic Editors)
- List any opposed reviewers

图3-2-1-24 *PLOS ONE*杂志对投稿信的要求

第二节 正文

正文部分也是论文的主体部分，为了富有逻辑和条理，一般都按照四段式结构叙述，个别期刊会要求在背景介绍后直接描述结论和意义，但大部分论文还是遵循引言、材料与方法、结果、讨论的顺序撰写，依次回答为什么做（Why did you do）、具体怎么做（What/How did you do）、发现了什么（What did you find）、意味着什么（What does it mean）几个问题（如图3-2-2-1）。其中引言和讨论部分是重点描述对象，体现了论文的宗旨和意义、科学成就和地位；材料方法及结果，只要条理清晰、数据可靠，让同行能够重复实验即可。

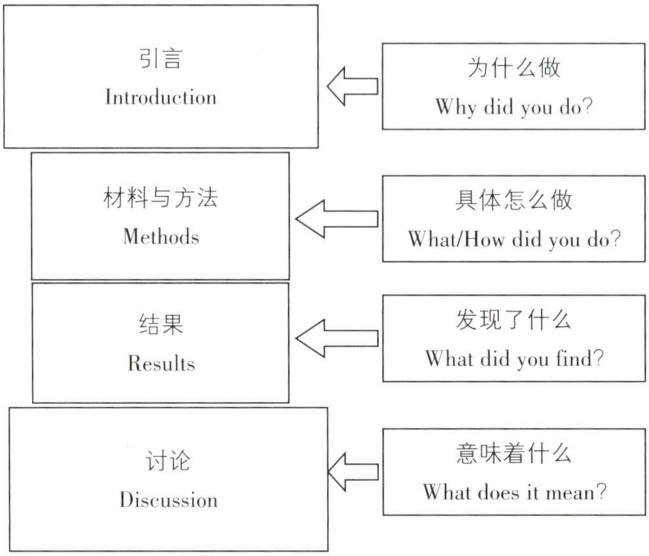

图3-2-2-1 正文的结构和逻辑导图

一、引言

引言是医学论文开篇的一段文字描述，目的就是让读者认可本研究的必要性和重要性。一般应有的放矢地介绍相关研究的历史脉络、现阶段成果及走向，发展瓶颈和本研究的切入点，充分解释为何在此时用此法进行本研究。简单说，就是奠定本研究的科学地位，为讨论部分的研究意义做铺垫。

如果作者手头资料繁多，想要全部在此部分表述则不妥，引言不是综述，重在引出下文。无从下笔时依旧可以从以下3点入手逐一解释：①相关领域的背景（已知的、未知的、有何问题、有何解决方法、方法有何缺陷）；②提出观点、假设（本研究希望解决的问题，选择这个问题的理论依据）；③精练描述实验设计及怎样完成既定目标。

Introduction

The introduction should:

描述背景，让外行也能明白此研究的目的和意义

- Provide background that puts the manuscript into context and allows readers outside the field to understand the purpose and significance of the study
- Define the problem addressed and why it is important 说明待解决问题的重要性
- Include a brief review of the key literature 对已有关键性文献简单回顾
- Note any relevant controversies or disagreements in the field 描述该领域的争议
- Conclude with a brief statement of the overall aim of the work and a comment about whether that aim was achieved 总结研究意义和目标

图3-2-2-2 *PLOS ONE*杂志对引言部分的写作要求

具体写作时应注意一些细节，如：开门见山，紧扣主题，明确提出研究的问题，并表明其重要性。开篇就让读者接触文章中心，了解文章基本内容，避免大篇幅讲述历史渊源和立题研究过程。又如：言简意赅，突出重点。没必要花大篇幅详述同行熟知的，或教科书上陈述的基本理论和实验方法，确有必要提及前人成果和基本原理时，以参考文献形式标出即可。但一定要直接引用最初文献，不能间接引用，谨慎“复制粘贴”。

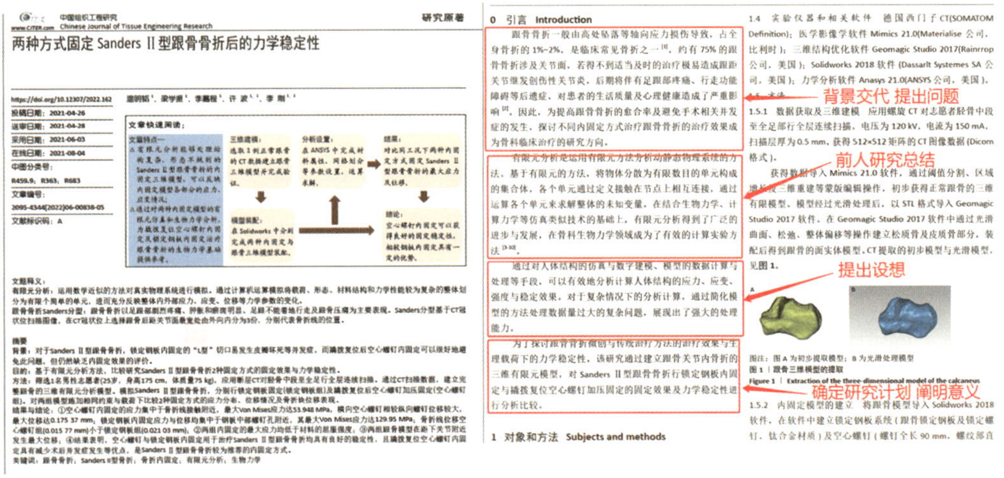
中国组织工程研究
Chinese Journal of Tissue Engineering Research
研究原著

两种方式固定 Sanders Ⅱ型跟骨骨折后的力学稳定性

https://doi.org/10.12307/2022.162
投稿日期：2021-04-26
送审日期：2021-04-28
采用日期：2021-06-03
在线日期：2021-08-04
中图分类号：R459.9；R363；R683
文章编号：2095-4344(2022)06-00838-05
文献标识码：A

瞿明韬¹，梁学振¹，李嘉程¹，许 波¹,²，李 刚¹,²

摘要
背景：对于Sanders Ⅱ型跟骨骨折，锁定钢板内固定的“L型”切口易发生皮瓣坏死等并发症，而撬拨复位后空心螺钉内固定可以很好地避免此问题，但仍然缺乏内固定效果的评价。
目的：基于有限元分析方法，比较研究Sanders Ⅱ型跟骨骨折2种固定方式的固定效果与力学稳定性。
……
关键词：跟骨骨折；Sanders Ⅱ型骨折；骨折内固定；有限元分析；生物力学

0 引言 Introduction

跟骨骨折一般由高处坠落等轴向应力损伤导致，占全身骨折的1%-2%，是临床常见骨折之一[1]，约有75%的跟骨骨折涉及关节面，若得不到适当及时的治疗极易造成跟距关节继发创伤性关节炎，后期将伴有足跟部疼痛、行走功能障碍等后遗症，对患者的生活质量及心理健康造成了严重影响[2]。因此，为提高跟骨骨折的愈合率及避免手术相关并发症的发生，探讨不同内固定方式治疗跟骨骨折的治疗效果成为骨科临床治疗的研究方向。

有限元分析是运用有限元方法分析动静态物理系统的方法。基于有限元的方法，将物体分散为有限数目的单元构成的集合体，各个单元通过定义接触在节点上相互连接，通过运算各个单元来求解整体的未知变量。在结合生物力学、计算力学等仿真类似技术的基础上，有限元分析得到了广泛的进步与发展，在骨科生物力学领域成为了有效的计算实验方法[3-10]。

通过对人体结构的仿真与数字建模、模型的数据计算与处理等手段，可以有效地分析计算人体结构的应力、应变、强度与稳定效果。对于复杂情况下的分析计算，通过简化模型的方法处理数据量过大的复杂问题，展现出了强大的处理能力。

为了探讨跟骨骨折微创与传统治疗方法的治疗效果与生理载荷下的力学稳定性，该研究通过建立跟骨关节内骨折的三维有限元模型，对Sanders Ⅱ型跟骨骨折行锁定钢板内固定与撬拨复位空心螺钉加压固定的固定效果及力学稳定性进行分析比较。

1 对象和方法 Subjects and methods

1.4 实验仪器和相关软件 德国西门子CT(SOMATOM Definition)；医学影像学软件Mimics 21.0(Materialise公司，比利时)；三维结构优化软件Geomagic Studio 2017(Rainrrop公司，美国)；Solidworks 2018软件(Dassarlt Systemes SA公司，美国)；力学分析软件Anasys 21.0(ANSYS公司，美国)。

1.5.1 数据获取及三维建模 应用螺旋CT对志愿者胫骨中段至全足部行全层连续扫描，电压为120 kV，电流为150 mA，扫描层厚为0.5 mm，获得512×512矩阵的CT图像数据(Dicom格式)。

获得数据导入Mimics 21.0软件，通过阈值分割、区域增长及三维重建等蒙版编辑操作，初步获得正常跟骨的三维有限模型。模型经过光滑处理后，以STL格式导入Geomagic Studio 2017软件。在Geomagic Studio 2017软件中通过光滑曲面、松弛、整体偏移等操作建立松质骨及皮质骨部分，装配后得到跟骨的面实体模型。CT提取的初步模型与光滑模型，见图1。

图注：图A为初步提取模型；B为光滑处理模型
图1 | 跟骨三维模型的提取
Figure 1 | Extraction of the three-dimensional model of the calcaneus

1.5.2 内固定模型的建立 将跟骨模型导入Solidworks 2018软件，在软件中建立锁定钢板系统(跟骨锁定钢板及锁定螺钉，钛合金材质)及空心螺钉(螺钉全长90 mm，螺纹部直

图3-2-2-3 《中国组织工程研究》2022年26卷第6期刊文

《中国组织工程研究》2022年26卷第6期刊文(图3-2-2-3)经典诠释了引言写法。全文共4个自然段，首先描述背景，非骨科医生也能明白钢板内固定的“L型”切口易发生皮瓣坏死等并发症，现阶段学科的难题是“缺乏空心螺钉内固定效果的评价”。第2自然段总结有限元分析法在骨科生物力学领域是一种行之有效的计算方法。第3自然段提出设想，在跟骨骨折这样叠加复杂运动状态的环境中结合人体结构仿真与数字建模有可能解决这一难题。最后一段自然地引出本文的研究意义，也回答了第1段提出的问题，通过设计改良能够做到“科学评价空心螺钉内固定效果”。

引言中对前人研究的评价一定要恰如其分、实事求是，总结性地列出其他研究者的成绩与进展，因为这些已发表研究很可能是潜在审稿人的作品，委婉指出他们的研

究可能在哪些方面存在不足（切忌使用攻击性语言），并且一旦指出不足，就必须是本文最终解决的。论述本研究意义时须注意分寸，切忌夸大。引言的内容不应与摘要雷同，也不应是摘要的注释，无需涉及本研究的具体数据，避免与正文重复。做到前后呼应，考虑结果和讨论部分如何支持研究假设为最佳。

描述时尽量不用层级分段论述，以叙述方式一气呵成，不插图和列表，不使用非通用的符号、术语或缩略词，缩写首次出现时应给出全称。语言上注意承上启下，自然过渡，尽可能避免“未见报道”“首次报道”“达到国际先进水平”和“填补国内空白”等评语，切忌妄下断言。英文写作时应充分运用关联词和定式性的语句，如：“Although……there are still……so far”“To explore this hypothesis, we generated……”。如果作者已发表过相关研究，要引用”We recently showed that……”或“Our previous studies have shown that……”等等。

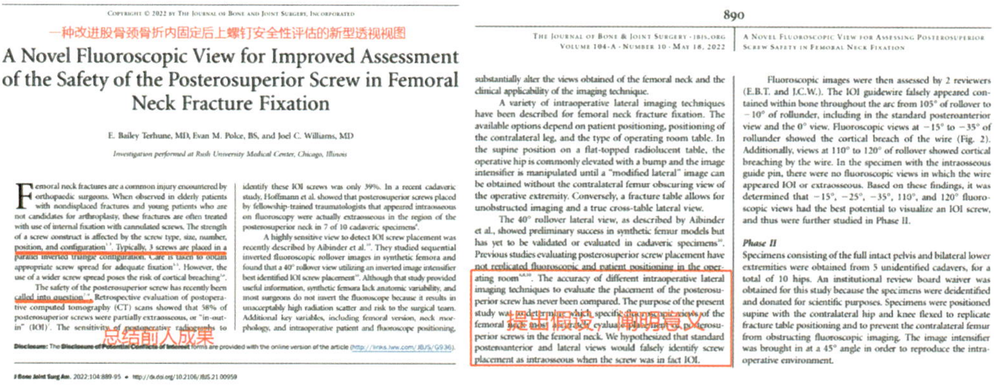

图3-2-2-4 *J Bone Joint Surg Am* 2022年104卷第10期刊文

我们以同样是骨科高分期刊*J Bone Joint Surg Am* 2022年104卷第10期刊文（图3-2-2-4）为例来看，依旧是对骨折后螺钉安全性评估的改良。该研究从可视化角度提出假设，是典型的英文期刊引言，虽篇幅稍长，但依旧是循着抛出症结（现有CT检查无法直观观察）、总结他人成果（数据建模结合图像分析能观察软组织）、提出研究假设（旋转视野以后计算分析得到透视视野）和阐明研究意义的思路进行阐述。

总之，作者应重视论文引言的写作，简练而精彩的引言能起到抛砖引玉的作用，让读者对文章产生良好的初始印象并产生阅读的兴趣。

二、材料与方法

医学科技论文中，“材料”是为了表现主题而收集的各种事实、数据或观点，是研究主题的依据；“方法”是完成研究主题所采取的手段。这部分内容回答“用什么做”和

“怎么做”的问题，是判断论文科学性、先进性的主要依据，可使读者了解该研究的可靠性，也为他人重复此项研究提供资料(图3-2-2-5)。

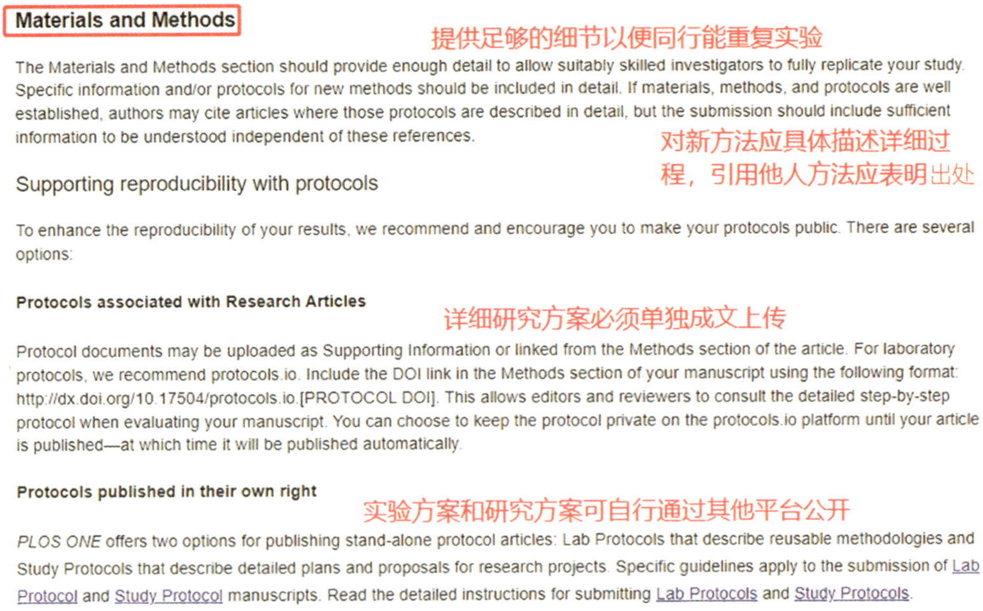

Materials and Methods

提供足够的细节以便同行能重复实验

The Materials and Methods section should provide enough detail to allow suitably skilled investigators to fully replicate your study. Specific information and/or protocols for new methods should be included in detail. If materials, methods, and protocols are well established, authors may cite articles where those protocols are described in detail, but the submission should include sufficient information to be understood independent of these references.

对新方法应具体描述详细过程，引用他人方法应表明出处

Supporting reproducibility with protocols

To enhance the reproducibility of your results, we recommend and encourage you to make your protocols public. There are several options:

Protocols associated with Research Articles

详细研究方案必须单独成文上传

Protocol documents may be uploaded as Supporting Information or linked from the Methods section of the article. For laboratory protocols, we recommend protocols.io. Include the DOI link in the Methods section of your manuscript using the following format: http://dx.doi.org/10.17504/protocols.io.[PROTOCOL DOI]. This allows editors and reviewers to consult the detailed step-by-step protocol when evaluating your manuscript. You can choose to keep the protocol private on the protocols.io platform until your article is published—at which time it will be published automatically.

Protocols published in their own right

实验方案和研究方案可自行通过其他平台公开

PLOS ONE offers two options for publishing stand-alone protocol articles: Lab Protocols that describe reusable methodologies and Study Protocols that describe detailed plans and proposals for research projects. Specific guidelines apply to the submission of Lab Protocol and Study Protocol manuscripts. Read the detailed instructions for submitting Lab Protocols and Study Protocols.

图3-2-2-5 *PLOS ONE*期刊对材料与方法部分的要求

在不同类型研究中，对“材料与方法”的命名有所区别，如实验研究中称为“材料与方法”；在临床研究中称为“资料与方法”；在流行病学调查研究中常称为“对象与方法”。写作方式也有差别，实验研究须交代：①实验条件：实验动物的来源、种系、性别、年龄、体重、健康状况、分组标准与方法、麻醉与手术方法、标本制作过程、实验环境和饲养条件等。②实验方法：仪器设备及规格，操作步骤细则。试剂须说明名称、生产厂家、规格批号，如是配剂，应交代配方和制备方法。③操作方法如是成熟的标准，交代名称即可；如是新方法则应说明出处；对方法进行了改进，则要交代修改的依据和内容。④研究对象是病人，则应写明门诊或住院，同时交代病例数、性别、年龄、病因、病程、病理诊断依据、分组标准、疗效判断标准和观察方法等。⑤统计学方法和显著性标准，统计学软件名称也应有所交代。

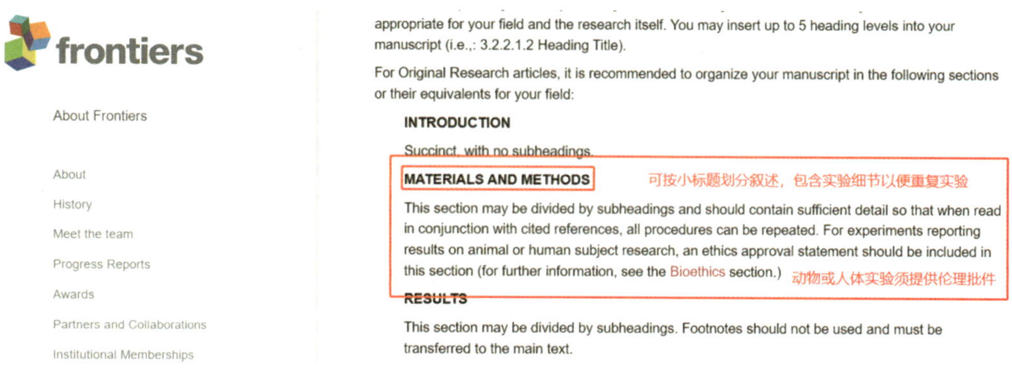

frontiers

About Frontiers

About
History
Meet the team
Progress Reports
Awards
Partners and Collaborations
Institutional Memberships

appropriate for your field and the research itself. You may insert up to 5 heading levels into your manuscript (i.e.,: 3.2.2.1.2 Heading Title).

For Original Research articles, it is recommended to organize your manuscript in the following sections or their equivalents for your field:

INTRODUCTION

Succinct, with no subheadings.

MATERIALS AND METHODS 可按小标题划分叙述，包含实验细节以便重复实验

This section may be divided by subheadings and should contain sufficient detail so that when read in conjunction with cited references, all procedures can be repeated. For experiments reporting results on animal or human subject research, an ethics approval statement should be included in this section (for further information, see the Bioethics section.) 动物或人体实验须提供伦理批件

RESULTS

This section may be divided by subheadings. Footnotes should not be used and must be transferred to the main text.

图3-2-2-6　*Frontiers*期刊“材料与方法”中对伦理批件的要求

在本书第二部分第四章，专门介绍了研究过程中申请医学伦理审查、注册临床研究、签署知情同意书、备案人类遗传资源的流程，这些批号和文件在材料方法部分必须如实列出。尤其是投稿英文期刊时，对伦理学、知情同意权的国际标准掌握得非常严格，也要求我们在研究开始之前就要做足准备工作，遵守生命科学的科研原则（如图3-2-2-6。

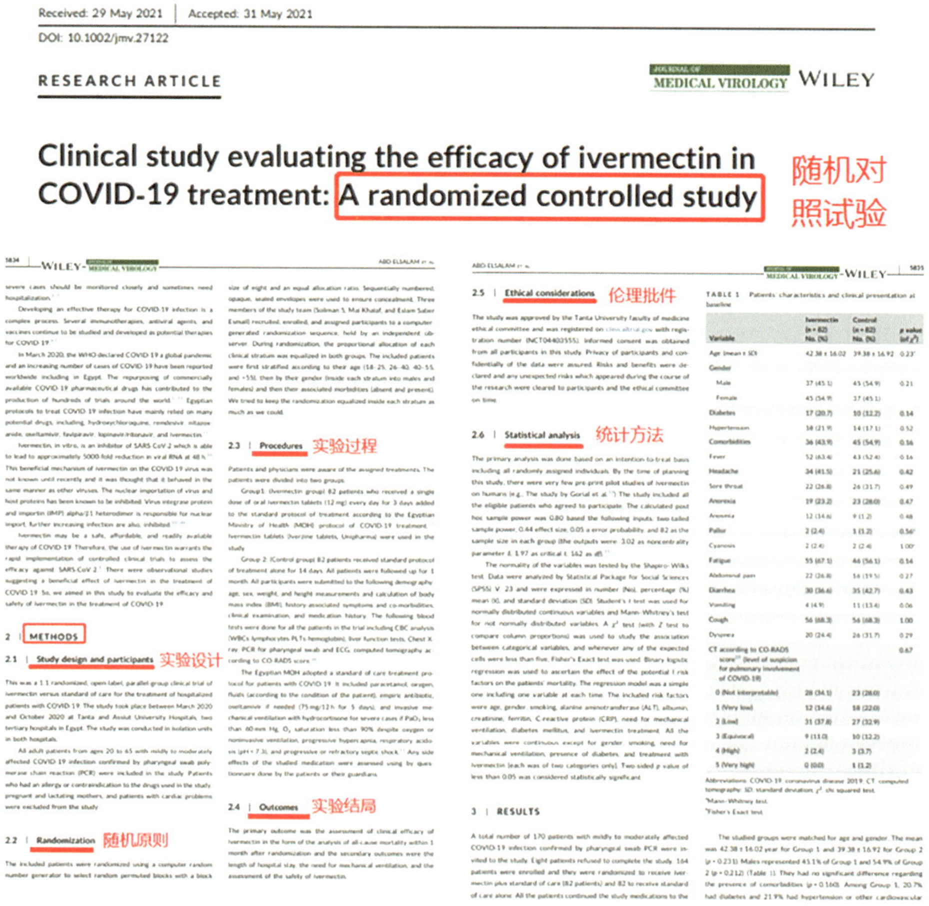

Received: 29 May 2021 | Accepted: 31 May 2021

DOI: 10.1002/jmv.27122

RESEARCH ARTICLE

JOURNAL OF MEDICAL VIROLOGY　WILEY

Clinical study evaluating the efficacy of ivermectin in COVID-19 treatment: A randomized controlled study 随机对照试验

2 | METHODS

2.1 | Study design and participants 实验设计

2.2 | Randomization 随机原则

2.3 | Procedures 实验过程

2.4 | Outcomes 实验结局

2.5 | Ethical considerations 伦理批件

2.6 | Statistical analysis 统计方法

3 | RESULTS

TABLE 1 Patients characteristics and clinical presentation at baseline

图3-2-2-7　*J Med Virol.*期刊 2021年93卷第10期发文

J Med Virol. 期刊2021年93卷第10期发文（图3-2-2-7）是典型的临床随机对照实验，“材料与方法”中就必须交代清楚整体实验设计构架、随机原则、实验过程细节、揭盲结局、伦理相关说明和统计方法说明。需注意的是，英文论文在“材料与方法”部分一般用过去时和被动语态。

有的论文材料很翔实，方法也很先进，但作者不会表达，或表达不准确或不规范。如在实验研究中，动物（或标本）是先随机分组还是先制作模型后再随机分组？何时、如何处死动物？标本取自哪个部位的什么组织？用什么方法检查？如何计数或测量？都要一一交代清楚，并根据主题、按照研究的操作顺序书写，同时注意前后的关系和连贯性。有的论文作者将能搜集到的资料不分青红皂白全部罗列其中，或是没有具体数据，而是含混地用“大多数”“少数”或“部分”等字样，甚至将教科书上的内容直接抄下来，这会大大降低论文的科学性。

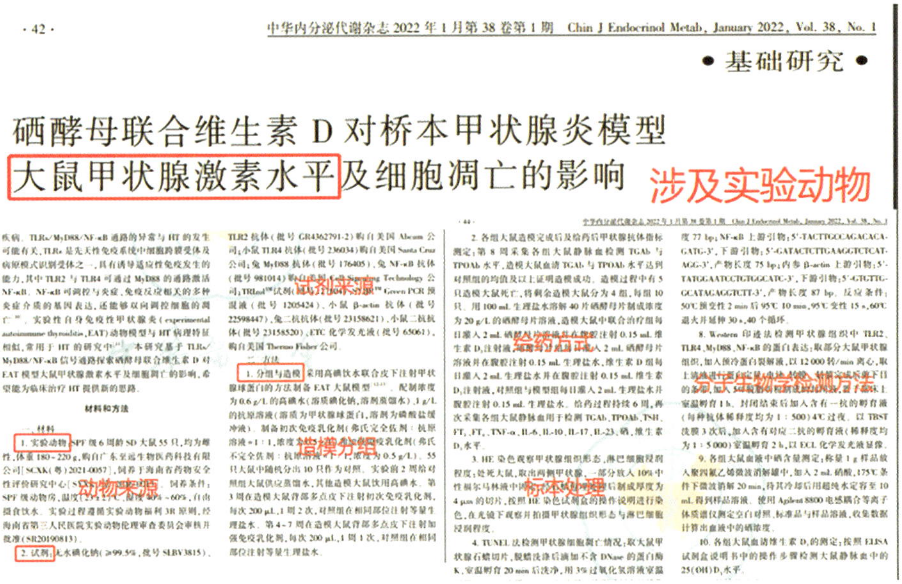
· 42 · 中华内分泌代谢杂志 2022年1月第38卷第1期 Chin J Endocrinol Metab, January 2022, Vol. 38, No. 1

· 基础研究 ·

硒酵母联合维生素D对桥本甲状腺炎模型大鼠甲状腺激素水平及细胞凋亡的影响

图3-2-2-8 《中华内分泌代谢杂志》2022年38卷第1期发文

《中华内分泌代谢杂志》2022年38卷第1期发文（图3-2-2-8）就涉及动物实验，作者用详尽的描述从动物来源、试剂批号、造模分组、给药方式、标本处理、分子生物学检测方法等方面全面再现了整个实验流程，让同行能一步步复制整个研究过程。

综上，在撰写医学论文时，作者应按照自己确定的主题，将收集到的材料（资料）和使用方法按一定的顺序依次叙述，既要文字简洁，又要表达清楚，还要层次分明、叙述严谨，使论文真实、科学和可信。

三、结果

结果是论文的主体和核心部分，应完整客观地阐述研究的发现，为讨论提供依据，这是论文的价值所在。撰写时必须按恰当的逻辑顺序展示每项必要的结果，分段描述，而且数据一定要准确，保持前后一致，不要因为相似数据繁多就阴差阳错。无关或辅助性的结果可在补充材料中提供，正文部分应注意篇幅。还应直接展现结果，让读者能迅速找到想看的数据，避免解释和讨论影响查找，不使用第二手资料（如图3-2-2-9）。

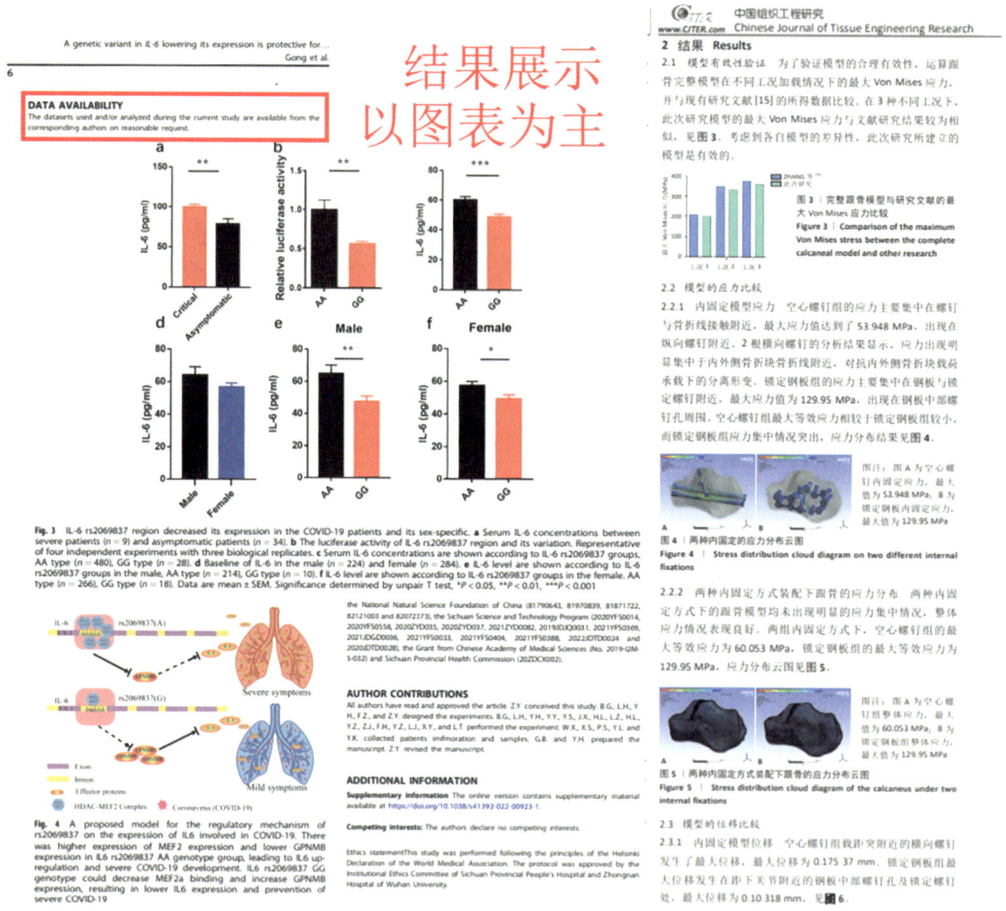

图3-2-2-9 *J Med Virol*.期刊 2021年93卷第10期发文及《中国组织工程研究》2022年26卷第6期刊文的数据展示部分

我们还是看前面提到的例文，前述用了整整2页篇幅来介绍临床试验的资料方案和分组揭盲等，结果部分只用了1页就呈现了全部数据，但是形象、清晰，让读者一目了然。英文写作时通常采用过去时态，常见的语句有“In order to prove……”“Consistently/Consistent with……”“Compared with……”“we used……”“we further……”“Thus, we have evidence that……”“We found that……”“We have noticed that……”“As shown in Fig. 1 ……”“Next, we examined the effect of……”“We next set out to determine whether……”“So we next explored……”“Lastly, we examined……”等等。

结果有正面及负面，无论是阴性或阳性都应全面介绍，不能“报喜不报忧”。如一种新手术、新药物获得正面的结果固然重要，但实事求是地罗列并发症或副作用更具有临床指导意义，能使后面的研究少走弯路。数据要经统计学分析处理，并说明具体的统计方法。要防止计算错误，至于虚假或伪造数据，更是绝对不允许的，这涉及学术道德问题。要正确使用法定计量单位和各种符号，以便学术交流和进行结果比较。评价结果要有明确的标准：优、良、中、可、差等；引用公认的标准时，需指明出处和参考文献；若应用作者自己制定的标准时，须对标准加以详细说明。

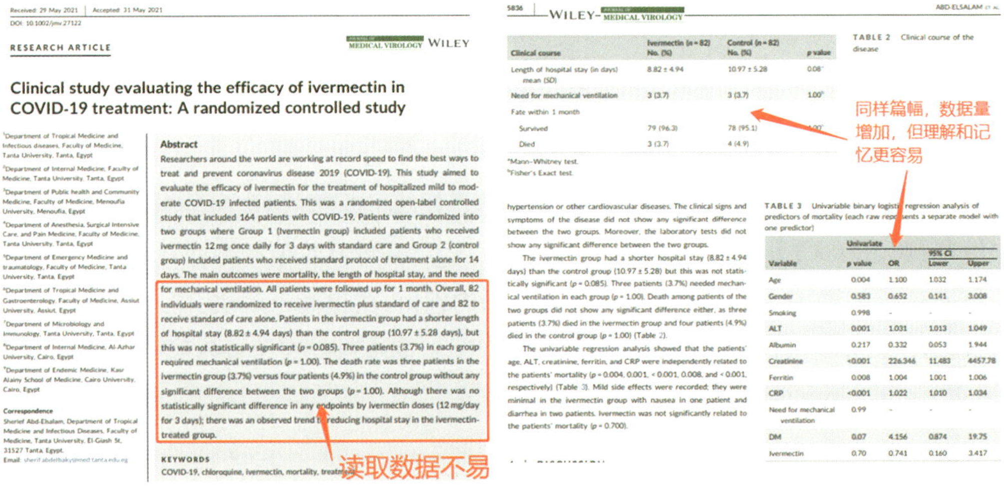

图3-2-2-10 *J Med Virol*. 期刊 2021年93卷第10期发文表格展示数据

要处理好文、图、表三者的关系，图表是呈现结果最有效的方式。尽量用数据和事实说话，用简明文字能表达清楚的，则不需赘述，用文字不易说清或说起来比较繁琐时，可结合图或表陈述。但图与表都要有自明性，避免文、图和表相互重复说明一组数据，只需用文字简要说清图或表中带有结论性的数据即可。如J Mde Viror. 期刊2021年第93卷第10期发的文章（图3-2-2-10），摘要部分用文字进行统计描述和统计结果呈现，读起来吃力又难以记忆，但是在结果部分用表格罗列则清晰明了，同样的篇幅数据量更丰富也更容易记忆。

结果介绍要有重点。每一篇被发表的论文或多或少都有一些新发现、新创造、新方法或新观点等，否则该论文就没有被发表的价值。因此，在撰写论文时，应将本研究结果中的创新点加以重点介绍。

四、讨论

讨论是医学论文的重要主体，对研究所得数据进行归纳、概括和探讨，提出自己的见解，评价其意义，并得出结论。讨论是全文逻辑的延伸，是作者学术思想及论文水平的展示。

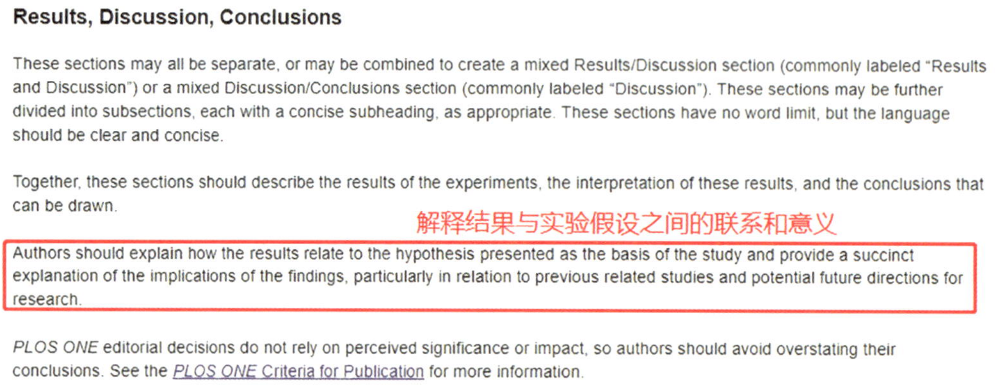

Results, Discussion, Conclusions

These sections may all be separate, or may be combined to create a mixed Results/Discussion section (commonly labeled "Results and Discussion") or a mixed Discussion/Conclusions section (commonly labeled "Discussion"). These sections may be further divided into subsections, each with a concise subheading, as appropriate. These sections have no word limit, but the language should be clear and concise.

Together, these sections should describe the results of the experiments, the interpretation of these results, and the conclusions that can be drawn.

解释结果与实验假设之间的联系和意义

Authors should explain how the results relate to the hypothesis presented as the basis of the study and provide a succinct explanation of the implications of the findings, particularly in relation to previous related studies and potential future directions for research.

PLOS ONE editorial decisions do not rely on perceived significance or impact, so authors should avoid overstating their conclusions. See the *PLOS ONE* Criteria for Publication for more information.

图 3-2-2-11 *PLOS ONE* 期刊对讨论的要求

撰写讨论时须对研究中主要发现、重要结果作进一步阐述，指出结果（包括阳性和阴性）的理论意义；分析本研究的优点和不足，客观评价其价值和局限性；如结果与其他研究存在差异，应关联比较，解释出现差别的理由；指出尚未解决、需进一步研究的问题是什么，今后的研究方向、改进方法的设想；对同类研究课题进行展望和提出建议（如图 3-2-2-11 和图 3-2-2-12）。

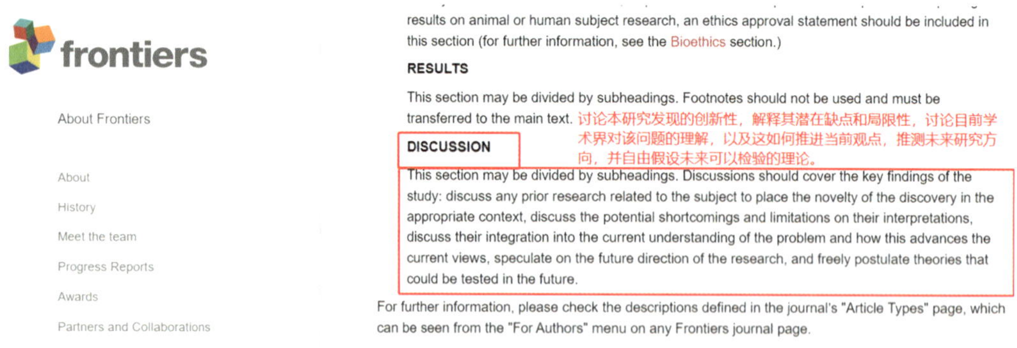

frontiers

About Frontiers

About
History
Meet the team
Progress Reports
Awards
Partners and Collaborations

results on animal or human subject research, an ethics approval statement should be included in this section (for further information, see the Bioethics section.)

RESULTS

This section may be divided by subheadings. Footnotes should not be used and must be transferred to the main text. 讨论本研究发现的创新性，解释其潜在缺点和局限性，讨论目前学术界对该问题的理解，以及这如何推进当前观点，推测未来研究方向，并自由假设未来可以检验的理论。

DISCUSSION

This section may be divided by subheadings. Discussions should cover the key findings of the study: discuss any prior research related to the subject to place the novelty of the discovery in the appropriate context, discuss the potential shortcomings and limitations on their interpretations, discuss their integration into the current understanding of the problem and how this advances the current views, speculate on the future direction of the research, and freely postulate theories that could be tested in the future.

For further information, please check the descriptions defined in the journal's "Article Types" page, which can be seen from the "For Authors" menu on any Frontiers journal page.

图 3-2-2-12 *Frontiers* 期刊对讨论的要求

组织语言时还应注意不要踩“雷”：①与引言部分呼应形成完整逻辑，但不要重申引言中的观点；②不罗列文献，只引用与主题相关且符合逻辑的重要文献；③主动提出研究的局限性，尽量提出可能的解决方案；④避免讨论不系统，没有把以前的结果和自己的结果融合在一起讨论，导致论文分割。

中文论文的讨论一般很少放入图表性数据，但是英文论文常常见到按照重要性

(或其他逻辑)罗列的信息列表,来探讨该部分结果的深层含义。书写时描述特定主体(包括自己)所做的工作用过去时态,对比普遍接受的事实和原理时用现在时态。常常用到的句式有:"Here, we describe……""In this paper, we showed that……""Overall, our studies establish the……""In summary, we have identified……""Although there are important discoveries revealed by these studies, there are also limitations……""However, none of these approaches to date holds the……""On the other hand, the lack of……""Furthermore, our results suggest that……""Our studies serve as a proof-of-concept that……""Our results suggest a possibility of……""One important future direction of ……is……""Thus, future iterations of …… may in fact demonstrate even greater potency""These studies thus offer a new strategy to treat……"等等。

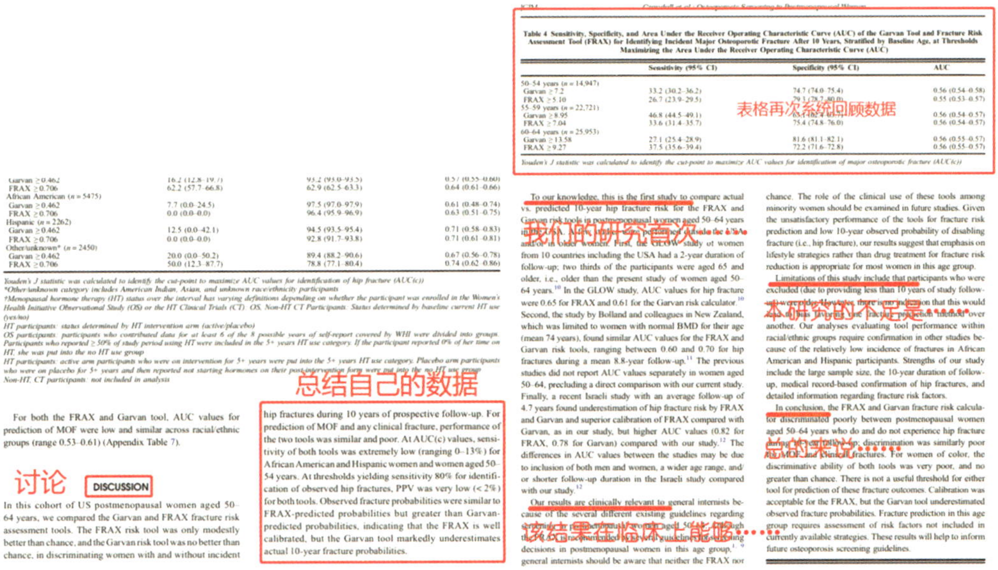

图3-2-2-12 *J Gen Intern Med*期刊2019年34卷第2期刊文

用*J Gen Intern Med*期刊2019年34卷第2期刊文(图3-2-2-12)来举例,文章的讨论部分先简单总结了自己的数据,同时给出一个回顾表格。然后指出该研究是首次对50—64岁绝经后妇女髋部骨折风险的实际数据与FRAX预测数据的对比研究。紧接着强调该研究紧密联系内科医生临床实践。之后指出该研究的局限性是参与者不包括老年人,最后一段得出结论:FRAX和Garvan骨折风险计算器不能预测50—64岁绝经期妇女的髋骨骨折风险。整个讨论部分层次分明、逻辑递进、语句规范,可作为范例参考。

总之,讨论的内容要严格选择,按照逻辑顺序根据实验结果依次分析,然后归纳综合,由现象到本质,进行正确的判断和推理。

五、结论

结论应反映论文中通过实验、观察研究并经过理论分析后得出的学术见解。结论应通过讨论自然带出，不要给出任何超出数据所能支持的结论，要做到简洁、明确，不带有推测性。言之有据，观点明确，摆事实讲道理，切忌空谈。很多文章结论和讨论融合到一个部分完成，富有系统性。但一些期刊会要求论文结构中专门有结论这一部分内容，因此也可以单独成段，独立叙述。

同时要避免把结论写成余论，不需要再遗留一些问题给读者；也不能把结论写成展望，更不应把结论写成感想，把与结论没有关联的东西写进去。

第三节 | 声明、参考文献及补充材料等

一、致谢、经费声明

致谢有表达感谢和区分知识产权两个功能，我国GB/T 7713—87中相应规范指出，在正文后对下列方面致谢：国家科学基金、资助研究工作的奖学金基金、合同单位、资助或支持的企业、组织或个人；协助完成研究工作和提供便利条件的组织或个人；在研究工作中提出建议和提供帮助的人；给予转载和引用权的资料、图片、文献、研究思想和设想的所有者；其他应感谢的组织或个人。致谢类似于参考文献的著录，能够界定知识产权，分清作者与非作者对论文的贡献。

每种期刊有各自特殊的要求，比如*PLOS ONE*要求致谢对文章做出贡献、但未达作者标准的人，资金来源不能出现在致谢中，应在系统的财务申明部分提交（如图3-2-3-1）。

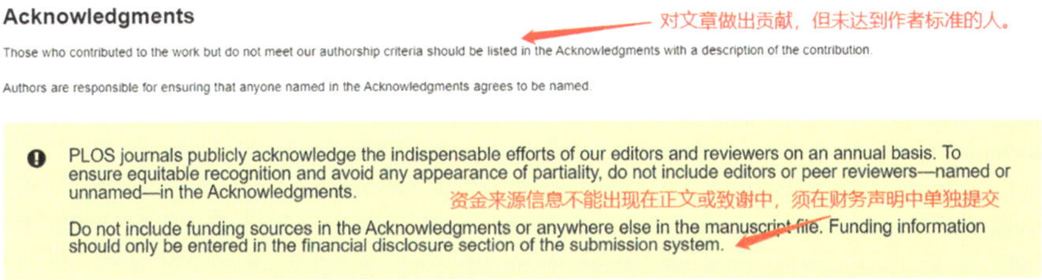
Acknowledgments

Those who contributed to the work but do not meet our authorship criteria should be listed in the Acknowledgments with a description of the contribution.

Authors are responsible for ensuring that anyone named in the Acknowledgments agrees to be named.

PLOS journals publicly acknowledge the indispensable efforts of our editors and reviewers on an annual basis. To ensure equitable recognition and avoid any appearance of partiality, do not include editors or peer reviewers—named or unnamed—in the Acknowledgments.

Do not include funding sources in the Acknowledgments or anywhere else in the manuscript file. Funding information should only be entered in the financial disclosure section of the submission system.

图 3-2-3-1 *PLOS ONE*对致谢的要求

二、利益冲突声明、作者贡献声明

利益冲突，也有期刊称作冲突声明，意思是个人或组织的利益可能影响到他人的利益。有时为了防患于未然，也是为了避免发生学术不端的情况，编辑会要求作者在投稿时准备好利益冲突声明（如图3-2-3-2）。

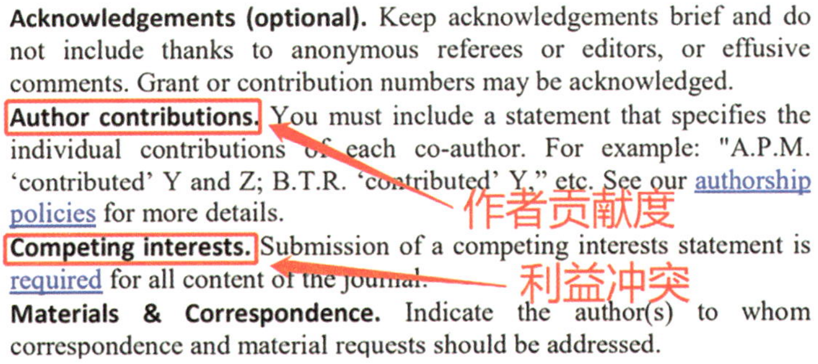
Acknowledgements (optional). Keep acknowledgements brief and do not include thanks to anonymous referees or editors, or effusive comments. Grant or contribution numbers may be acknowledged.
Author contributions. You must include a statement that specifies the individual contributions of each co-author. For example: "A.P.M. 'contributed' Y and Z; B.T.R. 'contributed' Y," etc. See our authorship policies for more details.
Competing interests. Submission of a competing interests statement is required for all content of the journal.
Materials & Correspondence. Indicate the author(s) to whom correspondence and material requests should be addressed.

图3-2-3-2 *Nature Communications*期刊对利益冲突声明的要求

作者贡献度在上一节有所提及，很多期刊会要求在文末进行单独的详细说明，具体到每位作者在研究中所进行的实际工作，撰写时一定要注意工作量与重要程度必须与作者署名位次相匹配（如图3-2-3-3）。

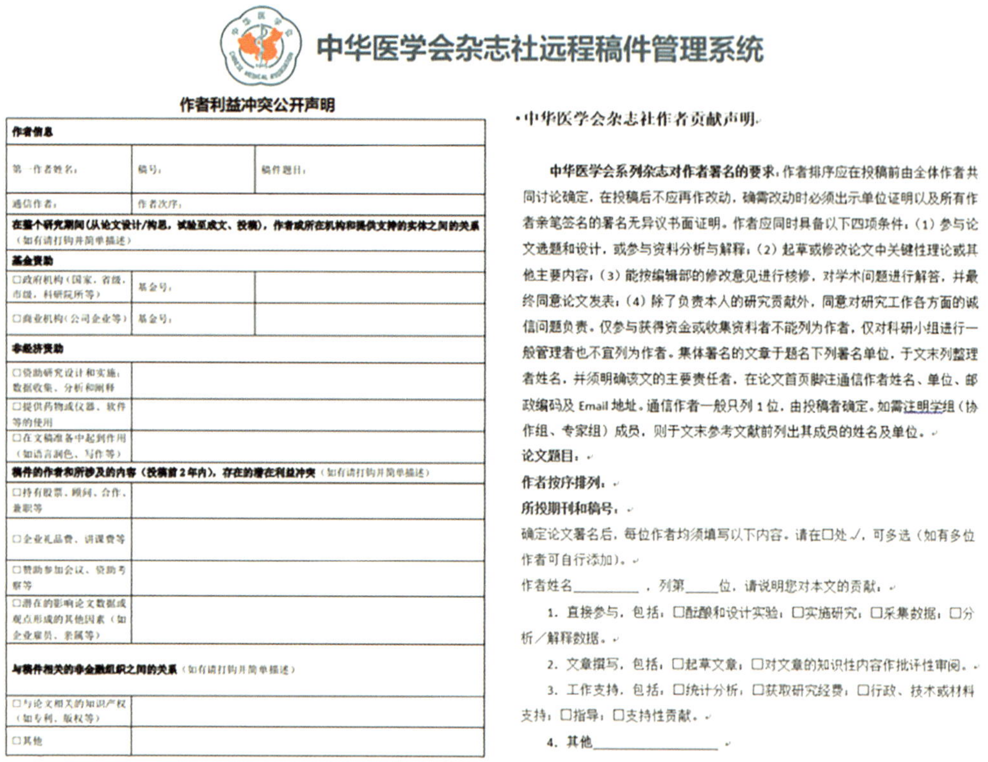

中华医学会杂志社远程稿件管理系统

作者利益冲突公开声明

作者信息		
第一作者姓名：	稿号：	稿件题目：
通信作者：	作者次序：	
在整个研究期间（从论文设计/构思，试验至成文、投稿），作者或所在机构和提供支持的实体之间的关系（如有请打钩并简单描述）		
基金资助		
□政府机构（国家，省级，市级，科研院所等）	基金号：	
□商业机构（公司企业等）	基金号：	
非经济资助		
□资助研究设计和实施；数据收集、分析和阐释		
□提供药物或仪器、软件等的使用		
□在文稿准备中起到作用（如语言润色、写作等）		
稿件的作者和所涉及的内容（投稿前2年内），存在的潜在利益冲突（如有请打钩并简单描述）		
□持有股票、顾问、合作、兼职等		
□企业礼品费、讲课费等		
□赞助参加会议、资助考察等		
□潜在的影响论文数据或观点形成的其他因素（如企业雇员、亲属等）		
与稿件相关的非金融组织之间的关系（如有请打钩并简单描述）		
□与论文相关的知识产权（如专利、版权等）		
□其他		

·中华医学会杂志社作者贡献声明

中华医学会系列杂志对作者署名的要求：作者排序应在投稿前由全体作者共同讨论确定，在投稿后不应再作改动，确需改动时必须出示单位证明以及所有作者亲笔签名的署名无异议书面证明。作者应同时具备以下四项条件：（1）参与论文选题和设计，或参与资料分析与解释；（2）起草或修改论文中关键性理论或其他主要内容；（3）能按编辑部的修改意见进行核修，对学术问题进行解答，并最终同意论文发表；（4）除了负责本人的研究贡献外，同意对研究工作各方面的诚信问题负责。仅参与获得资金或收集资料者不能列为作者，仅对科研小组进行一般管理者也不宜列为作者。集体署名的文章于题名下列署名单位，于文末列整理者姓名，并须明确该文的主要责任者，在论文首页脚注通信作者姓名、单位、邮政编码及 Email 地址。通信作者一般只列1位，由投稿者确定。如需注明学组（协作组、专家组）成员，则于文末参考文献前列出其成员的姓名及单位。

论文题目：

作者按序排列：

所投期刊和稿号：

确定论文署名后，每位作者均须填写以下内容。请在□处✓，可多选（如有多位作者可自行添加）。

作者姓名__________，列第_____位，请说明您对本文的贡献：

1. 直接参与，包括：□酝酿和设计实验；□实施研究；□采集数据；□分析/解释数据。
2. 文章撰写，包括：□起草文章；□对文章的知识性内容作批评性审阅。
3. 工作支持，包括：□统计分析；□获取研究经费；□行政、技术或材料支持；□指导；□支持性贡献。
4. 其他__________________

图3-2-3-3　中华医学会对旗下期刊利益冲突和作者贡献度声明的模板

三、参考文献

凡是引用或参考他人的数据、资料和方法时，都要标注参考文献，否则会被认定为抄袭或剽窃。撰写论文时，不可能将所有引用内容都详尽复述，一般都是写出主要观点，将详细出处列于文后形成参考文献供读者追踪阅读。既为论点提供有力的论据，又精练了文字、节约了篇幅，同时为读者和审阅者提供了与论文有关的文献题录，便于检索，是确定科技论文水平的标志之一。

1.标注参考文献的原则

①标注最必要、最新的文献。参考文献并不是越多越好，前述一些医学顶级期刊，对每种文体的参考文献数量都有上限规定，如《新英格兰杂志》要求包括原创性论文不超过40条参考文献，《临床病例》杂志要求参考文献不超过25条（图3-1-2-18）。很多

中文科技期刊对参考文献的数量更是严格限制，一般不超过15条。因此，写作时作者需筛选新、旧，主要和次要参考文献，除个别历史文献或经典方法文献外，应尽可能选择近3—5年的文献。②直接引用，非必须不间接引用。标注的文献必须是自己亲自阅读过的和文中直接引用的，即便是阅读其他文献发现的优秀参考文献，也必须追踪找到原文阅读后进行引证，不能生搬优秀文献的现成语句进行二次引证。③只标注公开发表的文献。内部交流刊物上发表的文章或其他内部参考资料，不能作为参考文献引用。④用规范格式著录。用统一的标注方法和书写顺序，中文期刊的国家标准是中华人民共和国国家标准化管理委员会发布的《信息与文献参考文献著录规则》，国标编号：GB/T 7714-2015。英文期刊因杂志不同、收录平台不同各有差异。

2.中文期刊参考文献的著录格式

①按照在正文中出现的顺序排列在文末，阿拉伯数字连续编号。正文中引用参考文献的语句，在右上角用方括号填入数字。两篇相连或两篇以上不连续序号以逗号分开，如[1,2]、[1,5,7]；3篇以上连续序号，只写起始和末尾号，中间用"——"符连接，如[1,2,3,4]应写为[1—4]。②参考文献类型：引自期刊标注[J]、专著标为[M]、论文集标为[C]、报刊文章为[N]、学位论文标为[D]、行业规范标准为[S]、专利为[P]。③GB/T 7714-2015规定：作者为3人以内应全部写出，之间用逗号相隔；3人以上只列出前3人，后加"等"。④期刊著录格式是：作者名.题名[J].刊名，出版年份，卷号(期号)：起页-止页。例如：

[1].李玲玲，谯小勇，谢兰，等.32例产后出血致子宫切除的原因及处置方式分析[J].实用医院临床杂志，2013,10(2):93-94.

[2].Crandall CJ, Larson J, LaCroix A, et.al. Predicting Fracture Risk in Younger Post-menopausal Women: Comparison of the Garvan and FRAX Risk Calculators in the Women's Health Initiative Study. J Gen Intern Med. 2019 Feb;34(2):235-242.

⑤图书和专著的著录格式是：作者名.书名[M].第几版(第1版不用标注).出版地：出版社.出版年：起页-止页。例如：

[3].郭继军.医学文献检索与论文写作[M].北京：人民卫生出版社，2018.

3.用文献管理软件直接生成需要格式

本部分第一章第三节我们介绍了在平素收集资料时用EndNote个人图书馆管理原始文献，可以方便在一个窗口查看数十篇的文献的详细信息和原文并批注。

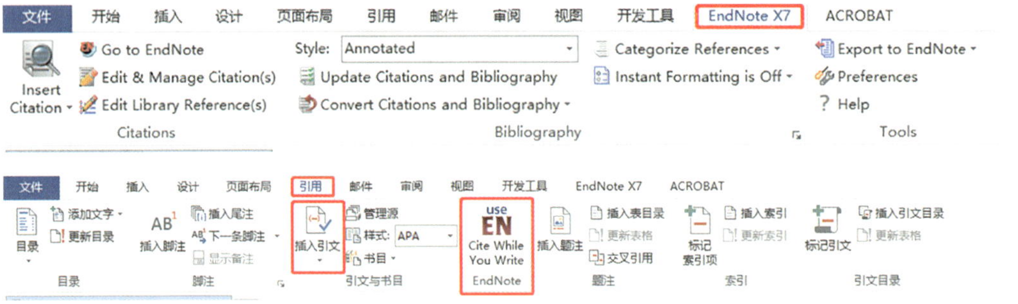

图 3-2-3-4　EndNote 加载到 word 后的界面

下载安装 EndNote 软件后加载到 Word 当中，工具栏会出现新的加载项，同时在“引用”菜单中也自动出现了用 EndNotes 引用文献的按钮（如图 3-2-3-4）。

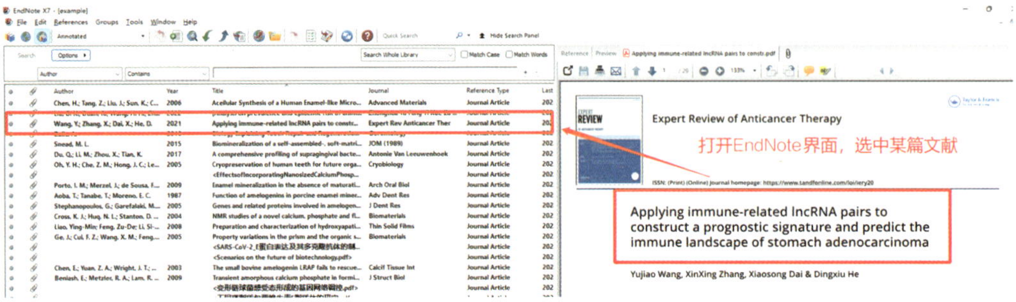

图 3-2-3-5　选中 EndNote 个人图书馆中某篇目文献

若想在特定的语句处添加参考文献，只需先打开平时保存好的相关主题的 EndNote 个人图书馆文件 example（文件类型为 EndNote Library），选中想要插入的文献（图 3-2-3-5），然后在本 word 文档的工具栏选择“EndNote”窗口，点击“插入引文”，注意可以对插入的参考文献格式进行规定，在“Style”窗口可以加载数千种正式发行的期刊，我们以《新英格兰医学杂志》为例选中样式，点击插入，得到如图 3-2-3-6 所示结果。

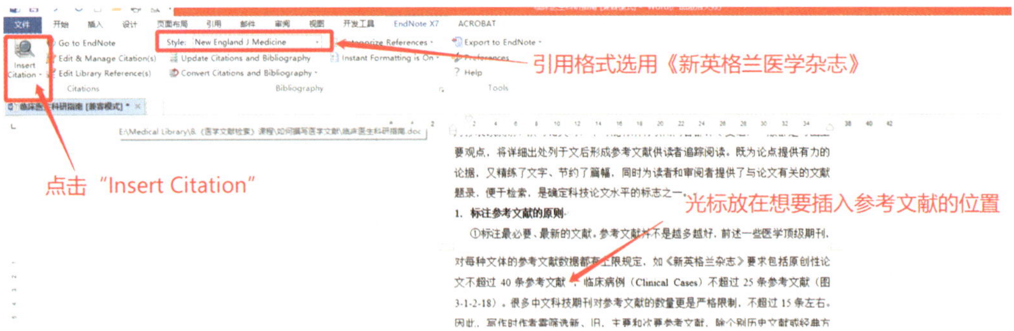

图 3-2-3-6　以《新英格兰医学杂志》为样本插入参考文献

首先，正文光标指引处自动生成了《新英格兰医学杂志》规定的参考文献序号，不带方括号，这个序号同时也是文内超链接，点击后可直接到文末的参考文献列表，EndNote 软件会在文末自动生成目标格式的详细注录，无需手动调节格式（图 3-2-3-7）。

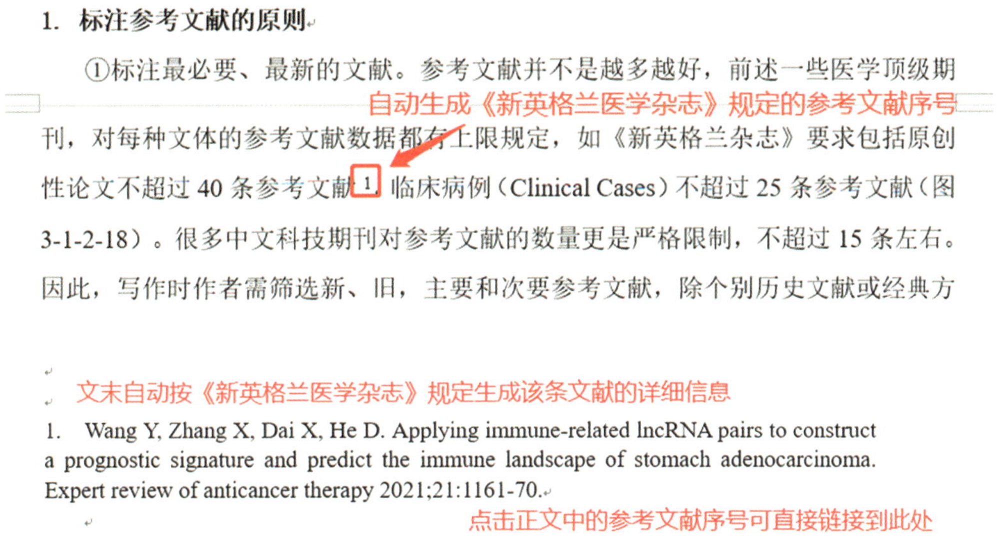
1. 标注参考文献的原则

①标注最必要、最新的文献。参考文献并不是越多越好，前述一些医学顶级期刊，对每种文体的参考文献数据都有上限规定，如《新英格兰杂志》要求包括原创性论文不超过 40 条参考文献 1，临床病例（Clinical Cases）不超过 25 条参考文献（图 3-1-2-18）。很多中文科技期刊对参考文献的数量更是严格限制，不超过 15 条左右。因此，写作时作者需筛选新、旧，主要和次要参考文献，除个别历史文献或经典方

1. Wang Y, Zhang X, Dai X, He D. Applying immune-related lncRNA pairs to construct a prognostic signature and predict the immune landscape of stomach adenocarcinoma. Expert review of anticancer therapy 2021;21:1161-70.
自动生成《新英格兰医学杂志》规定的参考文献序号
文末自动按《新英格兰医学杂志》规定生成该条文献的详细信息
点击正文中的参考文献序号可直接链接到此处

图 3-2-3-7　插入后的参考文献序号和文末著录

中文文献也可一并管理，但很多时候此软件不能自动识别中文题录，如作者、期卷号等信息，就需要平时手动添加，一旦形成完备的个人图书馆信息，实际运用时手到擒来，非常方便。

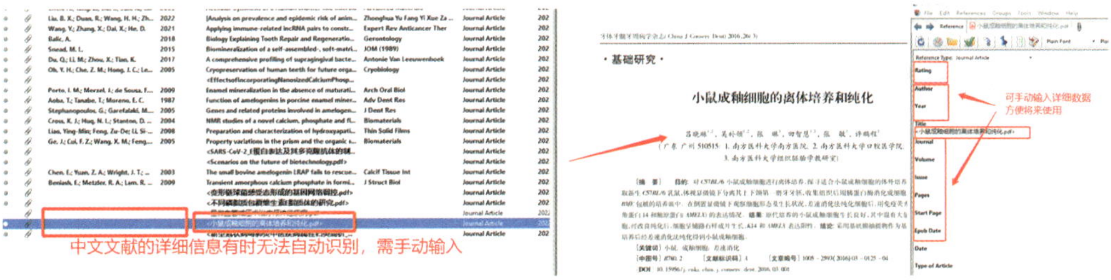
中文文献的详细信息有时无法自动识别，需手动输入
小鼠成釉细胞的离体培养和纯化
可手动输入详细数据
方便将来使用

图 3-2-3-8　一些中文论文的详细题录数据需手动添加

在文章中也可一次插入多条文献，只需在打开的 EndNote 个人图书馆文件中间隔选取便可，若是前方正文已经引证过的文献在后叙中再次引用，EndNote 也会自动编号（如图 3-2-3-9 所示），“标注的文献必须是自己亲自阅读过的和文中直接引用的”这句话后面有三条引证文献，第 3 条前文已引用过，此处虽然再次选中，系统还是会自动默认第一次的编号“3”，将后面的两条文献顺序编号“4”和“5”，文末只新增两条参考文献。

运用文献管理软件最方便的莫过于可以随意调整正文中语句顺序，不必考虑参考文献重新编号的问题。如图 3-2-3-10 中，我们将“写作时作者需筛选新、旧，主要和次要参考文献”这句话从小标题①调整到小标题②的位置，本身这句话带有三篇参考文献，原有序号 2—4；调整时跨过了一句也带有参考文献的正文——“标注的文献必须是自己亲自阅读过的和文中直接引用的”，不用软件管理的话，做出这种位置调整就必须

在正文参考文献上标和文末题录详细信息排序都作出调整，还必须保证毫无误差，如学位论文写作等如有多达上百篇参考文献，反复修改时就容易出错，调整起来工作量巨大。但此处我们看到，直接将带参考文献的语句“写作时作者需筛选新、旧，主要和次要参考文献[2-4]”整句复制到目的位置，系统立即重新加载，参考文献序号就从原有“2—4”自动变为“2，5，6”，中间跨过的带参考文献语句“标注的文献必须是自己亲自阅读过的和文中直接引用的[3,5,6]”，其上标参考文献也自动变为“2—4”。文末的参考文献列表同步调整顺序，2秒钟完成调整，且绝无错排。

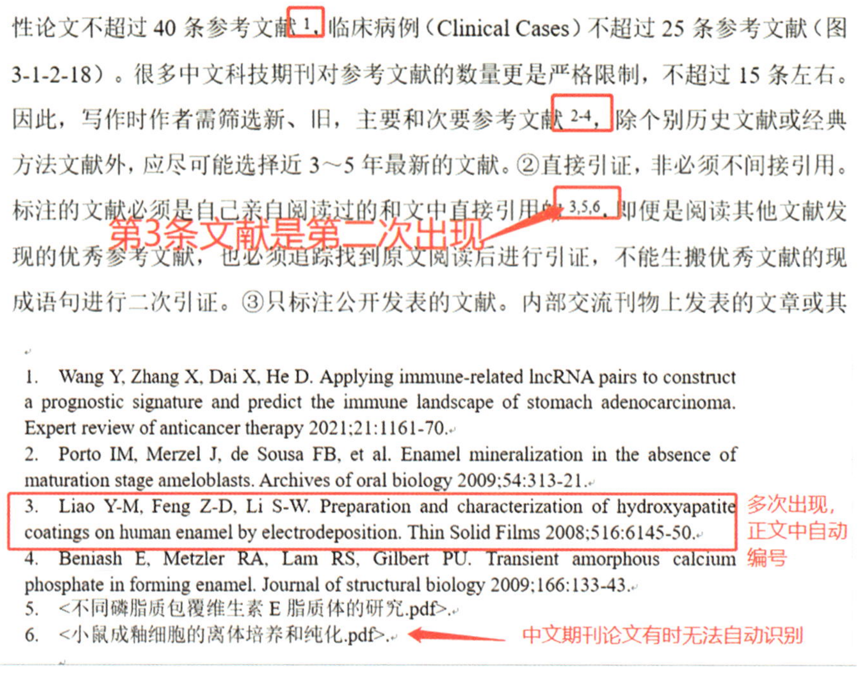

图3-2-3-9　一次添加多条引证文献

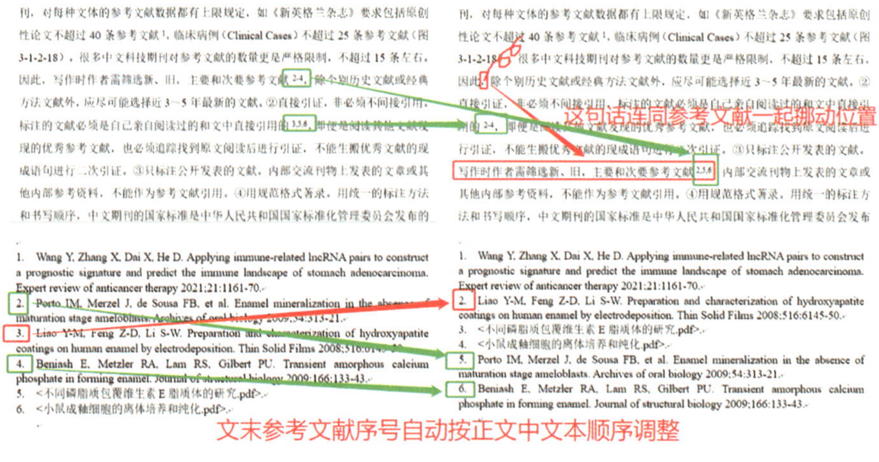

图3-2-3-10　改变正文文本顺序参考文献序号会自动调整

有些期刊不用序号方式排列参考文献，而是按作者姓名的字母序列罗列参考文献，正文中也不出现文献序号，直接用括号标明作者和出版年份。若是完工的论文改投此类期刊，没有文献管理软件的帮助往往令作者望而生畏。但此时，我们只需在EndNote官网下载目标期刊的标注格式并加载到本地电脑，直接运用即可（如图3-2-3-11）。

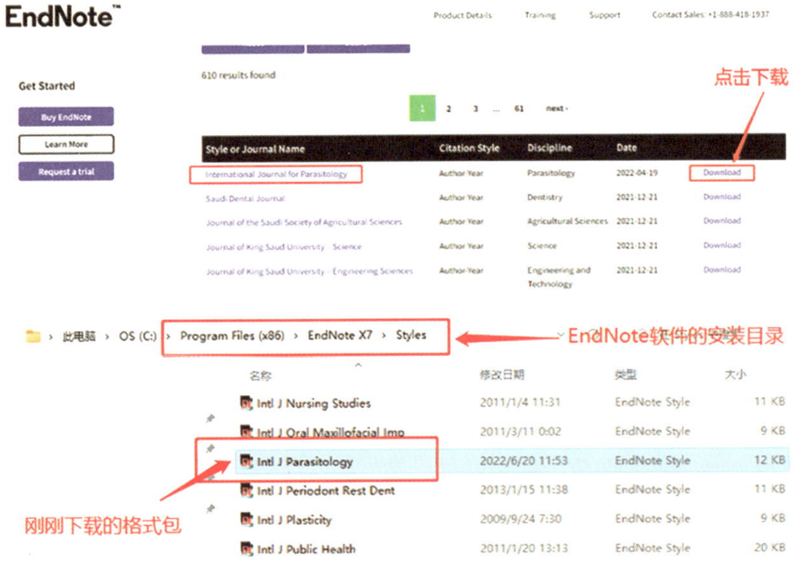

图3-2-3-11　到EndNote官网下载格式包并拷入安装目录

比如我们要改投《国际寄生虫病学杂志》，到EndNote官网找到杂志样式下载页面，下载该期刊格式包，并将文件拷贝到本地电脑EndNote的安装目录C:\Program Files (x86)\EndNote X7\Styles中，回到word界面即可直接使用（如图3-2-3-12）。

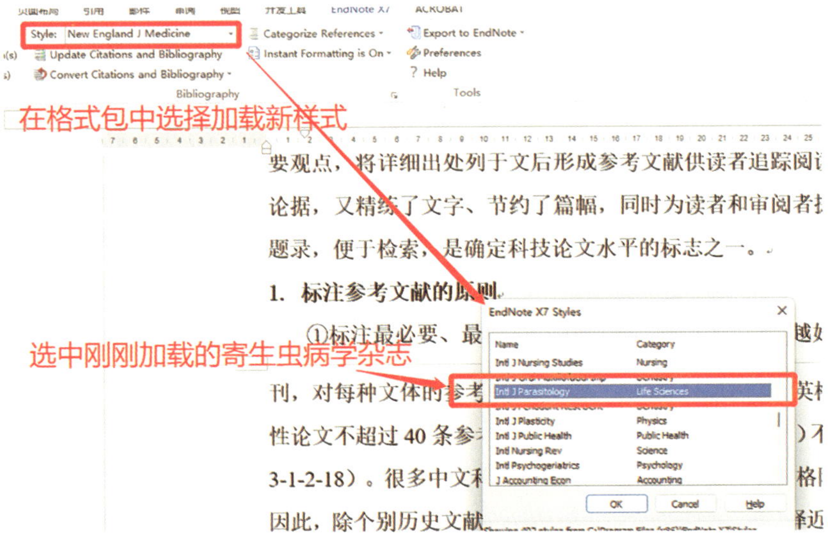

图3-2-3-12　按杂志需求改变参考文献格式

如图3-2-3-12，在EndNote加载项中选择目前的目标期刊《国际寄生虫病学杂志》，等待片刻就自动调整为直接标记作者和出版年份格式。文末参考文献列表也变为按第一作者姓名字母顺序排列，为作者省下大量的时间和精力，而且不会出错。图例中因为中文论文没有手动输入详细题录，所以改为作者形式后识别不出，特提出说明。

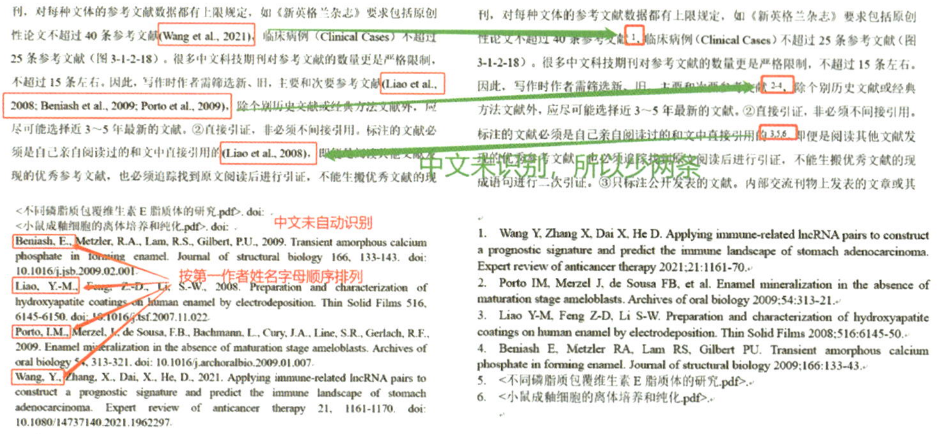

刊，对每种文体的参考文献数据都有上限规定，如《新英格兰杂志》要求包括原创性论文不超过40条参考文献(Wang et al., 2021)，临床病例（Clinical Cases）不超过25条参考文献（图3-1-2-18）。很多中文科技期刊对参考文献的数量更是严格限制，不超过15条左右。因此，写作时作者需筛选新、旧，主要和次要参考文献(Liao et al., 2008; Beniash et al., 2009; Porto et al., 2009)，除个别历史文献或经典方法文献外，应尽可能选择近3～5年最新的文献。②直接引证，非必须不间接引用。标注的文献必须是自己亲自阅读过的和文中直接引用的(Liao et al., 2008)，……现的优秀参考文献，也必须追踪找到原文阅读后进行引证，不能生搬优秀文献的现

<不同磷脂质包覆维生素E脂质体的研究.pdf>. doi:
<小鼠成釉细胞的离体培养和纯化.pdf>. doi:
Beniash, E., Metzler, R.A., Lam, R.S., Gilbert, P.U., 2009. Transient amorphous calcium phosphate in forming enamel. Journal of structural biology 166, 133-143. doi: 10.1016/j.jsb.2009.02.001
Liao, Y.-M., Feng, Z.-D., Li, S.-W., 2008. Preparation and characterization of hydroxyapatite coatings on human enamel by electrodeposition. Thin Solid Films 516, 6145-6150. doi: 10.1016/j.tsf.2007.11.022
Porto, I.M., Merzel, J., de Sousa, F.B., Bachmann, L., Cury, J.A., Line, S.R., Gerlach, R.F., 2009. Enamel mineralization in the absence of maturation stage ameloblasts. Archives of oral biology 54, 313-321. doi: 10.1016/j.archoralbio.2009.01.007
Wang, Y., Zhang, X., Dai, X., He, D., 2021. Applying immune-related lncRNA pairs to construct a prognostic signature and predict the immune landscape of stomach adenocarcinoma. Expert review of anticancer therapy 21, 1161-1170. doi: 10.1080/14737140.2021.1962297

刊，对每种文体的参考文献数据都有上限规定，如《新英格兰杂志》要求包括原创性论文不超过40条参考文献[1]，临床病例（Clinical Cases）不超过25条参考文献（图3-1-2-18）。很多中文科技期刊对参考文献的数量更是严格限制，不超过15条左右。因此，写作时作者需筛选新、旧，主要和次要参考文献[2-4]，除个别历史文献或经典方法文献外，应尽可能选择近3～5年最新的文献。②直接引证，非必须不间接引用。标注的文献必须是自己亲自阅读过的和文中直接引用的[3,5,6]，即便是阅读其他文献发现的优秀参考文献，也必须追踪找到原文阅读后进行引证，不能生搬优秀文献的现成语句进行二次引证。③只标注公开发表的文献。内部交流刊物上发表的文章或其

1. Wang Y, Zhang X, Dai X, He D. Applying immune-related lncRNA pairs to construct a prognostic signature and predict the immune landscape of stomach adenocarcinoma. Expert review of anticancer therapy 2021;21:1161-70.
2. Porto IM, Merzel J, de Sousa FB, et al. Enamel mineralization in the absence of maturation stage ameloblasts. Archives of oral biology 2009;54:313-21.
3. Liao Y-M, Feng Z-D, Li S-W. Preparation and characterization of hydroxyapatite coatings on human enamel by electrodeposition. Thin Solid Films 2008;516:6145-50.
4. Beniash E, Metzler RA, Lam RS, Gilbert PU. Transient amorphous calcium phosphate in forming enamel. Journal of structural biology 2009;166:133-43.
5. <不同磷脂质包覆维生素E脂质体的研究.pdf>.
6. <小鼠成釉细胞的离体培养和纯化.pdf>.

图3-2-3-13 改为《国际寄生虫病学杂志》的“作者+年份”参考文献格式

总之，参考文献是医学科研论文的重要组成部分，因此作者应活用管理工具，杜绝错误和著录不规范。

四、补充材料

现今使用投稿系统的期刊，通常要求将论文按资料形式分门别类地提交，而不是作者自己按写作逻辑图文混排上传。因此，图片、表格、视频等数据需要单独成文并上传。

1.图片

单独上传图片能保证最大的清晰度和还原度，但对作者的文字功夫要求就更高了。首先初稿图文混排完成逻辑顺畅的撰写，然后将正文中的图片相关文字、图片编号反复校对，最后删去图片，正文只留下图片题目、图片说明，方便发表时排版。另外，单独准备编号匹配的原始图片文件，注意很多期刊不接受JPGE格式（常常压缩损失了像素），投稿时按流程一一单独上传（如图3-2-3-14）。

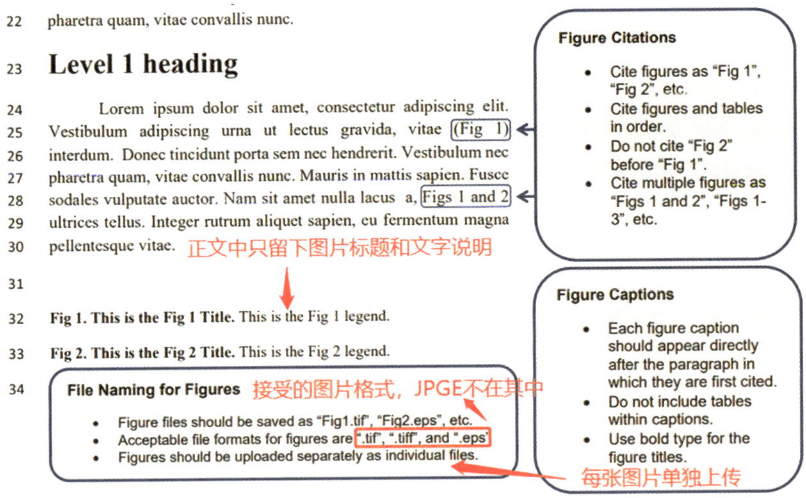
pharetra quam, vitae convallis nunc.
Level 1 heading
Lorem ipsum dolor sit amet, consectetur adipiscing elit. Vestibulum adipiscing urna ut lectus gravida, vitae (Fig 1) interdum. Donec tincidunt porta sem nec hendrerit. Vestibulum nec pharetra quam, vitae convallis nunc. Mauris in mattis sapien. Fusce sodales vulputate auctor. Nam sit amet nulla lacus a, Figs 1 and 2 ultrices tellus. Integer rutrum aliquet sapien, eu fermentum magna pellentesque vitae.
正文中只留下图片标题和文字说明
Fig 1. This is the Fig 1 Title. This is the Fig 1 legend.
Fig 2. This is the Fig 2 Title. This is the Fig 2 legend.
File Naming for Figures
接受的图片格式，JPGE不在其中
Figure files should be saved as "Fig1.tif", "Fig2.eps", etc.
Acceptable file formats for figures are ".tif", ".tiff", and ".eps"
Figures should be uploaded separately as individual files.
Figure Citations
Cite figures as "Fig 1", "Fig 2", etc.
Cite figures and tables in order.
Do not cite "Fig 2" before "Fig 1".
Cite multiple figures as "Figs 1 and 2", "Figs 1-3", etc.
Figure Captions
Each figure caption should appear directly after the paragraph in which they are first cited.
Do not include tables within captions.
Use bold type for the figure titles.
每张图片单独上传

图3-2-3-14 *PLOS ONE*期刊对图片的要求

2. 表格

表格是简明的、规范化的格式语言，是文字描述的延伸，表达效力远胜文字。大量的实验数据和统计学数据通过表格形式集中表达，可一目了然，避免了冗长繁复的叙述。

表格应具有自明性，按统计学的制表原则设计，力求结构简洁，应采用三线表。其内容不应与文字、插图重复。但数据太少也不宜列表，仅用文字叙述即可。每张表均应有阿拉伯数字序号和简明的标题，居中排印在表上方，要求简明、具体、贴切。表中不设“备注”栏，应对复杂数据标注上标符号，以脚注形式在表格末尾详细解释，注意上标和脚注符号应严格匹配。表中的参数应标明计量单位符号，如表中所有参数单位相同，可标注在表格右上方（标题后空一格书写），各栏单位不同时应标注在各栏纵标目内。表中同一栏的数字必须按位次上下对齐，不能用“同上”“同左”等类似词语，一律填入具体数字；如无此项可保留空白；未发现用“—”，结果为零应写作“0”。表中的量、单位和符号、缩略词等必须与正文一致。表随正文，表的位置在紧随文中首次提及该表的文字段落后，先见文字后见表，标准表格形式见表3-2-3-1。

表3-2-3-1 两组患者不同时间点自我护理能力比较（分）

分组	教育前	教育后10天	教育后1月	教育后2月	拔管后
观察组	88.12±8.175	96.89±8.365	104.74±8.992	117.05±7.326	128.24±5.679
对照组	85.06±6.685	92.34±7.453	98.88±8.572	106.18±10.127	119.78±10.266
t	1.837[a]	2.721	3.326	6.722	5.614
P	>0.05[b]	<0.05	<0.05	<0.05	<0.05

[a]代表数据来自正态分布集合；[b]标识P值为组间秩和检验。

虽然表格能化繁为简，但少量文字可表达清楚的时候就不必非要使用表格。其次，表头设计应慎重，层级不能过多，纵横向数据逻辑必须清晰，还需标注数据的计量单位。医学论文写作习惯是表格中主语列在左侧第1栏，谓语列在其右，方便顺序阅读和理解。表中数据应是同一栏目纵向排列，不能横向排列，小数点后保留位数应一致，表内数据不应有空位。表格注意尽量以word或excel软件完成，若是excel格式制表，也需单独上传文件（如图3-2-3-15）。

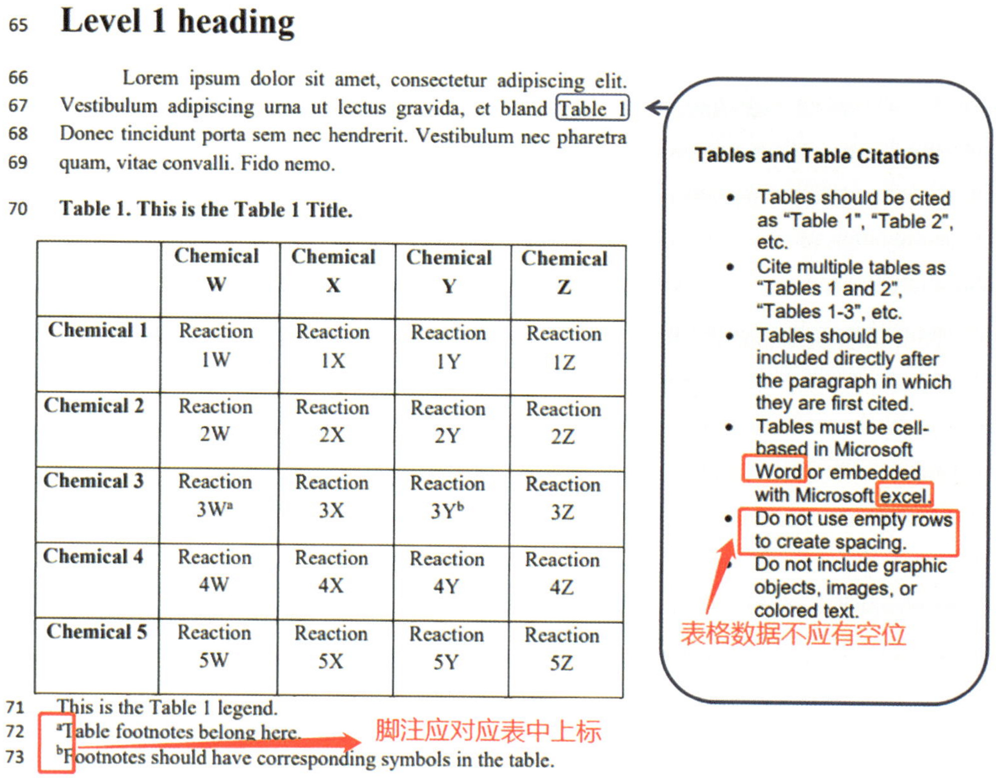

Level 1 heading

Lorem ipsum dolor sit amet, consectetur adipiscing elit. Vestibulum adipiscing urna ut lectus gravida, et bland Table 1 Donec tincidunt porta sem nec hendrerit. Vestibulum nec pharetra quam, vitae convalli. Fido nemo.

Table 1. This is the Table 1 Title.

	Chemical W	Chemical X	Chemical Y	Chemical Z
Chemical 1	Reaction 1W	Reaction 1X	Reaction 1Y	Reaction 1Z
Chemical 2	Reaction 2W	Reaction 2X	Reaction 2Y	Reaction 2Z
Chemical 3	Reaction 3W[a]	Reaction 3X	Reaction 3Y[b]	Reaction 3Z
Chemical 4	Reaction 4W	Reaction 4X	Reaction 4Y	Reaction 4Z
Chemical 5	Reaction 5W	Reaction 5X	Reaction 5Y	Reaction 5Z

This is the Table 1 legend.
[a]Table footnotes belong here.
[b]Footnotes should have corresponding symbols in the table.

Tables and Table Citations

- Tables should be cited as "Table 1", "Table 2", etc.
- Cite multiple tables as "Tables 1 and 2", "Tables 1-3", etc.
- Tables should be included directly after the paragraph in which they are first cited.
- Tables must be cell-based in Microsoft Word or embedded with Microsoft excel.
- Do not use empty rows to create spacing.
- Do not include graphic objects, images, or colored text.

图3-2-3-15 *PLOS ONE*期刊对表格的具体要求

除了表格中有大量数据，正文中也会有很多数据表达，包括数字和量的单位，应使用阿拉伯数字，采用国际单位制。在论文中尽量避免使用易引起误解的表达，如"增加了近3倍多"等句子。此外，"大多数、极个别、少部分、基本上"等不确定词，在科技类论文中也不够严谨。对数据进行处理时，在合理分组基础上对同质事物求均数才有意义，适用于对称分布特别是正态分布的资料，能反映观察值的集中趋势。离开这两个条件，均数的意义不大，甚至会提供错误的信息。还有的作者书写百分数范围时省略前一数字的%，写成30—50%，规范的写法应是30%—60%。

3.其他支撑材料

很多期刊鉴于篇幅所限，会对正文中图片和表格的数量加以限制，但一些数据量巨大的研究，区区数张图片和表格又难以再现研究的全貌，因此会增设“支撑材料”专项，要求作者将部分原始数据和其他图片、表格统统编号上传，发表后读者可在数字对象唯一标识符（DOI）地址自行下载（如图3-2-3-16）。

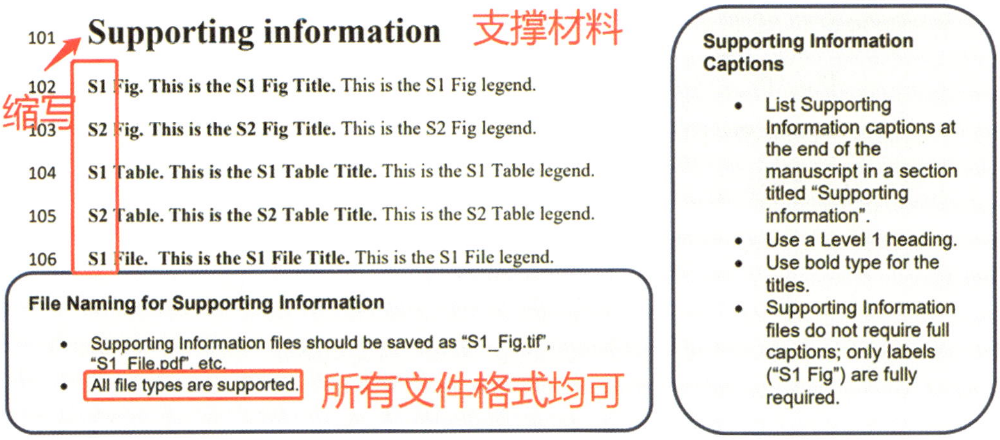

图3-2-3-16 *PLOS ONE*期刊对支撑材料的要求

五、医学论文的常见退稿原因

作者撰写的论文都希望正式发表，有些作者的论文被期刊退稿，总会问为什么，其实论文被退稿是很常见的事情。学术期刊对论文并不是来者不拒，而是选择性发表。每种期刊版面有限，对刊出论文的质量、内容都有一定的要求。有些论文存在的缺项，经审稿专家、作者和编辑的共同努力，进行相应的修改补充和文字加工后可以刊出。但有些论文存在不可弥补的缺项，只能退稿，常见原因大致有：

1. 缺乏创新，重复他人工作

这种问题常常表现在结果无概括性；所用方法因新技术出现已过时；扩展或复制已发表成果的二次分析未补充充实的专业知识；研究只是报告已为人所知的知识，未将其扩展至新的地理、人群或文化背景而使知识具有创新性；无原创性及可预见性或无意义的结果；结论无临床、理论或实际意义。

现在很多期刊都会在初审的时候检测文章重复率，重复率超标会直接退稿，坚决否定学术不端和抄袭行为。类似文章太多，而没有创新的论文不具备发表价值，自然也会被退稿。

2. 科研设计不合理

如研究设计存在缺陷，论文写得再好也无法掩盖缺陷。如：研究问题不当；回答研究问题的方法设计不当；所选方法无效或不可靠；选择与研究问题不符的方法或模型；

所选仪器不当或不达标等等。最好方法是进行仔细的文献查阅，以确定适合自己研究的最好方法和做法。

3.论文写作能力太差

研究做得再好，论据资料提供得再充分，都离不开流畅的句子把作者的想法完美地表达出来。有的作者写作能力太差，逻辑思维混乱，语言叙述表达不清，文不对题，自然会被退稿。因此，练好写论文的基本功，也是投稿成功的必备因素。

4.学术道德方面不过关

学术不端行为指在研究计划、科学研究、报告研究结果中的捏造、篡改、剽窃、伪造学历或工作经历。但要注意一般性错误和对事物不同的解释和判断不在其范围。

医学期刊论文作者可能涉及剽窃、伪造、篡改、不当署名、一稿多投、重复发表、拆分发表、违反伦理道德等问题。购买他人论文或抄袭他人论文的行为都是违法违规的，千万不要触碰！从书籍、文章或网站上引用内容而不注明出处也属于剽窃行为。医学论文不是单纯的复制粘贴，一定要体现自己的领悟和想法，需要我们学会自己去提炼。

5.选刊不当，即论文与期刊类型不符

很多论文在进行同行评审前就被退稿处理，原因就是论文与期刊类型不符合，具体表现在：论文不符合期刊的规定目标或范围；研究课题不能引起期刊读者的兴趣；论文不符合期刊规定的格式，例如：将个案报告投递给明确说明不发表个案报告的期刊。作者在投稿前，应认真阅读杂志的投稿须知，按照该杂志的投稿要求撰写论文，不仅可保证文章质量，也有助于编辑人员的工作，被刊登的概率也高一些。本书的第四部分，我们将就选刊投稿进行详细的介绍。

学术界，尤其是医学界论文的写作与发表，都是非常严肃的工作，容不得半点差错。因为，医学关乎人们的生命与健康。一点点的瑕疵，表面上影响的是一篇文章，实际上却会为大家带来错误的认知，导致治疗疾病、预防疾病方面出现缺陷和错误，后果不堪设想。每一个敬畏生命，热爱医学的人，在写论文的时候，都务必要用心来写，写出高质量的论文，不但可以提高论文的通过率，还表达了对医学的敬重。

·第四部分·

选刊投稿

按照前述章节的规范完成论文撰写后，选刊投稿就成为当务之急。如何迅速、精准地找到适合的杂志，本部分将详细讨论和介绍。

目前市场上各类型投稿系统、投稿软件相互竞争，各有千秋，核心竞争力还是体现在数据的准确度和专业上。不论各类软件如何令人眼花缭乱，论文作者必须牢牢守住的思路就是：选择水平相当的杂志，既不拔高、也不低就，物尽其用；选择专业偏好对口的杂志，审稿编辑会更加专业；查询平均审稿周期、见刊时间，争取尽快得到意见以安排下一步计划。

第一章

医学期刊的基本知识

本章提要

本章介绍了医学期刊的发展史及医学期刊评价体系中常用指标，包含总被引频次、影响因子、即年指标、自引率、他引率、普赖斯指数、引用半衰期、被引半衰期、来源文献量、参考文献量、平均作者数等指标。

医学期刊是以医学及相关学科为内容的情报载体，按卷、期、年的顺序编号，长期发行的连续出版物，反映了医、药学发展的最新进展和动态，是医、药学研究的重要情报来源。因其时效性、篇幅的可读性、出版的专业性和科学性，不论科研还是临床工作者，都将阅读医学期刊视为最重要的学习手段和习惯，也将医学期刊作为发表研究成果的第一媒介。

国际上出版医学专业期刊的有杂志社、商业图书出版社、学术研究机构和大专院校、政府部门和行业组织，标准的医学期刊具有国际标准连续出版物编号（简称ISSN）。按ISO3297 规定，标准刊号由前缀ISSN及8位数字组成，前 7 位为数字编码，最末位校验码是前7位加权之和并以 11 为模数计算获得。

国内公开发行的医学期刊都经由国家新闻出版广电总局批准，由国家直属机构、一级协会、地方性医学组织，医学院校、医院科研单位等承办。经国务院批准，我国于1985 年加入国际连续出版物数据系统（ISDS），由总部设在北京图书馆的ISDS中国国家中心分配ISSN号，登记号为定长 6 位数字（地区号 2 位+序号 4 位），地区号按GB2260—82 规范省、自治区、直辖市（地区）代号前两位数字给出，期刊序号由登记所在的省、自治区、直辖市新闻出版行政管理部门分配，范围从1000—4999。

第一节 | 医学期刊的沿革及发展

现代科学发展的萌芽阶段，学术团体成员经常聚集在一起讨论学术问题、公布研究成果，记录讨论结论和成果的册子会印发给团体内、外的同行交流阅读。伴随着科技活动的规模和影响力不断扩大，当这些影印本收集、交流和传播逐步规范化、系统化，并具有延续性和时效性时，现代意义的科技期刊就诞生了。目前公认世界上最早的科学杂志是1665年创刊的英国《皇家学会哲学汇刊》及法国出版的《学者周刊》（1665—1938），它们均为综合性学术期刊。但随着学科的进步和专科知识的涌现，学科门类越来越细，综合性期刊渐渐无法满足需求，不能很好地定位读者群体，于是分支学科学术团体及出版物应运而生。

最早的医学期刊出现于1679年，是在法国出版的《医学新进展》，约5年后停刊。伴随着文艺复兴运动，各类医学杂志如雨后春笋般登上历史舞台，《美国医学科学杂志》（1820—）、《英国医学杂志》（1840—）等久负盛名的业内杂志开始崭露头角，其中《新英格兰医学杂志》自1812年在美国波士顿创刊至今已持续发行两个多世纪，成为业内翘楚。1665年—1862年的200年间，全球生物医学期刊约为20种，随后的100年间增长到了6000种，到1990年已达35000种，1960年—1990年的30年中增长近6倍，平均5年翻一番。医学期刊也成为整个科技期刊体系中数量最多、占比最大、增速最快的一类。

我国近代第一本代表性的医学期刊《吴医汇讲》诞生于1792年，刊印11卷（1792—1801），内容涵盖内、外、妇、儿各科及历代医家论述。从编撰形制到发行规制来讲，当之无愧是近代中医药期刊的鼻祖。随着西方现代医学的传入，涌现了《海关医报》（1871）、《西医新报》（1880）、《医学报》（1886）、《博医会报》（1887）、《利济学堂报》（1897）、《上海医报》（1908）等医学科技期刊，但大部分办刊数年即停刊。真正延续至今并具备重要学术影响力的是1915年创刊的《中华医学杂志》，历经北洋政府、国民政府、抗日战争、解放战争年代，直至中华人民共和国成立，几乎未曾间断，是我国医药卫生科技期刊中刊龄最长、影响力最大的中文综合性医学科技期刊。

20世纪50年代初期，中华医学会二级学会相继出版了《中华内科杂志》《中华外科杂志》等知名期刊。1960年前后，卫生部及国家新闻出版总署规定卫生行政机关和中华医学会方有资格出版医学期刊，并严格限制了种类：中央和各大行政区各出版1种卫生行政期刊、宣传期刊和中级医学期刊；中华医学会旗下的专科学会各出版1种专科医学期刊；每个省份出版一种综合性医学期刊和药学期刊。大部分医药卫生期刊经停、并、转，从170余种减少到30多种，1962年后逐渐恢复。到1965年，我国有医学期刊100种，开始有了中华医学系列期刊、医学院（校）学报、中医药学期刊及各省综合性医学期刊等不同类别。改革开放以来，医学期刊业经历了以数量增长为主的发展时期，1981年有173种，1982年有200种，1983年有224种，1984年有246种，1988年增加到497种，1990年底达到516种，1997年超过775种，然后每年以5%的速度逐年增长，直到20世纪90年代末开始结构调整、质量优化，期刊总量增长速度有所减缓，但医学期刊的数量增长并未减速，2000年医学期刊有949种，2006年有1052种，2020年约有1732种。

随着刊物数量增多，文献总量增大，学科间交叉渗透逐渐深入，从本专业期刊中难以总览分支学科的发展全貌，于是有学者将原始论文整理、概括、浓缩并排序，形成专门刊登其他期刊摘要、题录的期刊，形成二次文献（检索性期刊）。医学文摘期刊可追溯到1769年德国出版的《各学院优秀外科论著摘要汇编》（1769—1776），创办7年后停刊。文摘期刊不仅报道和交流科学成果，还能作为检索工具便捷掌握学科发展动态，也标志着科技情报学的诞生。文摘简明、易读，提炼了原文的关键信息，深受专业读者青睐。我国医学文摘分为两大系列，报道国内文献的《中国医学文摘》（有16个分册）及《中国药学文摘》；报道国外文献的《国外医学》（有44个分册），覆盖了医学主体的专业领域。

进入20世纪以后,科技刊物如井喷般涌现,在短时间内阅读完本领域所有文献几乎不可能完成,于是综述这种文体形式逐渐登上舞台。作者针对某一专题在一定时间内的原始研究论文数据、资料和主要观点进行归纳整理、分析提炼而写成论文。这是在一、二次文献的基础上,经过综合分析而编写出来的再创作,是"情报研究"的成果,属于"三次文献"。反映某一专题的历史背景、研究现状及未来趋势,具有较高的情报学价值。国内外大多数医学期刊都辟有专门的综述栏目,甚至有专门发表综述的学术期刊,如英格兰发行的*Reviews in medical virology*、*Paediatric respiratory reviews*,中国香港发行的*reviews in cardiovascular medicine*等。

2002年6月1日起《中国标准连续出版物号》(GB/T9999—2001)代替了1988年全国推广的《中国标准刊号》,新标准的结构为:ISSN ××××-××××和CN ××-××××/××,方便更加紧密地与国际学术界接轨。而保留国内一套编号系统又是为了方便管理,其中前缀CN和6位数字由国家出版管理部门分配,前2位为地区号,后4位为该地区连续出版物的序号。目前,我国已有9838种期刊获得了ISSN刊号。

根据不同的分类标准,现行刊物又可细分为不同类型。按出版频率有周刊、旬刊、半月刊、月刊、双月刊、季刊、年刊等;按出版语种划分有中、英、法文期刊等。特别应注意,据载体形态、文献加工方式的不同,分一次文献(作者研究成果原始文献,如期刊论文、研究报告、会议论文、专利说明书等)、二次文献(加工整理一次文献形成,如书目、题录、简介、文摘等检索工具)、三次文献(综合分析一、二次文献再创作的文献,如综述、专题述评、学科年度总结、进展报告、数据手册等)等。

按内容可划分为:①学术、技术性期刊,刊载科研、医疗论文、研究报告、实验报告等原始文献,是医学期刊的核心部分。②快报性期刊,刊登最新科研成果,预先披露将要发表的论文摘要。内容简洁,报道速度快,常带有通讯、短讯、通报等字样。③资料性期刊,刊载实验数据、统计资料和技术规范等内容,报道各种数据和事实性情报。④检索性期刊,主要用来查找文献,有文摘索引等字样。⑤译文、译报,以介绍国外医学研究为主。⑥科普性期刊,一般是给非医学专业人士阅读的期刊,旨在普及医药卫生知识。

第二节 医学期刊的评价体系

学术期刊的影响力指其发表的学术研究成果在某段时间里促进学科研究的能力，但期刊发行渠道、规模、价格，以及学科传播能力、受众和学术地位等诸多因素的综合影响，所以对期刊影响力作出科学、准确的定性分析和客观评价是复杂而困难的。文献计量学指标就是为了反映科技期刊对知识创新的影响并不断发展完善的，对总体评估文献的学术质量有重要意义。

医学期刊多为学术、技术性期刊，快报性期刊和译文刊物。据不完全统计，截至2021年，国内外广泛发行的医学期刊超过35000种，其中中文1700多种，英文33000多种。随之带来的问题就是海量的论文和期刊鱼龙混杂、良莠不齐，读者和作者均难以迅速锁定阅读和投稿目标，耗费大量时间在甄选杂志上面，又因不得其法导致效率低下。于是在统计学、计量学、文献情报学和专家评议等综合考量的基础上诞生了期刊评价系统，对推动期刊良性发展以及量化评价科研绩效和成果有重要意义。尽管以引证、计量为主的定量评价方法有明显短板，过度延伸了其适用范围，“以数论刊、以刊论文”现象严重，但期刊总被引频次、期刊影响因子等指标依然是较为客观的计算方法，迄今仍是学界普遍接受的评价手段。

目前，期刊评价体系众多，评价结果也各不相同。但评价的指标离不开以下学术界常用的专业概念。

1. 总被引频次：这是期刊自创刊以来刊载的全部论文在统计当年被引用的总次数，从宏观层面反映该刊的受重视程度和在业界的地位。

2. 影响因子：这是被报告年份（JCR year）前两年期刊论文的引用次数除以该期刊在这两年内发表的论文总数。通常，期刊的影响因子越大，反映出其文献学术影响力越大。

影响因子是20世纪由美国科学情报研究所（ISI）创始人尤金·加菲得提出，用量化、可比较的指标来评判期刊影响力，革新了文献计量学的固有观念。大体上说，影响因子越高，在学术界的影响力就越大，但IF高低与学术质量并非成线性正比关系，一些综合性、学科覆盖广的期刊，因为研究领域宽泛所以引用率也比较高。因此不能简单判定影响因子2.0的期刊劣于5.0的期刊，应综合学科、专业、刊文数量、出版周期等因素全面判断。现今，虽然影响因子不是最客观的评价期刊影响力的标准，但却是国际上公认和通行的评价指标。论文作者可以依据影响因子搜寻、锁定所需的期刊，确定投稿目标，也可以帮助佐证已经发表论文的水平。图情专业人员则依据影响因子跟踪文献计量学发展趋势及研究学科之间的引用模式，分析并预测专业学科的发展变化趋势。

3. 即年指标：该指标能表征期刊即时反应速率，计算该期刊发表的论文在当年被引用的情况。

即年指标=期刊当年发表论文在当年被引用的总次数/该刊当年发表论文总数

4. 自引率：指某作者（学科、期刊等）在一定时期内自引次数在该作者（学科、期刊）总被引次数中所占的比例。

影响因子创始人加菲得在定义自引率时定义了两种形式，自引证率，即自引文献数量在所有参考文献中所占百分比；第二是自被引率，即自引频次在总和被引频次中所占百分比。有学者指出IF分区越低，其自被引率越大，自引证率越低，一度将自引率20%作为判定一个期刊优劣的重要临界值。作者在选择引文时常会有倾向性，不同等级的期刊在引文体系中呈现出“马太效应”，影响因子越高，期刊越容易提升自引量及他引量，且他引量的增幅大于自引量，所以自引证率高而自被引率低；反之，低影响因子期刊的可见范围和吸引力有限，获得的自引量和他引量相应也低，总被引量不高，导致自引证率低而自被引率高。应该强调，期刊自引是科学交流中正常且必要的引文方式，从某个角度表征了期刊的特征，不能代表期刊质量的优劣，一些面向“小众”学科或主题的期刊必然会有较高的自引率。

5. 他引率：指该刊全部被引次数中被其他期刊引用所占的比例，他引率=被其他期刊引用的次数/期刊被引用的总次数。

因为影响因子与被引频次相关，所以不论是其他刊物引用还是刊物的自身引用，都会增加影响因子的数值，他引率的高低跟学科及数据库收录的源期刊数量有密切关系。很多学者提出，在评价期刊影响因子时，应使用修正后的影响因子进行更加公允的判读，即设定一个他引率的阈值（0.8），超过该值，自引过高，影响因子相应乘以0.8作为最终影响因子。业内还有一种观点，为了消除他引与自引的影响，仅用他引的数值来计算影响因子。因此，不论知网还是万方数据库，都对每种杂志展示了两种影响因子：复合影响因子（含自引），还有去除自引的综合影响因子，一般来说，前者会比后者略高。

6. 普赖斯指数：指在某一知识领域内，出版5年内的文献被引量/被引文献总量×100%，是量度文献老化速度的指标。

该指数1971年由美国学者普赖斯提出，文献老化进程是使用价值逐渐减小的过程，被引次数会随时间进程逐步减小，能反映期刊论文引文的新颖性和寿命。他是一种衰减系数，指数越大新颖性越强，老化速度也越快。一般情况下，新兴学科的普赖斯指数高于成熟学科。

7. 引用半衰期：指某期刊在报告当年引用的全部文献中较新一半的发表年限，意味着正在被使用的文献中有50%是在最近几年内发表的。

一般来讲，应用型或技术型期刊的引用半衰期较理论型期刊短，往往要参考借鉴最新的科研成果来保证其先进性和竞争性；而侧重基础理论的期刊半衰期长，新兴学科文献引用半衰期较短。从情报统计角度说，此指标能够进行期刊引证分析，全面绘制期刊质量图谱；从作者角度出发，能够引导作者对参考文献时效规律进行把握。

8. 被引半衰期：某一期刊文献在某个年份被引用的总和次数中较新一半被引文献发表的时间跨度。统计“被引次数”时，同一篇论文多次被引也只按一次计算，而同一种期刊在不同年代的被引半衰期是不相同的。某种科技期刊的被引半衰期长，意味其被利用的时间长，反之被利用的时间则短。

期刊被引半衰期常用来分析比较同一学科各种期刊在学术界的影响程度，此项指标长的期刊影响力大于短的期刊。其次，比较同一期刊在各年度被引半衰期的大小，一定程度上能评价该期刊在不同时期内组稿、审稿、编辑质量的水平。例如，某科技期刊的被引半衰期逐年上升，则意味着该编辑部在组稿、审稿、编辑方面的质量在提高。再次，把期刊被引半衰期、期刊即时索引率、影响因子三个指标综合分析，能跨越时间轴，从长期、近期以及即时三个方面全面客观地评价期刊质量，也是目前国内各种核心期刊评价体系的重点考量指标。在期刊保管工作中，参考期刊被引半衰期的长短可更为合理地进行剔旧。

9. 来源文献量：指某期刊当年发表的全部论文数，通俗地说就是“年载文量”，也是计算影响因子时分母的数值，与IF成反比关系。

该指标作为重要的文献计量学指标，受科技期刊稿源的数量和质量影响，也受编辑部办刊实力和规模的左右，比如刻意减小来源文献量能压缩办刊经费开支，但又会延长论文发表时滞，高质量论文会“失效”，反而降低了期刊的学术质量，影响后续稿源，高质量论文持续流失。从作者的角度，弄清一个目标期刊的来源文献量，也能更好地指导自身的投稿意向。

10. 参考文献量，又称引文量，指期刊所刊论文引用参考文献的数量，表征论文及期刊的学科交流程度和吸收信息的能力。

著录参考文献不仅反映论著作者的科学态度，方便把论著作者的成果与前人的成果区别开来，有利于节省论著篇幅、有助于文献计量学研究。一篇论文所引用的文献大多为同一学科的论文，在总发表论文数不变的情况下，引用的文献量多会提高同一学科其他论文的被引总次数，从而提高这些论文的影响因子。如果同一学科的论文都大量引用文献，那么该学科及相关期刊的影响因子就会得到大幅度提高。

11. 平均作者数：指期刊所载文献的平均作者数量。随着科学研究越来越深入，研究难度和广度越来越大，合著成为普遍现象，一篇论文的署名作者人数不断增加，一些国际合作研究，作者有几十人甚至几百人。对合著者贡献度的科学统计是近年来文献计量学的热点，常用算法有：①完全分配法，合著者的贡献率均为1，不考虑排名或者贡献，世界大学学术排名（AR-WU）、ESI、SCI和Scopus数据库采用。②直接统计法，只考虑第一作者或通信作者的贡献。③Fractional法，将合著作者的贡献平均分配。④修正Harmonic算法，区分作者署名和通信作者对文章贡献的大小，按一定权重来计算贡献度（如表4-2-1-1）。

表4-2-1-1 Fractional法和Harmonic法作者贡献率分配

计算方法	合著者数	合著者排名				
		第一	第二	第三	第四	第五
Fractional	2	0.5000	0.5000			
	3	0.3333	0.3333	0.3333		
	4	0.2500	0.2500	0.2500	0.2500	
	5	0.2000	0.2000	0.2000	0.2000	0.2000
Harmonic	2	0.6667	0.3333			
	3	0.5455	0.2727	0.1818		
	4	0.4800	0.2400	0.1600	0.1200	
	5	0.4380	0.2190	0.1460	0.1095	0.0875

12. 地区分布数：指期刊论文作者机构涉及的地区，是衡量期刊论文覆盖面和全国乃至全球影响力的指标。

13. 机构数：刊载论文作者所属的机构数量，衡量期刊论文在学术界的覆盖面。

14. 国际论文比：刊载非本国作者的文献篇数占该期刊总发文篇数的占比，反映期刊对国外作者的吸引力。

15. 基金论文比：刊载文献中各类基金资助论文占全部论文的比例，代表了某研究领域的新趋势和业界发展方向。实际情况中，基金论文比高的期刊不一定是高水平期刊，但好的期刊基金论文比相对较高。

16. 期刊影响力指数（CI）：该指标由统计年份期刊发文总被引频次（TC）和影响因子（IF）进行组内线性归一后向量平权计算得到，组内期刊排序后形成影响力高低排名。计算公式为：

$$CI = \sqrt{2} - \sqrt{(1-A)^2 + (1-B)^2} \quad (1)$$

其中

$$A = \frac{IF_{个刊} - IF_{组内最小}}{IF_{组内最大} - IF_{组内最小}} \quad A \in [0,1]$$

$$B = \frac{TC_{个刊} - TC_{组内最小}}{TC_{组内最大} - TC_{组内最小}} \quad B \in [0,1]$$

17.量效指数(*JMI*):指影响因子与该刊对应发文量的比值,用于测算平均每篇文献对该刊影响因子的贡献值。期刊影响因子高、声誉好会吸引作者投稿,稿源充足的情况下,该刊的发文量逐渐增大,发展为量效齐升的品牌期刊,反之亦然。因此期刊发文量与影响因子之间可能存在一定关系,*JMI* 小代表发文数量多而效用不高,每篇文章对总影响因子贡献值小。

综上,从评价目的、指标和范围等方面来看,国内共有五大期刊评价体系,与医学密切相关的三大收录体系会在后面的章节详细介绍。

1.中国科学技术信息研究所"中国科技期刊引证报告"(CSTPCD),入选期刊称为"中国科技论文统计源期刊"(中国科技核心期刊)。每年评选1次,评上的期刊称号有效期为2年,在国内的运用最为广泛。

2.北京大学图书馆发布的"中国中文核心期刊要目总览"(1992—),是国内最早、最权威的核心期刊工具,运用广泛。每3—4年评选1次并出版目录,分属7个大编,75个学科类目。

3.中国社会科学院文献信息中心发布的"中国人文社会科学核心期刊"(1999—),主要评价人文社会科学大类的期刊,在社会科学界有较大的影响力。

4.南京大学"中文社会科学引文索引",为国家、教育部重点课题攻关项目。每年评选1次,也是评价人文社会科学大类的期刊。

5.中国科学院文献情报中心发布的"中国科学引文数据库(CSCD)",覆盖数学、物理、化学、力学、天文、地球科学、生物学、农林科学、医药卫生、工程技术、环境和管理科学。核心库669种期刊、扩展库378种期刊。

第二章

中文医学期刊收录体系

本章提要

期刊评价系统对推动期刊良性发展以及量化评价科研绩效和成果有重要意义，本章从国内五个期刊评价体系着手，通过分析评价指标，助力临床科研人员、医学生了解期刊定位，锁定阅读和投稿目标，提升自身科研能力。

第一节 | 中国科技期刊引证报告

国家科技部下属的中国科学技术信息研究所(ISTIC)20世纪80年代启动中国科技论文的统计与分析工作,参考国际同行的评价体系,收录国内学术、技术期刊上发表的论文,依据对18个指标的分析、评估,形成中国科技论文与引文数据库(CSTPCD),反映了我国科技产出的全貌和不同学科、地区、机构的分布状态,以年度研究报告的形式定期公布统计分析结果,公开出版《中国科技论文统计与分析年度研究报告》《中国科技期刊引证报告》(CJCR),为广大高等院校、研究机构和研究人员提供丰富的信息支持。由于该目录由科技部委托授权制作,权威性居国内首位。

通过《中国科技期刊引证报告》能查询期刊引用和被引用情况,进行引用效率、引用网络、期刊自引的统计分析,定量评价期刊的相互影响及作用,评估期刊在学科体系中的地位。我们通常所说的"中国科技核心期刊"(中国科技论文统计源期刊)就是指"中国科技论文与引文数据库"选择的期刊,也是本节介绍的重点,常用"统计源期刊"来简称,其评价体系含总被引频次、影响因子、即年指标、他引率、引用刊数、扩散因子、学科扩散指标、学科影响指标、被引半衰期等指标,以不同的权重系数来综合评价。

《中国科技期刊引证报告》分为扩刊版和核心版,由科学技术出版社发行纸质版。

一、扩刊版

《中国科技期刊引证报告》扩刊版分为3部分:第一部分为期刊被引指标(按刊名字顺索引表)包含6405种(2020年版)期刊的各项引用数据。指标包括扩展总被引频次和扩展H指数等9项指标,其次为期刊来源指标(按刊名字顺索引表)包含6405种期刊来源文献的各项指标数据,如来源文献量、基金论文比、文献选出率和引用半衰期等9项指标;最后是期刊名称类目索引,包括期刊的名称、学科分类和各项被引用数据、来源文献数据所在页码等信息。除了纸质版本,扩刊版可在中国科学技术信息研究所官网进行在线查询。

需要说明的是,期刊数据只开放从查询时间点前两年开始溯源的10年,例如:今年为2021年,最新版本是2020年12月颁布的《中国科技期刊引证报告》2020版,网络查询范围则为2009—2018年间的10年(图4-2-1-1)。

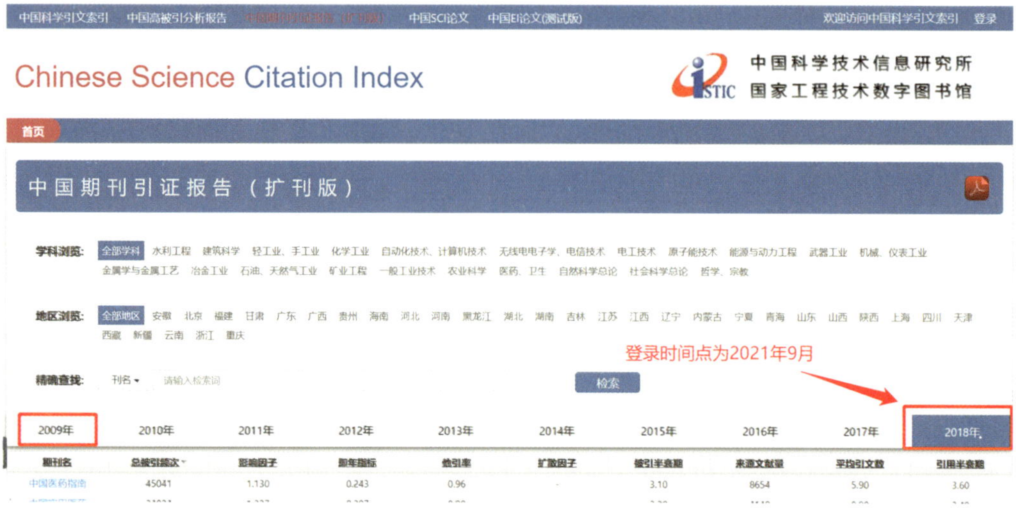

图 4-2-1-1　中国科技期刊引证报告(扩刊版)网络界面

最新《中国科技期刊引证报告》2020年扩刊版包含6405本入选期刊,详细给出了“出版年”“影响因子”“总被引频次”“即年指标”“他引率”“引用刊数”“学科影响指标”“扩散因子”“被引半衰期”等9个指标。

其中“扩散因子”显示了总被引频次扩散的范围,是当年每被引100次所涉及的刊物数:

$$扩散因子=\frac{总被引频次涉及的期刊数\times 100}{总被引频次}$$

“学科影响指标”即引用该刊的期刊数占学科内全部期刊数量的比例:

$$学科影响指标=\frac{所在学科内引用被评价期刊的数量}{所在学科期刊数}$$

“学科扩散指标”指在本库(统计源期刊)范围内,引用该刊的期刊数量与学科内总期刊数量之比:

$$学科扩散指标=\frac{引用刊数}{所在学科期刊数}$$

全部学科按总被引频次进行降序排列,不难发现,2018年排名前10位的中医学期刊占据了十分之三,其中《中国医药指南》名列榜首,总被引45041次,比第二名《中国实用医药杂志》的34024次高出了1万有余,证明医学研究在整体科技工作中有重要地位。但是不难发现,位列前十的医药卫生期刊影响因子在1上下浮动,与第11名《经济研究》的8.559比较有较大差距。前十位中IF最高者《实用临床医药杂志》为4.021,且全年发文量988篇,含金量较高。具体查看“医药、卫生”学科期刊榜单,排名第11的中华护理期刊影响因子达到了7.108,并且全年发文量仅有313篇,名副其实的篇篇精品,又因为护理从业队伍人数庞大,将影响因子推升至较高的水平,成为医药类期刊的领头羊，比IF排名医药类第2的《中国护理管理》4.257高出了将近3分（如图4-2-1-2）。

2018年全学科前10名

	期刊名	总被引频次	影响因子
1	中国医药指南	45041	1.130
2	中国实用医药	34024	1.327
3	科技创新与应用	33696	0.897
4	中国老年学杂志	31903	1.925
5	中国电机工程学报	30452	3.007
6	生态学报	30124	2.763
7	中国妇幼保健	28674	2.706
8	农业工程学报	28552	2.616
9	中华医院感染学杂志	27921	3.089
10	实用临床医药杂志	27774	4.021
11	经济研究	27304	8.559
12	当代医学	25702	1.510
	护理研究	25507	2.690
	食品科学	25084	1.893
	考试周刊	23558	0.250

2018年医学前10名

	期刊名	总被引频次	影响因子
1	中国医药指南	45041	1.130
2	中国实用医药	34024	1.327
3	中国老年学杂志	31903	1.925
4	中国妇幼保健	28674	2.706
5	中华医院感染学杂志	27921	3.089
6	实用临床医药杂志	27774	4.021
7	当代医学	25702	1.510
8	护理研究	25507	2.690
9	现代中西医结合杂志	23553	2.969
10	中国现代药物应用	23128	1.464
11	中华护理杂志	22969	7.108
12	重庆医学	21548	2.315
	中国医药导报	21525	2.412
	临床合理用药杂志	21362	1.324
	中国继续医学教育	20955	1.275

图4-2-1-2　扩刊版2018年全学科与医学前10名对比

不难发现，仅仅依靠单一指标无法对一本期刊有全面、客观的评价，“总被引频次”建立在单篇被引均数和来源文献量的基础上、“影响因子”又跟学科和覆盖人群息息相关，“来源文献量”反应期刊影响又侧面反映了投稿难度，所以必须综合各项指标进行全面评估和分析。当然，专业图书情报人员会进行细致的数理统计和学科分析，作为一名普通的临床医务工作者，没有时间和精力进行如此深入的研究，但对于自己学科的知名期刊还是应该做到熟稔于心。我们依旧以2018年医药、卫生类为切入点进行分析，用“影响因子”作为第一因素降序排列，扩大考察指标，重点是“来源文献量”“即年指标”，不难发现专科期刊开始高居榜单，前13名中有8种期刊是专业性较强的专科期刊，并且每年总刊文量都控制了200—300的区间，按月刊计每期20多篇文章，量少而精（如图4-2-1-3）。

2018年医药类按影响因子降序排名

期刊名	总被引频次	影响因子	即年指标	他引率	扩散因子	被引半衰期	来源文献量	平均引文数	引用半衰期
中华护理杂志	22969	7.108	0.653	0.97	-	5.20	313	21.90	4.80
中国护理管理	11143	4.257	0.485	0.96	-	4.20	360	23.30	4.90
中国急救医学	4947	4.145	0.192	0.97	-	3.30	216	20.60	4.40
实用心脑肺血管病杂...	7424	4.111	0.319	0.97	-	3.30	364	18.80	3.80
中国循环杂志	5948	4.090	0.925	0.93	-	3.00	256	19.90	5.70
中国微创外科杂志	6330	4.025	0.356	0.93	-	3.60	311	16.90	4.90
实用临床医药杂志	27774	4.021	0.511	0.97	-	2.80	988	16.60	3.60
湖南中医药大学学报	4673	3.776	0.293	0.93	-	2.90	345	16.30	5.40
中华妇产科杂志	6640	3.773	0.401	0.97	-	4.50	164	20.30	5.40
护理管理杂志	8434	3.756	0.500	0.91	-	4.30	222	24.70	4.80
中国肿瘤	3795	3.626	1.302	0.94	-	3.70	157	23.90	3.90
中国内镜杂志	5553	3.609	0.449	0.91	-	3.40	258	21.50	4.50
中华消化外科杂志	3784	3.582	0.351	0.93	-	3.10	213	26.70	4.90

被关注面广

他引为主

刊文谨慎

图4-2-1-3　扩刊版2018年医学前10名多指标对比

除了按总被引排名表现突出的《实用临床医药杂志》刊文量稍显巨大，其余都是传统意义上中稿率极低的“国家队”，不仅刊文数量少，引用上也是以他引为主。此点并不难理解，因为本身发文量少，平均引文数恒定，靠期刊自身引用是不会得到大量引用率的，凭借的还是过硬的文章质量和业内影响力。如《中华妇产科学杂志》，相对学科局限，受众较小，因此刊文绝对值也小，全年仅164篇，但还是以3.773的影响因子排在医学类第9名，龙头地位无法撼动（如图4-2-1-4）。

2018年

期刊名	总被引频次	影响因子
中华护理杂志	22969	7.108
中国护理管理	11143	4.257
中国急救医学	4947	4.145
实用心脑肺血管病杂...	7424	4.111
中国循环杂志	5948	4.090
中国微创外科杂志	6330	4.025
实用临床医药杂志	27774	4.021
湖南中医药大学学报	4673	3.776
中华妇产科杂志	6640	3.773
护理管理杂志	8434	3.756

2017年

期刊名	总被引频次	影响因子
中华护理杂志	24680	7.103
中华妇产科杂志	6660	3.881
中华神经科杂志	7504	3.543
中国循环杂志	5054	3.416
中国急救医学	4395	3.343
中国肿瘤	4184	3.341
中国护理管理	10210	3.325
中华危重病急救医学	5511	3.274
中华消化外科杂志	3249	3.234
海南医学院学报	7973	3.108

2016年

期刊名	总被引频次	影响因子
中华护理杂志	25421	6.651
中国感染与化疗杂志	2600	3.881
中华妇产科杂志	6799	3.782
中华心血管病杂志	9710	3.653
中华危重病急救医学	5385	3.375
中国护理管理	9318	3.073
中国循环杂志	3935	2.891
护理管理杂志	8192	2.814
实用妇产科杂志	6972	2.753
中国中西医结合急救...	2789	2.723

2015年

期刊名	总被引频次	影响因子
中华护理杂志	25270	5.365
中国感染与化疗杂志	2343	3.776
中华危重病急救医学	5605	3.049
中华心血管病杂志	10281	2.846
中国循环杂志	3212	2.803
中华妇产科杂志	7179	2.752
中华结核和呼吸杂志	9778	2.692
护士进修杂志	20370	2.590
实用妇产科杂志	7043	2.564
中国继续医学教育	4370	2.564

2014年

期刊名	总被引频次	影响因子
中华护理杂志	25743	4.627
中国感染与化疗杂志	1992	3.073
中华危重病急救医学	5501	2.583
中国护理管理	7078	2.545
中国防痨杂志	3147	2.528
中华结核和呼吸杂志	10318	2.512
中华显微外科杂志	3535	2.372
中华儿科杂志	7585	2.336
护士进修杂志	18411	2.273
中华心血管病杂志	10513	2.250

2013年

期刊名	总被引频次	影响因子
中华护理杂志	28354	4.237
中国感染与化疗杂志	2108	3.100
中华心血管病杂志	10636	2.808
中华高血压杂志	3960	2.619
中华骨质疏松和骨矿...	363	2.514
中华儿科杂志	8217	2.266
中国护理管理	6426	2.121
中国全科医学	14987	2.079
中国呼吸与危重监护...	1582	2.031
中华妇产科杂志	8492	1.998

图4-2-1-4　扩刊版2013-2018年医学前10名影响因子降序排列对比

把观察周期扩大到6年期，前10位榜单出现有意思的变化，《中华护理杂志》连续6年位居榜首，影响因子逐年增长，从4字头变到了7字头，不过2017年和2018年上升势头减缓。从侧面反映了近年来对临床科研的要求稳步提升，护理从业人员的研究潜力一步步挖掘，阅读和发表科研文献的量都在攀升，但也令《中华护理杂志》等排名靠前的护理学杂志的投稿竞争异常激烈，推升了学科水平。其余期刊虽然影响因子总体在增长，但增幅较小，说明受众变化不大，但从业人员的关注度在提升。前面提到的《中华妇产科杂志》一直在前10位，除了2014年位列12名，其余年份都发挥稳定，影响因子也是随着国内科研整体趋势稳步上升，在低载文量、小学科关注的前提下表现亮眼，不失为国内专科顶刊。同时，历年比较还能对医学科学内部的热门学科有初步判定，肿瘤、心血管、呼吸系统疾病一直都是国内的常见病和高发病，相关研究和关注度也经年不衰。

综上所述，一般临床工作者在选刊阅读和投稿时按此步骤都会有大致的方向和思路，不会陷入五花八门的期刊汪洋大海，想要更深入了解某种期刊，点击进入其专属页面，按照“被引指标”和“来源指标”两个类别将全部18个指标详细按年份列出。

用好网络《中国科技期刊引证报告》（扩刊版），能大大提升临床科研工作者的投稿效率，不过对扩刊版和核心板要加以区分，业内常说的“统计源核心”期刊是指《中国科技期刊引证报告》（核心版），期刊数量只有网络扩刊版的三分之一，万万不能混淆。

二、核心版

《中国科技期刊引证报告》（2020核心版）共入选2506种期刊，自然科学领域2106种，社会科学领域400种，也就是业内常常说的“统计源核心”期刊。每年11或12月出版纸质版本，与扩刊版的编制体例和统计原则完全一致。《中国科技期刊引证报告（扩刊版）》含有《中国科技期刊引证报告（核心版）》罗列的期刊来源计量指标、期刊被引计量指标，但引文统计样本有所不同，对应的计量指标会也有差异。

值得一提的是，为了适应近年来手机用户的增长和用户习惯，中国科学技术信息研究所开发了相应手机客户端应用，用户可以安装“中信所：中国科技期刊引证报告”应用，实时查询最新版目录。注意，只能查询头一年颁布的最新版数据，无法进行历史追溯，不提供往年数据。用户在手机应用商店中找到该应用后，下载后点击安装，安装完成后点击桌面图标就可进入主页面，有“最新自然科学卷核心期刊目录”和“最新社会科学卷核心期刊目录”两个板块，右上角还有二维码扫描工具，下方菜单能够进行单个检索（图4-2-1-6）。

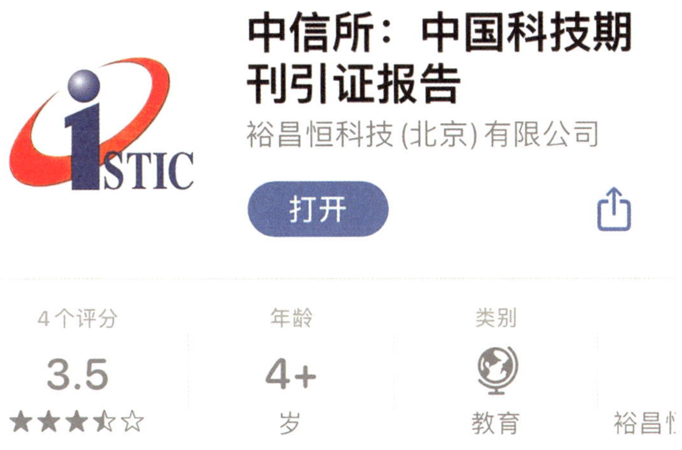

图4-2-1-5 “中信所：中国科技期刊引证报告”安装程序

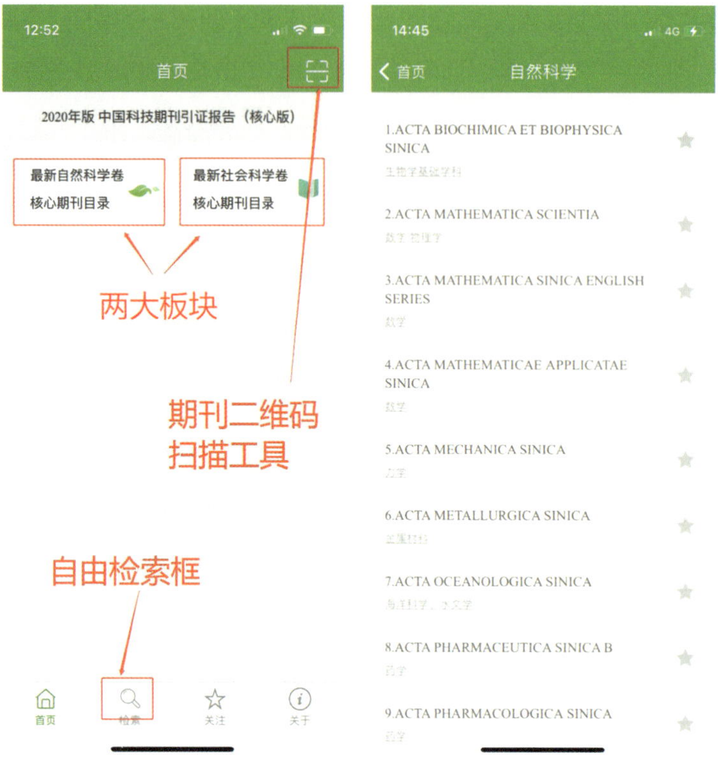

图 4-2-1-6 “中信所：中国科技期刊引证报告”手机客户端界面

核心版收录了2716种期刊，分属自然科学和社会科学两个大分类，自然科学领域又细分为综合、理学、农学、医学、工程技术学，考虑到我国科技期刊的实际分布，将来源期刊归类到152个学科类别中。其中，人文社科共432种期刊，占比15.91%；自然科学综合100种期刊，占比3.68%；理学357种期刊，占比13.14%；农学184种期刊，占比6.77%；医学755种期刊，占比27.80%；工程技术学888种期刊名列第一，占比达32.70%。

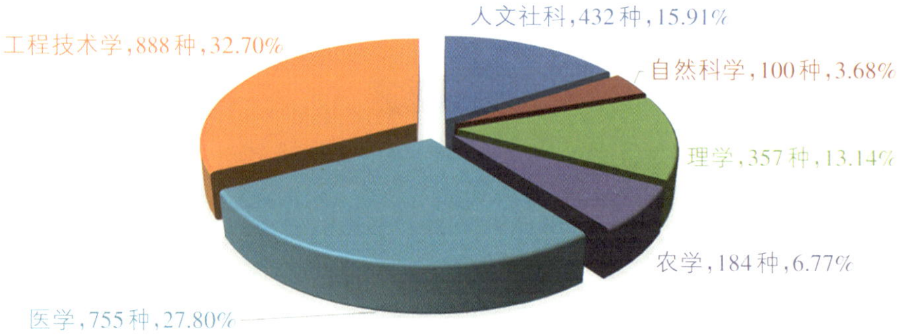

图 4-2-1-7 2020版统计源核心期刊学科分布

这2716种期刊也就是我们俗称的“核心期刊”，其中医学又细分为医学综合（44种）、医药大学学报（56种）、基础医学（30种）、临床医学综合（37种）、临床诊断学（14种）、保健医学（15种）、内科学综合（5种）、呼吸病学与结核病学（6种）、消化病学（16种）、血液病学与肾脏病学（12种）、内分泌病学与代谢病学（8种）、感染性疾病学与传染病（11种）、外科学综合（23种）、普通外科学与胸外科学（25种）、心血管病学（21种）、泌尿外科学（7种）、骨外科学（16种）、烧伤外科及整形外科（9种）、妇产科学（9种）、儿科学（17种）、眼科学（10种）、耳鼻咽喉科学（10种）、口腔医学（21种）、皮肤病学（8种）、性医学（4种）、神经病学及精神病学（32种）、核医学及医学影像学（25种）、肿瘤学（32种）、护理学（11种）、预防医学与公共卫生学（22种）、流行病学及环境医学（23种）、优生学及计划生育学（8种）、军事医学与特种医学（8种）、卫生管理学及健康教育（26种）、药学（48种）、中医学（28种）、中医药大学学报（13种）、中西医结合医学（12种）、中药学（25种）、针灸及中医骨伤（8种）共计40个大类755种期刊（表4-2-1-1），比扩大版的1135种压缩了近400种。另外，隶属理学大类的生物学基础学科（28种）、微生物学与病毒学（12种）、心理学（6种），以及隶属工程技术的生物工程（8种）、生物医学工程学（12种）的期刊也是医学工作者可能涉及的期刊。这样算来，能够供临床科研人员选择的核心期刊范围就达到821种之多。

表4-2-1-1 科技核心期刊学科分类及期刊数量

自然科学综合	自然科学综合	13
	自然科学综合大学学报	61
	自然科学师范大学学报	26
理学	数学	26
	信息科学与系统科学	10
	力学	18
	物理学	40
	化学	39
	天文学	5
	地球科学综合	16
	大气科学	20
	地球物理学	15
	地理学	25
	地质学	37
	海洋科学、水文学	27
	生物学基础学科	28
	生态学	8
	植物学	12
	昆虫学、动物学	13

续表

理学	微生物学与病毒学	12
	心理学	6
农学	农业综合	38
	农业大学学报	33
	农艺学	22
	园艺学	13
	土壤学	8
	植物保护学	11
	林学	23
	畜牧、兽医学	18
	草原学	5
	水产学	13
医学	医学综合	44
	医药大学学报	56
	基础医学	30
	临床医学综合	37
	临床诊断学	14
	保健医学	15
	内科学综合	5
	呼吸病学与结核病学	6
	消化病学	16
	血液病学与肾脏病学	12
	内分泌病学与代谢病学	8
	感染性疾病学与传染病	11
	外科学综合	23
	普通外科学与胸外科学	25
	心血管病学	21
	泌尿外科学	7
	骨外科学	16
	烧伤外科及整形外科	9
	妇产科学	9
	儿科学	17
	眼科学	10
	耳鼻咽喉科学	10
	口腔医学	21
	皮肤病学	8

续表

医学	性医学	4
	神经病学及精神病学	32
	核医学及医学影像学	25
	肿瘤学	32
	护理学	11
	预防医学与公共卫生学	22
	流行病学及环境医学	23
	优生学及计划生育学	8
	军事医学与特种医学	8
	卫生管理学及健康教育	26
	药学	48
	中医学	28
	中医药大学学报	13
	中西医结合医学	12
	中药学	25
	针灸及中医骨伤	8
工程技术	工程与技术科学基础学	24
	工程技术大学学报	95
	信息与系统科学相关工程与技术	20
	生物工程	8
	农业工程	21
	生物医学工程学	12
	测绘科学技术	15
	材料科学综合	28
	金属材料	22
	矿山工程技术	25
	冶金工程技术	11
	机械工程设计	25
	机械制造工艺与设备	24
	动力工程	15
	电气工程	38
	能源科学综合	17
	石油天然气工程	39
	核科学技术	10
	电子技术	30
	光电子学与激光技术	17

续表

工程技术	通信技术	17
	计算机科学技术	34
	化学工程综合	34
	高聚物工程	12
	精细化学工程	11
	应用化学工程	14
	仪器仪表技术	12
	兵器科学与技术	21
	纺织科学技术	8
	食品科学技术	27
	建筑科学与技术	34
	土木工程	12
	水利工程	25
	交通运输工程	9
	公路运输	12
	铁路运输	9
	水路运输	15
	航空、航天科学技术	38
	环境科学技术及资源科学技术	37
	安全科学技术	11
管理	管理学	27
社会科学综合	社会科学综合	22
	社会科学综合大学学报	36
	社会科学师范大学学报	10
人文艺术	马克思主义	5
	哲学	6
	宗教学	5
	语言学综合	12
	外国语言学	8
	中国文学	13
	外国文学	5
	艺术学	19
	历史学	10
	考古学	6
经济政治	经济学综合	27
	经济大学学报	9

续表

经济政治	国民经济学、管理经济学、数量经济学	12
	会计学、审计学	3
	生态农业经济学	9
	工商业经济学	16
	财政学、金融学、保险	17
	政治学综合	11
	政治大学学报	6
	行政学	3
	国际政治学、外交学	4
	法学综合	17
	部门法学、刑事侦查学	7
	军事学	2
	社会学综合	11
	人口学、劳动科学	6
	民族学与文化学	5
传播教育	新闻学与传播学	5
	图书馆学、文献学	13
	情报学	14
	档案学、博物馆学	2
	教育学综合	17
	学前教育学、普通教育	7
	高等教育学	7
	成人教育学、职业技术	5
	体育科学	10
统计	统计学	3

如以肿瘤学为例，收录在核心版的期刊有32种，首页显示该学科总被引频次为870次，核心影响因子0.938，基金论文比0.48；给出了32种期刊之间的互引关系图；详细的期刊列表可以点击进入；最后还用聚类分析的方式给出学科红点关系词可视图（图4-2-1-8）。

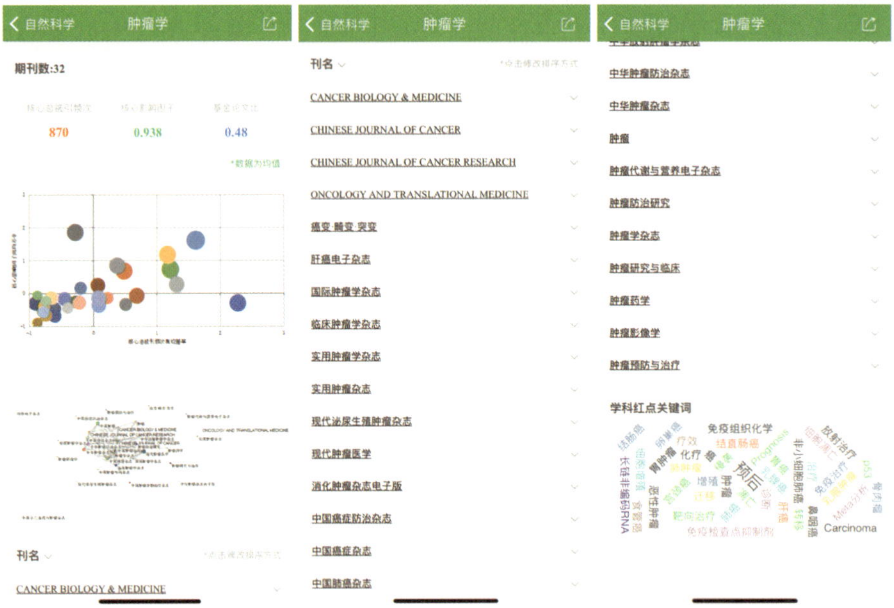

图 4-2-1-8　以肿瘤学为例显示学科期刊总览

点击进入《中国小儿血液与肿瘤杂志》,封面、ISSN号、出版周期、主编、主办单位、主管单位、地址、电话、Email等基础信息首先显现,并有19个当年评价指标列表显示。这本期刊按二级学科划分可以归入“血液病学与肾脏病学”“儿科学”“肿瘤学”三个归类,也相应给出每个二级学科数、核心总被引频次、核心影响因子、综合评价总分的排名。如在肿瘤学中,2020年入选核心期刊的期刊有32种,该期刊核心影响因子排名第28位,综合评价排名第27位。同样,在三个二级学科中,以可视化图形的方式给出了开放因子、引文数、他引率、基金论文比等6个指标的离散图;文献量、Article论文数、基金论文比、影响因子和总被引频次,还给出了为时8年的折线图(如图4-2-1-9)。

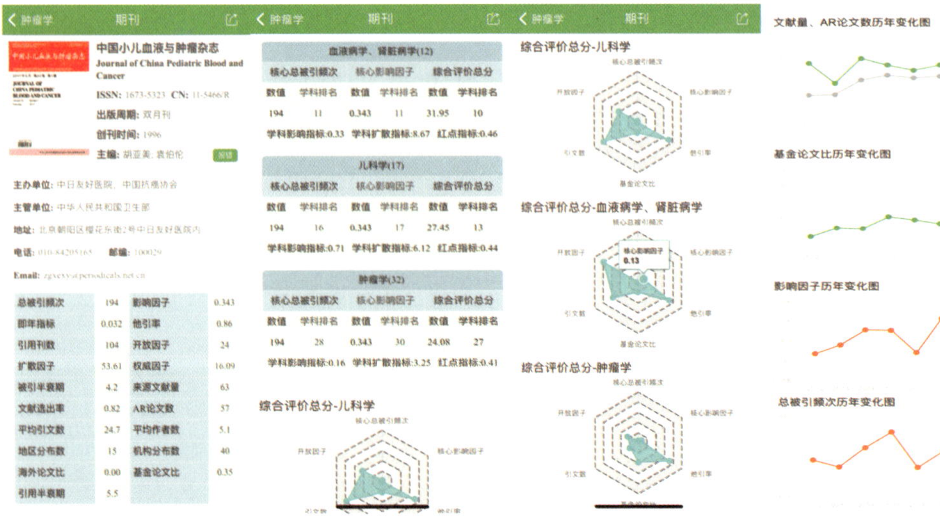

图 4-2-1-9　具体杂志页面的详细数据

上述所有内容每年也都由"科学技术文献出版社"印发纸质版图书，网页版比纸质版滞后两年，查询历史数据时还是登录官网查询较为方便。从数量上看，2020年我国科技期刊总量为4958种，《中国科技期刊引证报告》扩刊版收录了6405种期刊，包含许多科普期刊和读物，旨在全面反映我国科技及相关行业的发展现状。从学科分布来看，基础科学类期刊1556种（占比31.38%），技术科学类期刊2267种（占比45.73%），医药卫生类期刊1135种（占比22.89%）。医药卫生类别中，影响因子最高的为《中华护理杂志》达7.108。按影响因子排序，前十名分别是《中华护理杂志》《中国护理管理》《中国急救医学》《实用心脑肺血管病杂志》《中国循环杂志》《中国微创外科杂志》《实用临床医药杂志》《湖南中医药大学学报》《中华妇产科杂志》《护理管理杂志》，可见，从阅读量和引用数量来说，护理学占据数量的优势。十名之后，《中国肿瘤》《中国内镜杂志》《中华消化外科杂志》等学科才进入视野。从发文量看，前十中《实用临床医药杂志》年发文988篇，排名第18的《中国全科医学》也达到818篇。

该手机应用高效、方便，许多指标给出了统计学的可视聚类分析图，彩色图片重点突出一目了然，非常适用在多场景的快速使用和甄别，作为普通医学文献的撰写人，掌握好该手机应用能够完成大部分需要的期刊鉴别和筛选工作，实为笔者重点推荐的应用。

第二节 | 北京大学图书馆中文核心期刊要目总览

20世纪90年代，国内各种期刊如雨后春笋般涌现，迫切需要权威、规范的期刊评价体系，北京地区高等院校图书馆期刊工作研究会及北京大学图书馆共同研究并编制了《中文核心期刊要目总览》，为不同类型和级别的图书馆采购与收藏中文期刊提供参考；为不同专业、层次的读者选择阅读中文期刊提供依据，本书中亦简称"北大核心"。1992年出版第一版，以纸质工具书的形式展示核心期刊评价体系目录，至2008年出版发行5版（每4年评定一次），2011年后每3年评定一次，在评定指标和方法上不断调整、完善。截至撰稿时，最新版本为2020年3月出版的第9版，评价的期刊范围为2016年—2018年。

《中文核心期刊要目总览》对所有中国大陆正式出版（有CN号）的中文期刊（9838种）进行全面量化评价和鉴定，通过期刊登载论文的分布及被利用情况初步算出指标数据，找出利用率较高、影响力较大的期刊作为学科的核心期刊。2020年版采用《中国图书馆分类法》作为学科分类依据，分为7个大编，74个学科类目。第一编，哲学、社会学、政治、法律；第二编，经济；第三编，文化、教育、历史；第四编，自然科学；第五编，医药、卫生；第六编，农业科学；第七编，工业技术（表4-2-2-1）。

表4-2-2-1《中文核心期刊要目总览》(2020年版)学科类目

各编名称	学科名称
第一编 哲学、社会学、政治、法律	①综合性人文、社会科学 ②哲学 ③宗教 ④社会科学总论（除民族学）⑤民族学 ⑥政治学（含马列）⑦法律
第二编 经济	①综合性经济科学 ②经济学/经济管理（除会计、企业经济）③会计④农业经济 ⑤工业经济/邮电通信经济（含企业经济）⑥贸易经济⑦财政 ⑧货币、金融、银行、保险
第三编 文化、教育、历史	①文化事业/信息与知识传播（除图书馆事业、信息事业、档案事业）②图书馆事业、信息事业 ③档案事业 ④科学、科学研究 ⑤教育⑥体育 ⑦语言、文字 ⑧文学 ⑨艺术 ⑩历史
第四编 自然科学	①综合性科学技术 ②自然科学总论 ③数学 ④力学 ⑤物理学 ⑥化学、晶体学 ⑦天文学 ⑧测绘学 ⑨地球物理学 ⑩大气科学（气象学）⑪地质学 ⑫海洋学 ⑬地理学 ⑭生物科学
第五编 医药、卫生	①综合性医药卫生 ②预防医学、卫生学 ③中国医学 ④基础医学⑤临床医学/特种医学 ⑥药学
第六编 农业科学	①综合性农业科学 ②农业基础科学 ③农业工程 ④农学（农艺学）、农作物 ⑤植物保护 ⑥园艺 ⑦林业 ⑧畜牧、动物医学、狩猎、蚕、蜂 ⑨水产、渔业

续表

各编名称	学科名称
第七编 工业技术	①一般工业技术 ②矿业工程 ③石油、天然气工业 ④冶金工业 ⑤ 金属学与金属工艺 ⑥机械、仪表工业 ⑦武器工业 ⑧能源与动力工程 ⑨原子能技术 ⑩电工技术 ⑪电子技术、通信技术 ⑫自动化技术、计算机技术 ⑬化学工业 ⑭轻工业、手工业、生活服务业⑮建筑科学 ⑯水利工程 ⑰交通运输 ⑱航空、航天 ⑲环境科学 ⑳安全科学

随着文献计量学在国内的萌芽、发展和繁荣,《中文核心期刊要目总览》也历经了从简单到复杂,由单一到全面的指标考量过程,从1992年的“被索量”“被摘量”“被引量”3个指标逐年扩充完善并与国际接轨,到2020年版已形成包含“被摘量”“被摘率”“被引量”“他引量”“影响因子”“特征因子”“他引影响因子”“5年影响因子”“5年他引影响因子”“论文影响分值”“论文被引指数”“互引指数”“基金论文比”“获奖或被重要检索系统收录”“Web下载量”“Web下载率”等16个指标。与2017版相比,2020年将“他引量”中的会议论文引用去除,进一步矫正了偏倚。

表4-2-2-2《中文核心期刊要目总览》历年各版评价指标体系构成

版次	指标数	评价指标
1992年版(第一版)	3个	被索量、被摘量、被引量
1996年版(第二版)	6个	被索量、被摘量、被引量、载文量、被摘率、影响因子
2000年版(第三版)	6个	被索量、被摘量、被引量、载文量、被摘率、影响因子
2004年版(第四版)	7个	被索量、被摘量、被引量、他引量、被摘率、影响因子、获奖或被重要检索工具收录
2008年版(第五版)	9个	被索量、被摘量、被引量、他引量、被摘率、影响因子、获奖或被重要检索工具收录、基金论文比、Web下载量
2011年版(第六版)	9个	被索量、被摘量、被引量、他引量、被摘率、影响因子、被重要检索工具收录、基金论文比、Web下载量
2014年版(第七版)	12个	被索量、被摘量、被引量、他引量、被摘率、影响因子、他引影响因子、被重要检索系统收录、基金论文比、Web下载量、论文被引指数、互引指数
2017年版(第八版)	16个	被摘量、被摘率、被引量、他引量、影响因子、他引影响因子、5年影响因子、5年他引影响因子、特征因子、论文影响分值、论文被引指数、互引指数、获奖或被重要检索系统收录、基金论文比、Web下载量、Web下载率
2020年版(第九版)	16个	被摘量(全文、摘要)、被摘率(全文、摘要)、被引量、他引量(期刊、博士论文)、影响因子、他引影响因子、5年影响因子、5年他引影响因子、特征因子、论文影响分值、论文被引指数、互引指数、获奖或被重要检索系统收录、基金论文比(国家级、省部级)、Web下载量、Web下载率

其中，该体系的特色指标有“特征因子”“论文影响分值”“论文被引指数”“互引指数”。特征因子的计算通过构建该期刊前5年他引矩阵，以类PageRank的算法迭代计算出期刊的权重影响值，得出引文数量与价值的综合评价，衡量引用网络中期刊的整体影响力，H是规范化的引用矩阵，$\pi^* \approx \pi^{(k+1)}$是影响向量。

$$\text{特征因子}\ EF=100\frac{H\cdot\pi^*}{\sum_i[H\cdot\pi^*]i}$$

论文影响分值是该期刊的特征因子分值与该刊前5年发文量总和的标准化取值（某期刊5年论文量/所有期刊5年论文总量）的比值，是衡量期刊的篇级影响力。

论文影响分值 = 0.01 × 特征因子 /（某期刊5年论文量/所有期刊5年论文总量）

论文被引指数是该刊前5年所登载的论文在统计当年被引用次数大于或等于1的论文篇数除以该刊前5年所登载论文的总数；互引指数指在4年统计时间窗口内，计算该刊被其他期刊引用频次数据的偏度系数标准化和正向化处理后得出的值。偏度系数用来度量该刊的被引频次数据分布的偏斜程度，该值越大，互引行为越严重；而互引指数的值越小，互引行为越严重。

经过多年的论证和实践，《中文核心期刊要目总览》形成了自己科学、系统的多指标综合评价方法，各指标优势互补，既能反应期刊学术水平、核心效应，又有统计来源和极强的操作性。2020年版通过上述16个一级评价指标定量评价并结合10143位专家网络评审定性评价，经过计算排序共评出74个学科的1990种期刊，入选比为20.2%（1990/9838），其中生物科学37种（第四编Q分类），医学、卫生类别258种（第五编R分类），共295种期刊可供临床基础科研人员选刊投稿（表4-2-2-3）。

表4-2-2-3 依中国图书分类法简表录入的核心期刊数量（共1990种）

大编	学科亚类	收录的期刊数量（种）
第一编 哲学、社会学、政治、法律（A—D） 277种	A/K,Z 综合性人文、社会科学	121
	B（除B9）哲学	15
	B9 宗教	6
	C（除C95）社会科学总论（除民族学）	23
	C95 民族学、人类文化学	15
	D（除D9）,A 政治学（含马列）	69
	D9 法律	28
第二编 经济（F） 156种	F 综合性经济科学	26
	F0/F2（除F23,F27）经济学/经济管理	39
	F23 会计	10
	F3 农业经济	17
	F4/F6,F27 工业经济（含企业经济）	18

续表

大编	学科亚类	收录的期刊数量(种)
第二编 经济(F) 156种	F7 贸易经济	16
	F81 财政	10
	F82/F84 货币、金融、银行、保险	20
第三编 文化、教育、历史 (G—K)306种	G0/G2(除G25、G27)文化理论/信息与知识传播	25
	G25 图书馆事业、信息事业	18
	G27 档案事业	7
	G3 科学、科学研究	7
	G4 教育	81
	G8 体育	16
	H 语言、文字	32
	I 文学	42
	J 艺术	35
	K(除K9)历史	43
第四编 自然科学(N—Q) 344种	N/X 综合性理工农医	119
	N 自然科学总论	17
	O1 数学	14
	O3 力学	13
	O4 物理	19
	O6、O7 化学、晶体学	23
	P1 天文学	2
	P2 测绘学	9
	P3 地球物理学	11
	P4 大气科学(气象学)	10
	P5 地质学	33
	P7 海洋学	15
	K9、P9 地理学	20
	Q 生物科学	39
第五编 医药、卫生(R) 258种	R 综合性医药卫生	34
	R1 预防医学、卫生学	28
	R2 中国医学	18
	R3 基础医学	23
	R4/R8 临床医学/特种医学	140
	R9 药学	15
第六编 农业科学(S) 133种	S 综合性农业科学	31
	S1 农业基础科学	11
	S2 农业工程	7
	S3、S5 农学(农艺学)、农作物	15
	S4 植物保护	9

续表

大编	学科亚类	收录的期刊数量(种)
第六编 农业科学(S) 133种	S6 园艺	10
	S7 林业	16
	S8 畜牧、动物医学、狩猎、蚕、蜂	22
	S9 水产、渔业	12
第七编 工业技术(T—X) 516种	TB 一般工业技术	20
	TD 矿业工程	19
	TE 石油、天然气工业	32
	TF 冶金工业	22
	TG 金属学与金属工艺	24
	TH 机械、仪表工业	30
	TJ 武器工业	16
	TK 能源与动力工程	13
	TL 原子能技术	8
	TM 电工技术	29
	TN 电子技术、通信技术	44
	TP 自动化技术、计算机技术	33
	TQ 化学工业	43
	TS 轻工业、手工业、生活服务业	42
	TU 建筑科学	32
	TV 水利工程	16
	U 交通运输	36
	V 航空、航天	23
	X(除X9)环境科学	28
	X9 安全科学	6

按2020年生物、医学类期刊总数量1732种计算,“统计源核心”的入选比例为47.40%(821/1732),“北大核心”的入选比例为17.03%(295/1732)。官方公布的核心期刊数量以专业期刊的15%为限,多于15%的则适当减少,少于15%的则适当增加,但增加和减少幅度控制在10%左右。如只计算生物、医药分类下的期刊,则“统计源核心”的入选比例为61.98%(755/1218)。

与上一节“统计源核心”期刊学科分布图比较,不难发现,统计源核心更重视医学类,占比达28%,绝对数量有755种期刊;而“北大核心”学科分布均匀,医药卫生占比12.96%,绝对数量只有258种期刊,故而“北大核心”已成为国内医学院校及医疗机构等认可度极高的中文期刊评价系统,很多时候成为中文发表论文的最高级别期刊。但是,“北大核心”目录3年公布一次,且公布的日期不定,从3月到11月不等,比如1992年版于1992年9月颁布,1996年版于1996年8月颁布。但是到了第七版,也就是2014

年版，却在次年2015年9月颁布，随后的每一版都在次年下半年印刷，但是最新的2020年版却是2021年3月就出版了，在认定时间上有一些争议。因为《中文核心期刊要目总览》是一份针对期刊的目录而不是落实到具体文献的数据库，因此只能认定在有效年份发表在目录内期刊的文献为收录文献，通常对正常期、卷的全本内容统一认定，以往为了减少跨年检索的歧义，业内一般默认生效日期为印刷发行年份的次年1月1日，具体如表4-2-2-4所示。

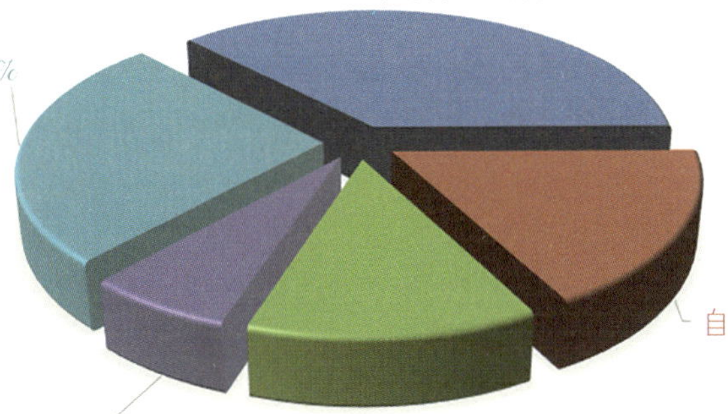

图4-2-2-1　2020版北大核心期刊学科分布

表4-2-2-4 北大核心期刊认定年份对应表

出版年月	封面所载版本	文章收录年对应（1月1日起，12月31日止）
1992年9月第1版	1992年版	1992—1996
1996年8月第2版	1996年版	1997—2000
2000年6月第3版	2000年版	2001—2004
2004年7月第4版	2004年版	2005—2008
2008年12月第5版	2008年版	2009—2011
2011年12月第6版	2011年版	2012—2015
2015年9月第7版	2014年版	2016—2018
2018年12月第8版	2017年版	2019—2021
2021年3月第9版	2020年版	2022—

但是2021年3月颁布的2020版给认定工作带来了一定难度，从理论上说应由2021年4月启用新版本，但对文章作者来说，可能出现在同一本杂志发表的文献，3月份还认定为“北大核心”，4月就被剔除了；或是3月还是普刊文献，4月发表就成了“北大核心”

文献，作者难以接受，毕竟不似SCI收录，具体到每篇文献都有唯一WOS号，歧义的可能性小。目前北大核心的收录时间还没有公认统一的标准，虽然大部分默认按自然年截断，但各机构还是可以依照具体情况自行掌握，因此作者应充分了解各自单位的标准，未雨绸缪，避免不必要的误判。

“北大核心”每版都有更改，上榜总量大致是国内期刊总量的15%，与2017版比较，医药卫生编剔除和新入的期刊名单如表4-2-2-5所示。

表4-2-2-5 2020版北大核心期刊新晋与剔除名单

	2020版晋升入榜期刊		2020版剔除出榜期刊	
1	中华临床医师杂志(电子版)	晋升	中国药物化学杂志	剔除
2	护理学报	晋升	临床肿瘤学杂志	剔除
3	中国胸心血管外科临床杂志	晋升	中国妇产科临床杂志	剔除
4	磁共振成像	晋升	上海医学	剔除
5	中国现代医学杂志	晋升	中华器官移植杂志	剔除
6	解放军医学院学报	晋升	中华整形外科杂志	剔除
7	医学与哲学	晋升	军事医学	剔除
8	中国抗生素杂志	晋升	神经解剖学杂志	剔除
9	中华护理教育	晋升	中国急救医学	剔除
10	中国医院	晋升	中华消化内镜杂志	剔除
11	中国预防医学杂志	晋升	中国护理管理	剔除
12	中国媒介生物学及控制杂志	晋升	天然产物研究与开发	剔除
13	疾病监测	晋升	生理科学进展	剔除
14	中国健康心理学杂志	晋升	国际药学研究杂志	剔除
15	中国生物制品学杂志	晋升		
16	现代肿瘤医学	晋升		
17	胃肠病学	晋升		

《中华器官移植杂志》《中华整形外科杂志》《中国急救医学》都是传统意义上被广大作者认可的国家级期刊，前两者隶属中华医学会，更是地位超然，但是在北大核心的研究系统中，运用综合数据测算也跌出了前15%阵营，从另一个侧面提醒一线工作者，

持续学习、关注业内动态才能与时俱进，保持学术的新鲜度。

重点要关注的是被剔除的《中国护理管理》，第二节介绍的《中国期刊引证报告》（扩刊版）中提到，在医药卫生学科按照影响因子排名，此期刊2013年排名第七（IF 2.121），2014年排名第四（IF 2.545），2016年排名第六（IF 3.073），2017年排名第七（IF 3.325），2018年排名第二（IF 4.257），是一本妥妥的业内高影响力杂志。在《中国期刊引证报告》（2020年核心版）也显示，护理学共11本杂志，该刊综合影响力排名第三，按核心影响力更是排到第二位（如图4-2-2-2）。但是在"北大核心"的评价体系中，护理隶属R4类目（临床医学类），总共入选26本期刊，此次《中国护理管理》被剔除。各个收录体系对文献引用次数的来源统计指标范围有所不同，会造成统计结果的一些差异，北大核心系统的他引统计来源有3种：①中国科学引文数据库（中国科学院文献情报中心）；②中文科技期刊数据库（引文版）[北大图书馆遴选人文社科统计源期刊]（重庆维普资讯有限公司）；③中国博士学位论文全文数据库（中国学术期刊（光盘版）电子杂志社），《中国科技期刊引证报告》（扩刊版）采用版内全部6000多种期刊来源，《中国科技期刊引证报告》（核心版）采用中国科技论文与引文数据库（CSTPCD）作为统计来源。上述二者在引文计算统计来源有区别，因此影响因子等评价指标的计算有差异，但毋庸置疑，在医药卫生领域，北大核心的遴选范围更小更严格，也再次印证我们前述的观点，作为一线临床科研作者，一定要保持对本专业期刊在各大收录系统的持续关注，掌握最新动态，方能少走弯路。

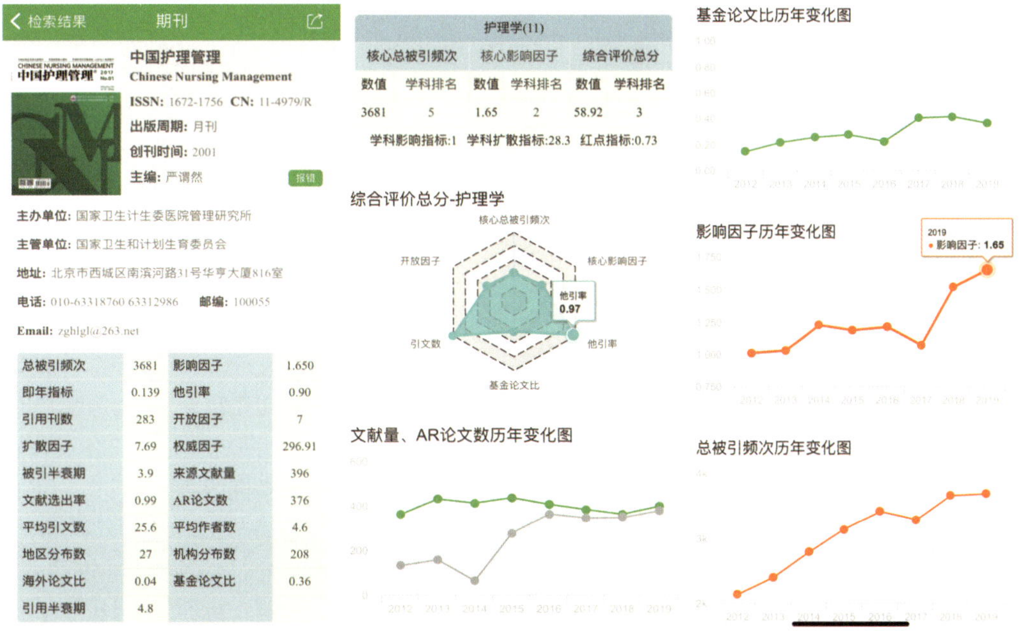

图4-2-2-2 《中国期刊引证报告》（2020年核心版）中《中国护理管理》页面

笔者为广大医务工作者整理了2017版和2020版北大核心收录的目录，详细给出了258种杂志的分类名单，用绿色代表新增入选的期刊，红色代表被剔除的期刊，蓝色表示分类移入，黑色为持续在榜期刊。

表4-2-2-6 2020年版北京大学图书馆中文核心期刊要目总览

2020年与2017年版中文核心期刊医药卫生类目录比对清单（共计258种）					新增：17种 剔除：14种
R（除R0,R4）综合性医药卫生（31种，新增2种，剔除2种）					
中华医学杂志	南方医科大学学报	北京大学学报.医学版	中国医学科学院学报	第三军医大学学报	解放军医学杂志
中南大学学报.医学版	华中科技大学学报.医学版	浙江大学学报.医学版	复旦学报.医学版	西安交通大学学报.医学版	第二军医大学学报
郑州大学学报.医学版	上海交通大学学报.医学版	中国全科医学	实用医学杂志	中山大学学报.医学版(改名：中山大学学报.医学科学版)	吉林大学学报.医学版
中国医科大学学报	四川大学学报.医学版	重庆医科大学学报	首都医科大学学报	安徽医科大学学报	医学研究生学报
南京医科大学学报.自然科学版	山东大学学报.医学版	医药导报	天津医药	中国比较医学杂志	中国现代医学杂志
解放军医学院学报	军事医学	上海医学			
R0,R4一般理论，教育与普及类（3种，新增2种，分类移入1种）					
医学与哲学	中华护理教育	医学与社会（原预防医学由R1移入）			
R1 预防医学，卫生学 （28种，新增2种，剔除1种，分类移出2种）					
中华预防医学杂志	中华流行病学杂志	中国卫生政策研究	中国卫生经济	中国卫生统计	中国医院管理
中华疾病控制杂志	卫生研究	中华医院管理杂志	中国卫生事业管理	中华劳动卫生职业病杂志	营养学报
中国卫生资源	中国疫苗和免疫	现代预防医学	环境与健康杂志	卫生经济研究	中国职业医学

环境与职业医学	中国学校卫生	中国艾滋病性病	中国健康教育	中国感染控制杂志	中国慢性病预防与控制
中国公共卫生	中国食品卫生杂志	中国医院	中国预防医学杂志	中国护理管理	
医学与社会（移至R0一般理论）	中华医院感染学杂志（移至R4临床医学）				
R2 中国医学 （18种，剔除1种）					
中草药	中国中药杂志	针刺研究	中国实验方剂学杂志	中国中西医结合杂志	北京中医药大学学报
中华中医药杂志	中医杂志	中成药	中药材	中国针灸	中药药理与临床
世界科学技术.中医药现代化	中药新药与临床药理	南京中医药大学学报	中华中医药学刊	中国中医基础医学杂志	时珍国医国药
天然产物研究与开发					
R3 基础医学 （23种，新增4种，剔除2种）					
中国临床心理学杂志	中国寄生虫学与寄生虫病杂志	医用生物力学	中国人兽共患病学报	中国心理卫生杂志	中国病理生理杂志
病毒学报	中国生物医学工程学报	细胞与分子免疫学杂志	中华微生物学和免疫学杂志	中国病原生物学杂志	免疫学杂志
中国免疫学杂志	生理学报	生物医学工程学杂志	中国临床解剖学杂志	解剖学报	中国应用生理学杂志
现代免疫学	中国媒介生物学及控制杂志	疾病监测	中国健康心理学杂志	中国生物制品学杂志	神经解剖学杂志
生理科学进展					
R4 临床医学 （26种，新增3种，分类移入1种，剔除1种）					
中华护理杂志	中华危重病急救医学	中国医学影像技术	中国组织工程研究	中国康复医学杂志	中华病理学杂志
护理学杂志	中华物理医学与康复杂志	中国康复理论与实践	中华急诊医学杂志	中国医学影像学杂志	中华超声影像学杂志
中国中西医结合急救杂志	中国超声医学杂志	临床与实验病理学杂志	护理研究	中华医学超声杂志（电子版）	中华检验医学杂志

中国循证医学杂志	中国感染与化疗杂志	解放军护理杂志	中国疼痛医学杂志	护理学报	磁共振成像
中华临床医师杂志(电子版)	中国急救医学	中华医院感染学杂志(R1预防医学、卫生学移入)			
R5 内科学 (24种,新增1种,剔除1种)					
中华心血管病杂志	中华地方病学杂志	中华内科杂志	中华结核和呼吸杂志	中华内分泌代谢杂志	中华肝脏病杂志
中国老年学杂志	中华高血压杂志	中国实用内科杂志	中华血液学杂志	中国循环杂志	中国糖尿病杂志
中华老年医学杂志	中华糖尿病杂志	中国实验血液学杂志	中华消化杂志	中国血吸虫病防治杂志	中华肾脏病杂志
中华风湿病学杂志	临床心血管病杂志	肠外与肠内营养	中国呼吸与危重监护杂志	临床肝胆病杂志	胃肠病学
中华消化内镜杂志					
R6 外科学 (29种,新增1种,剔除2种)					
中华骨科杂志	中华显微外科杂志	中华外科杂志	中华消化外科杂志	中国实用外科杂志	中国脊柱脊髓杂志
中华胃肠外科杂志	中华肝胆外科杂志	中国修复重建外科杂志	中国矫形外科杂志	中华实验外科杂志	中华手外科杂志
中华泌尿外科杂志	中华骨质疏松和骨矿盐疾病杂志	中华创伤骨科杂志	中华神经外科杂志	中华创伤杂志	中国普通外科杂志
中国微创外科杂志	中华男科学杂志	中华普通外科杂志	中华麻醉学杂志	临床麻醉学杂志	中华胸心血管外科杂志
中华烧伤杂志	器官移植	中国骨质疏松杂志	肾脏病与透析肾移植杂志	中国胸心血管外科临床杂志	中华整形外科杂志
中华器官移植杂志					
R71 妇产科学 (6种,剔除1种)					
中华妇产科杂志	中国实用妇科与产科杂志	实用妇产科杂志	中华生殖与避孕杂志	中华围产医学杂志	现代妇产科进展

中国妇产科临床杂志					
R72 儿科学 （7种）					
中华儿科杂志	中华实用儿科临床杂志	中国当代儿科杂志	中国循证儿科杂志	临床儿科杂志	中国实用儿科杂志
中华小儿外科杂志					
R73 肿瘤学 （10种，新增1种，剔除1种）					
中华肿瘤杂志	中国癌症杂志	肿瘤	中华放射肿瘤学杂志	中国肿瘤	中国肿瘤临床
中国肺癌杂志	中国肿瘤生物治疗杂志	中华肿瘤防治杂志	现代肿瘤医学	临床肿瘤学杂志	
R74 神经病学与精神病学 （9种）					
中华神经科杂志	中国神经精神疾病杂志	中华行为医学与脑科学杂志	中华神经医学杂志	中华精神科杂志	中华老年心脑血管病杂志
中国现代神经疾病杂志	中国脑血管病杂志	中国神经免疫学和神经病学杂志			
R75 皮肤病学与性病学 （3种）					
中华皮肤科杂志	中国皮肤性病学杂志	临床皮肤科杂志			
R76 耳鼻咽喉科学 （4种）					
中华耳鼻咽喉头颈外科杂志	临床耳鼻咽喉头颈外科杂志	听力学及言语疾病杂志	中华耳科学杂志		
R77 眼科学 （5种）					
中华眼科杂志	中华眼底病杂志	中华实验眼科杂志	眼科新进展	国际眼科杂志	
R78 口腔科 （5种）					
中华口腔医学杂志	华西口腔医学杂志	实用口腔医学杂志	口腔医学研究	上海口腔医学	
R8 特种医学 （12种）					
中华放射学杂志	介入放射学杂志	临床放射学杂志	实用放射学杂志	放射学实践	中国医学计算机成像杂志

中国介入影像与治疗学	中华核医学与分子影像杂志	国际医学放射学杂志	中国运动医学杂志	中华放射医学与防护杂志	航天医学与医学工程
R9 药学 （15种，新增1种，剔除2种）					
药学学报	中国药学杂志	药物分析杂志	中国新药杂志	中国现代应用药学	中国药理学通报
中国医院药学杂志	中国药科大学学报	中国药理学与毒理学杂志	中国医药工业杂志	中国临床药理学杂志	中国新药与临床杂志
沈阳药科大学学报	中国药房	中国抗生素杂志	国际药学研究杂志	中国药物化学杂志	

为了对这两套主流评价体系有全面、精准的认识，笔者又将统计源核心和北大核心的学科分类数量进行了对比，这样就更加一目了然。统计源核心将医学细分为40个亚目，比如大的学科都将医药大学学报单独列出，内科学按解剖生理系统又划分为5个亚目，外科学6个亚目，而北大核心仅为17个亚目，基本以二级分类截止。从小的学科可以直观看出，妇产科学数量差异不大，但儿科、眼科和耳鼻喉科三个专业统计源期刊比北大核心期刊数量翻了一倍，口腔、皮肤性病学科甚至达到四倍。因此，业内这些学科对北大核心的认定度更胜一筹。

表4-2-2-7 统计源核心与北大核心按学科分类比较

学科分类	统计源核心期刊数量(种)	北大核心期刊数量(种)
医学综合	44	31
医药大学学报	56	
基础医学	30	23
临床医学综合	37	26
临床诊断学	14	
保健医学	15	
护理学	11	
内科学综合	5	24
呼吸病学、结核病学	6	

续表

学科分类	统计源核心期刊数量（种）	北大核心期刊数量（种）
消化病学	16	
血液病学、肾脏病学	12	
内分泌病学与代谢病学	8	
感染性疾病学、传染病	11	
外科学综合	23	29
普通外科学、胸外科学	25	
心血管病学	21	
泌尿外科学	7	
骨外科学	16	
烧伤外科、整形外科	9	
妇产科学	9	6
儿科学	17	7
眼科学	10	5
耳鼻咽喉科学	10	4
口腔医学	21	5
皮肤病学	8	3
性医学	4	
神经病学、精神病学	32	9
核医学、医学影像学	25	12
肿瘤学	32	10
预防医学与公共卫生学	22	28
流行病学、环境医学	23	
优生学、计划生育学	8	
军事医学与特种医学	8	
卫生管理学、健康教育	26	

续表

学科分类	统计源核心期刊数量（种）	北大核心期刊数量（种）
药学	48	15
中医学	28	18
中医药大学学报	13	
中西医结合医学	12	
中药学	25	
针灸、中医骨伤	8	
共计	755	258

第三节 中国科学引文数据库

中国科学引文数据库(简称CSCD)是我国第一个引文数据库,1989年由中国科学院文献情报中心创建。建库特色为引文索引,能快速从上百万条引文中查到某篇文献被引用的详细情况,被誉为“中国的SCI”。2007年,CSCD与美国Thomson-Reuters Scientific合作,以ISI Web of Knowledge为平台实现与Web of Science的跨库检索,是ISI Web of Knowledge有史以来第一个非英文语种数据库。CSCD在课题查新、基金资助、成果申报、项目评估、人才选拔及文献计量评价研究等多方面被作为权威工具广泛应用。包括:自然基金委国家杰出青年基金指定查询库、自然基金委资助项目后期绩效评估指定查询库、教育部学科评估查询库、中国科学院院士推选人查询库、教育部长江学者、中科院百人计划评估查询库等,在国内颇具权威性。

2021—2022年中国科学引文数据库来源期刊1262种,其中英文版期刊245种,中文版期刊1017种。整体收录数据每年会有变化,但CSCD是以文章为依据进行检索,精确到每篇文章,而不以期刊出版整体收录,所以比较客观、准确、权威。2020版的北大核心期刊数量是1990种,而CSCD中文期刊是1017种,因此业内对后者的认可度更高,各信息情报机构在出具检索报告时也大多以CSCD的收录和引证为中文论文的最高标准。但就医学领域而言,情况稍有不同。北大核心期刊(2020版)可供基础临床医务人员投稿的生物医学类期刊是295种(295/1990,15.02%),CSCD为299种(299/1017,29.40%),绝对数量上基本持平,占比却有区别。

我们以口腔医学专业为例来具体比较,CSCD共收录8本口腔专业期刊(历年累计),收录的详细年份和清单都一一列出,如《口腔医学研究杂志》2011年开始被收录,2017年起被剔除,2021年又再次收录,2017—2020年的发文就不在库内(如图4-2-3-1)。

刊名	ISSN	收录年代
国际口腔医学杂志	1673-5749	2017-2021
华西口腔医学杂志	1000-1182	1996-2021
口腔医学研究	1671-7651	2011-2016,2021
上海口腔医学	1006-7248	2011-2020
实用口腔医学杂志	1001-3733	1999-2021
现代口腔医学杂志	1003-7632	2009-2016
中华口腔医学杂志	0412-4014	1989-2001
中华口腔医学杂志	1002-0098	2002-2021
牙体牙髓牙周病学杂志	1005-2593	1999-2010

收录年份详细列出

图4-2-3-1 CSCD中口腔医学杂志收录情况列表

而2020年版北大核心期刊口腔医学只有5本期刊入围,分别是:《中华口腔医学杂志》《华西口腔医学杂志》《实用口腔医学杂志》《口腔医学研究》和《上海口腔医学》,不过我们仔细观察收录年份可以发现，2021年在CSCD中收录的口腔医学期刊，其实也只有《国际口腔医学杂志》《华西口腔医学杂志》《口腔医学研究》《实用口腔医学杂志》和《中华口腔医学杂志》。仅有《上海口腔医学》和《国际口腔医学杂志》两本期刊有所差别，总体来说，两个评价体系中口腔科学实时收录的期刊数量都是5种，基本持平（如表4-2-3-1）。

表4-2-3-1 口腔医学专业最新版北大核心与CSCD期刊收录对比

杂志名	北大核心收录	CSCD收录
中华口腔医学杂志	✔	✔
华西口腔医学杂志	✔	✔
口腔医学研究	✔	✔
实用口腔医学杂志	✔	✔
上海口腔医学	✔	
国际口腔医学杂志		✔

眼科学从1999年至今，CSCD历年累计共收录8种期刊，年份对应如表4-2-3-2所示。目前收录4种，而2020版北大核心收录5种，《中华眼视光学与视觉科学杂志》《眼科新进展》《国际眼科杂志》3种期刊有差异。

表4-2-3-2 眼科专业CSCD与2020版北大核心期刊收录对比

杂志名	北大核心收录	CSCD收录
中华眼科杂志	✔	✔（1989—2021）
中华眼底病杂志	✔	✔（1999—2021）
中华实验眼科杂志	✔	✔（2011—2021）
中华眼视光学与视觉科学杂志		✔（2015—2021）
眼科新进展	✔	
国际眼科杂志	✔	
眼科		（2015—2018）
眼科研究		（2003—2010）
眼视光学杂志		（2000—2006）
中国实用眼科杂志		（1999—2014）

再看看妇产科学，1989年至今CSCD收录5种期刊，无一间断，全部持续在库，学科稳定。北大核心收录数量为6种，比之2017版剔除了1种，《中华围产医学杂志》《中华

生殖与避孕杂志》只在北大核心收录中出现,《中国妇产科临床杂志》只在CSCD收录中出现,具体列表如下:

表4-2-3-3 妇产科专业最新版北大核心与CSCD期刊收录对比

杂志名	北大核心收录	CSCD收录
实用妇产科杂志	✔	✔(2003—2021)
现代妇产科进展	✔	✔(2011—2021)
中国妇产科临床杂志		✔(2015—2021)
中国实用妇科与产科杂志	✔	✔(1999—2021)
中华妇产科杂志	✔	✔(1989—2021)
中华围产医学杂志	✔	
中华生殖与避孕杂志	✔	

综上所述,生物医药CSCD与北大核心收录的绝对数量基本相当,不过各自机构的认定体系会有些许不同,所以我们在投稿前一定要充分了解就职机构的评价标准,做到有的放矢。

按来源期刊浏览,我们以《中华儿科杂志》为例,检索后进入其主页,可以看到该杂志自1989—2021年都被收录,详细给出了年收录总篇数及每期的收录数量(图4-2-3-2)。

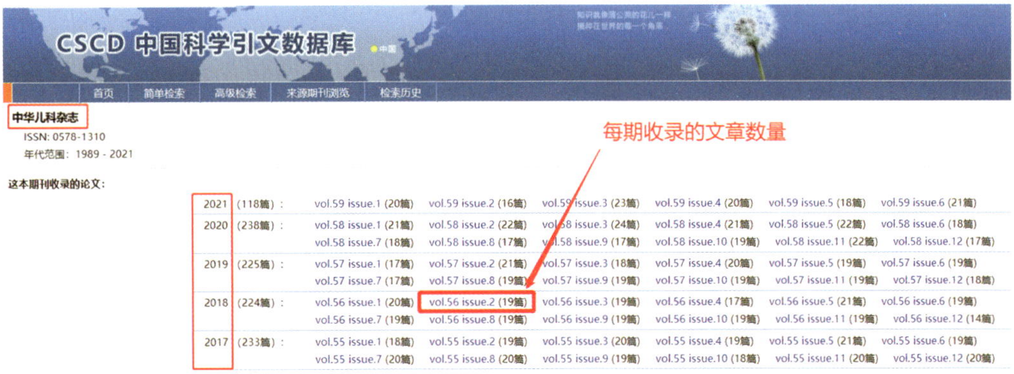

图4-2-3-2 CSCD中《中华儿科杂志》主页内容

点击进入2018 vol.56issue.2(19篇),具体能看到该期详细发文清单,包含:题名、作者、来源、被引频次四项可排序内容,与该杂志官网上该期的发文总数一致(19篇)(图4-2-3-3)。所有文章可按引文格式直接输出,还可以保存到EndNote进行引文编辑,每篇文章给出了题录详细链接、全文链接和PlumX Metrics关注度链接。按照被引频次排序,可见由中华医学会儿科分会肾脏学组撰写的《狼疮性肾炎诊治循证指南(2016)》是该期被引最多的文献。

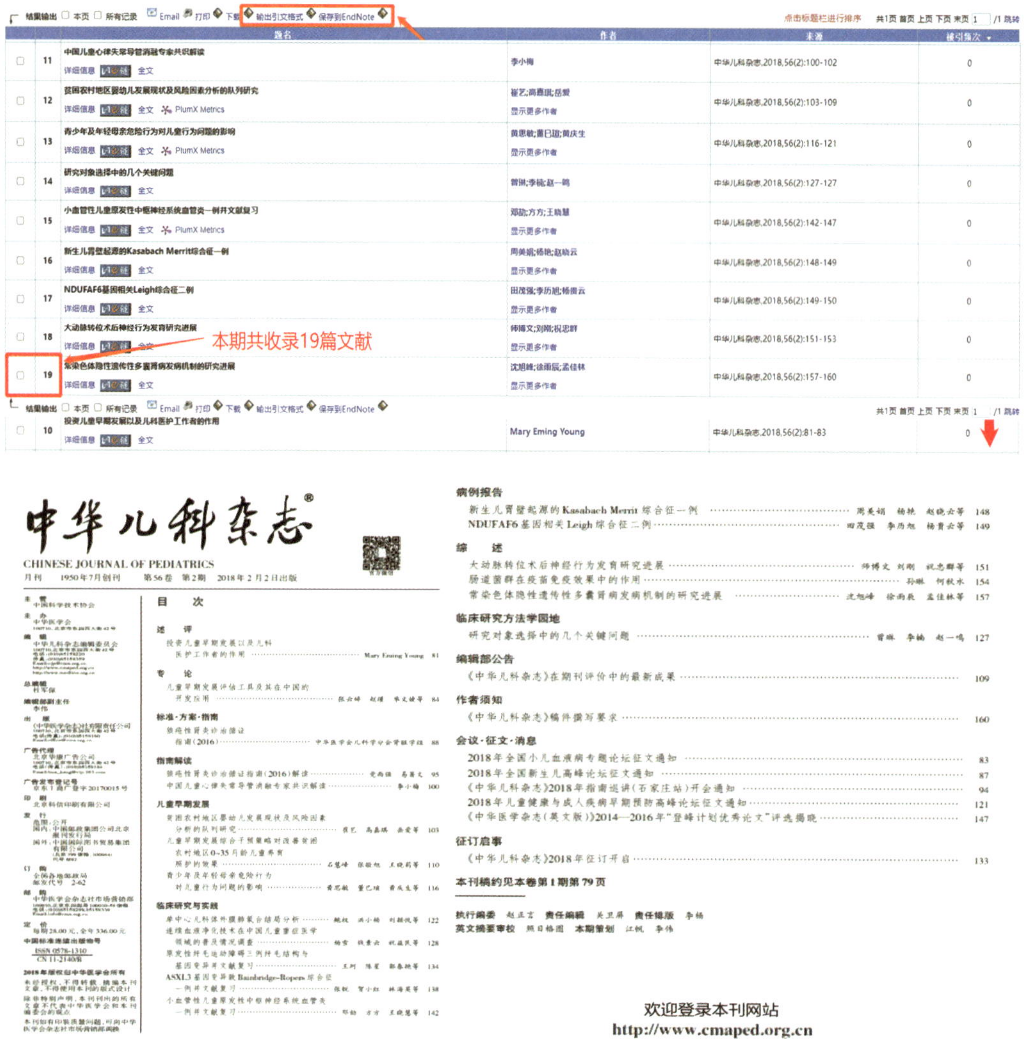

图 4-2-3-3 CSCD 中《中华儿科杂志》2018.56 卷 2 期主页与官网期刊目录对比

除了指南外，本期引用最多的文献是《ASXL3 基因变异致 Bainbridge-Ropers 综合征一例并文献复习》，点击详细信息进入具体页面，可见丰富的数据呈现（图 4-2-3-4），除中英篇名目、来源、DOI 地址、关键词、地址、语种、ISSN 号、学科和 CSCD 文献收藏编号等传统数据外，最具特色的是其引文检索网络。

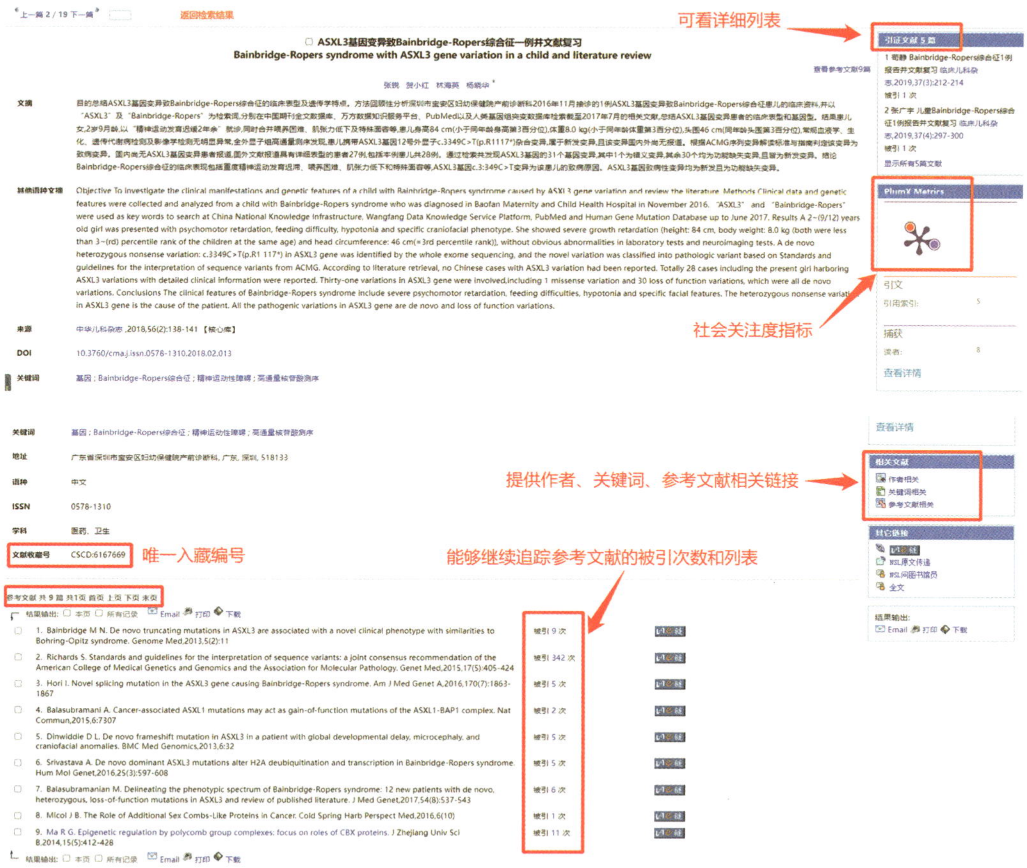
可看详细列表
社会关注度指标
提供作者、关键词、参考文献相关链接
唯一入藏编号
能够继续追踪参考文献的被引次数和列表

图 4-2-3-4　CSCD 中《中华儿科杂志》2018.56 卷 2 期 具体文章页面

右侧菜单可见标注引证文献5篇，每篇列出了基本题录和引用次数，均可继续点击链接至该引文文章的主页面，层层链接下去，清晰的研究脉络就能一步步呈现。参考文献列表位于最后，所有9篇参考文献全部列出，每篇的被引次数依旧可以继续追踪，可见本文的第二篇参考文献 *Standards and guidelines for the interpretation of sequence variants* 被引次数高达342次，点击数字342会链接到新的给出全部引证文献列表的网页。参考文献的结果提供Email、打印和下载三种方式，方便快捷。如果希望在线获取全文，则可以点击“NSL”国家图书馆的原文传递链接，填写申请后等待传递。

CSCD还引入了PlumX Metrics网站数据，右侧菜单引文网络下方是PlumX Metrics简图，可见该文被引用索引5次，读者阅读8次，并可查看详情。我们进入详情页面可看到此文的读者信息也被统计在内（图4-2-3-5）。

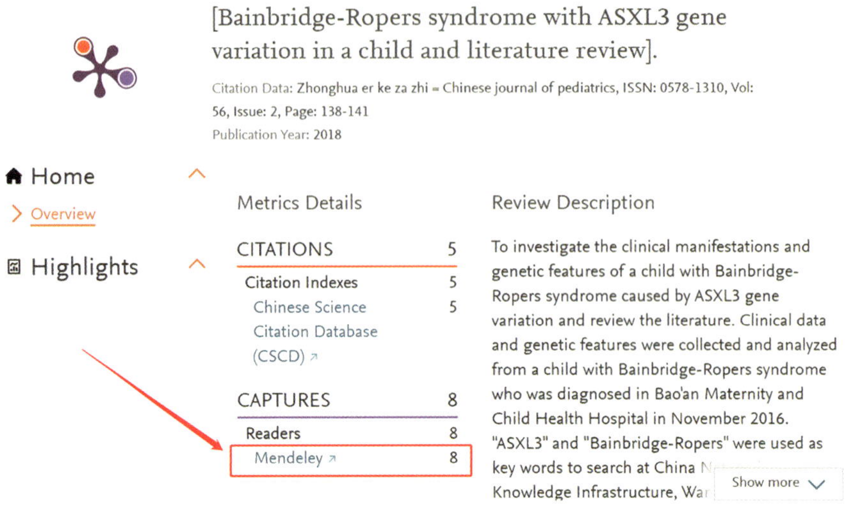

图4-2-3-5　PlumX Metrics网站具体文献主页

进一步追踪进入读者信息详细页面(图4-2-3-6),8位读者的阅读时间给出了线状图,他们的学历身份、学科所属全部都以可视柱状图列出,不可谓不详尽。

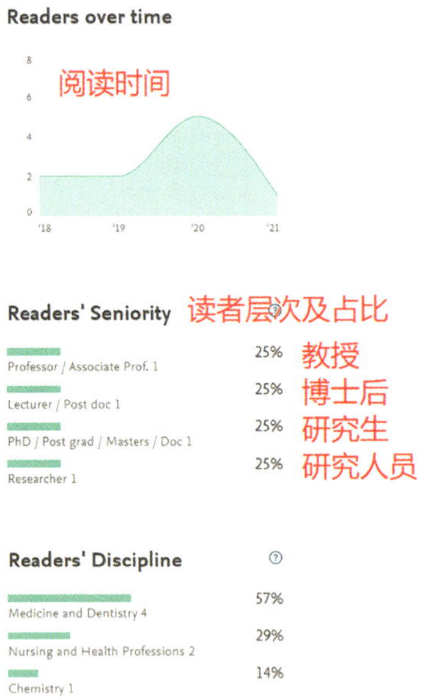

图4-2-3-6　PlumX Metrics网站的读者信息列表网页

第四节 中国学术期刊影响因子年报

《中国学术期刊国际国内影响力统计分析数据库》发布了我国正式出版的近6066种学术期刊的国际、国内评价指标，包含《世界期刊影响力指数年报》《中国学术期刊影响因子年报》《中国学术期刊国际引证报告》《个刊影响力统计分析数据库》《期刊网络传播统计报告》5个报告的数据。也是我们业内熟知的“中国知网”所依托的评价体系，收录较为全面，数据涵盖面广，中文期刊数量有5807种(图4-2-4-1)。

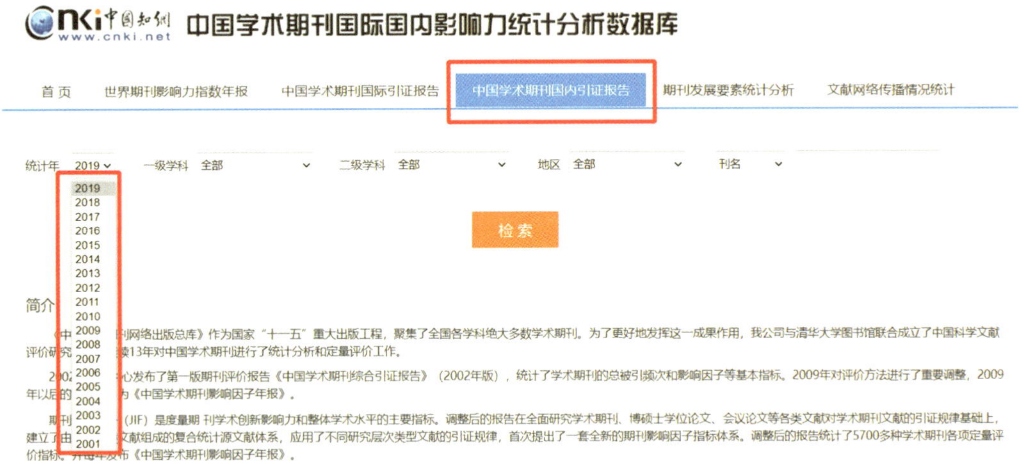

图4-2-4-1 中国学术期刊国际国内影响力统计分析数据库主页面

另外，《中国学术期刊影响因子年报》还出版光盘版本和纸质印刷版，每年11月发行。年报包含三个部分的内容：首先列出头一个统计年的期刊影响力指数及主要影响因子，第二部分是该年度各刊的其他各类计量指标值，第三部分给出第Ⅰ、Ⅱ类影响因子、可被引文献量与被引频次。各部分均按学科将期刊分组，并按影响力指数降序排列，以便查阅和比较分析。

其中，学术期刊影响力指数(CI)，将总被引频次和影响因子结合统筹；学术期刊量效指数(JMI)反映了期刊量效关系，对各学科期刊按CI排序，并根据期刊数量等指标分为4个区(Q1、Q2、Q3、Q4)，更准确地反应学术影响力全貌。将人文社科类期刊与科技统计源期刊一起总称综合统计源期刊，给“综合影响因子 MS-JIF”明确了定义：期刊前两年发表的可被引用文献在统计年份被综合统计源期刊引用的总次数，与该期刊前两年发表的可被引文献总量之比。计算公式为：

$$\text{MS-JIF}=\frac{\text{该期刊前两年发表的可被引文献在统计年份被综合统计源期刊引用的总次数}}{\text{该期刊前两年发表的可被引文献总量}}$$

增加了部分博、硕士学位论文与会议论文，与综合统计源期刊合称为复合统计源文献，衍生出“复合影响因子U-JIF”——前两年发表的可被引文献在统计年被复合统计源文献引用总次数，与该期刊内前两年发表的可被引文献总量之比。计算公式为：

$$\text{U-JIF}=\frac{\text{某期刊前两年发表的可被引文献在统计年被复合统计源文献引用的总次数}}{\text{该期刊前两年发表的可被引文献总量}}$$

在电脑端安装光盘后，桌面出现两个图标，分别为“全文检索系统”和“指标检索系统”。双击打开全文检索，可见页面如图4-2-4-2，左侧以树状分类目录简化显示全部内容，能够直接导航到相应CAJ文件目标位置。

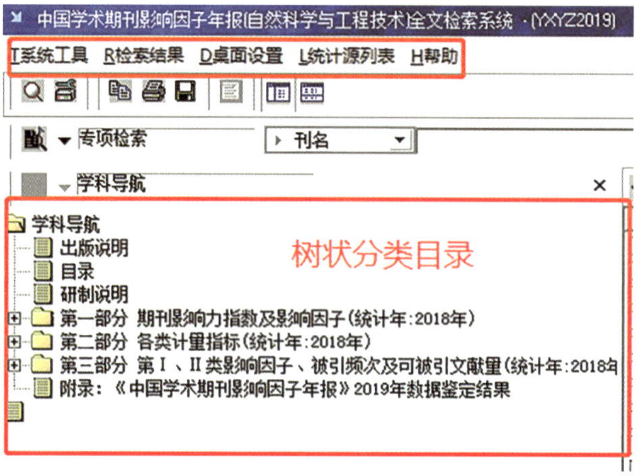

图4-2-4-2 光盘版全文检索系统目录

如打开第一部分：期刊影响力指数及影响因子，能够看到各学科分类检索项，点击“妇产科学与儿科学”，36种当年统计源期刊就全部罗列出来，按期刊影响力指数CI降序排列，可见第一名与前一节扩刊版的分析完全一致，《中华妇产科杂志》拔得头筹，引领学科发展。逐个点击图标，可以跳到相关页面详细阅读统计数据(图4-2-4-3)。

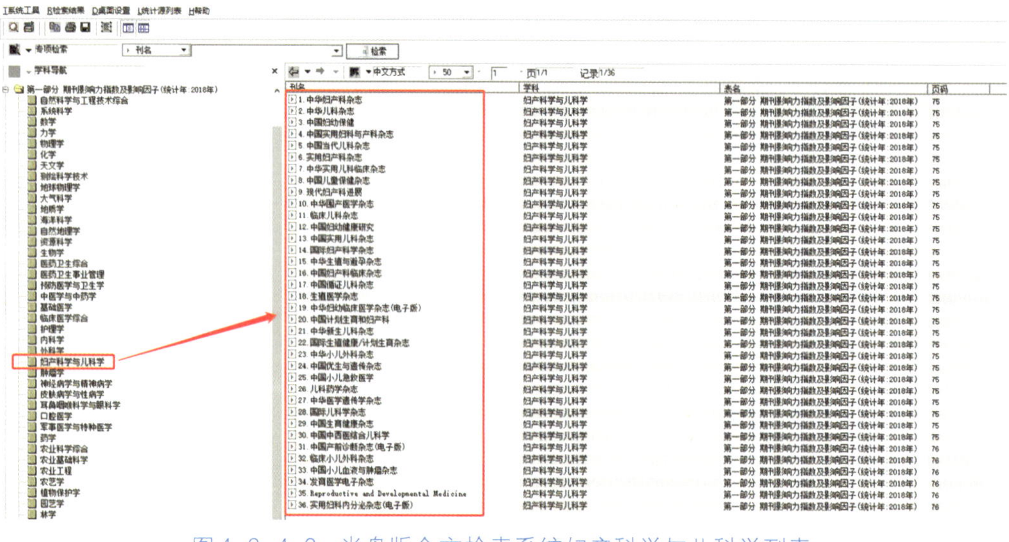

图4-2-4-3 光盘版全文检索系统妇产科学与儿科学列表

双击“指标检索系统”应用图标，可以对具体指标进行检索查询。以口腔医学为例，我们选取排名前几位同时被北京大学中文核心目录收录的基本杂志，添加到复选框中；第二步是选择自己关心的指标，系统提供了150多个可供选择的统计参数，任意勾选加入右侧复选框，我们选择了“复合影响因子”“载文量”“学术期刊影响力指数他引影响因子”“被博士论文引用总频次”“被引期刊数”“分区”“平均引文数”“期刊综合5年影响因子”等几个指标进行示例。

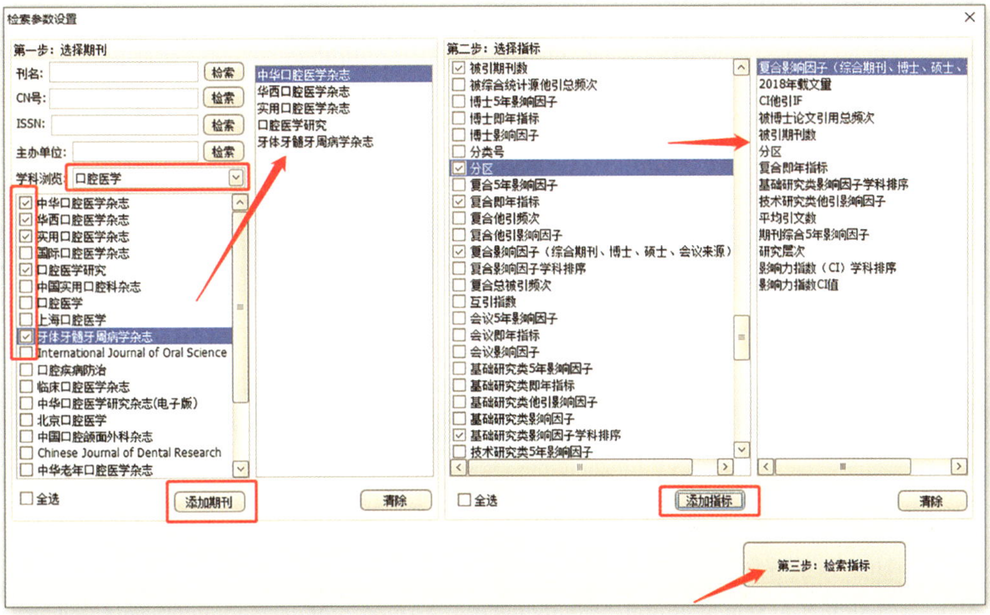

图4-2-4-4 光盘版指标检索系统指标选择示意

结果如图4-2-4-5所示，横坐标排列了我们选取的14个指标，按复合影响因子降序排列，几本杂志全部属于Q1区，学科内最高影响因子1.26，基本与影响力指数(CI)学科排序一致，真实、全面地反映了国内学科期刊的实际水平和业内地位。

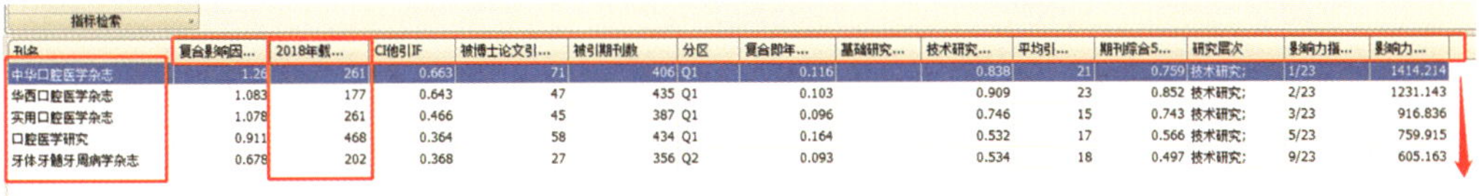
指标检索

刊名	复合影响因...	2018年载...	CI他引IF	被博士论文引...	被引期刊数	分区	复合即年...	基础研究...	技术研究...	平均引...	期刊综合5...	研究层次	影响力指...	影响力...
中华口腔医学杂志	1.26	261	0.663	71	406	Q1	0.116		0.838	21	0.759	技术研究;	1/23	1414.214
华西口腔医学杂志	1.083	177	0.643	47	435	Q1	0.103		0.909	23	0.852	技术研究;	2/23	1231.143
实用口腔医学杂志	1.078	261	0.466	45	387	Q1	0.096		0.746	15	0.743	技术研究;	3/23	916.836
口腔医学研究	0.911	468	0.364	58	434	Q1	0.164		0.532	17	0.566	技术研究;	5/23	759.915
牙体牙髓牙周病学杂志	0.678	202	0.368	27	356	Q2	0.093		0.534	18	0.497	技术研究;	9/23	605.163

图4-2-4-5 光盘版指标检索系统口腔科学前列期刊检索结果

我们还是以口腔医学为例，将22种国内中文口腔医学期刊的四大评价系统收录情况总结如下(表4-2-4-1)，可以看出《学术期刊影响因子年报》和《科技期刊引证报告》胜在全面广泛，北大核心和CSCD重在质优，根据自身文章水平，作者在投稿时一定要准确定位，精准投稿。

表4-2-4-1 口腔医学领域中文期刊收录一览

序号	期刊名称	学术期刊影响因子年报(2021)	科技期刊引证报告(核心版)	北大核心(2020版)	CSCD(2021版)
1	华西口腔医学杂志	✔	✔	✔	✔
2	北京口腔医学	✔	✔		
3	口腔疾病防治	✔	✔		
4	国际口腔医学杂志	✔	✔		
5	口腔颌面外科杂志	✔	✔		
6	中华口腔正畸学杂志	✔			
7	口腔生物医学	✔	✔		
8	口腔医学	✔	✔		
9	口腔医学研究	✔	✔	✔	✔
10	中国口腔种植学杂志	✔			
11	临床口腔医学杂志	✔	✔		
12	口腔材料器械杂志	✔	✔		
13	口腔颌面修复学杂志	✔	✔		
14	全科口腔医学杂志(电子版)	✔			
15	上海口腔医学	✔	✔	✔	
16	现代口腔医学杂志	✔	✔		
17	实用口腔医学杂志	✔	✔	✔	✔
18	中国口腔颌面外科杂志	✔	✔		
19	中华老年口腔医学杂志	✔	✔		
20	中华口腔医学杂志	✔	✔	✔	✔
21	中华口腔医学研究杂志(电子版)	✔	✔		
22	中国实用口腔科杂志	✔	✔		

第五节 中国科技期刊卓越行动计划

2019年9月中国科技部等七部门联合下发通知启动“中国科技期刊卓越行动计划”，以5年为周期在国内科技期刊系统构建支持体系，遴选了领军期刊（22种）、重点期刊（29种）、梯队期刊（199种）、高起点新刊（30种）、集群化试点（5个）以及建设国际化数字出版服务平台、选育高水平办刊人才7个子项目。鼓励科技工作者将成果首发在具有国际影响力的国内科技期刊、业界公认的国际顶级期刊上，以增强国内期刊的国际地位（图4-2-5-1）。

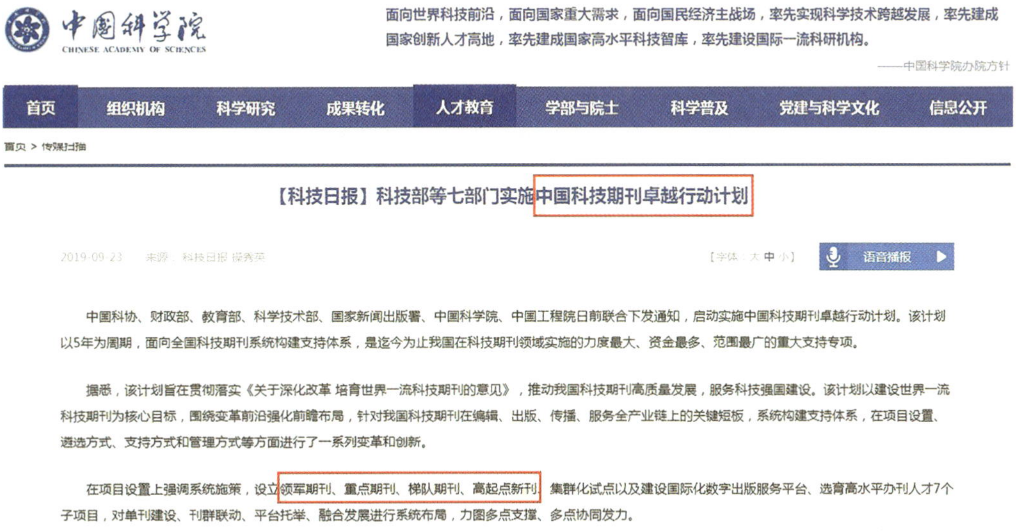

中国科学院
CHINESE ACADEMY OF SCIENCES

面向世界科技前沿，面向国家重大需求，面向国民经济主战场，率先实现科学技术跨越发展，率先建成国家创新人才高地，率先建成国家高水平科技智库，率先建设国际一流科研机构。

——中国科学院办院方针

首页 组织机构 科学研究 成果转化 人才教育 学部与院士 科学普及 党建与科学文化 信息公开

首页 > 传媒扫描

【科技日报】科技部等七部门实施中国科技期刊卓越行动计划

2019-09-23 来源：科技日报 操秀英 【字体：大 中 小】 语音播报

中国科协、财政部、教育部、科学技术部、国家新闻出版署、中国科学院、中国工程院日前联合下发通知，启动实施中国科技期刊卓越行动计划。该计划以5年为周期，面向全国科技期刊系统构建支持体系，是迄今为止我国在科技期刊领域实施的力度最大、资金最多、范围最广的重大支持专项。

据悉，该计划旨在贯彻落实《关于深化改革 培育世界一流科技期刊的意见》，推动我国科技期刊高质量发展，服务科技强国建设。该计划以建设世界一流科技期刊为核心目标，围绕变革前沿强化前瞻布局，针对我国科技期刊在编辑、出版、传播、服务全产业链上的关键短板，系统构建支持体系，在项目设置、遴选方式、支持方式和管理方式等方面进行了一系列变革和创新。

在项目设置上强调系统施策，设立领军期刊、重点期刊、梯队期刊、高起点新刊、集群化试点以及建设国际化数字出版服务平台、选育高水平办刊人才7个子项目，对单刊建设、刊群联动、平台托举、融合发展进行系统布局，力图多点支撑、多点协同发力。

图4-2-5-1 启动中国科技期刊卓越行动计划

领军期刊共有22种（表4-2-5-1），涵盖自然科学多个学科领域，其中《国际口腔科学杂志（英文版）》《科学通报（英文版）》《细胞研究》《信号转导与靶向治疗》《畜牧与生物技术杂志（英文版）》《药学学报（英文）》《中国免疫学杂志（英文版）》《中华医学杂志（英文版）》8种是生物医学领域相关的杂志，属于临床及基础医学工作者关注的范畴。

表4-2-5-1 领军期刊类项目

序号	中文刊名	主办单位	主管单位
1	分子植物	中国科学院上海生命科学研究院植物生理生态研究所	中国科学院
2	工程	中国工程院战略咨询中心	中国工程院
3	光:科学与应用	中国科学院长春光学精密机械与物理研究所	中国科学院
4	国际口腔科学杂志（英文版）	四川大学	教育部
5	国家科学评论（英文）	中国科技出版传媒股份有限公司	中国科学院

续表

序号	中文刊名	主办单位	主管单位
6	科学通报(英文版)	中国科学院	中国科学院
7	昆虫科学(英文)	中国昆虫学会	中国科协
8	镁合金学报(英文)	重庆大学	教育部
9	摩擦(英文)	清华大学	教育部
10	纳米研究(英文版)	清华大学	教育部
11	石油科学(英文版)	中国石油大学(北京)	教育部
12	微系统与纳米工程(英文)	中国科学院电子学研究所	中国科学院
13	细胞研究	中国科学院上海生命科学研究院生物化学与细胞生物学研究所	中国科学院
14	信号转导与靶向治疗	四川大学	教育部
15	畜牧与生物技术杂志(英文版)	中国畜牧兽医学会	中国科协
16	岩石力学与岩土工程学报(英文版)	中国科学院武汉岩土力学研究所	中国科学院
17	药学学报(英文)	中国药学会	中国科协
18	园艺研究(英文)	南京农业大学	教育部
19	中国航空学报(英文版)	中国航空学会	中国科协
20	中国科学:数学(英文版)	中国科学院	中国科学院
21	中国免疫学杂志(英文版)	中国免疫学会	中国科协
22	中华医学杂志(英文版)	中华医学会	中国科协

重点期刊共有29种(表4-2-5-2),其中《癌症生物学与医学》《材料科学技术(英文版)》《动物学报》《基因组蛋白质组与生物信息学报》《神经科学通报》《药物分析学报(英文)》《运动与健康科学(英文)》《中国科学:生命科学(英文版)》《中国药理学报》《转化神经变性病(英文)》10种期刊与生物医学相关,在我们选刊范围之内。

表4-2-5-2 重点期刊类项目(根据刊名拼音排序)

序号	中文刊名	主办单位	主管单位
1	癌症生物学与医学	中国抗癌协会	中国科协
2	材料科学技术(英文版)	中国金属学会	中国科协
3	催化学报	中国科学院大连化学物理研究所	中国科学院
4	地球科学学刊	中国地质大学(武汉)	教育部
5	地学前缘(英文版)	中国地质大学(北京)	教育部
6	动物学报	中国科学院动物研究所	中国科学院
7	高功率激光科学与工程(英文)	中国科学院上海光学精密机械研究所	中国科学院
8	古地理学报(英文版)	中国石油大学(北京)	教育部
9	光子学研究(英文)	中国科学院上海光学精密机械研究所	中国科学院
10	环境科学与工程前沿(英文)	高等教育出版社有限公司	教育部

序号	中文刊名	主办单位	主管单位
11	基因组蛋白质组与生物信息学报	中国科学院北京基因组研究所	中国科学院
12	计算材料学	中国科学院上海硅酸盐研究所	中国科学院
13	计算数学(英文版)	中国科学院数学与系统科学研究院	中国科学院
14	能源化学(英文)	中国科技出版传媒股份有限公司	中国科学院
15	农业科学学报(英文)	中国农业科学院	农业农村部
16	神经科学通报	中国科学院上海生命科学研究院	中国科学院
17	现代电力系统与清洁能源学报	国网电力科学研究院有限公司	国家电网有限公司
18	药物分析学报(英文)	西安交通大学	教育部
19	应用数学和力学(英文版)	上海大学	上海市教育委员会
20	运动与健康科学(英文)	上海体育学院	上海市教育委员会
21	中国机械工程学报	中国机械工程学会	中国科协
22	中国科学:生命科学(英文版)	中国科学院	中国科学院
23	中国科学:信息科学(英文版)	中国科学院	中国科学院
24	中国物理C	中国科学院高能物理研究所	中国科学院
25	中国药理学报	中国药理学会	中国科协
26	中国有色金属学报(英文版)	中国有色金属学会	中国科协
27	转化神经变性病(英文)	上海交通大学医学院附属瑞金医院	上海交通大学
28	自动化学报(英文版)	中国自动化学会	中国科协
29	作物学报(英文版)	中国作物学会	中国科协

梯队期刊数量相对较多,有199种,笔者将其中生物医学类别的49种摘录罗列出来如表4-2-5-3可供本书读者选刊投稿。不难发现,传统业内强刊,中华医学会下辖的多种期刊上榜,但不是全部在榜。因此,多多了解行业最新动态和各种收录体系的变化,是医学科研人员必练的基本功。

表4-2-5-3 梯队期刊中涉及生物医学类项目

序号	中文刊名	主办单位	主管单位
1	北京中医药大学学报	北京中医药大学	教育部
2	蛋白质与细胞	高等教育出版社有限公司	教育部
3	当代医学科学	华中科技大学	教育部
4	动物学研究	中国科学院昆明动物研究所	中国科学院
5	动物营养(英文)	中国畜牧兽医学会	中国科协
6	动物营养学报	中国畜牧兽医学会	中国科协
7	仿生工程学报	吉林大学	教育部
8	国际肝胆胰疾病杂志(英文)	浙江省医学学术交流管理中心	浙江省卫生厅
9	国际皮肤性病学杂志(英文)	中华医学会	国家卫生健康委

续表

序号	中文刊名	主办单位	主管单位
10	华西口腔医学杂志	四川大学	教育部
11	军事医学研究(英文)	人民军医出版社	中央军委后勤保障部卫生局
12	老年心脏病杂志	解放军总医院老年心血管病研究所	解放军总医院
13	南方医科大学学报	南方医科大学	广东省教育厅
14	贫困所致传染病(英文)	中华医学会	中国科协
15	生物工程学报	中国科学院微生物研究所	中国科学院
16	生物化学与生物物理学报	中国科学院上海生命科学研究院生物化学与细胞生物学研究所	中国科学院
17	生物技术通报	中国农业科学院农业信息研究所	农业农村部
18	生物医学与环境科学(英文版)	中国疾病预防控制中心	中华人民共和国国家卫生健康委员会
19	世界儿科杂志(英文)	浙江大学	教育部
20	世界急诊医学杂志(英文)	浙江大学	教育部
21	亚洲泌尿外科杂志(英文)	上海市科学技术协会	上海市科学技术协会
22	亚洲男性学杂志	中国科学院上海药物研究所	中国科学院
23	亚洲药物制剂科学	沈阳药科大学	辽宁省教育厅
24	遗传学报	中国科学院遗传与发育生物学研究所	中国科学院
25	中草药(英文版)	天津药物研究院	天津药物研究院
26	中国癌症研究(英文版)	中国抗癌协会	中国科协
27	中国安全科学学报	中国职业安全健康协会	中国科协
28	中国病理生理杂志	中国病理生理学会	中国科协
29	中国结合医学杂志	中国中医科学院	国家中医药管理局
30	中国神经再生研究(英文版)	中国康复医学会	国家卫生健康委员会
31	中国天然药物	中国药科大学	教育部
32	中国中药杂志	中国药学会	中国科协
33	中华创伤杂志(英文版)	中华医学会	中国科协
34	中华儿科杂志	中华医学会	中国科协
35	中华耳鼻咽喉头颈外科杂志	中华医学会	中国科协
36	中华放射学杂志	中华医学会	中国科协
37	中华放射医学与防护杂志	中华医学会	中国科协
38	中华肝脏病杂志	中华医学会	中国科协
39	中华护理杂志	中华护理学会	中国科协
40	中华结核和呼吸杂志	中华医学会	中国科协

续表

序号	中文刊名	主办单位	主管单位
41	中华流行病学杂志	中华医学会	中国科协
42	中华内科杂志	中华医学会	中国科协
43	中华神经外科杂志(英文)	中华医学会	中国科协
44	中华心血管病杂志	中华医学会	中国科协
45	中华血液学杂志	中华医学会	中国科协
46	中华预防医学杂志	中华医学会	中国科协
47	中华中医药杂志	中华中医药学会	中国科协
48	中医杂志	中华中医药学会	国家中医药管理局
49	综合精神医学	上海市精神卫生中心(上海市心理咨询培训中心)	上海市卫生和计划生育委员会

高起点新刊类期刊总数30种，涉及生物医学类别的可选期刊有13种，如表4-2-5-4。

表4-2-5-4 高起点新刊类项目

序号	中文刊名	主办单位	主管单位
1	e光学	中国科学院长春光学精密机械与物理研究所	中国科学院
2	超快科学	中国科学院西安光学精密机械研究所	中国科学院
3	磁共振快报	中国科学院武汉物理与数学研究所	中国科学院
4	仿生智能与机器人	山东大学	教育部
5	复杂系统建模与仿真(英文)	清华大学	教育部
6	感染性疾病与免疫(英文)	中华医学会	中国科协
7	国际肝胆健康(英文)	清华大学	教育部
8	国际遥感学报	中国科学院遥感与数字地球研究所	中国科学院
9	寒带医学杂志	黑龙江省卫生健康发展研究中心	黑龙江省卫生健康委员会
10	合成和系统生物技术	中国科技出版传媒股份有限公司	中国科学院
11	化学物理材料	山东大学	教育部
12	基因与疾病	重庆医科大学	重庆市教育委员会
13	急危重症医学	山东大学	教育部
14	类生命系统	北京理工大学	工业和信息化部
15	绿色化学工程(英文)	中国科学院过程工程研究所	中国科学院
16	农业人工智能	中国科技出版传媒股份有限公司	中国科学院
17	农业信息处理	中国农业大学	教育部
18	区域可持续发展	中国科学院新疆生态与地理研究所	中国科学院
19	全球变化数据仓储	中国科学院地理科学与资源研究所	中国科学院

续表

序号	中文刊名	主办单位	主管单位
20	生物活性材料	中国科技出版传媒股份有限公司	中国科学院
21	生物医学工程前沿	中国科学院苏州生物医学工程技术研究所	中国科学院
22	食品科学与人类健康	北京食品科学研究院	北京二商集团
23	碳能源	温州大学	浙江省教育厅
24	统计理论及其应用	华东师范大学	教育部
25	无人系统	北京理工大学	工业和信息化部
26	心血管病探索(英文)	中华医学会	中国科协
27	再生生物材料(英文版)	中国生物材料学会	中国科协
28	针灸和草药	天津中医药大学	天津市教育委员会
29	智慧医学(英文)	中华医学会	中国科协
30	中医药文化	上海中医药大学	上海市教育委员会

第三章 英文医学期刊收录体系

本章提要

与中文医学期刊收录体系相比，英文医学期刊收录体系更看重单篇文献贡献值，本章重点介绍MEDLINE和SCI收录体系，以及由SCI衍生而来的中科院期刊分区体系。

本章开始将介绍目前主流的英文医学文献、期刊收录评价体系，与中文期刊相比，世界主流英文期刊创刊时间久、发行量大、影响范围广，文献、期刊量化统计体系起步早、研究深入、积累经验较多，体系也更为复杂。前述中文收录体系中北大核心、科技期刊引证报告等虽然来源指标基于单篇文献，但更注重从期刊角度来统计和排名，而英文收录体系更看重单篇文献贡献值，除了文献检索库，《期刊引证报告》独立系统提炼，最终形成《基本科学指标数据库》(ESI)。

《科学引文索引》(SCI)、《工程索引》(EI)、《科技会议录索引》(ISTP)被称为全球三大科技文献检索系统。美国国家医学图书馆(NLM)旗下国家生物技术信息中心(NCBI)于2000年4月开发的基于WEB的生物医学信息检索系统PubMed更是医学研究者耳熟能详的基础工具，MEDLINE是其中的期刊引文数据库，也构成了PubMed中90%的资源。基于这些文献检索平台，本章重点介绍MEDLINE和SCI收录体系，以及由SCI衍生而来的中科院期刊分区体系。

第一节 | MEDLINE收录

美国卫生部(HHS)下辖的公共健康服务中心(PHS)包括食品药品监督管理局(FDA)、疾病控制与预防中心(CDC)和国立卫生研究院(NIH)等机构。其中NIH旗下国立医学图书馆(NLM)发布的国际性生物医学信息书目数据库MEDLINE是当下最权威的生物医学文献数据库，包含美国《医学索引》(IM)的全部内容、《牙科文献索引》《国际护理索引》的部分内容。

MEDLINE团队有文献审阅委员会(LSTRC)专门进行选刊，基于MEDLINE选刊指南筛选刊物，主要考查刊物质量如科学性、创新性以及其内容对全球用户的重要性等方面。截至2021年11月，收录了1966年至今全球80多个国家的5281种生物医学期刊文献，近3200万条记录，以题录和文摘形式报道。其中，由中国发行的期刊约200种，中文记录18000多条。由于其严苛的评价和筛选标准，全球生物医学期刊/论文若能被其收录，代表着对期刊/论文学术水平的肯定，还能加大增进国际引用率。PubMed是互联网上广泛使用的免费MEDLINE检索工具，额外包含最新的、尚未被索引的文献，目前业内所说的MEDLINE检索一般也是搭载在PubMed数据库基础之上的。PubMed由MEDLINE(贡献量>90%)、OLDMEDLINE、Record in process、Record supplied by publisher几个系统组成，引文每周7天添加到PubMed，收录范围更广、界面更友好、文献报道速度更快，不但提供期刊文献检索，还有主题词数据库检索和特征文献检索、基金数据、基因数据、化学结构数据和临床病历资料等专业检索工具。

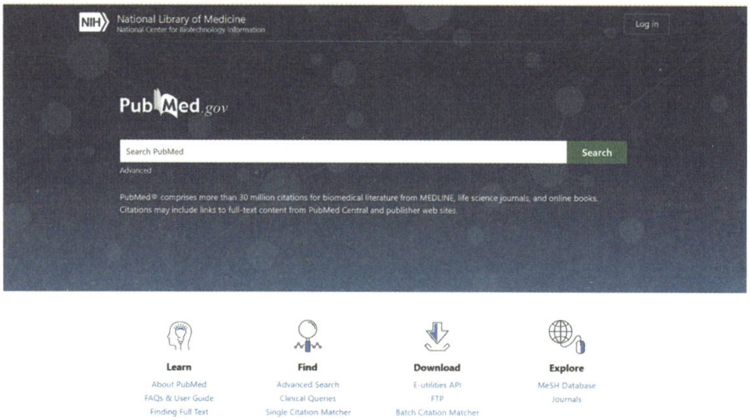

图 4-3-1-1　PubMed 主页面

运用PubMed进行文献检索和原文索取，在本书第一章中已有详细介绍，本节我们专门讨论其中的引文索引和期刊收录信息。在NCBI的主页面通过下拉菜单找到目录项(图4-3-1-2)(NLM Catalog)后可以进入检索页面。

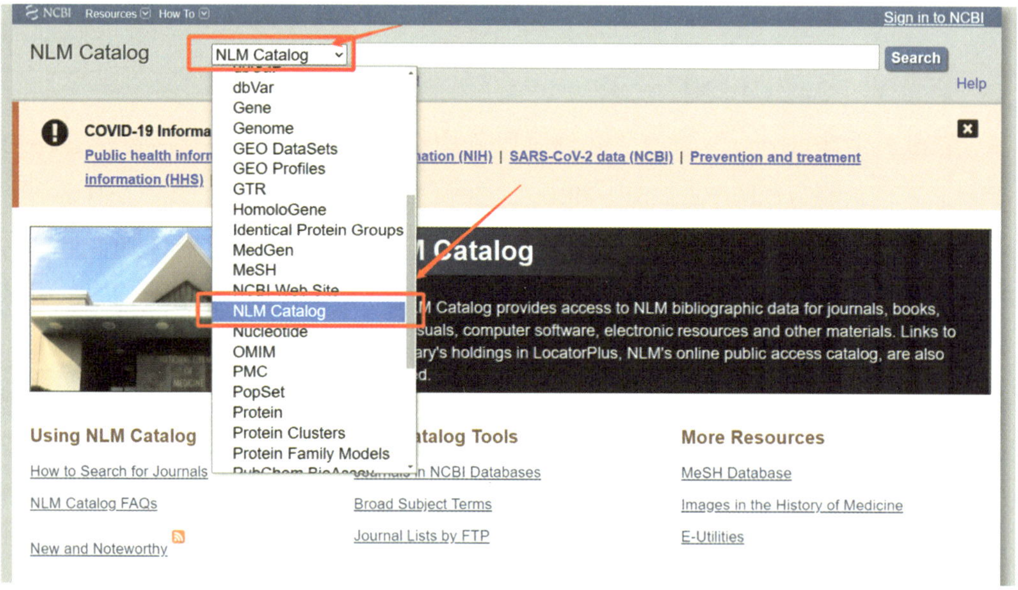

图 4-3-1-2　NCBI 主页面中的目录项

进入检索页面可以通过学科、期刊名称、缩写或者ISSN检索期刊目录，我们以主题词“tumour”为例，输入后进行检索(如图4-3-1-4)。

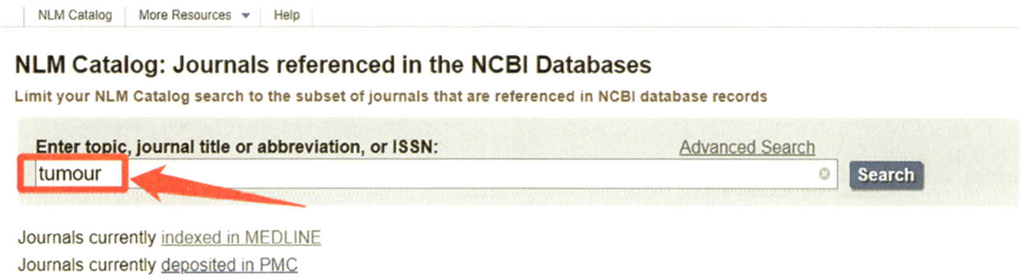

图 4-3-1-3 国家医学图书馆目录检索

结果如图 4-3-1-4 所示，系统自动将“tumour”到 *MeSH* 主题词库中进行匹配，检索“tumour”和“neoplasms”两个同义主题词，共检出相关期刊 626 种。

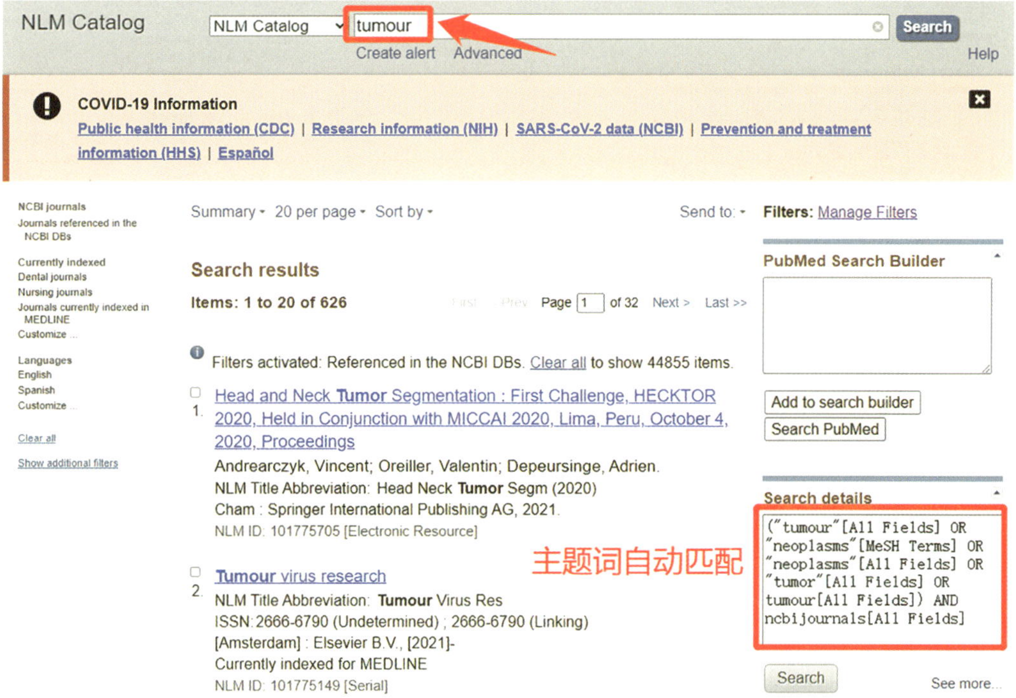

图 4-3-1-4 期刊目录检索也支持主题词自动匹配并检索

仔细阅读结果，可以看出每条题录给出了期刊详细的数据，包括全称、缩写、ISSN 号、出版社、国家图书馆编号等，其中第一条记录是会议论文集；第二条为《肿瘤病毒研究》，2021 年开始印刷；第四、五条却显示这两种期刊当前未在 MEDLINE 库中收录。点击左侧筛选项“Journals currently indexed in MEDLINE”对结果进行精选，期刊数量减至 231 种，说明目前被 MEDLINE 收录的肿瘤学相关期刊为 231 种（如图 4-3-1-5）。

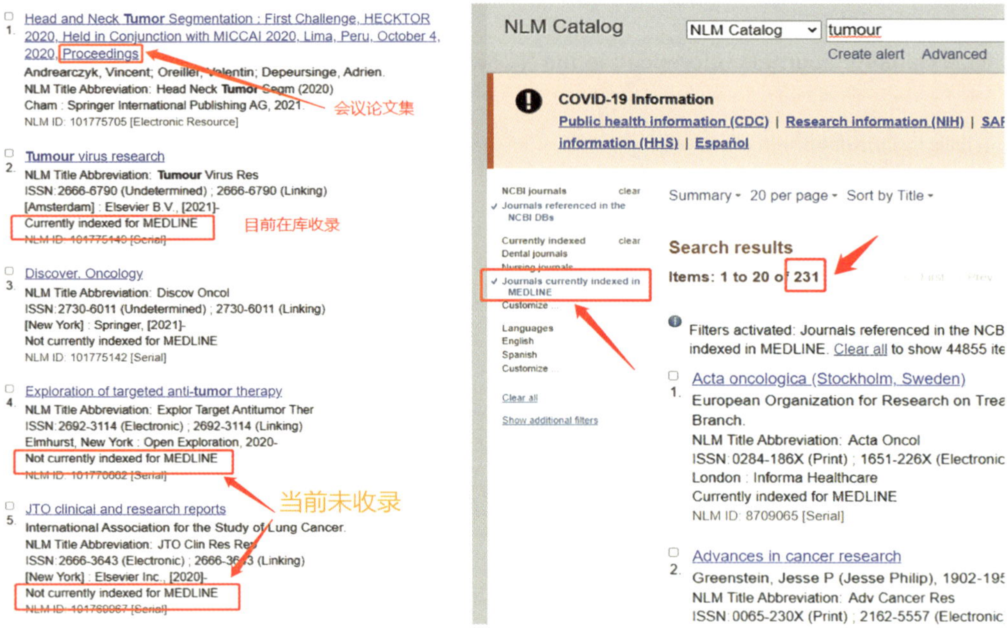

图 4-3-1-5　期刊检索结果解读

在开始页面用"currentlyindexed"检索，得到截至2021年11月初MEDLINE收录的期刊数量为5281种（图4-3-1-6），这个数据随时变化。文献审阅委员会（LSTRC）每年召开3次审查会，每次审核期刊约140种，包括新刊和复审刊，新刊选中收录率约为25%—30%；每年主动审查已收录2—4个主题的在库期刊，剔除综合评审不达标，尤其是不能按时出版、学术质量或编辑过程有较大变动者。

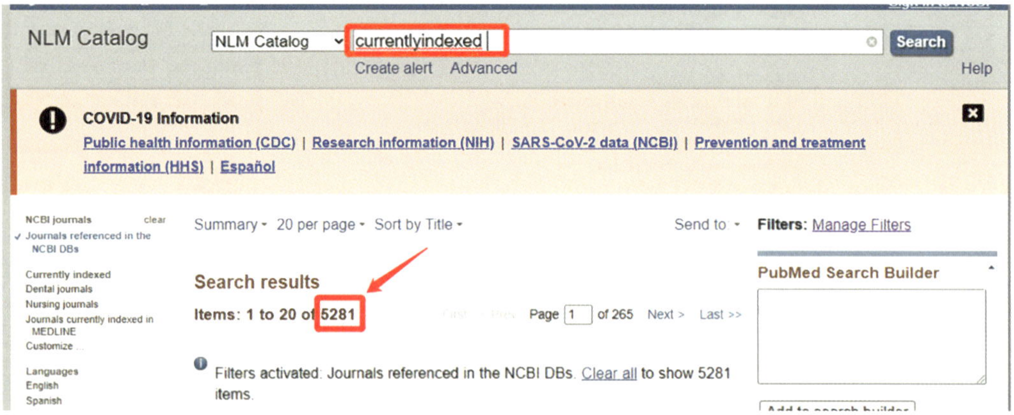

图 4-3-1-6　当前MEDLINE收录期刊数量

NLM目录将所有在库和历史在库的期刊归纳细分到129个亚学科，通过网页可以实现自由检索，亚学科按字母A—Z顺序排序（图4-3-1-7），可进入下级目录查看详细信息。

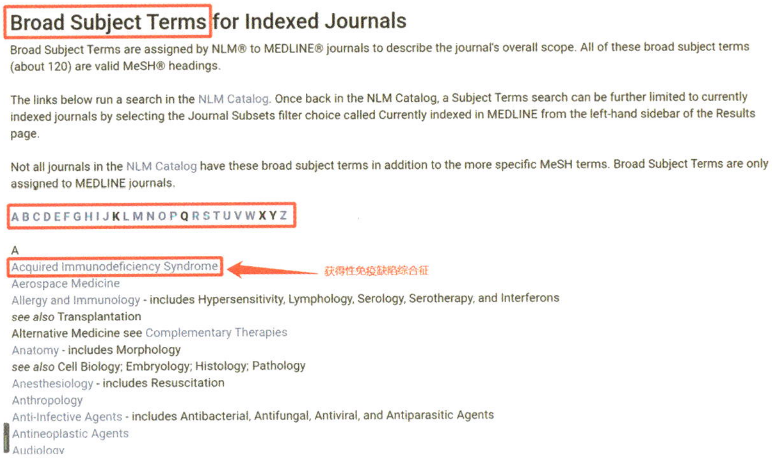

图 4-3-1-7　按字母顺序展示 MEDLINE 学科目录

这 129 个学科分类有大有小，如学科“脊柱按摩疗法”，只有《操作与生理治疗杂志》一种期刊被收录，由美国国立脊椎治疗学院主办，1990 年起被收录至今；而像生物医学工程这样的热门学科，就有 88 种期刊被收录；肿瘤学这样的传统学科，则有 352 种期刊入选。

整个目录第一项为“获得性免疫缺陷综合征”，点击进入后该亚学科全部在库和历史在库期刊列表呈现，该学科共有 105 项检索结果，说明 AIDS 亚学科曾有 105 种期刊被 MEDLINE 收录，按字母排序第 1 本期刊详细情况如图 4-3-1-8，为会议文章期刊，该会议从 1987 年开始每年召开一次，文章以英文发行，但目前该期刊未被 MEDLINE 收录其中。如果要知道本学科目前的在库期刊数量，则需点解左侧的筛选项“目前 MEDLINE 收录期刊”。

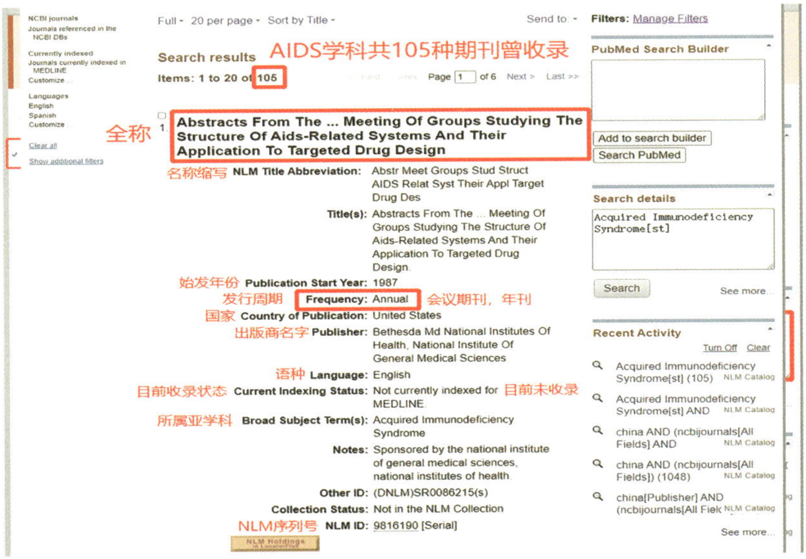
Full 20 per page Sort by Title
Send to:
Filters: Manage Filters
Search results
AIDS学科共105种期刊曾收录
Items: 1 to 20 of 105
Page 1 of 6 Next > Last >>
PubMed Search Builder
Add to search builder
Search PubMed
全称
Abstracts From The ... Meeting Of Groups Studying The Structure Of Aids-Related Systems And Their Application To Targeted Drug Design
名称缩写 NLM Title Abbreviation: Abstr Meet Groups Stud Struct AIDS Relat Syst Their Appl Target Drug Des
Title(s): Abstracts From The ... Meeting Of Groups Studying The Structure Of Aids-Related Systems And Their Application To Targeted Drug Design.
始发年份 Publication Start Year: 1987
发行周期 Frequency: Annual 会议期刊，年刊
国家 Country of Publication: United States
出版商名字 Publisher: Bethesda Md National Institutes Of Health, National Institute Of General Medical Sciences
语种 Language: English
目前收录状态 Current Indexing Status: Not currently indexed for MEDLINE. 目前未收录
所属亚学科 Broad Subject Term(s): Acquired Immunodeficiency Syndrome
Notes: Sponsored by the national institute of general medical sciences, national institutes of health.
Other ID: (DNLM)SR0086215(s)
Collection Status: Not in the NLM Collection
NLM序列号 NLM ID: 9816190 [Serial]
Search details
Acquired Immunodeficiency Syndrome[st]
Search
See more...
Recent Activity
Turn Off Clear
Acquired Immunodeficiency Syndrome[st] (105) NLM Catalog
Acquired Immunodeficiency Syndrome[st] AND NLM Catalog
china AND (ncbijournals[All Fields] AND NLM Catalog
china AND (ncbijournals[All Fields]) (1048) NLM Catalog
china[Publisher] AND (ncbijournals[All Fiel NLM Catalog
See more...

图 4-3-1-8　MEDLINE 期刊列表显示的详细题录

如图4-3-1-9右侧，复选目前在库收录选项后显示AIDS学科目前有23种期刊被MEDLINE收录，概要形式只显示题目、NLM序列号、ISSN号、出版商信息和当前收录状况，详细信息需点击蓝色期刊条目进入。

在语言栏输入“中文”，包括港澳台在内，曾有127种中文期刊被收录，点击“目前在库”复选框，显示有68种中文期刊被收录（图4-3-1-9）。因为不少国内期刊是以英文办刊并被收录，所以68这个数量不代表中国期刊在MEDLINE的绝对数量，但一定程度上能指导论文作者投稿中文文章，也能反映中文在国际学术界的地位。

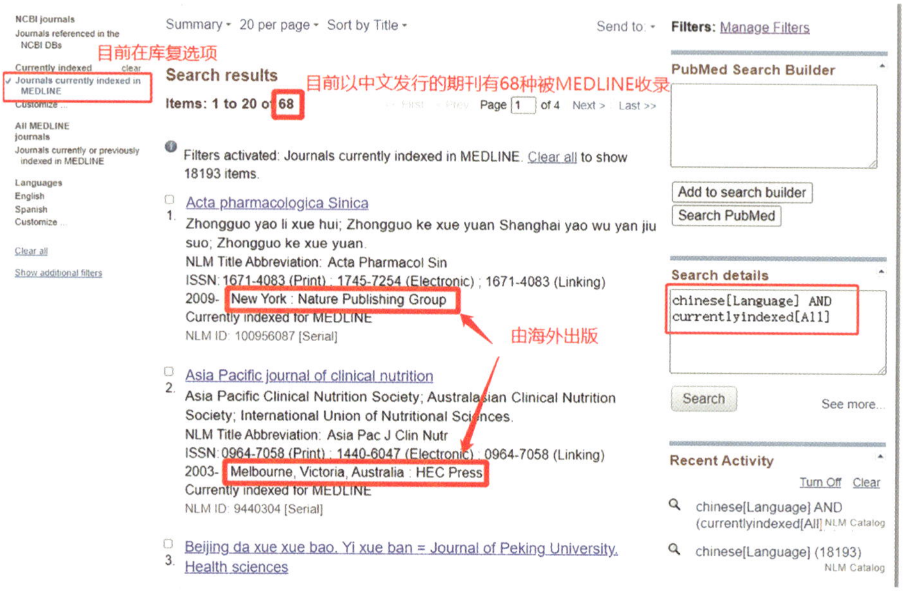

图4-3-1-9 MEDLINE收录的中文期刊

依照发表语言来看，截至2021年11月，收录在库的非英语期刊绝对数量排序见表4-3-1-1，它们依次是法语167种、德语146种、西班牙语101种、中文68种、日文40种、俄语38种、意大利语37种等。有些杂志会同时多语种发行，如《亚太临床营养杂志》由澳大利亚临床营养学会主办，以英语、中文和日文三种语言同时印发。又如《比利时外科学学报》由比利时皇家外科学会主办，英语、法语和荷兰语同时印发。故下表中某些期刊的语言会有重复统计。

表4-3-1-1 按语种统计MEDLINE收录期刊

序号	语种	期刊数量(种)
1	英语	5214
2	法语	167
3	德语	146
4	西班牙语	101
5	中文	68

续表

序号	语种	期刊数量(种)
6	日文	40
7	俄语	38
8	意大利语	37
9	波兰语	21
10	土耳其语	10
11	韩语	6
12	荷兰语	5
13	阿拉伯语	3
14	丹麦语	2
15	瑞典语	2

从使用人数上看,目前全球人口约75.96亿,其中约10亿人(14.9%,10/75.9)以英语为母语,73个国家将其作为官方语言,但是MEDLINE中英语发行的期刊占比为98.73%(5214/5821)。法语使用者约2.8亿(3.6%,2.8/75.9)有34个国家作为官方语言,MEDLINE中法语期刊占比3.1%(167/5281)。表4-3-1-1中绿色下划线数字表明期刊比例大大超出人口的比例;蓝色基本持平,即人口占比和期刊占比相当,有法语、意大利语、波兰语和丹麦语;红色数据则是表示明显倒挂,使用人口巨量,但是相关语种的期刊占比低下,有西班牙语、中文、俄语和阿拉伯语。

全球约14.3亿人以中文为母语(18.9%,14.3/75.96),不过中文期刊在MEDLINE中的比例仅有1.29%,同样的情况还有西班牙语,7.0%的人口比例,只有1.91%的期刊占比。不过相较阿拉伯语在世界的影响力(人口占比3.4%),只有3种(0.05%)阿语期刊被收录;葡萄牙语使用者也有近2.2亿,但没有1本葡萄牙语发行的期刊被MEDLINE收录。可见,英语、法语、德语和西班牙语等老牌发达国家的语言在医学科技领域的影响力还是占了绝对优势。

从期刊发行所属国家来分析的话,又是另一番景象。不过某一国出版的期刊不一定使用本国官方语言发行,因为上述几种语言在世界范围和学术界的影响力,中国、日本和印度等后发国家也出版相当数量的英文期刊。依照2020年各国GDP总量和该国发行的MEDLINE收录医学期刊数量和比例(表4-3-1-2),笔者将GDP全球占比和期刊MEDLINE占比放置在相邻两栏,绿色数据表明期刊占比高于GDP占比,在医学领域优势明显。美国、英国占据半壁江山,绝对引领全球,德国、荷兰、瑞士等老牌发达国家再次用数据证实其实力,其中瑞士罗氏、诺华是全球医药健康行业排名世界第一、二的企业,所以其GDP排名世界18位,但MEDLINE期刊数量却排名第5位。不难看出,经济总量、国家实力与医疗事业的发展息息相关,并能支撑、衍生多项相关产业和研究。

表4-3-1-2 按发行国家统计MEDLINE收录期刊

序号	国家	GDP(万亿美元)	占全球GDP比例(%)	占MEDLINE期刊总量比例(%)	期刊数量(种)
1	美国	20.93	24.71%	37.40%	1975
2	中国	15.63	18.45%	1.72%	91
3	日本	4.97	5.87%	2.18%	115
4	德国	3.84	4.53%	5.59%	295
5	英国	2.78	3.28%	26.62%	1406
6	法国	2.63	3.10%	1.65%	87
7	印度	2.62	3.09%	0.68%	36
8	意大利	1.86	2.20%	1.34%	71
9	加拿大	1.64	1.94%	0.85%	45
10	韩国	1.63	1.92%	0.62%	33
11	俄罗斯	1.48	1.75%	0.42%	22
12	巴西	1.45	1.71%	0.95%	50
13	澳大利亚	1.33	1.57%	1.38%	73
14	西班牙	1.28	1.51%	1.23%	65
15	墨西哥	1.08	1.27%	0.21%	11
16	印尼	1.06	1.25%	0.02%	1
17	荷兰	0.91	1.07%	6.65%	351
18	瑞士	0.75	0.89%	2.90%	153
19	土耳其	0.72	0.85%	0.45%	24
20	沙特	0.70	0.83%	0.08%	4
21	中国台湾	0.67	0.79%	0.11%	6
22	波兰	0.59	0.70%	0.83%	44
23	瑞典	0.54	0.64%	0.19%	10

红色标记的数据恰好相反，GDP占比大于期刊收录占比，在医学领域的全球影响力不足，中国、日本、法国、印度、意大利、加拿大、韩国、俄罗斯、巴西、墨西哥和印尼这些GDP排名全球前20的国家，医学科技的发展还有巨大潜力。不过再细看数据还能进一步区分，比例差别在2—3倍的日本、法国、意大利、加拿大、韩国和巴西几个国家，整体医疗水平较高，只是在医学基础研究领域不够突出。但法国也有赛诺菲，是位列全球医药集团第七的著名企业，日本有武田集团居第十位。GDP占比和MEDLINE收录占比差距在3—10倍的中国、俄罗斯和瑞典等国有实力逐渐追赶。印度、印尼和沙特等国差距在10倍以上，也能反映经济和国家实力的相对关系。

中国GDP占比是期刊占比的约10倍，医学期刊的国际影响力还需大大提升，从国内医学办刊的绝对数量1732种来看，去除中国香港4种、中国台湾6种后，中国大陆有4.67%（81/1732）的医学期刊被收录，低于“统计源核心”（47.40%，821/1732）、“北大核心”（17.03%，295/1732）、CSCD（17.26%，299/1732）的入选比例，不过还略高于“中国科技期刊卓越行动计划”中生物医药类期刊4.61%（80/1732）的入选比例。

以上都是泛泛而谈，当我们需要在选刊时锁定某个学科的期刊，可以在目录页中进入高级检索功能，调取更多详细数据。比如我们想了解生物医学工程方面期刊情况，则在Broad Subject Terms中选择Biomedical Engineering子集，勾选后看到该方向目前有89种期刊被MEDLINE收录。以《生物医学工程年报》为例，点击进入杂志专项介绍页面，出版发行数据一目了然：由生物医学工程学会主办，刊名可缩写为ANN BIOMED ENG，1972年创刊，2004年起按月刊发行。其中Absorbed一项说明此刊还合并了*Journal of bioengineering*，该刊2005年以后由斯普林格科学出版社印刷，载体形态为V.Ⅲ，英语发行，自1972年起被MEDLINE收录，学科类别为生物医学工程，周期性出版。

Annals of biomedical engineering 生物医学工程年报

作者 **Author(s):** Biomedical Engineering Society
刊名缩写 **NLM Title Abbreviation:** Ann Biomed Eng
全称 **Title(s):** Annals of biomedical engineering.
并购期刊 **Absorbed:** Journal of bioengineering ISSN 0145-3068
其他刊名 **Other Title(s):** ANN BIOMED ENG
创刊时间 **Publication Start Year:** 1972
出版周期 **Frequency:** Monthly, 2004-
发行国度 **Country of Publication:** United States
出版社 **Publisher:** New York, Academic Press.
当前出版社 **Latest Publisher:** 2005- : New York : Springer Science + Business Media
载体形态 **Description:** v. ill.
语种 **Language:** English
ISSN: 0090-6964 (Print)
1573-9686 (Electronic)
0090-6964 (Linking)
代码数字系统 **Coden:** ABMECF
美国国会图书馆控制号 **LCCN:** 72626499

网址 **Electronic Links:** https://link.springer.com/journal/10439
MEDLINE入藏时间 **In:** MEDLINE: v1n1,Sept. 1972-
Index medicus
PubMed: v1n1,Sept. 1972-
当前收录 **Current Indexing Status:** Currently indexed for MEDLINE.
子集名称 **Current Subset:** Index Medicus
主题词标引 **MeSH:** Biomedical Engineering*
Medicine*
学科大类 **Broad Subject Term(s):** Biomedical Engineering
出版类型 **Publication Type(s):** Periodical
备注 **Notes:** Journal of the Biomedical Engineering Society.
Print issues ceased with 2013.
Also issued online.
Absorbed: Journal of bioengineering.
其他序列号 **Other ID:** (DNLM)A34740000(s)
(OCoLC)01707364
国立医学图书馆序列号 **NLM ID:** 0361512 [Serial]

图4-3-1-10 MEDLINE中《生物医学工程年报》详细介绍页面

通读以上内容，对该期刊就有了初步轮廓和认识。想进一步了解的话，直接点击网址就可进入期刊官网查询投稿指南，避免了自行搜索容易进入钓鱼网站或是广告页面的尴尬。另外，25种详细信息的字段都是提取后分类储存的，可以自行编辑布尔逻辑式对以上所有字段进行检索，非常方便。比如想搜索生物医学工程专业所有美国发行的MEDLINE收录期刊，编辑检索式“Biomedical Engineering［Broad Subject Term(s)］AND United［Country of Publication］”即可获得。又如，想知道斯普林格出版社发行的医学月刊有多少被MEDLINE收录，可以用检索式“Springer［Publisher］AND Monthly［Frequency］”，简单而又精准便捷。

另一个可加载项是美国国家图书馆馆藏序列号，还是以《生物医学工程年报》为例，点击其详细页面的最后一项“国家图书馆序列号NLM ID0361512”，则转到美国国家医学图书馆馆藏页面(图4-3-1-11)。

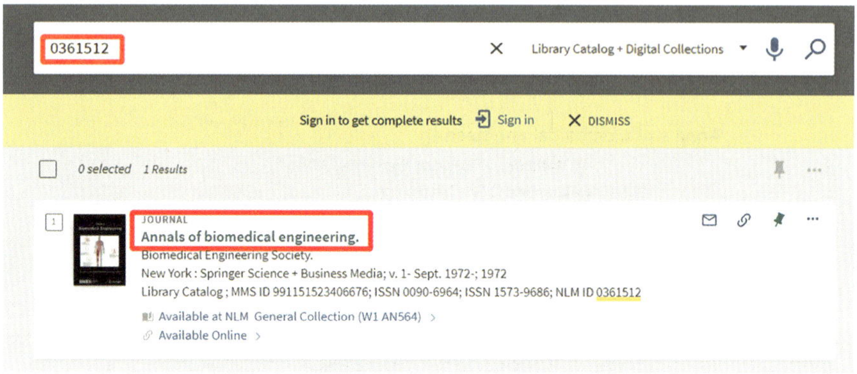

图4-3-1-11　美国国家医学图书馆中《生物医学工程年报》馆藏目录页面

继续点击期刊名称则进入馆藏详情，提供了电子邮件、引用、EndNote编辑、QR识别等多种方式的导出，下方还能看到纸质馆藏，从1972—2013年的合订本皆在库可查，一目了然(图4-3-1-12)。

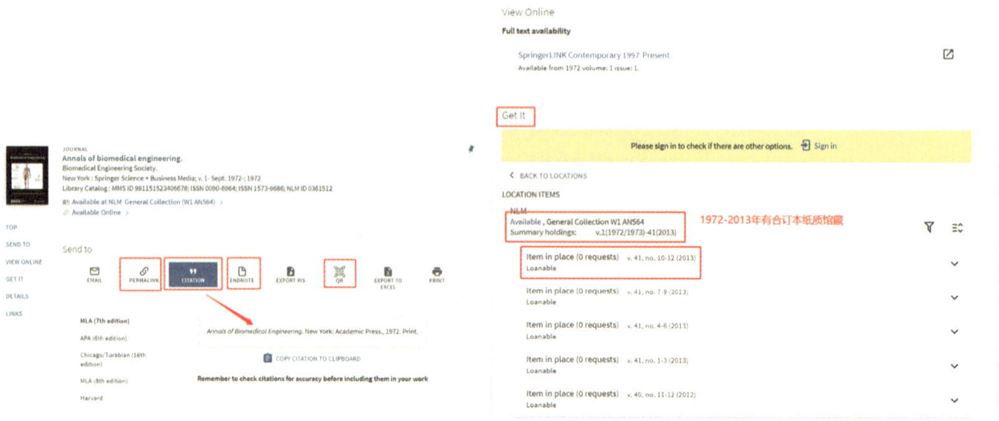

图4-3-1-12　美国国家医学图书馆中《生物医学工程年报》馆藏详细数据

但是，因为PubMed是一个摘要及全文数据库，并未提供引证功能，所以即便我们能按学科总览分析某领域期刊，但是却很难对这些期刊有清晰的评价和排序，在选刊时无法快速筛选和定位。同样，因为该系统没有索引功能，PubMed也未能引入投稿系统，因此我们有必要进入下一章节，学习引文索引的经典之作Web of Science系统。

第二节 | Web of Science 系统

科学引文索引是美国科学信息研究所(ISI)的尤金·加菲尔德于1957年在美国费城创办的引文数据库。以布拉德福的文献离散律理论和加菲尔德的引文分析理论为基础,统计论文的被引用频次等指标,对学术期刊和科研成果进行多方位评估,评判一个国家或地区、科研单位和个人的科研产出绩效,反映他们在国际学术界的水平。1997年,Thomson公司将SCI(Science Citation Index,1963)、SSCI(Social Science Citation Index,1973)及AHCI(Arts & Humanities Citaion Index,1978)整合,创建网络版多学科文献数据库——Web of Science。2016年,Onex Corporate和Baring Private Equity Asia收购Thomson Scientific,并更名为科睿唯安(Clarivate Analytics)。Web of Science是全球最大的综合性学术信息资源,覆盖了自然科学、工程技术和生物医学等各个研究领域最具影响力的学术期刊(图4-3-2-1)。其经典的影响因子是测度期刊有用性和显示度的全球通用指标,也是测度期刊学术水平和论文质量的重点指标。很长一段时间,它是作者筛选期刊的重要根据,是出版商判断期刊质量的手段,也是学术界确认学术内容可信度的基准。

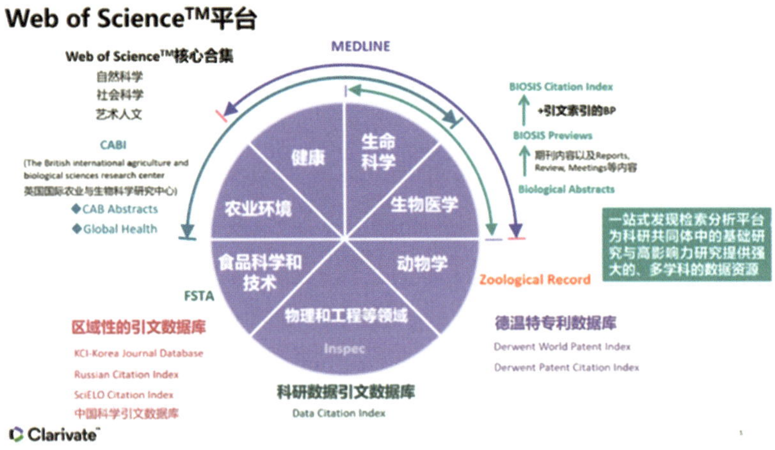

图4-3-2-1 Web of Science 平台的内容构成

Web of Science数据库包含几大子库,Web of Science核心合集(1985—2022)、Derwent Innovations Index(1963—2022)、KCI-韩国期刊数据库(1980—2022)、MEDLINE®(1950—2022)、Russian Science Citation Index(2005—2022)、SciELO Citation Index(1997—2022),我们通常所说的SCI收录,查询时必选定Web of Science核心合集(图4-3-2-2)。

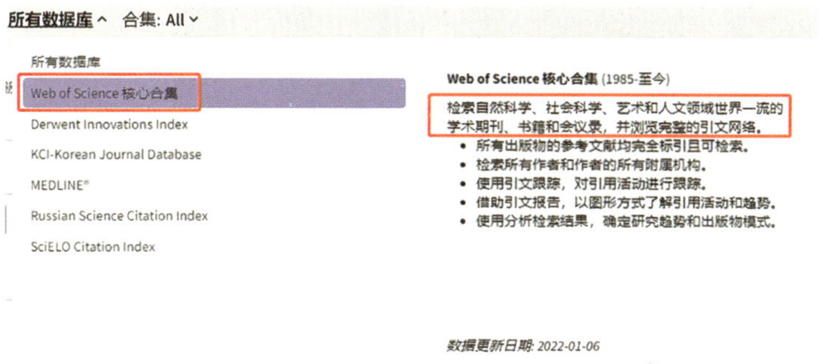

图 4-3-2-2 Web of Science 数据库列表

2021 年 7 月，Web of Science 平台进行了全新改版，将很多时下运用最多的平台和功能添加了进来。将鼠标放置在右上角的产品下拉菜单，会依次列出“投稿指南（Master Journal List）”“同行评议认证（Publons）”“科研绩效和学科分析平台（InCites Benchmarking&Analytics）”“期刊引证报告（Journal Citation Reports）”“基本科学指标（Essential Science Indicators）”“参考文献管理平台（EndNote）”几大链接项。每一种产品都在业内享有盛誉，鉴于篇幅和相关性，本节重点介绍期刊引证报告。

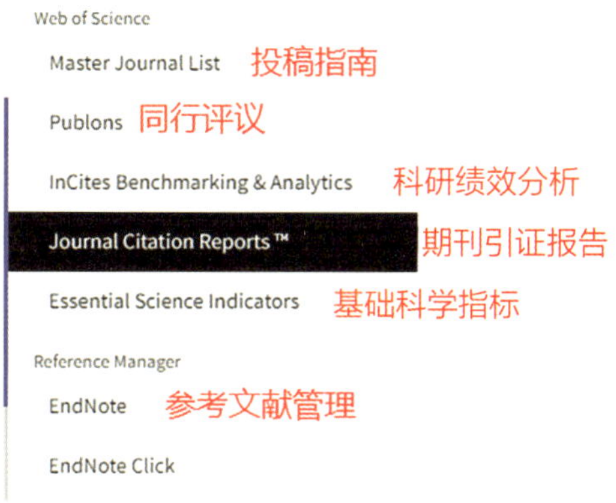

图 4-3-2-3 Web of Science 产品一览

一、SCI期刊的审定

2022 年 2 月，Web of Science 中的期刊引证报告收录 20994 种期刊，也就是我们通常所说被 SCI 收录的期刊，从该评价体系诞生至今共收录期刊 26696 种，约 6000 种被剔出或改名。2021 年 7 月 7 日，新版 Web of Science 平台正式上线，收录范围也正式包含了①科学引文检索扩展版（SCIE），②社会科学引文索引（SSCI），③艺术与人文科学引文索引（A&HCI），④新兴资源索引（ESCI）四大板块。其中最核心、认可度最高的 SCIE 在目前最新的 2020 版中共收录期刊 9531 种，SSCI 收录 3527 种，AHCI 收录 1793 种，ESCI 为外围和预备库，收录有 7258 种期刊。

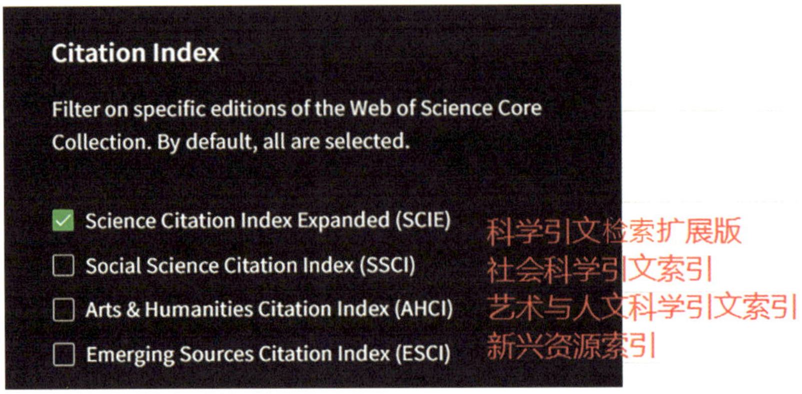

图 4-3-2-4　Journal Citation Repots 收录数据一览

半个多世纪以来，Web of Science 形成了一套系统、严格的索引体系来动态管理和更新收录期刊目录，忠实体现了 Pareto 定理的宗旨：在 20% 的重点期刊上刊登该领域 80% 左右的关键科研成果。期刊的点评和评价每半个月开展一次，每年都会有 2000 多种新期刊提出收录申请，但最终只有约 10% 能入选。已选上的期刊也持续接受评价和审核，以保证其高质量。而选刊的标准也严格、复杂，基于 24 个“质量标准”和 4 个影响标准，从几个方面综合考虑：①期刊出版标准，要求刊登的论文具有时效性、符合国际出版惯例、按标准构架呈现文献内容、由同行评议审稿。②期刊内容新颖、质量上乘，相关领域在已收录期刊中未有覆盖。③国际性与区域代表性，要求期刊的作者、编辑、审稿和读者群都具有国际性，但具有区域特色主题的期刊也有一定比例上榜。④期刊拥有网站功能，并提供 URL 和准确的详细信息。⑤ 具有道德声明等伦理学和知识产权保护政策。具备这些要求后才进入 Web of Science 的审核流程，进行影响力评估分析，通过比较性引文分析、作者引文分析等数据对期刊排序。如果是一本新发行的期刊，没有可用的引证数据，则考察该期刊的作者和审稿专家发表文章的收录指数；提交入选申请的期刊如未被 Web of Science 收录过，则利用被引参考文献考察其影响力。

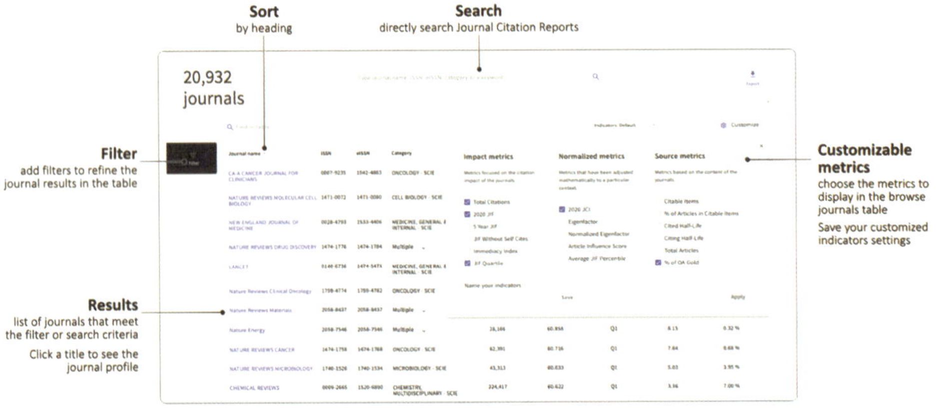

图 4-3-2-5　JCR 检索主页

经过不断地调整和改进，目前的20994种期刊被分为21个大类学科，254个小类学科。其中，理学相关的有14个大类学科，因为学科之间互有融合和跨界，同一小学科会出现在不同大类目录中，目前交叉学科欣欣向荣，以上这14个大类都有可能与生物医学投稿相关。其中临床医学大类总共有7134种期刊，收录于SCIE核心库中的有3734种，ESCI库中有1526种。

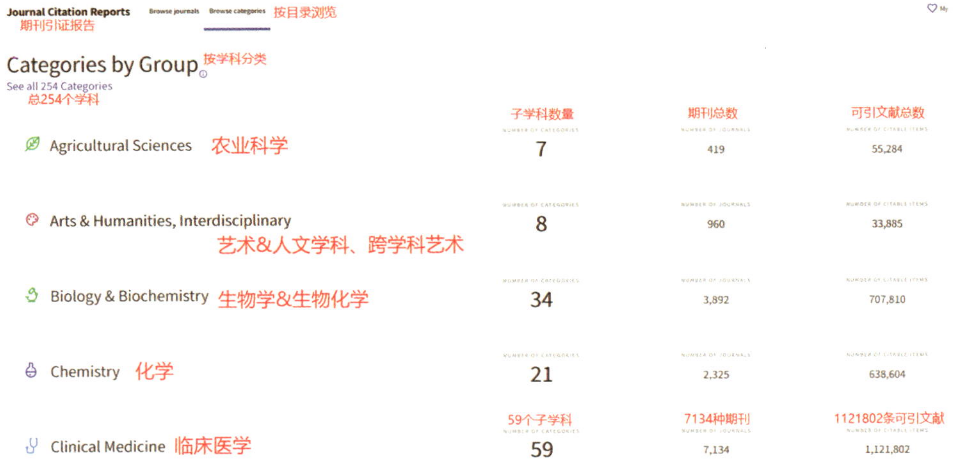
Journal Citation Reports
期刊引证报告
Browse journals
Browse categories
按目录浏览
Categories by Group
按学科分类
See all 254 Categories
总254个学科
子学科数量
期刊总数
可引文献总数
Agricultural Sciences
农业科学
7
419
55,284
Arts & Humanities, Interdisciplinary
艺术&人文学科、跨学科艺术
8
960
33,885
Biology & Biochemistry
生物学&生物化学
34
3,892
707,810
Chemistry
化学
21
2,325
638,604
59个子学科
7134种期刊
1121802条可引文献
Clinical Medicine
临床医学
59
7,134
1,121,802

图4-3-2-6　期刊引证报告按学科目录浏览界面

因为常有读者询问学科的具体分布情况、跨学科如何区分等等问题，加之学科名称的英文原文繁多，笔者将理学14个大类学科名称进行了翻译归类，总概在表4-3-2-1中，另外大学科下的小/子学科有交叉，同一小/子学科会归属好几个大类学科。

表4-3-2-1　理学相关14个大类学科及其小类学科的中英文对照名称

Agricultural Science（农业科学）419种期刊	Agricultural Economics & Policy	农业经济政策
	Agricultural Engineering	农业工程
	Agriculture, Dairy & Animal Science	农业、乳制品和动物科学
	Agriculture, Multidisciplinary	农业、多学科
	Agronomy	农学
	Horticulture	园艺学
	Soil Science	土壤学
Biology & Biochemistry（生物 & 生物化学）3892种期刊	Agriculture, Dairy & Animal Science	农业、乳制品和动物科学
	Agriculture, Multidisciplinary	农业、多学科
	Agronomy	农学
	Anatomy & Morphology	解剖与形态学
	Andrology	男科
	Biochemical Research Methods	生化研究方法

续表

Biology & Biochemistry（生物 & 生物化学） 3892种期刊	Biochemistry & Molecular Biology	生物化学与分子生物学
	Biology	生物
	Biophysics	生物物理学
	Biotechnology & Applied Microbiology	生物技术与应用微生物学
	Cell & Tissue Engineering	细胞与组织工程
	Cell Biology	细胞生物学
	Chemistry、Medicinal	化学、医药
	Developmental Biology	发育生物学
	Entomology	昆虫学
	Environmental Sciences	环境科学
	Evolutionary Biology	进化生物学
	Fisheries	渔业
	Food Science & Technology	食品科技
	Genetics & Heredity	基因和遗传学
	Marine & Freshwater Biology	海洋和淡水生物学
	Mathematical & Computational Biology	数学与计算生物学
	Microbiology	微生物学
	Mycology	真菌学
	Neurosciences	神经科学
	Parasitology	寄生虫学
	Pathology	病理学
	Pharmacology & Pharmacy	药理学与药剂学
	Physiology	生理学
	Psychology、Biological	心理学、生物学
	Reproductive Biology	生殖生物学
	Toxicology	毒理学
	Virology	病毒学
	Zoology	动物学
Chemistry（化学） 2325种期刊	Biochemical Research Methods	生化研究方法
	Biochemistry & Molecular Biology	生物化学与分子生物学
	Chemistry、Analytical	化学、分析
	Chemistry、Applied	化学、应用
	Chemistry, Inorganic & Nuclear	化学、无机和核
	Chemistry、Medicinal	化学、医药

续表

Chemistry （化学） 2325种期刊	Chemistry、Organic	化学、有机
	Chemistry、Physical	化学、物理
	Electrochemistry	电化学
	Energy & Fuels	能源与燃料
	Engineering、Chemical	工程、化学
	Engineering、Petroleum	工程、石油
	Food Science & Technology	食品科技
	Geochemistry & Geophysics	地球化学与地球物理学
	Geology	地质学
	Mineralogy	矿物学
	Nanoscience & Nanotechnology	纳米科学与纳米技术
	Oceanography	海洋学
	Pharmacology & Pharmacy	药理学与药剂学
	Polymer Science	高分子科学
	Spectroscopy	光谱学
Clinical Medicine （临床医学） 7134种期刊	Allergy	过敏
	Andrology	男科
	Anesthesiology	麻醉学
	Audiology & Speech-language Pathology	听力学与言语病理学
	Behavioral Sciences	行为科学
	Cardiac & Cardiovascular Systems	心脏和心血管系统
	Clinical Neurology	临床神经病学
	Critical Care Medicine	危重病医学
	Dentistry、Oral Surgery & Medicine	牙科、口腔外科和医学
	Dermatology	皮肤病科
	Emergency Medicine	急诊医学
	Endocrinology & Metabolism	内分泌与代谢
	Engineering、Biomedical	工程、生物医学
	Gastroenterology & Hepatology	胃肠病学和肝病学
	Genetics & Heredity	基因和遗传学
	Geriatrics & Gerontology	老年医学与老年学
	Health Care Sciences & Services	医疗科学与服务
	Health Policy & Services	卫生政策和服务
	Hematology	血液学
	Immunology	免疫学

续表

Clinical Medicine（临床医学）7134种期刊	Infectious Diseases	传染病学
	Integrative & Complementary Medicine	综合与补充医学
	Materials Science、Biomaterials	材料科学、生物材料
	Medical Ethics	医学伦理学
	Medical Informatics	医学信息学
	Medical Laboratory Technology	医学检验技术
	Medicine、General & Internal	医学、内科
	Medicine、Legal	医学、法律
	Medicine, Research & Experimental	医学、研究与实验
	Neuroimaging	神经影像学
	Neurosciences	神经科学
	Nursing	护理部
	Nutrition & Dietetics	营养与营养学
	Obstetrics & Gynecology	妇产科
	Oncology	肿瘤科
	Ophthalmology	眼科
	Orthopedics	骨科
	Otorhinolaryngology	耳鼻咽喉科
	Pathology	病理
	Pediatrics	儿科
	Peripheral Vascular Disease	周围血管病
	Pharmacology & Pharmacy	药理学与药剂学
	Primary Health Care	初级卫生保健
	Psychiatry	精神科
	Psychology、Clinical	心理学、临床
	Public、Environmental & Occupational Health	公共、环境和职业健康
	Radiology、Nuclear Medicine & Medical Imaging	放射、核医学和医学影像学
	Rehabilitation	康复
	Reproductive Biology	生殖生物学
	Respiratory System	呼吸系统
	Rheumatology	风湿病学
	Sport Sciences	体育科学
	Substance Abuse	药物滥用
	Surgery	外科
	Toxicology	毒理

续表

Clinical Medicine（临床医学）7134种期刊	Transplantation	移植
	Tropical Medicine	热带医学
	Urology & Nephrology	泌尿学和肾脏学
	Virology	病毒学
Computer Science（计算机科学）1488种期刊	Automation & Control Systems	自动化和控制系统
	Computer Science、Artificial Intelligence	计算机科学、人工智能
	Computer Science、Cybernetics	计算机科学、控制论
	Computer Science、Hardware & Architecture	计算机科学、硬件与体系结构
	Computer Science、Information Systems	计算机科学、信息系统
	Computer Science、Interdisciplinary Applicaions	计算机科学、多学科交叉应用
	Computer Science、Software Engineering	计算机科学、软件工程
	Computer Science、Theory & Methods	计算机科学、理论与方法
	Information Science & Library Science	信息科学与图书馆学
	Logic	逻辑
	Mathematical & Computational Biology	数学与计算生物学
	Medical Informatics	医学信息学
	Radiology、Nuclear Medicine & Medical Imaging	放射、核医学和医学影像学
	Robotics	机器人学
Engineering（工程学）3387种期刊	Agricultural Engineering	农业工程
	Automation & Control Systems	自动化和控制系统
	Construction & Building Technology	施工与建筑技术
	Engineering、Aerospace	工程、航空航天
	Engineering、Biomedical	工程、生物医学
	Engineering、Chemical	工程、化学
	Engineering、Civil	土木工程
	Engineering、Electrical & Electronic	工程、电气和电子
	Engineering、Environmental	工程、环境
	Engineering、Geological	工程、地质
	Engineering、Industrial	工程、工业
	Engineering、Manufacturing	工程、制造
	Engineering、Marine	工程，海洋
	Engineering、Mechanical	工程、机械
	Engineering、Multidisciplinary	工程、多学科
	Engineering、Ocean	工程、海洋
	Engineering、Petroleum	工程、石油
	Fisheries	渔业

续表

Engineering（工程学）3387种期刊	Food Science & Technology	食品科技
	Forestry	林业
	Imaging Science & Photographic Technology	成像科学与摄影技术
	Information Science & Library Science	信息科学与图书馆学
	Instruments & Instrumentation	仪器及仪表
	Materials Science、Characterization & Testing	材料科学、表征和测试
	Mechanics	机械
	Medical Laboratory Technology	医学检验技术
	Metallurgy & Metallurgical Engineering	冶金工程
	Microscopy	显微镜
	Mining & Mineral Processing	采矿和选矿
	Nuclear Science & Technology	核科学技术
	Operations Research & Management Science	运营研究与管理科学
	Optics	光学
	Quantum Science & Technology	量子科学与技术
	Regional & Urban Planning	区域和城市规划
	Remote Sensing	遥感
	Robotics	机器人学
	Spectroscopy	光谱学
	Telecommunications	电信
	Thermodynamics	热力学
	Transportation Science & Technology	交通科技
	Water Resources	水利
Environment/Ecology（环境/生态）1608种期刊	Agronomy	农学
	Biodiversity Conservation	生物多样性保护
	Ecology	生态学
	Engineering、Environmental	工程、环境
	Forestry	林业
	Geography	地理
	Green & Sustainable Science & Technology	绿色与可持续科技
	Limnology	湖沼学
	Marine & Freshwater Biology	海洋和淡水生物学
	Public, Environmental & Occupational Health	公共、环境和职业健康
	Remote Sensing	遥感
	Water Resources	水利
	Zoology	动物

续表

Geoscience（地球科学）1059种期刊	Crystallography	结晶学
	Engineering、Geological	工程、地质
	Geochemistry & Geophysics	地球化学与地球物理学
	Geography、Physical	地理、物理
	Geology	地质学
	Geosciences、Multidisciplinary	地学、多学科
	Meteorology & Atmospheric Sciences	气象学与大气科学
	Mineralogy	矿物学
	Mining & Mineral Processing	采矿和选矿
	Oceanography	海洋学
	Paleontology	古生物学
	Remote Sensing	遥感
	Soil Science	土壤学
	Water Resources	水利
Materials Science（材料科学）1528种期刊	Cell & Tissue Engineering	细胞与组织工程
	Construction & Building Technology	施工与建筑技术
	Crystallography	结晶学
	Engineering、Electrical & Electronic	工程、电气和电子
	Engineering、Manufacturing	工程、制造
	Materials Science、Biomaterials	材料科学、生物材料
	Materials Science、Ceramics	材料科学、陶瓷
	Materials Science、Characterization & Testing	材料科学、表征和测试
	Materials Science、Coatings & Films	材料科学、涂料和薄膜
	Materials Science、Composites	材料科学、复合材料
	Materials Science、Multidisciplinary	材料科学、多学科
	Materials Science、Paper & Wood	材料科学、纸与木材
	Materials Science、Textiles	材料科学、纺织品
	Metallurgy & Metallurgical Engineering	冶金工程
	Nanoscience & Nanotechnology	纳米科学与纳米技术
	Physics、Condensed Matter	物理、凝聚态物质
	Polymer Science	高分子科学
Mathematics（数学）1703种期刊	Computer Science、Artificial Intelligence	计算机科学、人工智能
	Computer Science、Theory & Methods	计算机科学、理论与方法
	Logic	逻辑
	Mathematical & Computational Biology	数学与计算生物学

续表

Mathematics（数学）1703种期刊	Mathematics	数学
	Mathematics、Applied	数学、应用
	Mathematics、Interdisciplinary Applications	数学、跨学科应用
	Operations Research & Management Science	运营研究与管理科学
	Physics、Mathematical	物理、数学
	Psychology、Mathematical	心理学、数学
	Social Sciences、Mathematical Methods	社会科学、数学方法
	Statistics & Probability	统计与概率
Multidisciplinary（多学科）5324种期刊	Chemistry、Multidisciplinary	化学、多学科
	Computer Science、Information Systems	计算机科学、信息系统
	Computer Science、Interdisciplinary Applications	计算机科学、跨学科应用
	Cultural Studies	文化研究
	Demography	人口学
	Education & Educational Research	教育与教育研究
	Education、Scientific Disciplines	教育、科学学科
	Engineering、Multidisciplinary	工程、多学科
	Environmental Sciences	环境科学
	Environmental Studies	环境研究
	Ergonomics	人体工程学
	Family Studies	家庭研究
	Geography、Physical	地理、物理
	Geosciences、Multidisciplinary	地学、多学科
	Green & Sustainable Science & Technology	绿色与可持续科技
	History & Philosophy Of Science	历史与科学哲学
	History Of Social Sciences	社会科学史
	Imaging Science & Photographic Technology	成像科学与摄影技术
	Information Science & Library Science	信息科学与图书馆学
	Law	法学
	Limnology	湖沼学
	Linguistics	语言学
	Logic	逻辑
	Materials Science、Biomaterials	材料科学、生物材料
	Mathematics、Interdisciplinary Applications	数学、跨学科应用
	Microscopy	显微镜
	Multidisciplinary Sciences	多学科科学

续表

Multidisciplinary（多学科） 5324种期刊	Nanoscience & Nanotechnology	纳米科学与纳米技术
	Physics、Applied	物理、应用
	Physics、Multidisciplinary	物理、多学科
	Psychology、Multidisciplinary	心理学、多学科
	Social Issues	社会问题
	Social Sciences、Biomedical	社会科学、生物医学
	Social Sciences、Interdisciplinary	社会科学、跨学科
	Social Sciences、Mathematical Methods	社会科学、数学方法
Physics（物理学） 2872种期刊	Acoustics	声学
	Astronomy & Astrophysics	天文学和天体物理学
	Biophysics	生物物理学
	Chemistry、Inorganic & Nuclear	化学、无机和核
	Chemistry、Physical	化学、物理
	Crystallography	结晶学
	Electrochemistry	电化学
	Energy & Fuels	能源与燃料
	Engineering、Aerospace	工程、航空航天
	Engineering、Electrical & Electronic	工程、电气和电子
	Engineering、Marine	工程、海洋
	Engineering、Mechanical	工程、机械
	Engineering、Ocean	工程、海洋
	Geochemistry & Geophysics	地球化学与地球物理学
	Geology	地质学
	Mechanics	机械
	Meteorology & Atmospheric Sciences	气象学与大气科学
	Mineralogy	矿物学
	Nanoscience & Nanotechnology	纳米科学与纳米技术
	Nuclear Science & Technology	核科学技术
	Oceanography	海洋学
	Optics	光学
	Physics、Applied	物理、应用
	Physics、Atomic、Molecular & Chemical	物理、原子、分子和化学
	Physics、Condensed Matter	物理、凝聚态物质
	Physics、Fluids & Plasmas	物理、流体和等离子体
	Physics、Mathematical	物理、数学

续表

Physics（物理学）2872种期刊	Physics、Multidisciplinary	物理、多学科
	Physics、Nuclear	物理、原子能
	Physics、Particles & Fields	物理、粒子和场
	Quantum Science & Technology	量子科学与技术
	Radiology、Nuclear Medicine & Medical Imaging	放射、核医学和医学影像学
	Spectroscopy	光谱学
	Thermodynamics	热力学
Plant & Animal Science（植物&动物学）1558种期刊	Agriculture、Dairy & Animal Science	农业、乳制品和动物科学
	Agriculture、Multidisciplinary	农业、多学科
	Agronomy	农学
	Anatomy & Morphology	解剖与形态学
	Biodiversity Conservation	生物多样性保护
	Ecology	生态学
	Horticulture	园艺学
	Limnology	湖沼学
	Marine & Freshwater Biology	海洋和淡水生物学
	Mycology	真菌学
	Ornithology	鸟类学
	Parasitology	寄生虫学
	Plant Sciences	植物科学
	Reproductive Biology	生殖生物学
	Toxicology	毒理
	Veterinary Sciences	兽医学
	Zoology	动物学
Psychiatry/Psychology（精神病学/心理学）1471种期刊	Behavioral Sciences	行为科学
	Criminology & Penology	犯罪学及刑罚学
	Gerontology	老年学
	Psychiatry	精神科
	Psychology	心理学
	Psychology、Applied	心理学、应用
	Psychology、Biological	心理学、生物学
	Psychology、Clinical	心理学、临床
	Psychology、Developmental	心理学、发展
	Psychology、Educational	心理学、教育
	Psychology、Experimental	心理学、实验

续表

Psychiatry/Psychology（精神病学/心理学）1471种期刊	Psychology、Mathematical	心理学、数学
	Psychology、Multidisciplinary	心理学、多学科
	Psychology、Psychoanalysis	心理学、精神分析
	Psychology、Social	心理学、社会学
	Substance Abuse	药物滥用

结合我们前述介绍的收录体系（MEDLINE、CSCD、ISTIC、北大核心）等，可以看出每个收录体系的分类标准有所不同，具体分类原则和内容也就相应有异。而每个小分类依据学科大小和研究热度，收录的杂志数量也有所不同，SCI仅临床医学类就有3734种期刊，数量虽不及MEDLINE（5285种）收录，但若加上新兴资源库ESCI中的1526种，总数则基本持平（5260种）。与MEDLINE相比，SCI期刊因为其数据化和实证化的评价指标，对每种期刊影响力都进行了量化的展示，其在学术界的地位自然一骑绝尘。

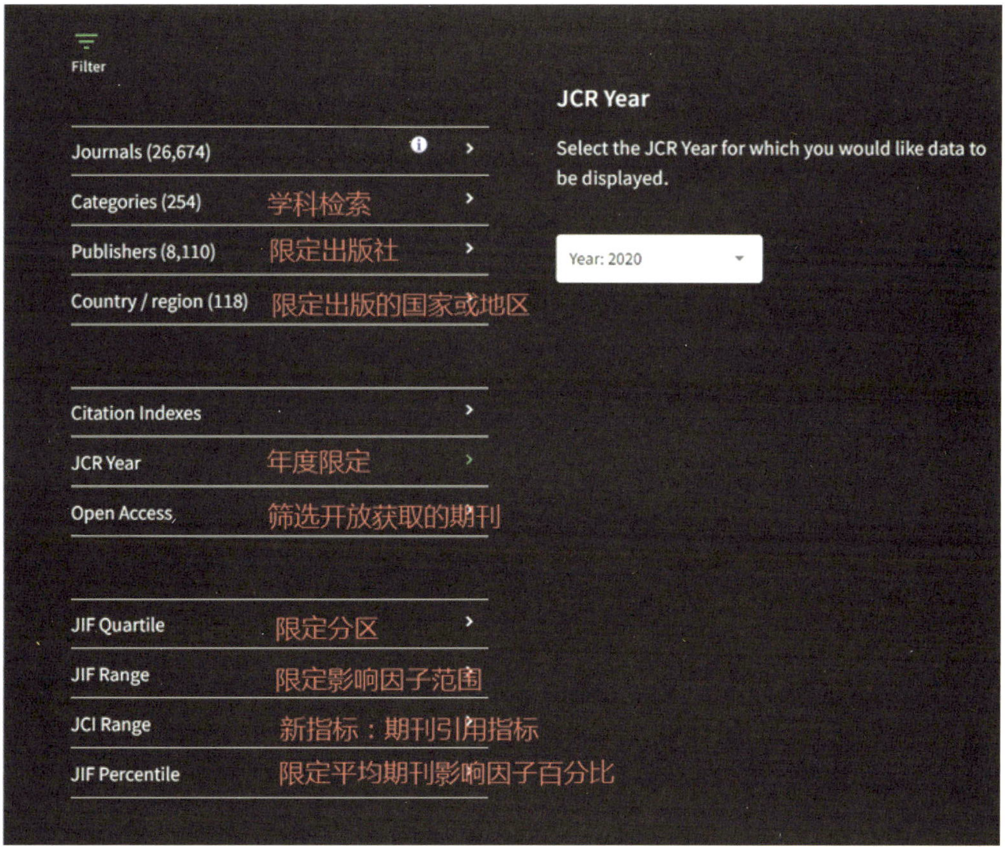

图4-3-2-7 Journal Citation Repots 浏览过滤器示意

二、引证指标

构成Web of Science核心竞争力的引证体系由影响力指标、归一化指标和来源指标三个板块构成，三种指标之间互有依存关系（图4-3-2-8），与前述中文引文数据库评价体系相比，改版后的期刊引证报告更系统化、门类化，规范了评价指标和核心算法。

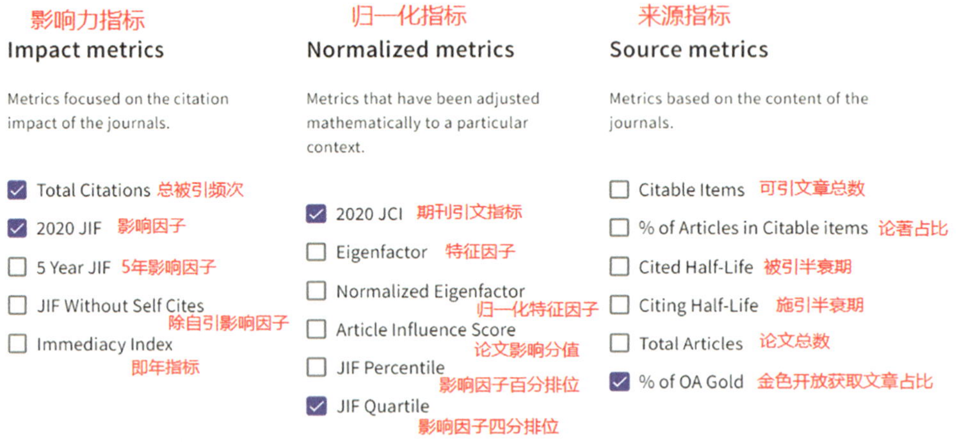

图4-3-2-8 期刊引证报告指标分类及总览

下面我们以《肝脏病学杂志》为例详细介绍每种指标的读取和意义。在期刊列表中找到该杂志后点击进入期刊简介页面，目前最新数据是2021年6月发布的2020版引证数据，故引证年份显示为“2020”。其他像出版基本情况、发行周期、收录库属等信息也一目了然（图4-3-2-9）。

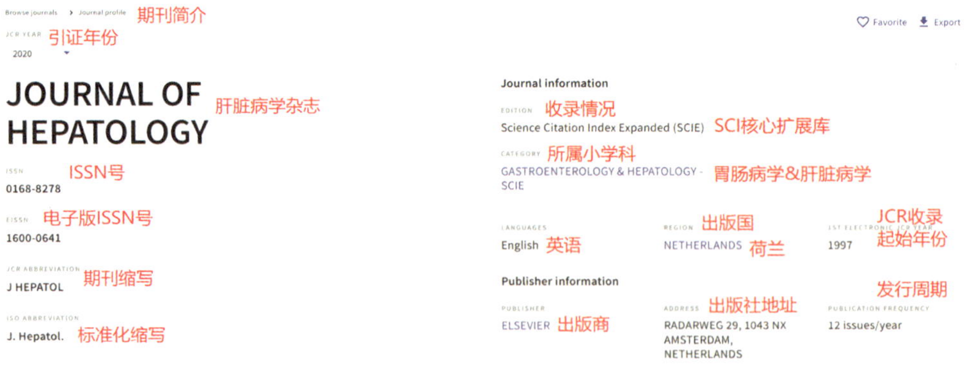
期刊简介
引证年份
2020
Favorite
Export
JOURNAL OF HEPATOLOGY
肝脏病学杂志
ISSN号
0168-8278
电子版ISSN号
1600-0641
期刊缩写
J HEPATOL
标准化缩写
J. Hepatol.
Journal information
收录情况
Science Citation Index Expanded (SCIE)
SCI核心扩展库
所属小学科
GASTROENTEROLOGY & HEPATOLOGY - SCIE
胃肠病学&肝脏病学
English
英语
出版国
NETHERLANDS
荷兰
JCR收录起始年份
1997
Publisher information
ELSEVIER
出版商
出版社地址
RADARWEG 29, 1043 NX AMSTERDAM, NETHERLANDS
发行周期
12 issues/year

图4-3-2-9 《肝脏病学杂志》期刊简介

1. 影响力指标——侧重于期刊的被引影响力，下辖5个指标

（1）总被引频次指该期刊自创刊以来所登载的全部论文在统计当年被引用的总次数。该频次计算了来源于SCIE、SSCI、A&HCI和ESCI的所有文献引用，但是不包括自引。《肝脏病学杂志》在2020年的总被引次数为52239次，柱状图还给出了近五年的总引数据，所有年份数据则可点击“View all years”进一步查看（图4-3-2-10）。

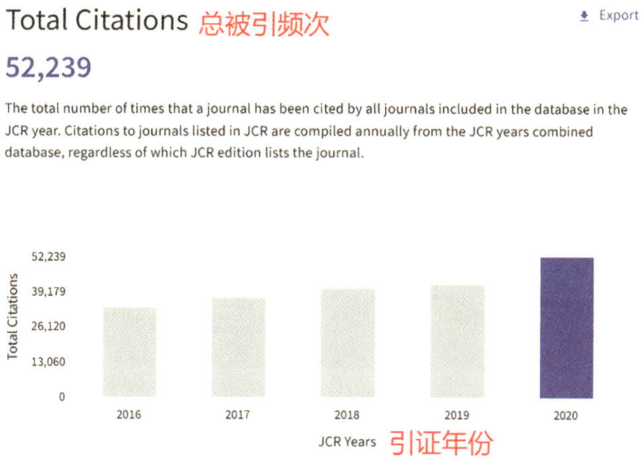
Total Citations 总被引频次
Export
52,239
The total number of times that a journal has been cited by all journals included in the database in the JCR year. Citations to journals listed in JCR are compiled annually from the JCR years combined database, regardless of which JCR edition lists the journal.
52,239
39,179
26,120
13,060
0
Total Citations
2016
2017
2018
2019
2020
JCR Years 引证年份

图4-3-2-10 《肝脏病学杂志》在2020年的总引用频次

（2）影响因子（IF）是引证年份前两年该期刊所刊登文献在引证年份被引用次数总和÷前两年该期刊出版文献的总篇数。

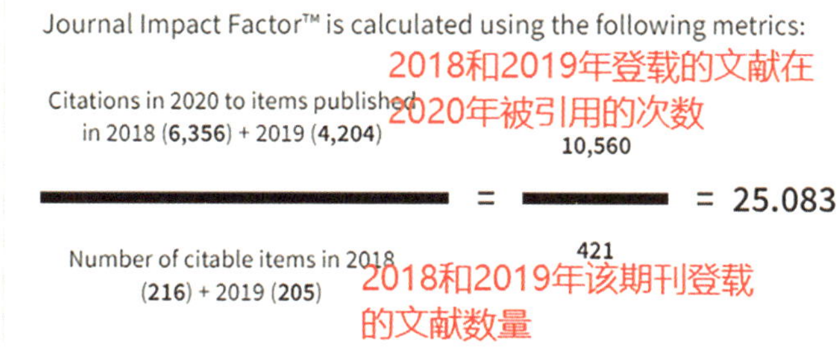

Journal Impact Factor™ is calculated using the following metrics:

Citations in 2020 to items published in 2018 (6,356) + 2019 (4,204)

Number of citable items in 2018 (216) + 2019 (205)
2018和2019年该期刊登载的文献数量

图4-3-2-11 《肝脏病学杂志》在2020年的影响因子计算

《肝脏病学杂志》2018、2019年刊载的文献在2020年分别被引用了6356次和4204次，他们相加得到10560次引用次数，除以2018、2019年刊载的文献数216与205之和，得到实数25.083，即为2020年该期刊的影响因子（图4-3-2-11）。一般来说，IF越高则代表期刊的影响力越广、水平越高，比如著名刊物《CA-A临床医生癌症杂志》在2020版引证数据中影响因子达到508.702，独占鳌头。仔细观察发现，2018年该刊仅刊登25篇文章，2019年22篇，而区区25篇文章在2020年的引用次数达到恐怖的16478次，2019年的22篇也有7431次，可见编辑评审团队把关之严格，完全是教科书级别的刊用标准（图4-3-2-12）。

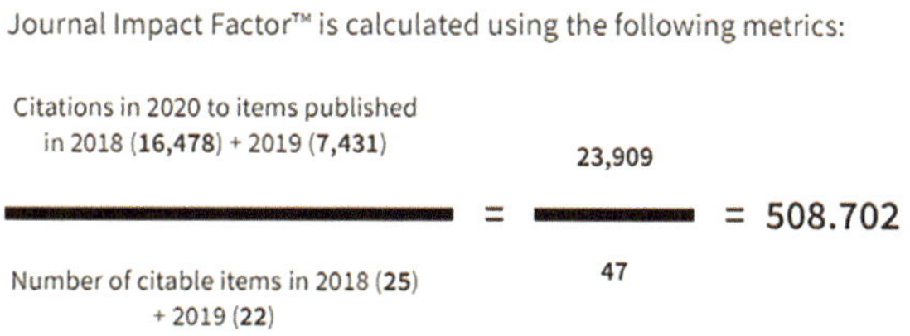

Journal Impact Factor™ is calculated using the following metrics:
Citations in 2020 to items published in 2018 (16,478) + 2019 (7,431)

Number of citable items in 2018 (25) + 2019 (22)

图4-3-2-12 《CA-A临床医生癌症杂志》2020年的影响因子计算数据

2020年常规三大科学名刊的影响因子分别为《自然》49.962、《科学》47.728、《细胞》41.582，在所有收录期刊中分别排在第22位、24位和32位。因为生物医学领域在近些年独占整个自然科学研究的半壁江山，因此排名前几位的多为生命科学期刊，而著名四大医学期刊《新英格兰医学杂志》影响因子91.245排名第三，《柳叶刀》79.322排名第五，《美国医学会杂志》56.272排名13位，《英国医学杂志》39.89排名36位。

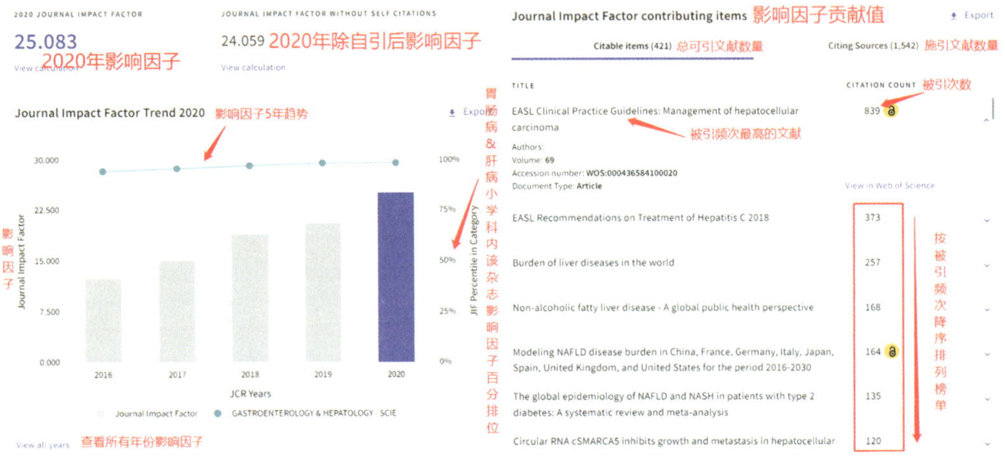

图4-3-2-13 《肝脏病学杂志》2020年的影响因子详细信息

回到《肝脏病学杂志》影响因子数据页面，可见整体信息呈现得十分详细(图4-3-2-13)，左侧有当年影响因子和去除自引的影响因子，还有5年趋势柱状图，该杂志在胃肠病与肝病小学科中影响因子的排位；右侧则列出了影响因子贡献排行，将2018年和2019年刊发的文献按被引次数排序列出，方便查询者快速定位该期刊的热门文献。

(3)5年影响因子是回溯5年数据计算影响因子，即5年的被引总次数除以这5年内刊发的总文献数，而非上述只计算两年的引用次数，能够在更长的时间维度评估该期刊的影响力(图4-3-2-14)。

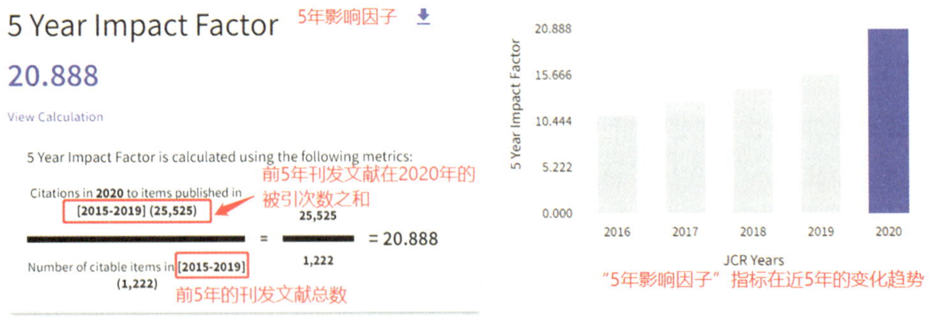

图4-3-2-14 《肝脏病学杂志》2020年的5年影响因子详细信息

(4)去除自引后的影响因子是计算影响因子时使用的引用次数除去发表在本期刊的引用次数。

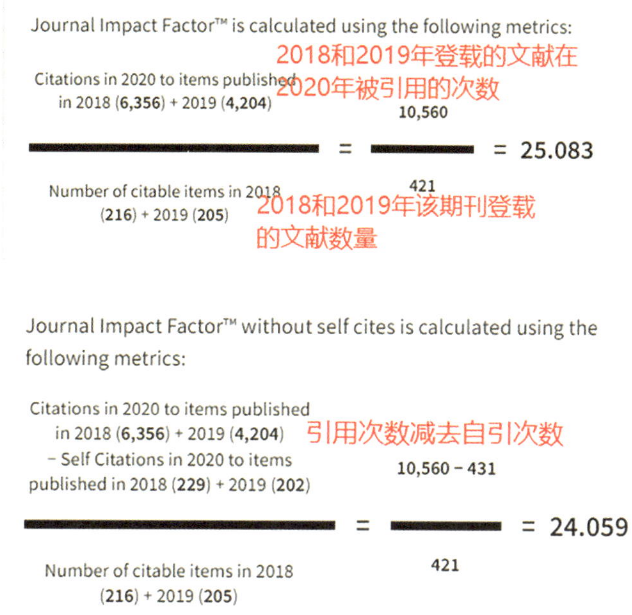

图 4-3-2-15 《肝脏病学杂志》2020 年的影响因子与除去自引影响因子的计算比较

一直以来，大量的自我引用被认为存在学术不端的嫌疑，去掉自我引用之后，影响因子一般会有所下降。如果下降得非常多，说明该期刊存在较强的自我引用，所以网页中还专门对二者差异进行了统计（图 4-3-2-16）。合理的自我引用行为，代表研究的一种承接性，因此自引率可以计算，但如何算需要全面评估、科学分析。

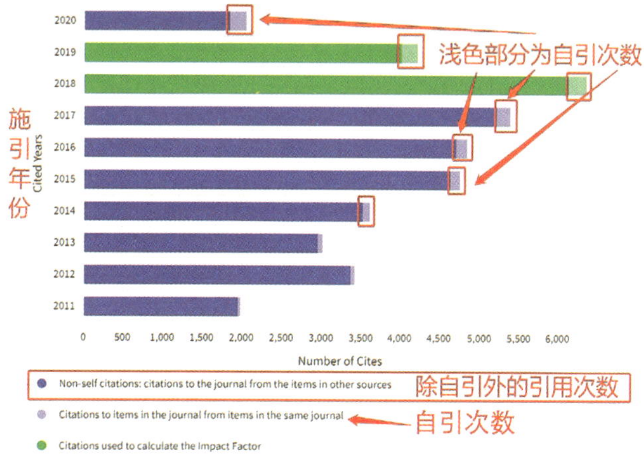

图 4-3-2-16 《肝脏病学杂志》历年引用次数和除去自引外引用次数对比

（5）即时指数是计算引证年份这一年的影响因子，而非回溯两年的引用数据，反映该期刊文章在引证当年被引用的速度。如果一些期刊每年的版次较少，而且发布的日期比较靠后，那么期刊即时指数就会偏低，因为留给它们被其他文章引用的时间太短了。

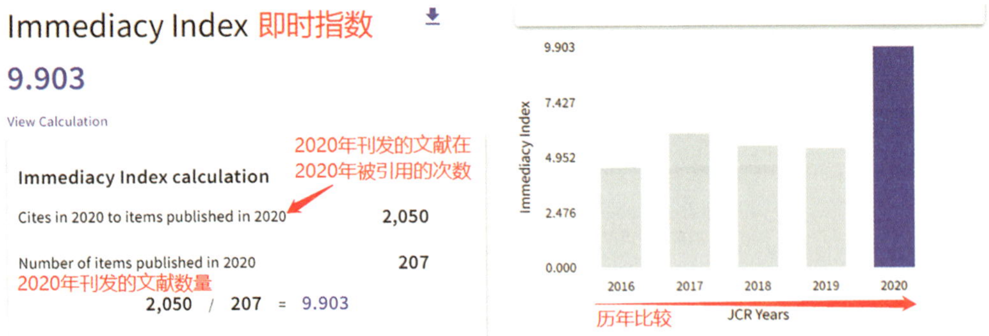

图4-3-2-17 《肝脏病学杂志》在2020年的即时指数

2020年,《肝脏病学杂志》的即时指数为9.903,比2019年、2018年显著增高,说明2020年其刊发的文献新颖性较强,当年活跃度较高(如图4-3-2-17)。

2. 归一化指标——经数学标准化后能相互比较的度量指标

(1)期刊引文指标是本刊前三年出版所有研究论文和综述的学科规范化引文影响力(CNCIs)。

而CNCIs是一种文章级别指标,用以呈现前三年发表的可引用项目(论著和综述)在引证年份及之前三年被核心合辑内所有文献引用的次数(图4-3-2-18)。可以看出,CNCIs从研究主题、出版类型和年份三方面对单篇文章的影响力进行归一化计算。那么JCI作为CNCIs的上游指标,就形成了期刊级指标,对单本跨主题期刊能进行有效评估。

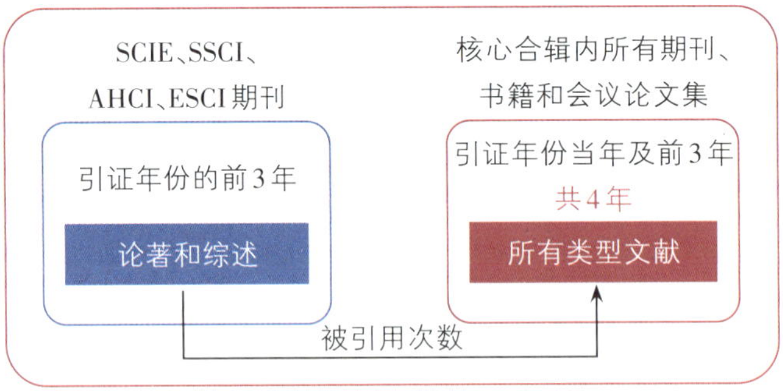

图4-3-2-18 期刊引文指标JCI的计算逻辑

需要补充说明的是Web of Science核心合集的概念,除了SCIE、SSCI、AHCI、ESCI,核心合集还纳入了会议论文集(CPCI)、图书引文索引(BkCI)、最新化学反应、化学物质事实型数据(图4-3-2-19),范围大于前述的四种类型引证期刊。但是ESCI期刊未赋予影响因子,也没有WOS号,不参与计算引证次数。

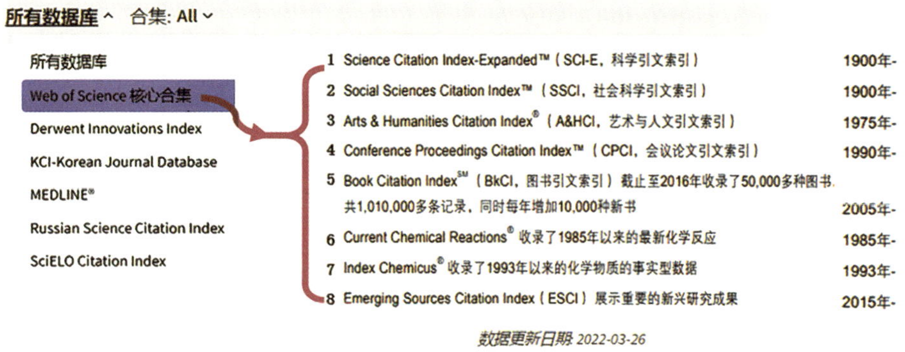

图 4-3-2-19 Web of Science核心合集的内容

在实际计算中，用数值1.0作为衡量期刊引用表现的基准线。JCI高于1.0说明该刊超过平均引用水平，低于1.0即说明未达到平均引用水平。《肝脏病学杂志》的JCI指数为4.06，四倍于胃肠病学&肝病学小学科中的平均期刊，属于高水平杂志。在小学科131本期刊中排名第3(3/131)，已属该领域顶刊水平(图4-3-2-20)。

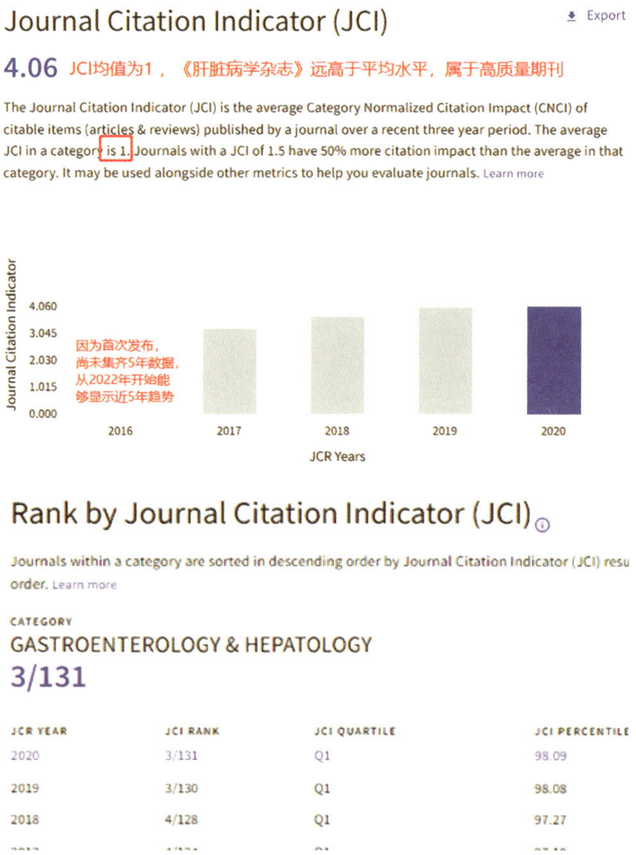

图 4-3-2-20 《肝脏病学杂志》的JCI及在胃肠病学&肝病学小学科中的排名

(2)特征因子是计算近5年期刊出版的论文中，有多大比例在近一年被JCR引用。期刊的载文量越多，被引次数越多，特征因子分值就越大。其中高影响力期刊引用按较大的权重计入，同时排除自我引用。这个指标在2007年加入Web of Science体系，是对影响因子的进一步补充和丰富。从计算原理来说，是将文献作为期刊之间关系的网络，模拟网页排名算法反映了期刊和引文的影响力，同时兼顾了被引次数和施引期刊的质量，评价理念更加先进、合理。我们可以在期刊详细指标页面查询到《肝脏病学杂志》的特征因子是0.07874（图4-3-2-21）。

3）归一化特征因子是将上述特征因子进行标准化（归一化）处理，让期刊之间具有直观的可比性，平均值为1。如《肝脏病学杂志》的归一化特征因子为16.50585，说明其影响力是平均值的16倍多。相对而言，*Nature* 的特征因子是1.08865，归一化特征因子是228.19220，顶刊的特征显露无遗。

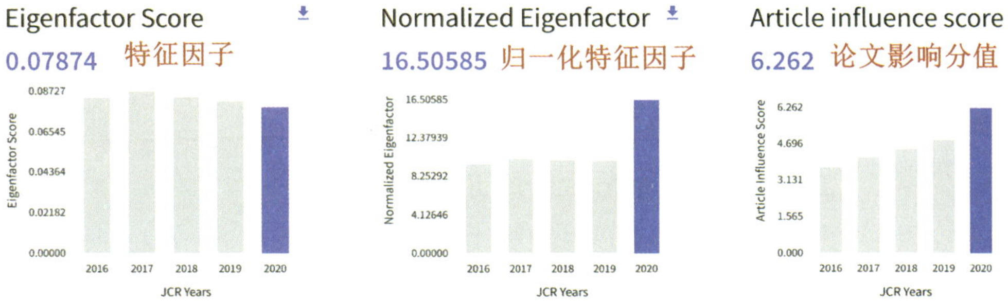

图4-3-2-21 《肝脏病学杂志》的特征因子相关指标

（4）论文影响分值是用特征因子除以该刊所发表的论文标准化比值，使用单篇文章为基本单位来衡量期刊的相对重要性。计算方式如下（特征值乘0.01，然后除以五年时间内本期刊论著发文的占比）：

$$\frac{0.01 \times \text{特征因子}}{\dfrac{\text{本期刊5年内发表的论著篇数}}{\text{所有期刊5年内发表的论著篇数}}}$$

图4-3-2-22 论文影响分值的计算公式

论文影响分值的平均值为1，若某期刊该值大于1，则认为该期刊影响力高于平均水平，小于1则低于平均水平。《肝脏病学杂志》的论文影响分值为6.262，影响力在学科内依旧属于前列。

（5）Average JIF Percentile期刊影响因子百分排位数是该刊优于其他刊的百分比，具体计算方法为该学科期刊的总数量减去本刊在学科内影响因子降序排列的位次，加上0.5后除以该学科期刊的总数量（图4-3-2-23）。

$$\frac{\text{该学科期刊总数量} - \text{本刊在学科内IF降序排位} + 0.5}{\text{该学科期刊总数量}}$$

图4-3-2-23 期刊影响因子百分排位的计算公式

还是以《肝脏病学杂志》为例，它在胃肠病学&肝病学这92本期刊中排名第二，就用

92减去2再加上0.5得到90.5，除以92得0.9837，百分位记为98.37%，表明它比本学科内98.37%的期刊都要优秀（图4-3-2-24）。

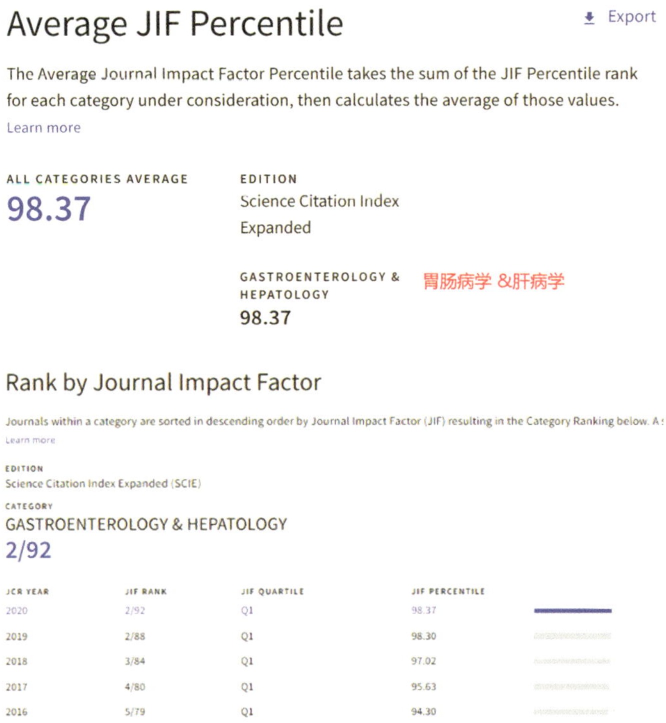

JCR YEAR	JIF RANK	JIF QUARTILE	JIF PERCENTILE
2020	2/92	Q1	98.37
2019	2/88	Q1	98.30
2018	3/84	Q1	97.02
2017	4/80	Q1	95.63
2016	5/79	Q1	94.30

图4-3-2-24 《肝脏病学杂志》的影响因子排位和百分比

（6）期刊影响因子四分位数是指前述254个学科内，所有期刊按影响因子高低排序，平均分为Q1（前25%）、Q2（前25%—50%）、Q3（前50%—75%）和Q4（75%之后）四个区。每个分区的期刊数量是平均的，《肝脏病学杂志》因为排位第二，毫无争议的是Q1区期刊（图4-3-2-25）。

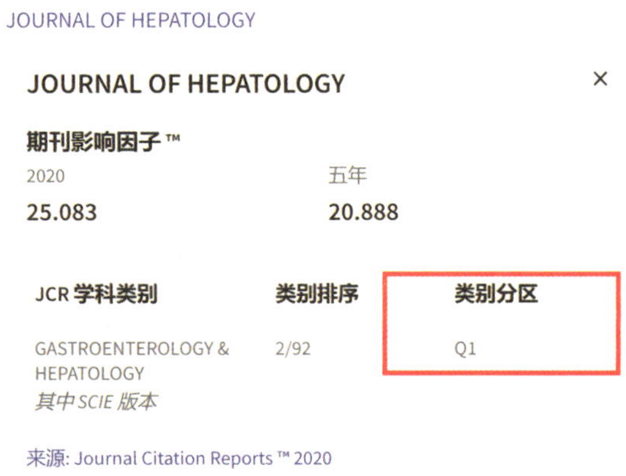

图4-3-2-25 《肝脏病学杂志》的学科类别和分区排位

3.来源指标——基于期刊内容的指标，是期刊引用报告的基础

（1）可被引文章总数是该期刊当年可引用文章的总数，需特别说明的是，Web of Science官网中特指期刊文章分类为论文或综述两种类型的文章才计入可被引数据，其余均为“Editorials”材料，不计入“可被引文章”类型。

（2）原创性论著百分比是原创性论著占该期刊当年可引用文章总数的百分比，比如《自然》期刊2013年有829篇原创性论著、28篇综述，总可被引文章为857篇，829/857等于96%。

（3）被引半衰期是期刊达到50%被引用率所需的时间，即期刊一半的被引用文献发表于被引半衰期年限之内。

（4）施引半衰期是期刊所引参考文献中较新一半的发表年限，即从引证年份往前按发表时间排序，找出中位数论文的出版年到引证年份的间隔年数。

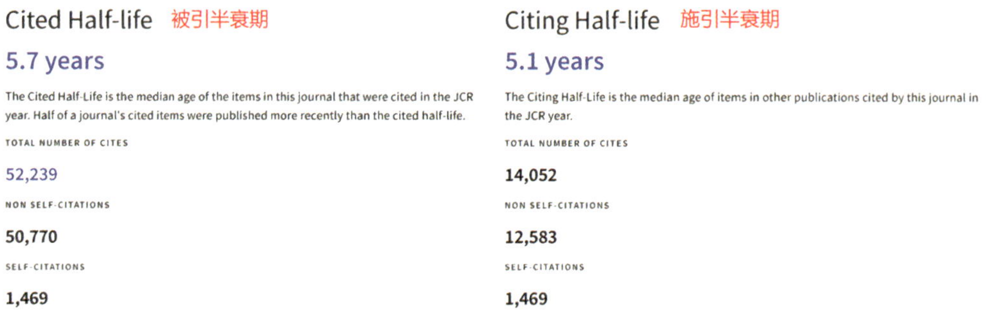
Cited Half-life 被引半衰期
5.7 years
The Cited Half-Life is the median age of the items in this journal that were cited in the JCR year. Half of a journal's cited items were published more recently than the cited half-life.
TOTAL NUMBER OF CITES
52,239
NON SELF-CITATIONS
50,770
SELF-CITATIONS
1,469
Citing Half-life 施引半衰期
5.1 years
The Citing Half-Life is the median age of items in other publications cited by this journal in the JCR year.
TOTAL NUMBER OF CITES
14,052
NON SELF-CITATIONS
12,583
SELF-CITATIONS
1,469

图4-3-2-26 《肝脏病学杂志》的引用半衰期

《肝脏病学杂志》的被引半衰期为5.7年，代表该期刊发表文献有一半在5.7年之内能够被引用；其施引半衰期为5.1年，表示该期刊所登载文献的参考文献，一半是5.1年之内发表的。这两个指标结合起来反映了期刊内容的时效性，被引半衰期长的期刊，内容比较经典，在多年之后仍然有引用价值；反之说明其时效性很高，但是热点褪去就不再被关注了。而引用半衰期则反映了期刊所载文章是否大量引用新近文献。研究者想关注热点研究，应找引用半衰期和被引半衰期都较低的期刊浏览；想探寻由来已久的科学问题，则应参考两个指数都较高的期刊阅读。

（5）总论文数是该期刊自创刊以来所刊登的全部论文总数。需注意的是，Web of Science官网中明确定义了论文和综述按论文计数，社论、信件、新闻和会议摘要等文献类型因为不会被普遍引用而不计入论文数中。

（6）金色开放论文占比是金色开放获取文章的百分占比。

开放获取（OA）指依据指南免费和永久访问、获取已发表的研究，获取类型有两种：金色和绿色。金色开放获取特指在研究发表时就提供即时、永久的开放获取渠道，任

何人都可以实时访问文章地址，出版成本以版面费的形式由作者预先支付。绿色开放指论文作者将文稿的不同版本自行存档至第三方开放获取平台，读者按订阅模式访问，可能会有时滞期，但文献作者无需支付任何费用。

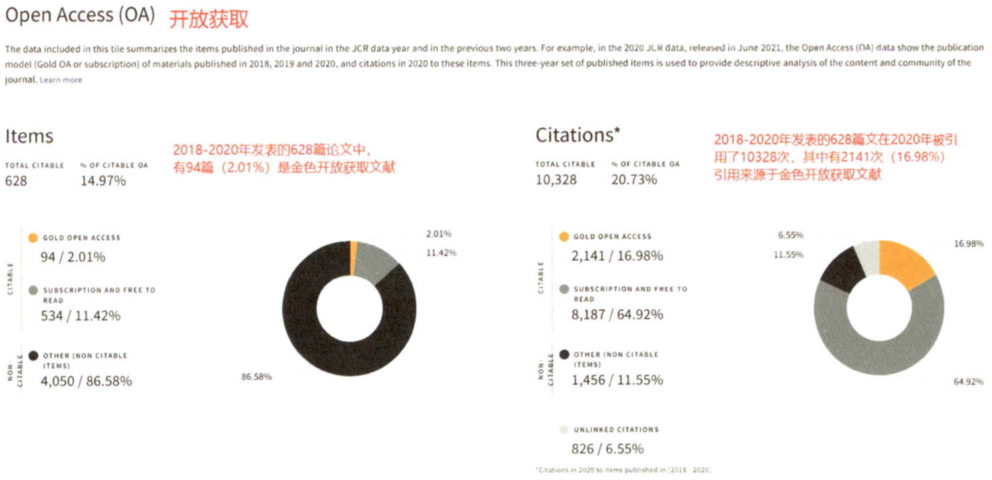

图 4-3-2-27 《肝脏病学杂志》开放获取数据

《肝脏病学杂志》2018—2020 年共有 628 篇可被引论文，其中金色开放获取为 94 篇，占 14.97%；这 628 篇论文在 2020 年被引用了 10328 次，其中 2141 次引用来源于金色开放获取的文献（图 4-3-2-27）。

三、45 种文体认定

前述多次提到了在计算影响因子和引文指标时着重计算论文和综述两种文体的文章数量，这就涉及学术界对文章类型的界定。通常认为论文是建立在原创研究基础上的文章，研究类型多样（实验、调查、访谈和问卷等），作者需要收集和分析原始数据，解读并总结完成论文写作。综述则是以其他已发表的文章为基础，对大量原始研究论文中的数据、资料和观点归纳整理而写成的论文，是对现有知识的总结和评价。除了这两种公认的长篇论文形式外，还有病例报道、Meta 分析、数据论文、社论材料、书信等多种形式是生物医学领域期刊会常常被录用的文体。其中，数据论文主要目的是提供有关数据的各项事实，没有传统研究论文中支持数据的分析和研究。社论材料是阐述个人、团体或组织观点的论文，包括访谈、解说词和个体之间的讨论、已发表论文的讨论、临床会议等。Meta 分析则是搜集数据上具有可比性的文献，用统计学方法合并、分析与综合评价。

2021 年改版后的 Web of Science 将各种出版物归类为 45 种文体（图 4-3-2-28），其编辑审定人员会依据自己的标准对每篇收入库中的文章进行文体归类，在文献类型下拉菜单中可以勾选，方便检索，并且将编辑关注申明和被关注的文章两种特殊形式纳入文体中。编辑关注申明指对文章数据、结论等存在质疑，正处于作者申述或解释过程，被关注的文章则是此文的正文。

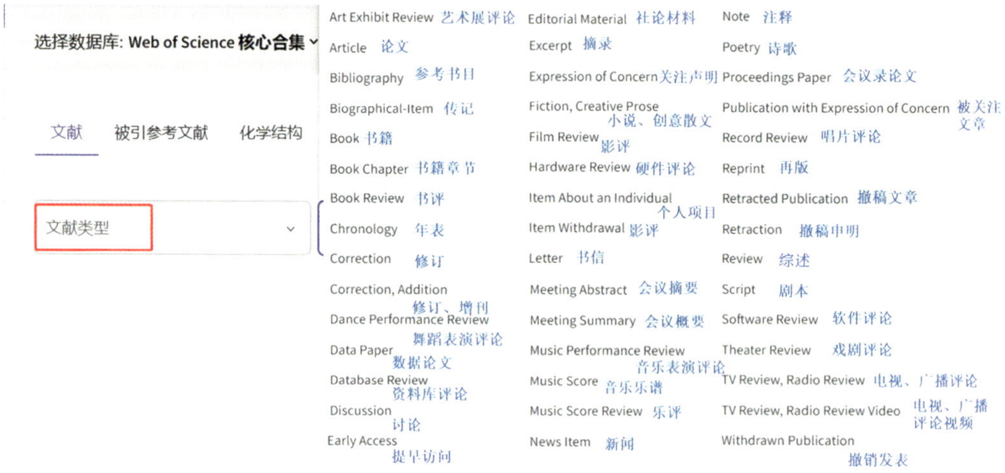
选择数据库: Web of Science 核心合集
文献
被引参考文献
化学结构
文献类型
Art Exhibit Review 艺术展评论
Article 论文
Bibliography 参考书目
Biographical-Item 传记
Book 书籍
Book Chapter 书籍章节
Book Review 书评
Chronology 年表
Correction 修订
Correction, Addition 修订、增刊
Dance Performance Review 舞蹈表演评论
Data Paper 数据论文
Database Review 资料库评论
Discussion 讨论
Early Access 提早访问
Editorial Material 社论材料
Excerpt 摘录
Expression of Concern 关注声明
Fiction, Creative Prose 小说、创意散文
Film Review 影评
Hardware Review 硬件评论
Item About an Individual 个人项目
Item Withdrawal 影评
Letter 书信
Meeting Abstract 会议摘要
Meeting Summary 会议概要
Music Performance Review 音乐表演评论
Music Score 音乐乐谱
Music Score Review 乐评
News Item 新闻
Note 注释
Poetry 诗歌
Proceedings Paper 会议录论文
Publication with Expression of Concern 被关注文章
Record Review 唱片评论
Reprint 再版
Retracted Publication 撤稿文章
Retraction 撤稿申明
Review 综述
Script 剧本
Software Review 软件评论
Theater Review 戏剧评论
TV Review, Radio Review 电视、广播评论
TV Review, Radio Review Video 电视、广播评论视频
Withdrawn Publication 撤销发表

图 4-3-2-28 Web of Science 的文献类型一览

值得注意的是，Web of Science 将病例报道和 Meta 分析两种文体都并入了论文中，甚至一些书信和社论材料都会在入库时依据文章篇幅和具体研究方式及内容进行新的文体判定，归纳到 Web of Science 自己的文献类型体系中。

我们看一本大名鼎鼎的《临床肿瘤学杂志》，其主页对论文的类型给出了 12 种归类，除了常规的原创研究、综述、社论外，还有自成体系的评论与争论、通信、播客、肿瘤学统计等等(图 4-3-2-29)。

其中社论和评论的划分，通信与信件的描述就和我们在第三部分论文撰写第一章第二节介绍的《新英格兰医学杂志》存在交叉，每种期刊都会根据自己的办刊特点和学科特色相应开辟专栏，投稿前作者务必到期刊官网查询标准的撰写格式和要求，以免形式审查不过关。同时，这也从另一侧面佐证 Web of Science 自行划分文章类型的必要性，因为不可能将五花八门的文献类型一一纳入库中，这对检索的规范性和标准性都提出了挑战。所以，专业编辑对每篇文章内容进行审定和阅读，依据学术界公认的准则来进行判断是 Web of Science 的又一权威标准，读者和机构都以此为标准，实现全球对科技学术论文的统一认定。

Article Types	Limits	Details
Original Reports	Figures & Tables: 6 Words: 3000	Primary mode of scientific communication; includes all reports of original research in clinical oncology.
Clinical Trial Updates	Figures & Tables: 3 Words: 1200	Disseminate additional results from studies for which the primary endpoint has already been reported.
Review Articles	Figures & Tables: 6 Words: 4000	Describe new developments, summarizes progress or collects published evidence for analysis.
Comments and Controversies	Figures & Tables: 1 Words: 2000	Address unresolved and timely issues in oncology.
Correspondence	Words: 750	Letters to the Editor, response from authors or short, freestanding piece. If in response to a *JCO* article, the letter must be submitted within six weeks of online publication of that article.
Special Articles	Words: 4000	Articles that are not original reports but rather guidelines, summaries of consensus meetings, or other scholarly communication.
Art of Oncology	Figures & Tables: 6 Words: 3000	Narratives, poetry, and photo essays that explore the experience of suffering from cancer or caring for people with cancer.
Editorials	Words: 1500	Provide opinion on an article or subject.
Oncology Grand Rounds	Words: 2500	Provide a case-based description of patient management.
Biology of Neoplasia	Words: 4000	Review articles covering the basic science of cancer.
Understanding the Pathway	Words: 1000	Articulate the salient scientific aspects of selected Original Reports.
Podcasts	Words: 1500	An audio presentation providing commentary on an article.
Statistics in Oncology	Words: 4000	The presentation of new methods, examination of controversies and timely reviews for a readership of biostatisticians and scientists.
Case Reports and Case Series	*Journal of Clinical Oncology* does not accept Case Reports or Case Series.	

图 4-3-2-29 《临床肿瘤学杂志》官方网页中对文体的分类

第三节 | 中科院JCR期刊分区

“中科院JCR期刊分区表”由中国科学院文献情报中心世界科学前沿分析中心发布，旨在纠正国内科研界对不同学科期刊影响因子数值差异的忽视，对Web of Science每年公布的期刊引证报告中SCI期刊3年平均影响因子划分分区。分区表包括大类分区（按自定义规则将期刊分为18个学科）和小类分区（JCR已有254个学科分类体系），自2004年开始发布延续至今，2019年推出升级版，2022年起只发布升级版。

越来越多的国内学者认识到，影响因子绝非价值完全中立的指标，但半个多世纪来该指标参与科学决策或决定资源配置，已然成为一种权威和导向，一定程度上影响了学者的选择，干扰了学术风气，甚至左右着科学发展方向。从计算方式看，影响因子虽然由被引次数和刊发论文数量计算得来，但实际上决定影响因子大小的还有以下一些隐性因素。

（1）论文出版时滞、论文长度、类型及合作者数量等。出版时滞短的刊物更易得到较高的影响因子，若出版周期较长，很多引文因为文献老化（超过2年）没有参与影响因子的计算。刊载论文若是热门课题且篇幅较短、发表较快，被引率会很快达峰，影响因子迅速上升，然后又跌落；刊载完整的原创研究性论文，持续被引用时间长，影响因子持续升高。还有人指出论文的平均作者数与论文的总被引频次呈显著的正相关。

（2）期刊载量（发表论文数）、类型、发行周期等。计算影响因子时仅统计论著、简讯和综述，而评论、信件、通讯等常被引证的栏目文章不计入引用次数，所以期刊发表论著的数量与影响因子和总被引频次密切相关。论文量少的期刊容易得到高影响因子，但它们的影响因子年度间会有较大波动；载文量多且创刊年代久的期刊总被引频次一般会较高。此外，IF还与即年指标、期刊被引用半衰期、地区分布数、基金论文比以及期刊发行范围和发行量等有内在联系。

（3）学科内期刊数目、平均参考文献数、引证半衰期等对IF和总被引频次有影响。某个学科的引文数量，总体水平取决于自身发展的特点和数据库来源期刊中所占的比例。生物学期刊一直是SCI来源库中占比较大的学科，不仅期刊数量巨大，总被引频次和IF也有显著优势，也从侧面印证了生命科学在当代科学中所处的重要地位。不同学科其内在的科研规律不同，引用他人成果的必要性和时效性也各有不同，以两年的统计时间一刀切也饱受计量学家的诟病。有的学科资金投入大，相关期刊较多，久而久之成了热门，但“冷”与“热”的划分并不是出于科学本身发展需要，而受经济、社会、历史地理等一些非科学因素制约，但由学科被关注程度导致论文被引用率高低不同、影响因子大小不同，对规模小或是“冷”专业的学科是极不公平合理的。

《中国科学院文献情报中心期刊分区表》也随着国内科技水平和学科建设发展与时俱进，2004年起在施行分区时就对Web of Science的Q分区（按影响因子降序四分位均分，图4-3-3-1）进行了修正，历经数个版本。因为基础版2022年起不再发布，我们仅简要介绍2020年的版本。

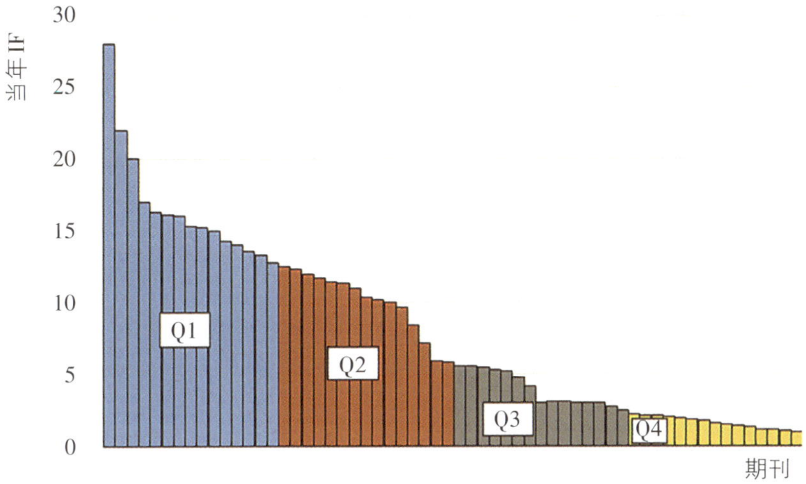

图4-3-3-1　科睿唯安JCR分区对期刊的划分标准（每区期刊数各占25%）

一、基础版

中科院分区表包括大类分区（按自定义规则将期刊分为13个学科）和小类分区（JCR已有的176个学科分类体系），按前3年IF平均值进行分区，把每一个学科的期刊集合（总数为n种）依3年平均IF降序排列，前5%期刊（该学科期刊总数量的5%，即5%×n）作为1区期刊，剩下的95%期刊中，先求出它们3年平均IF的总和（S），然后求总和的1/3，剩下3个区每区的期刊影响因子累积和各为$S/3$。

并且，中科院大类分区中还会遴选出优秀的顶级（Top）期刊供业内人员参考：1区期刊直接划入Top范围内；2区中两年总被引频次指标位于前10%者也归入Top集合；另外，经过学科共同体评议认定为高学术影响力的期刊，也会直接被采纳加入Top期刊中（如图4-3-3-2）。

2019年12月开始《中国科学院文献情报中心期刊分区表》同步发表基础版和升级版，以3年时间作为过渡，2022年12月起将只发表升级版，所以，接下来我们将着重介绍升级版的详细信息。

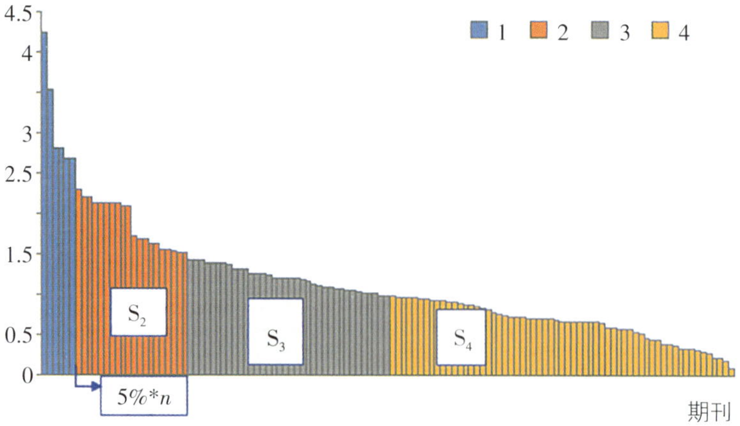

图 4-3-3-2　中科院 JCR 分区基础版对期刊的划分标准

二、升级版

按照“中国科学院文献情报中心分区表微信公众号”发布的解释，升级版延续了基础版跨学科比较的理念和“金字塔形”分区思想，针对目前评价体系做了相应改进。首先，从入选期刊范围来说，与 Web of Science 同步，将自然科学期刊（SCIE）、社会科学期刊（SSCI）一并纳入，另外，新兴资源索引（ESCI）收录的中国期刊也收录在内。其次，增加了学科门类，通过期刊引用关系确定学科结构，参考国务院学位委员会、教育部印发《学位授予和人才培养学科目录（2011）》的学科内涵和外延，将大区分类拓展为18个；最后，进一步弱化影响因子的作用，设计“期刊超越指数”取代 IF 作为评价期刊的指标。总体说来，更好地消除了学科间引用行为的差异，弱化了期刊分区对预制学科体系的依赖；基于概率统计原理的期刊超越指数，使分区结果更加客观，不易操纵；揭示出更多优秀的基础研究期刊。相比基础版，升级版中 82.17% 的期刊分区保持不变，8.91% 的期刊升区。

1. 引入论文主题体系，体现期刊的学科交叉性

升级版分区将所有论文归纳为5个主题：①社会科学与人文；②生物医学与医疗科学；③物理学与工程；④生命与地球科学；⑤ 数学和计算机科学。此主题体系基于引用和文本生成，将每篇论文都划分到一个主题，作为影响力归一化的基础。按主题间关系的期刊数量进行聚类可视化，得到图 4-3-3-3。论文主题体系动态反映了科学共同体研究内容，期刊的主题分布充分揭示出期刊的学科交叉性。

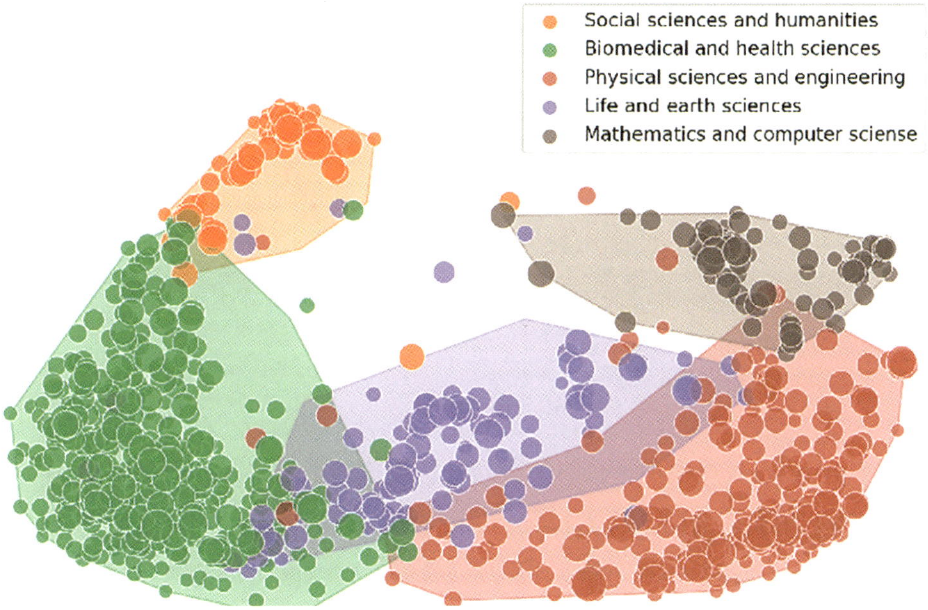

图4-3-3-3　中科院分区表(升级版)按主题分类可视化聚类关系

彩色节点表示主题，节点大小表示期刊在该主题发表的论文数量多少，节点颜色表示主题所属的5大领域，节点间的距离表示主题之间的相关程度，色块表示5大领域覆盖的主题范围。

2.设计“期刊超越指数”，突破均值指标的瓶颈

该指标是本刊论文的被引频次高于相同主题、相同文献类型的其他期刊的概率。形象的解释就是，随机从期刊A选择一篇论文，其引用数大于从其他期刊随机选择一篇相同主题、相同文献类型论文的引用数的概率。计算过程如下：

$$SA=P(ca>co|a\in A, o\in O)=\sum_{t,d} P(A^{t,d})P(ca>co|a\in A^{t,d}, o\in O^{t,d})$$

首先要计算期刊A在主题t上的超越指数：

$$S_A^t = \frac{1}{N_{A^t}} \sum_d N_{A^{t,d}} \left[\frac{\sum a \in A^{t,d}, o \in O^{t,d} 1(c_a > c_o) + \sum_a \in A^{t,d}, o \in O^{t,d} 0.5(c_a > c_o)}{N_{A^{t,d}} N_{O^{t,d}}} \right],$$

汇总得到期刊A的期刊超越指数：$S_A = \frac{1}{N_A} \sum_t N_{A^t} S_A^t$。

具体来说，如首先将*PHYS REV LETT*期刊中的论文划分到5个主题中，然后计算*PHYS REV LETT*在每个主题上的超越指数S_A^t，汇总得到它的超越指数S_A=0.76，在“物理与天体物理”学科中排名3.3%，属于1区期刊(图4-3-3-4)。

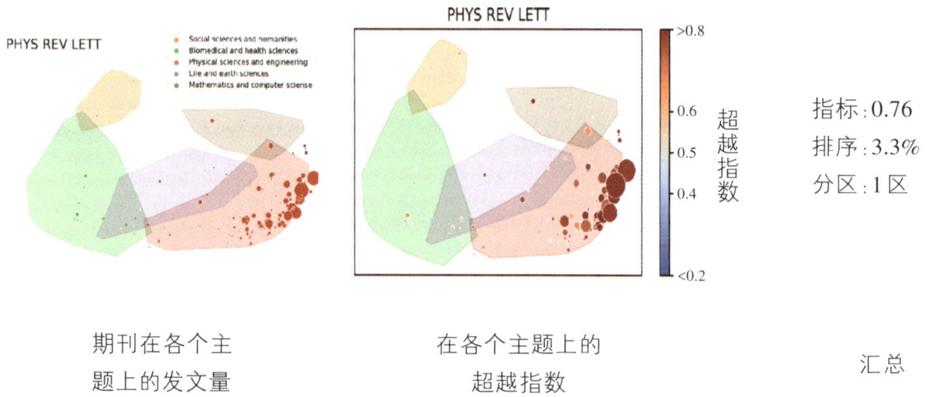

图4-3-3-4 *PHYS REV LETT*期刊超越指数的计算

期刊影响因子等均值类评价指标容易受极端值的影响，反映期刊整体水平时易出现偏差。而基于概率的期刊超越指数，其评价结果更加客观，不易被人为操纵。如某期刊所登载的论文有70%为零被引，但有一篇极高被引论文，按影响因子公式计算出IF为5.0⁺，在基础版分区中处于1区，用超越指数计算，则得出SA等于0.359，低于该学科所有期刊的平均影响力，分区修正为4区，更公正、更全面地反映了该期刊的整体影响力(图4-3-3-5)。

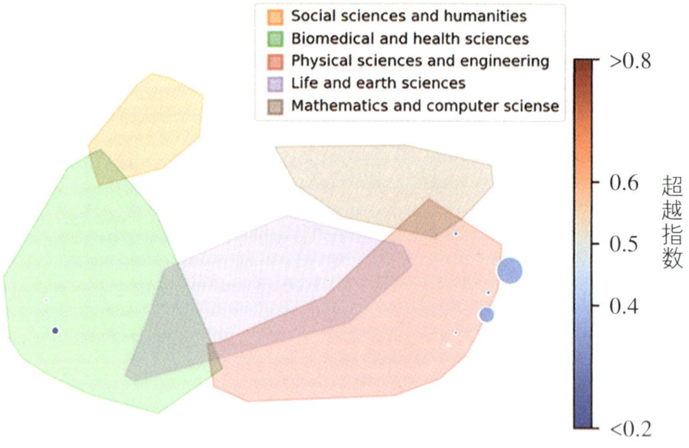

S_A=0.359/4区

图4-3-3-5 工程学某期刊超越指数的计算

3. 调整大类学科

与基础版相比，升级版将大类学科数从13个增加到了18个，SSCI期刊扩展了社会科学类学科：经济学、法学、教育学、心理学和管理学。将不完整的哲学、历史学、语言学和传播学期刊合并成“人文科学”，工程技术大类中将材料科学和计算机科学独立出来。

地球科学	物理与天体物理	数学
农林科学	材料科学	计算机科学
环境科学与生态学	化学	工程技术
生物学	医学	综合性期刊
法学	心理学	教育学
经济学	管理学	人文科学

图 4-3-3-6　中科院分区表(升级版)大类分区种类

三、具体使用

《中国科学院文献情报中心期刊分区表》提供手机终端和电脑登录两种方式，手机终端只需要关注 中科院文献情报中心分区表 公众号即可，免费查询当年期刊分区数据，但只能进行单目录查询。输入期刊名称或ISSN后即可进入具体介绍页面(图4-3-3-7)，以《致癌基因》期刊为例，2021年升级版数据中，该刊位于医学大区1区，属顶刊，小区跨4个分区，位于生化与分子生物学1区、肿瘤学1区、遗传学1区和细胞生物学2区，说明细胞生物学领域竞争激烈，期刊水平普遍较其余3个学科高。

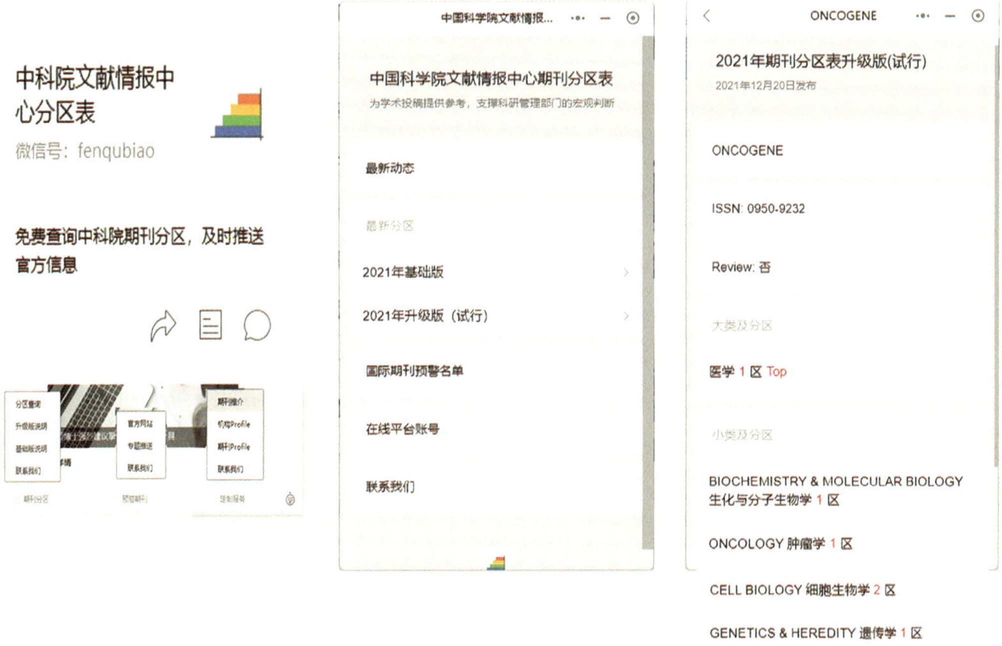
中科院文献情报中心分区表
微信号：fenqubiao
免费查询中科院期刊分区，及时推送官方信息
中国科学院文献情报...
中国科学院文献情报中心期刊分区表
为学术投稿提供参考，支撑科研管理部门的宏观判断
最新动态
最新分区
2021年基础版
2021年升级版（试行）
国际期刊预警名单
在线平台账号
联系我们
ONCOGENE
2021年期刊分区表升级版(试行)
2021年12月20日发布
ONCOGENE
ISSN: 0950-9232
Review: 否
大类及分区
医学 1 区 Top
小类及分区
BIOCHEMISTRY & MOLECULAR BIOLOGY 生化与分子生物学 1 区
ONCOLOGY 肿瘤学 1 区
CELL BIOLOGY 细胞生物学 2 区
GENETICS & HEREDITY 遗传学 1 区

图 4-3-3-7　中科院分区表(升级版)大类分区种类

以2021版医学大类为例(图4-3-3-8)，共3672种期刊，按超越指数降序排列，对期刊种类还区分了综述与非综述类。

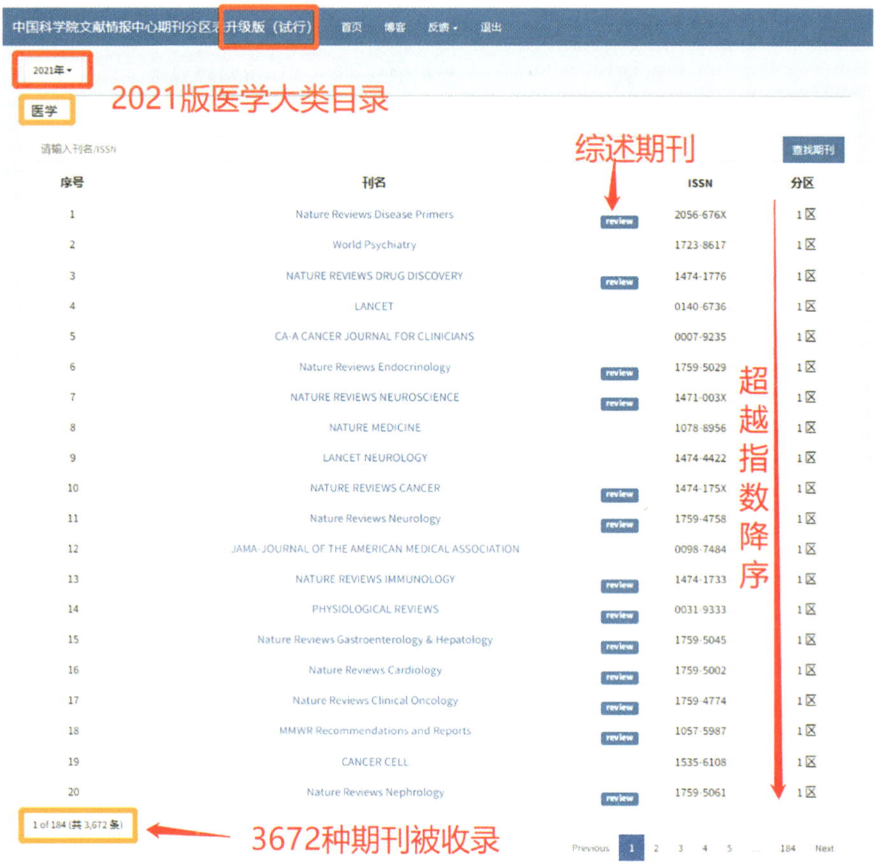

中国科学院文献情报中心期刊分区表升级版（试行）　首页　博客　反馈　退出

2021年

医学

请输入刊名/ISSN　查找期刊

序号	刊名		ISSN	分区
1	Nature Reviews Disease Primers	review	2056-676X	1区
2	World Psychiatry		1723-8617	1区
3	NATURE REVIEWS DRUG DISCOVERY	review	1474-1776	1区
4	LANCET		0140-6736	1区
5	CA-A CANCER JOURNAL FOR CLINICIANS		0007-9235	1区
6	Nature Reviews Endocrinology	review	1759-5029	1区
7	NATURE REVIEWS NEUROSCIENCE	review	1471-003X	1区
8	NATURE MEDICINE		1078-8956	1区
9	LANCET NEUROLOGY		1474-4422	1区
10	NATURE REVIEWS CANCER	review	1474-175X	1区
11	Nature Reviews Neurology	review	1759-4758	1区
12	JAMA-JOURNAL OF THE AMERICAN MEDICAL ASSOCIATION		0098-7484	1区
13	NATURE REVIEWS IMMUNOLOGY	review	1474-1733	1区
14	PHYSIOLOGICAL REVIEWS	review	0031-9333	1区
15	Nature Reviews Gastroenterology & Hepatology	review	1759-5045	1区
16	Nature Reviews Cardiology	review	1759-5002	1区
17	Nature Reviews Clinical Oncology	review	1759-4774	1区
18	MMWR Recommendations and Reports	review	1057-5987	1区
19	CANCER CELL		1535-6108	1区
20	Nature Reviews Nephrology	review	1759-5061	1区

1 of 184 (共 3,672 条)　Previous 1 2 3 4 5 ... 184 Next

图 4-3-3-8　中科院分区表 2021 版医学大类

点击排位第 19 的《癌细胞》进入具体页面（图 4-3-3-9），该期刊小分区位于细胞生物和肿瘤学两个小学科中，继续点击“ONCOLOGY 肿瘤学”进入该小分区列表：

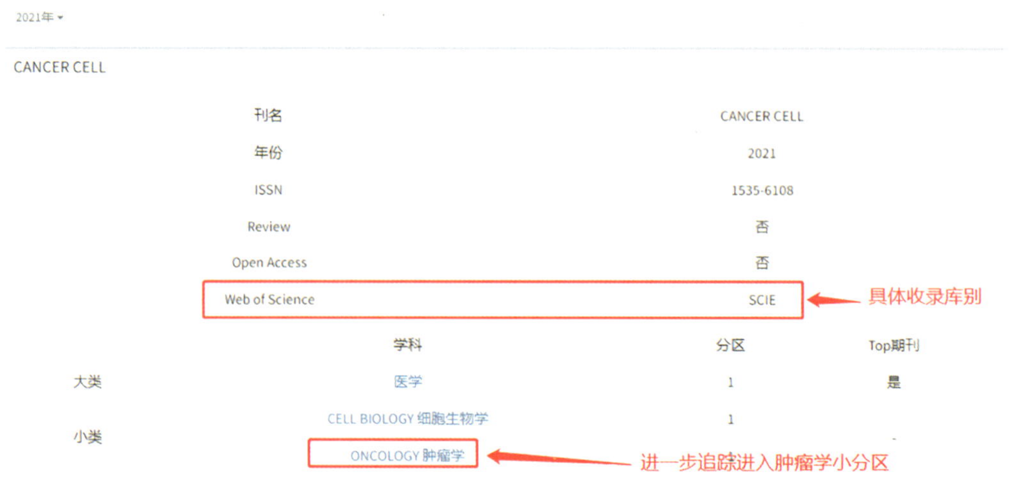

2021年

CANCER CELL

刊名	CANCER CELL
年份	2021
ISSN	1535-6108
Review	否
Open Access	否
Web of Science	SCIE

	学科	分区	Top期刊
大类	医学	1	是
小类	CELL BIOLOGY 细胞生物学	1	
	ONCOLOGY 肿瘤学		

图 4-3-3-9　《癌细胞》期刊的详细分区数据

可见肿瘤学学科共有期刊242种，1区期刊22种，《癌细胞》排名第4，属于该学科顶刊。

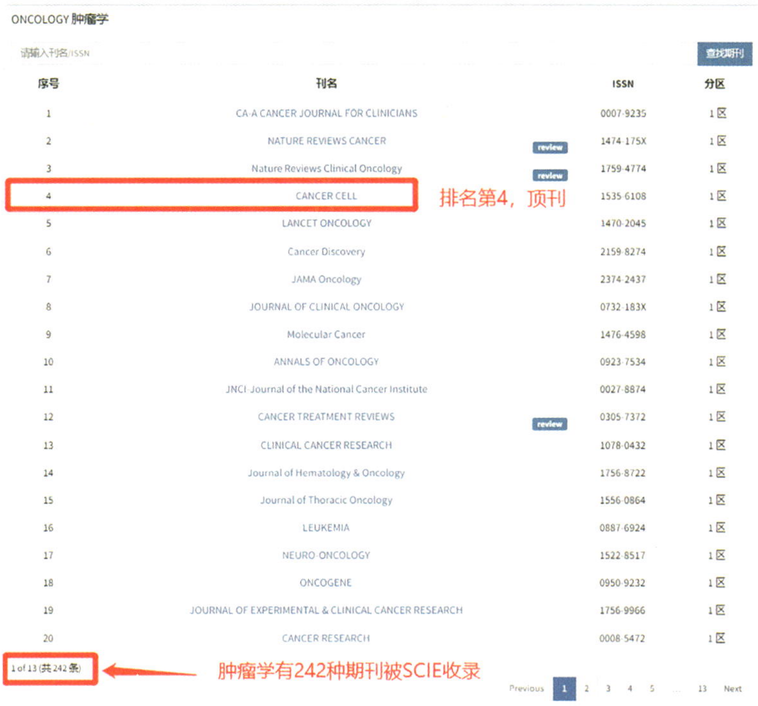

ONCOLOGY 肿瘤学

请输入刊名/ISSN　查找期刊

序号	刊名		ISSN	分区
1	CA-A CANCER JOURNAL FOR CLINICIANS		0007-9235	1区
2	NATURE REVIEWS CANCER	review	1474-175X	1区
3	Nature Reviews Clinical Oncology	review	1759-4774	1区
4	CANCER CELL		1535-6108	1区
5	LANCET ONCOLOGY		1470-2045	1区
6	Cancer Discovery		2159-8274	1区
7	JAMA Oncology		2374-2437	1区
8	JOURNAL OF CLINICAL ONCOLOGY		0732-183X	1区
9	Molecular Cancer		1476-4598	1区
10	ANNALS OF ONCOLOGY		0923-7534	1区
11	JNCI-Journal of the National Cancer Institute		0027-8874	1区
12	CANCER TREATMENT REVIEWS	review	0305-7372	1区
13	CLINICAL CANCER RESEARCH		1078-0432	1区
14	Journal of Hematology & Oncology		1756-8722	1区
15	Journal of Thoracic Oncology		1556-0864	1区
16	LEUKEMIA		0887-6924	1区
17	NEURO-ONCOLOGY		1522-8517	1区
18	ONCOGENE		0950-9232	1区
19	JOURNAL OF EXPERIMENTAL & CLINICAL CANCER RESEARCH		1756-9966	1区
20	CANCER RESEARCH		0008-5472	1区

1 of 13 (共242条)　Previous 1 2 3 4 5 ... 13 Next

排名第4，顶刊
肿瘤学有242种期刊被SCIE收录

图4-3-3-10　肿瘤学学科的小分区目录

第四章

挑选期刊提高命中率

本章提要

本章将从提升作者投稿率为目的出发，阐述投稿基本常识，引导作者精读投稿指南，了解不同期刊投稿格式，借助投稿选刊系统分析目标杂志审稿周期、编发周期、命中率等。

按照本书前述内容完成文章撰写、了解期刊收录体系后，就可以开始“量体裁衣”，为自己的论文寻找合适的发表载体了。首先，作者应对各收录体系的水平有清醒的认识，能正确定位自己的文章大致匹配哪种档次的收录期刊，才能在与文章档次相当的期刊中挑选。其次，精读期刊发文方向和偏好，缩小目标期刊范围。还可以借助投稿指南平台分析目标期刊审稿周期、编发周期、命中率等来提升自己的投稿效率。

跟前面几章介绍的期刊评价体系不同，出版商会尽力扩大自己的出版版图，提升自己的业界影响力，其中也不乏诸多的商业并购。比如，斯普林格作为全球最大的科技出版商，2010年收购了最大的开放期刊出版平台BMC（Bio Med Central Group），2015年又与麦克米伦科学和教育公司合并，《自然》《科学美国人》等知名期刊也归入斯普林格。所以，简单了解全球科技出版发展动态，也是科研投稿人必备的技能之一。

全球四大学术期刊出版社为①斯普林格自然，大名鼎鼎的Nature及其子刊全部由其出版；②爱思唯尔在生物医学领域全球影响力最大，旗下有Cell、Lancet等名刊；③约翰威立主要侧重化学领域，其Advanced Materials和不定期发行的科克伦系统评论数据库是循证医学方面的期刊，还有皮肤病学的顶刊*BJD*，Wiley出版社在病理学、过敏免疫和风湿方面相对领先；④泰勒-弗朗西斯旗下期刊有400多种，拥有*Biofouling*，*Molecular Physics*，*Journal of arthroplasty*等知名期刊。

此外，还有众多大型学术协会团体，如美国化学会，旗下有*JACS*、*Chemical Reviews*；英国皇家化学学会，*Chem soc rev*（化学学会评论）是其旗下的顶尖综述性学术期刊；美国科学促进会出版了*Science*；美国国家科学院旗下最著名的期刊是*Proceedings of the National Academy of Sciences*（美国科学院院报）；美国医学会旗下的*The Journal of the American Medical Association*（美国医学杂志）是国际公认的权威医学期刊之一。

但是，在正式选刊投稿前，还有几个小知识点，如开放期刊、ORCID身份认证等需要我们知晓。

第一节 | 英文论文投稿前需了解的知识

一、开放获取

二战后，医学期刊普遍采用同行评议流程进行审核，网络投审稿系统的普及让整个运转周期缩短，但一般期刊论文审稿周期和发表周期平均在30天以上，有的甚至需要数年时间，对最新研究成果的共享依旧存在时滞。其次，学术资源的订阅费日益高涨，几乎以每年3%—8%的涨幅稳步上升，让读者和科研机构苦不堪言。再者，大部分学术期刊都规定：作者把文章投给出版社就视为自愿将版权归属出版社，这也严重损害了科研贡献者的利益。还有部分学术出版社严令禁止学者通过文本挖掘工具把文献的数据挖掘出来进行分析，大大阻碍了学术研究效率和发展。以上这些不便，加上互联网普及的全球大背景，1991年由美国洛斯阿拉莫斯国家实验室创立了arXiv预印本库（arXiv.org e-Print archive），能即时发布原稿和修改稿、确立首创权，开启了开放获取（OA）的新时代，挑战了由少数期刊权威主导的学术评价体系。虽然该平台主要为物理学、天文学、数学、计算机科学等领域服务，在生物医学领域仅侧重定量生物学，但全球免费访问无疑使学术论文的获取去中心化，取代传统学术期刊成为科学传播网络中的独立节点，标志着期刊同行评议进入社会化阶段。

开放获取方式是作者直接在互联网公开发表自己的科学成果，允许社会公众自由获取、复制、传播以及其他任何合法目的进行利用，但不得侵犯作者保留的权利（《布达佩斯开放获取计划》，2002）。按开放时间，主要有金、绿、青铜、白金/钻石等类型开放获取。金色OA指文章最终版本（印刷后）在出版后可立即被所有人自由和永久访问，清除了大多数权限障碍，作者保留了文章的版权；绿色OA指文章印刷前或印刷后将被放入存储库，版权通常保留在出版商手中，有禁运期条款决定如何以及何时允许公开访问，时间通常在文章发表后6—24个月后。青铜色OA文章的作者不需支付开放获取费用，出版社主动在适当的时机选择向公众免费开放资源。白金/钻石OA则指隶属于大学机构或基金的出版社已主动支付费用，因为他们本身就承担着自由传播科研成果的使命和社会职责。

按期刊类型，开放获取期刊又分为完全开放获取期刊和混合开放获取期刊，还有商业期刊向完全开放获取期刊过渡时期的形态——翻转期刊。完全开放获取模式下，期刊出版内容全部为开放获取模式，开放获取费用来自版税、赞助或者机构经费。而混合开放获取，则是传统的订阅式期刊，即允许作者、研究机构或基金提供者支付一定的费用（通常以文章处理费的形式），以便立即开放文章全文的浏览和下载。很多主流期刊其实都是混合开放获取期刊，有4485种OA期刊被Web of Science收录，其期刊印证报告中给出了每种期刊开放获取的比例。特征因子排名靠前的OA期刊数量不少，如*Nature Communications*、*Scientific Reports*、*PLOS ONE*，2014年*Nature*杂志旗下的*Nature Communication*开始转为完全开放获取。

从投稿的角度看，开放获取期刊录用概率高，保有著作权，文章引用率较高，在线发表周期较短，优势明显。但也有专家指出，OA期刊普遍审稿不严，论文滥发，导致期刊质量和口碑不如传统期刊；其次APC（文章处理费）过高，甚至有掠夺性期刊收取文章处理费（版面费）却不送同行评审来骗取经费的乱象。因此，是否投稿开放性期刊，作者需在选刊投稿阶段作出慎重的选择和判断。

投稿开放获取期刊，应首选权威学术出版社旗下的刊物，它们一方面享受着出版社的品牌效应，口碑好，且审稿、发表等都有保障，同时拒稿率又比普通稿件低。如果想要查混合开放期刊，到该期刊的出版社官网查询较为可靠，上述出版社和学会都有专门的OA期刊介绍或甚至专门的网站，如Taylor & Ffancis的F1000（https://f1000.com/），斯普林格的BMC（https://www.biomedcentral.com/journals）和斯普林格开放平台（https://www.springeropen.com/）（图4-4-1-1）。此外，还要考虑期刊的名声、定位、研究方向等等因素。了解创刊时长、历史情况、刊物隶属情况、收文发表范围、读者对象、影响力、编委会、同行评审情况、拒稿率等。

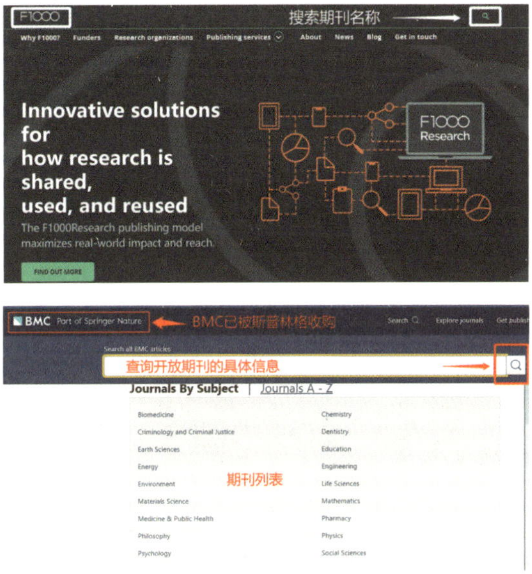

图4-4-1-1　F1000平台和斯普林格的BMC平台

在使用权限上，注意选择知识共享许可协议，论文作者拥有文章版权，虽然是开放获取，但也需遵守作者签署的知识共享协议（简称为CC协议）。投稿时有些期刊会给出选项由作者来选取，也有一部分按照默认方式授权。CC协议主要有四种核心权力：

BY：署名，尊重原作者劳动成果，必须按照作者许可人指定的方式对作品进行署名；允许复制、发行、展览、表演、放映、广播或通过信息网络传播本作品。要提供CC协议的链接，注明是否有所修改。

SA：相同方式共享，允许自由复制、散布、展示及演出本作品；若要改变、转变或更改本作品，仅在遵守与本作品相同许可条款时才能发布由本作品派生的作品。带有SA的协议要求传播时也遵循同样的CC协议进行。

NC：非商业性使用，允许非商业目的重新编排、改编或者再创作，但不能商用。

ND:禁止演绎,保留原作者姓名即可商用,但是不能改编原作与他人分享。

基于这4种权力能组合出6种常见的知识共享协议类型,我们常常在许多地方看到如图4-4-1-2的组合图。在选择开放获取时,就基本上选择了CC,而剩下四种所有权,可以全部保留,也可以全部放弃(其中ND和SA是矛盾的,不可同时选择)。

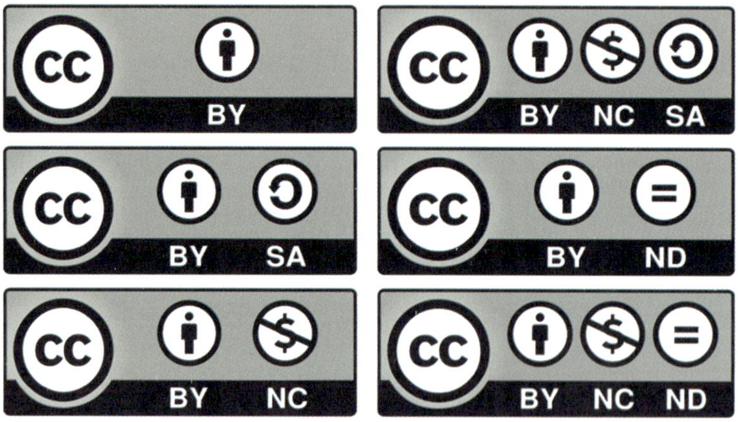

图4-4-1-2 6种常见的知识共享协议类型

除了筛选出版社,还可以到“开放存取期刊目录平台”(DOAJ,http://www.doaj.org)查证金色开放获取期刊的真伪,它由瑞典隆德大学图书馆研发,提供有质量控制及同行评审的金色开放获取电子期刊资源。进入网页后,先点击“Search”,然后把想投的期刊输入,如果能查到DOAJ编号,就可以证明它不是掠夺性期刊了(图4-4-1-3)。

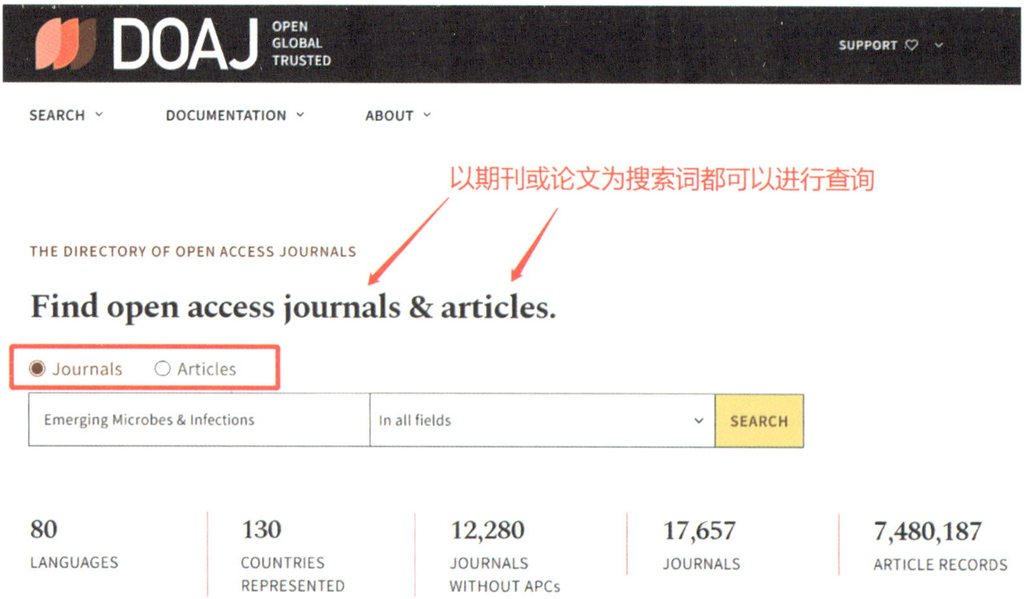

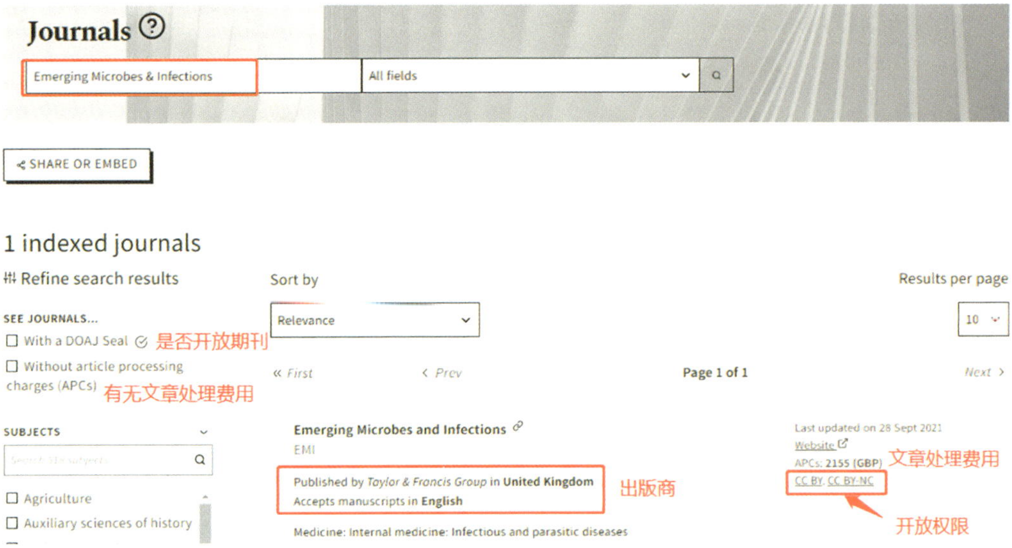

图 4-4-1-3　Emerging Microbes & Infections 期刊开放权限查询

70%的DOAJ期刊是不收费的，但大出版社、有影响因子的OA期刊，基本上是要收费的，而有些OA期刊是由学会或学术团体资助的，完全不收取任何费用。外文的开放获取期刊APC费用大致在$2000—$3000，也有一些特别贵的如*Cell*（$5000）、*The EMBO Journal*（$5200）、*Nature Communications*（£3300）。总体上，混合型期刊的收费相对较高。有些收取APC的期刊也会根据作者的经济情况提供减免或折扣。一些出版社有时候会为了做宣传而在某些特定时间免收文章处理费。

二、开放研究者与贡献者身份识别码

目前大部分期刊都会要求作者匹配开放研究者与贡献者身份识别码（ORCID），是由同名的国际性非营利组织为学术研究者保留的唯一ISNI识别码（图4-4-1-4）。科研人员在学术交流和成果管理中常遇到身份无法分辨和标识不统一的问题，同名作者之间难以区分，成果管理机构在作者识别时有很大困扰，尤其是使用不同的英文全拼或简写形式以及英文名与英文姓氏之间的排列顺序。而且，同一作者在不同的期刊投稿系统和成果检索系统中可能会注册不同的身份信息和邮箱。这些身份信息不一致的问题，会在很大程度上影响学术传播、论文引用率和学术影响力。ORCID是解决这些问题的全球化标准措施，其意义类似于在文献引用领域使用的DOI（数字对象识别码）标识文献。DOI是论文的“身份证”，一文一证。ORCID是作者的学术“身份证”，一旦拥有ORCID号码，无论作者身处何地或者更换了机构或邮箱，都可以精准追踪。

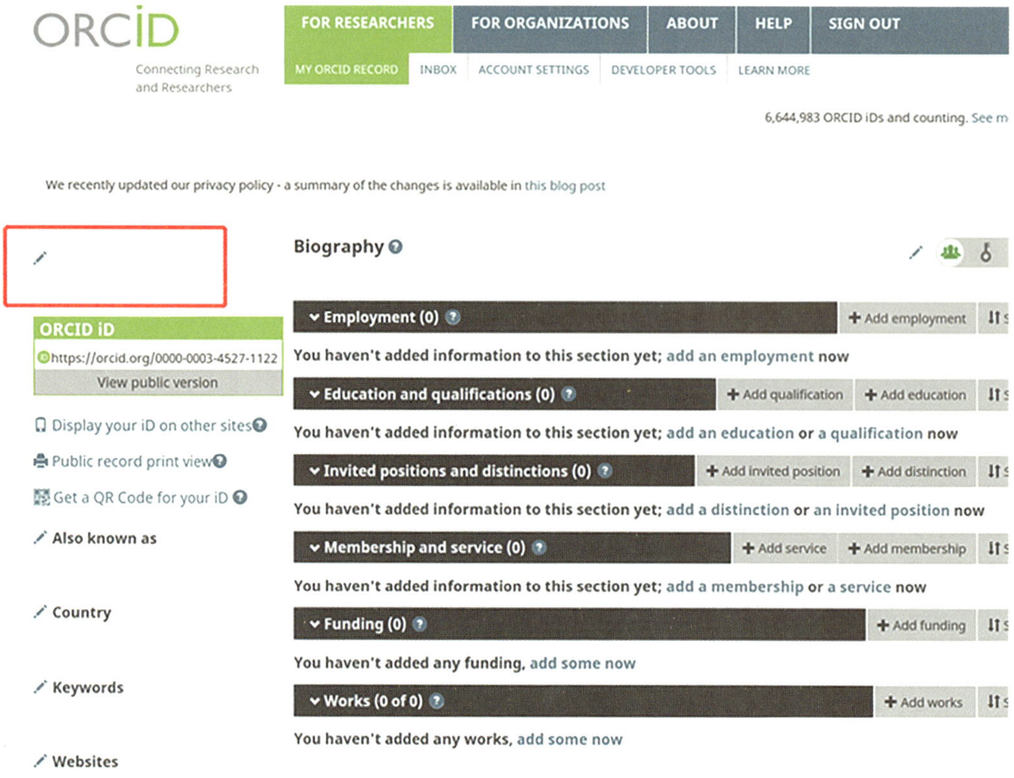

图 4-4-1-4　ORCID个人界面

此外，ORCID还能够连接投稿审稿系统、检索平台、基金管理系统、科研管理系统，实现相关数据的自动推送和无缝对接，把研究人员从重复填表等负担中解放出来，轻松调阅记录过的全部学术信息，如教育经历、工作经历、荣誉奖励、学会（协会）会员资格，以及发表的论著、审稿贡献、科研基金等。本人授权后，网站CrossRef或DataCite加载项还能自动更新记录的所有信息，不必由作者反复手工更新成果记录。

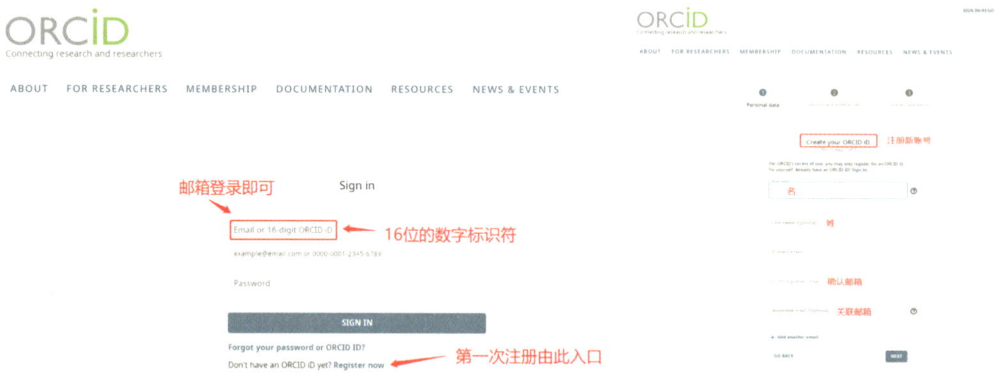

图 4-4-1-5　ORCID注册界面

任何人都可以在ORCID的网站免费注册，获取一串由16位数字组成的号码。注册时只需输入姓名和电子邮箱，无需填写出生日期、性别、电话号码等个人隐私信息。用户在ORCID系统中可以添加教育经历、工作经验、发表作品、个人网站网址、社交媒体账号等，由作者自行选择公开哪些信息（如图4-4-1-5）。随着对学术身份管理的国际标准化要求日趋严格，预计ORCID会被更多机构强制性采用，而且在未来发表的论著中可能会在作者姓名后面添加ORCID号码，以便正确识别作者。

第二节 | 借助投稿指南选刊

随着互联网的迅猛发展，目前各大出版商和第三方平台都开发了很多专用于选刊投稿的便捷平台，将撰写完成的文章按标题、摘要、关键词等进行匹配检索往往就能迅速发现适合刊载的期刊。再从这一众期刊中找寻水平相当、费用合适、发表周期符合自身需求的重点刊物。我们以先英文、后中文的方式将几大主流平台为大家做介绍。

一、英文期刊选刊系统

我们以登载在《自然·微生物学综述》杂志的一篇文章为例，进行英文期刊选刊实际讲述。（图 4-4-2-1）

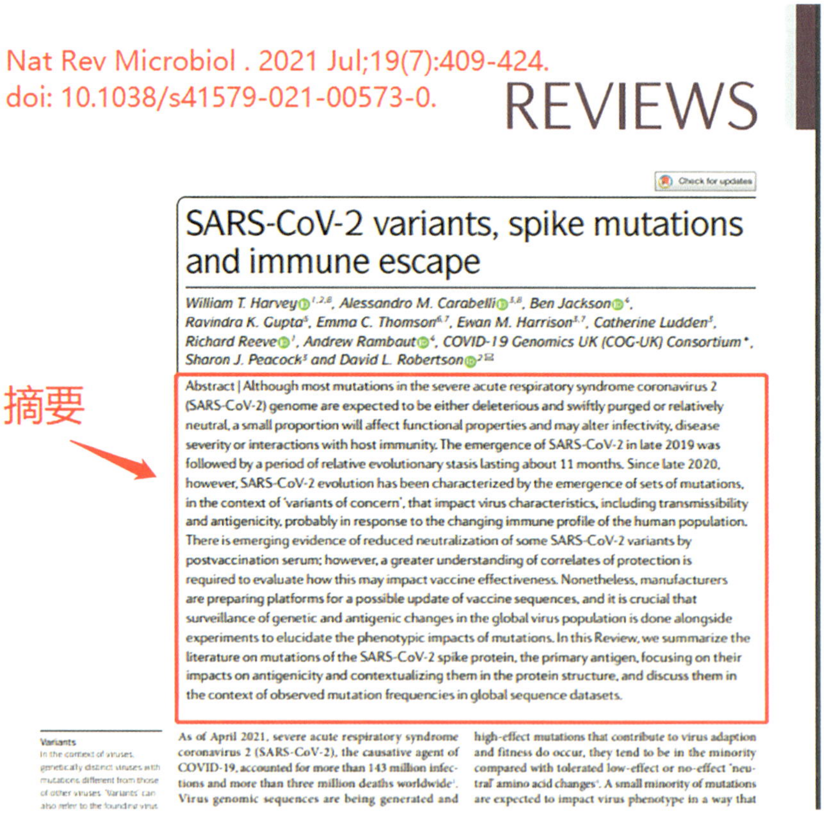

图 4-4-2-1 《自然·微生物学综述》2021 年第 19 卷 7 期文章封面

这篇文章是关于新冠病毒刺突蛋白变异和免疫逃逸的一篇综述，题目中可以提取的重点词有：严重急性呼吸综合征冠状病毒 2 号（SARS-CoV-2）、变种、刺突蛋白突变 、免疫逃逸。我们把重点词和摘要都复制下来，到各个平台的选刊系统进行实验。

1.JANE（Journal/Author Name Estimator，https://jane.biosemantics.org/）

该网站由荷兰的一家公司开发，是最早的选刊网站之一，包括了MEDLINE收录的所有期刊，很多检索条件都专为生物学和医学专业领域设置，非常适合我们进行期刊筛选。按照网址打开主页，输入上述文章的摘要，点击额外选项（extra options），能够进一步勾选相关细节。

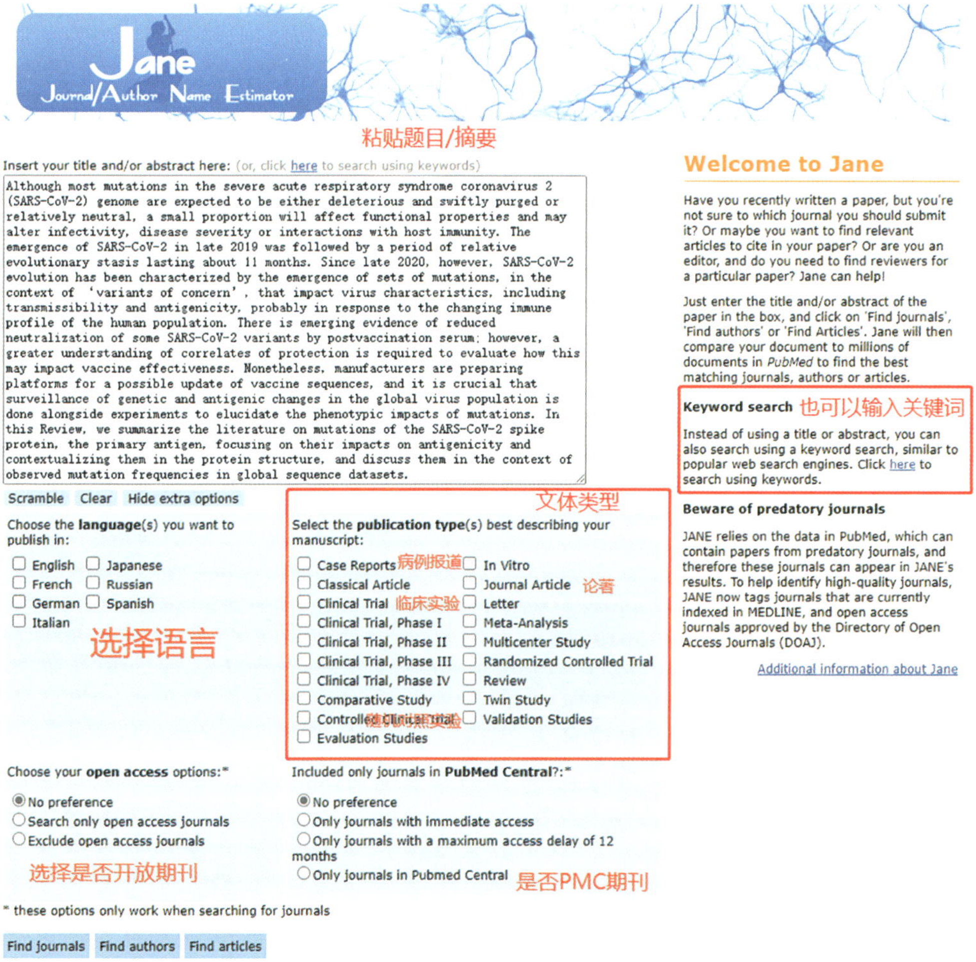

图4-4-2-2　JANE主页面和详细勾选细节

从图4-4-2-2中可以看到，不但可以选择语言种类，是否为开放期刊，是否为PMC期刊，还能对文体进行限制。而且文体就是量身为生物医学定制的，按照PubMed系统的文体分类一一列出，包括病例报道、临床试验、I—IV期新药临床实验、随机对照实验（RCT）、论著、信函、Meta分析、综述、多中心研究等，非常详尽。右侧小字写明了JANE系统目前对标的期刊是MEDLINE系统和DOAJ系统，杜绝了掠夺性期刊和钓鱼网站的干扰。整体界面简洁明了，选好待选项后，点击“Find Journals”进入结果界面。

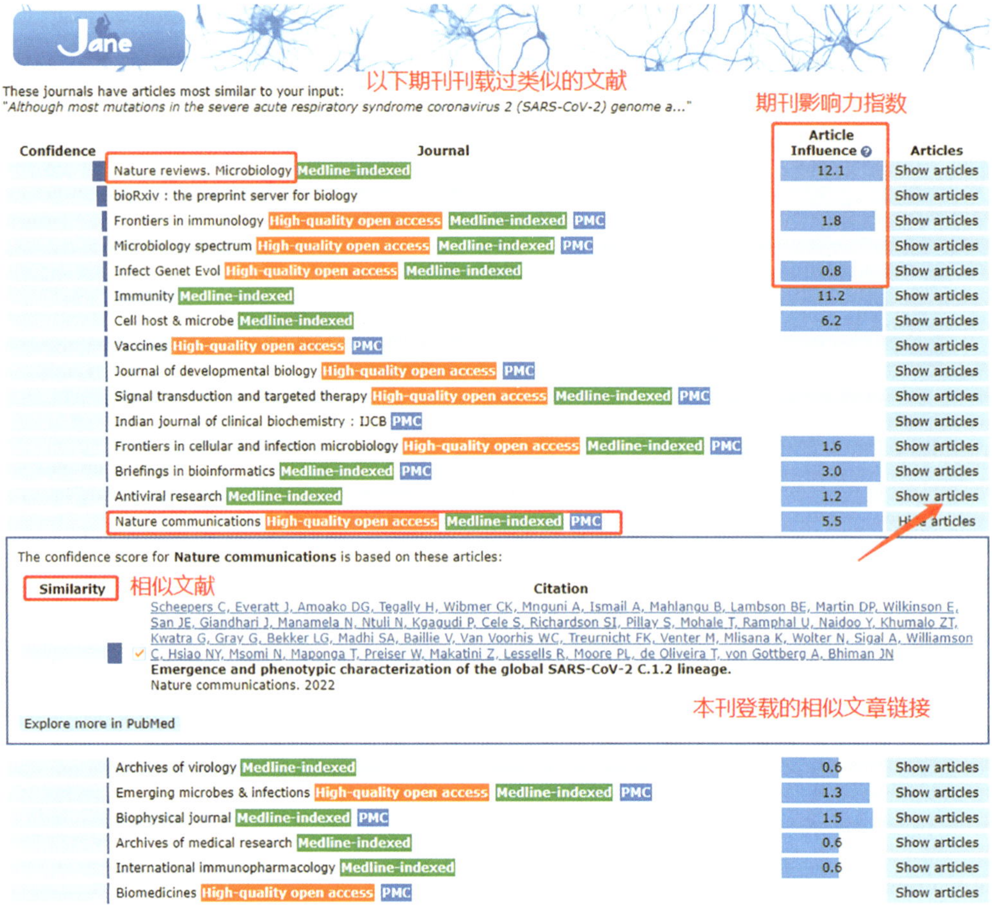

图 4-4-2-3　JANE 选刊结果

在图4-4-2-3中可以看到《自然·微生物学综述》期刊位于结果第一条，匹配度非常高，整体排序也是按匹配值降序排列，推荐的其他期刊，如*BioRxiv*、*Frontiers in Immunology*、*Microbiology Spectrum*也都是微生物学和免疫学的业内翘楚，右侧“显示文献”按钮拓展开来可以看到该期刊具体刊登的相似文献，并且能直接连接到PubMed。如点击著名期刊*Nature Communications*后，下拉出现文献“*Emergence and Phenotypic Characterization of the Global SARS-CoV-2 C.1.2 Lineage*”，2022年刚刚网络预发表，非常及时。但JANE系统对影响因子、分区、投稿周期、费用等国人关心的期刊相关信息并未详细列出，算是一点小小的缺陷。

不过该系统另一强大功能是能进行相似作者查找，依旧按照我们首页的输入，点击后能看到该领域全球作者按匹配度的排名，右侧可直接发送邮件联系，下拉菜单还能显示具体发表的相似文献，链接到PubMed系统就能追踪到该作者的具体信息（图4-4-2-4）。对于同行评议推荐或是寻找全球同行或交流伙伴，这个功能可以说是非常贴心和周到了。

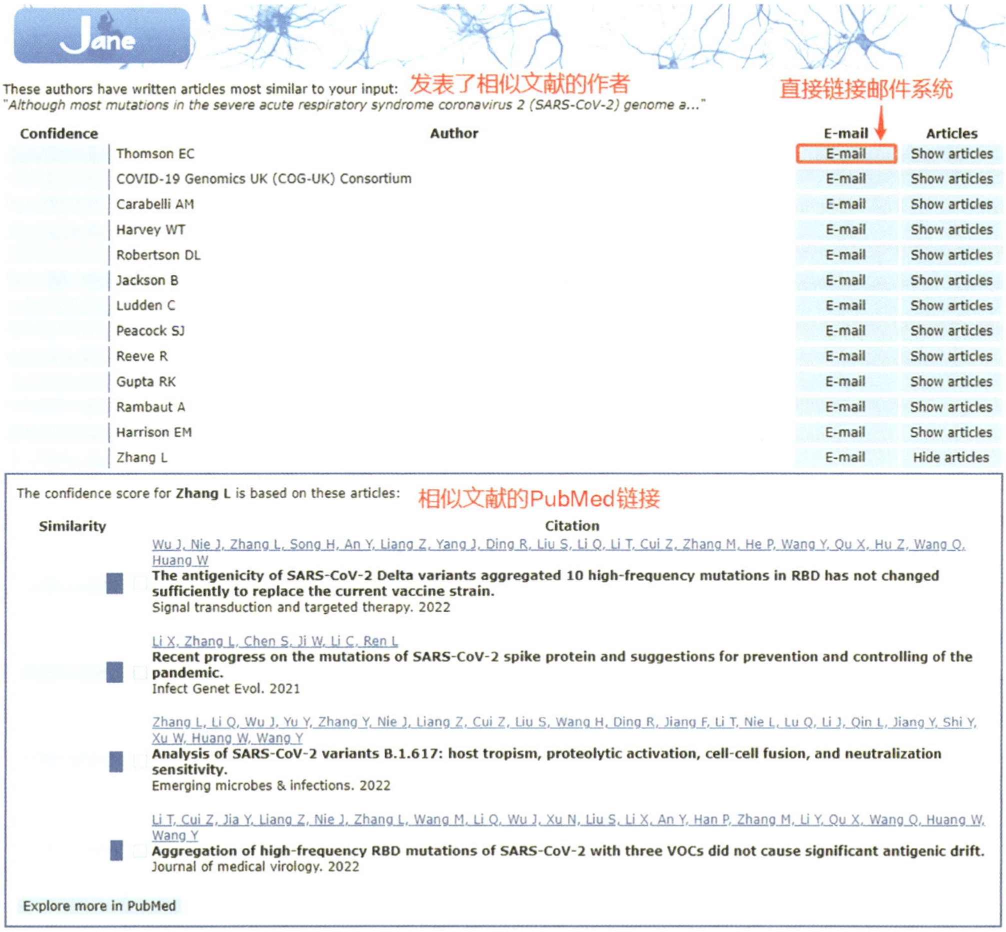

图 4-4-2-4　JANE 寻找相似作者结果

2.Web of Science的选刊系统(https://jcr.clarivate.com)

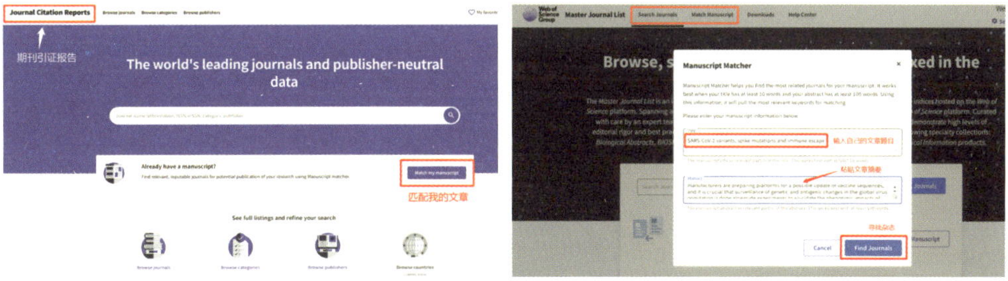

图 4-4-2-5　JCR 系统中选刊举例

JCR 的选刊范围为 Web of Science 的 SCIE、SSCI、A&HCI、ESCI 四大板块收录期刊。首先登录 Web of Science 网页，找到期刊引证报告(JCR)，在此页面点击“匹配我的文章”在接下来的页面中将刚刚下载的文章题目输入“Title”空白处，把摘要复制到“abstract”框中，点击“Find Journals”。

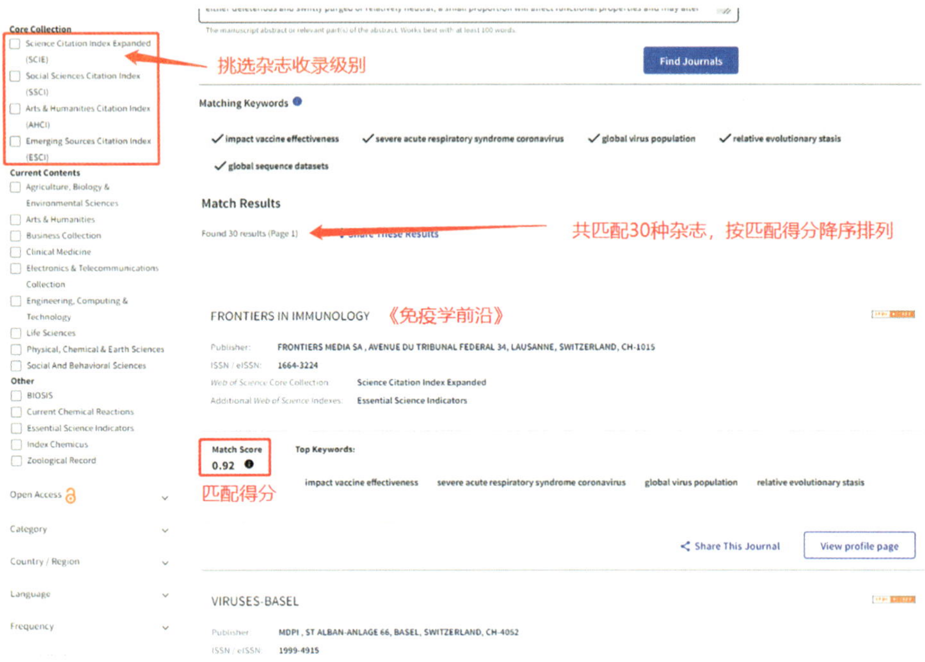

图 4-4-2-6　JCR系统中匹配杂志30种

JCR系统共匹配出30种期刊适合该文章投稿，按匹配分数降序排列，第一种为《免疫学前沿》，得分0.92，如图4-4-2-6所示，左侧复选框可以选择期刊的收录级别，是否开放期刊，简单的印刷信息等等。点击下方的“查看详细解释”(View profile page)按钮，进入详细页面(图4-4-2-7)。

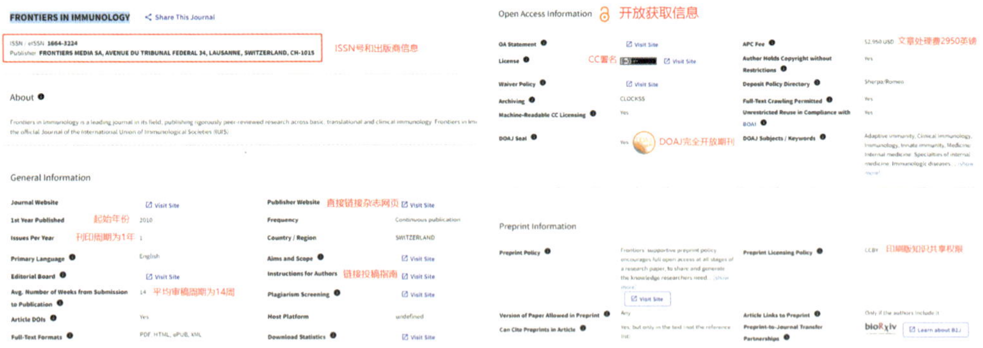

图 4-4-2-7　《免疫学前沿》的详细出版信息

该期刊为年刊，平均审稿周期14周，是完全开放获取期刊，文章处理费用为2950英镑。影响因子7.561，在免疫学学科中排名24(24/162)属于Q1区期刊，综合考虑如果觉得发表周期过长，可以排除该刊，继续寻找其他目标期刊。

3. 斯普林格的选刊系统 SpringerNature Journal suggester（https://journalsuggester.springer.com/）

按照网址登录页面后，直接就可以输入文章标题和摘要，选择学科种类可缩小检索范围（图 4-4-2-8）。

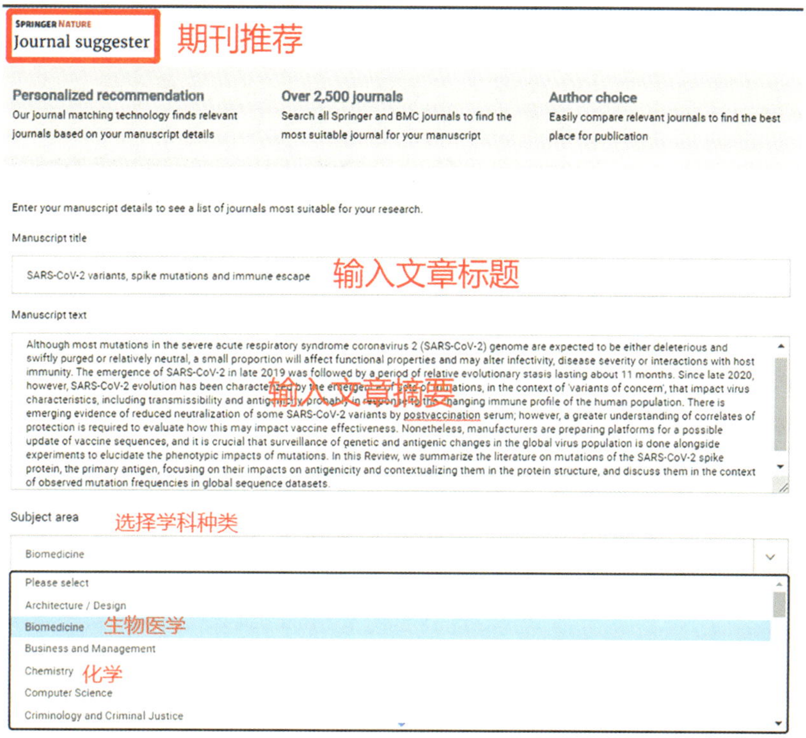

图 4-4-2-8　斯普林格选刊系统的基本输入

我们依旧将前述《自然·微生物学综述》期刊上文章的标题和摘要粘贴进去，点击“suggest”。

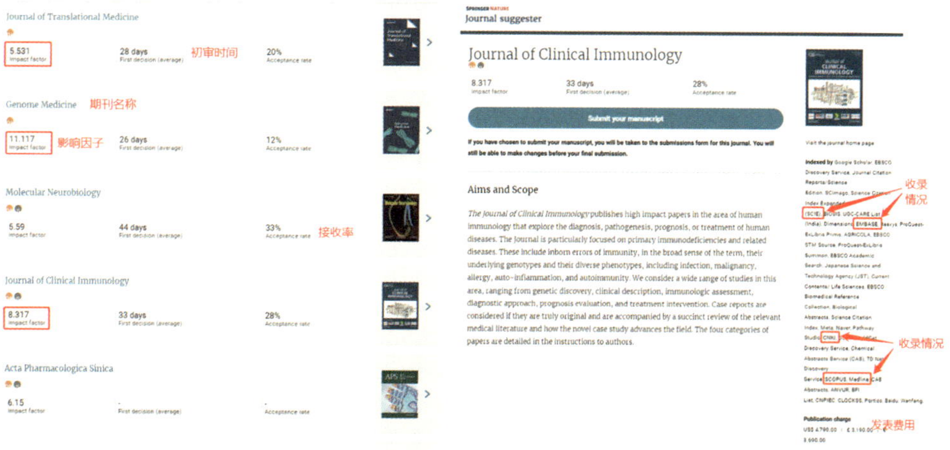

图 4-4-2-9　斯普林格选刊系统结果解读

页面左侧是输入后列出的推荐期刊列表，给出了3个主要判定指标。影响因子、平均初审时长（天）和接收率，点击右侧期刊名称后可进入中意的期刊详细页面，图4-4-2-9右侧展示了期刊详细页，如期刊的收录情况，有SCIE、荷兰医学文摘（EMBASE）、SCOPUS、MEDLINE等，值得一提的是，其中还有中国知网（CNKI）数据库，右下方列出了发表费用为4790美元，如果对这个期刊满意，点击“Submit your manuscript”就直接链接到了斯普林格的投稿系统“Editorial Manager”，所有斯普林格旗下的期刊，都通过这个系统进行网上投稿和审稿（图4-4-2-10）。

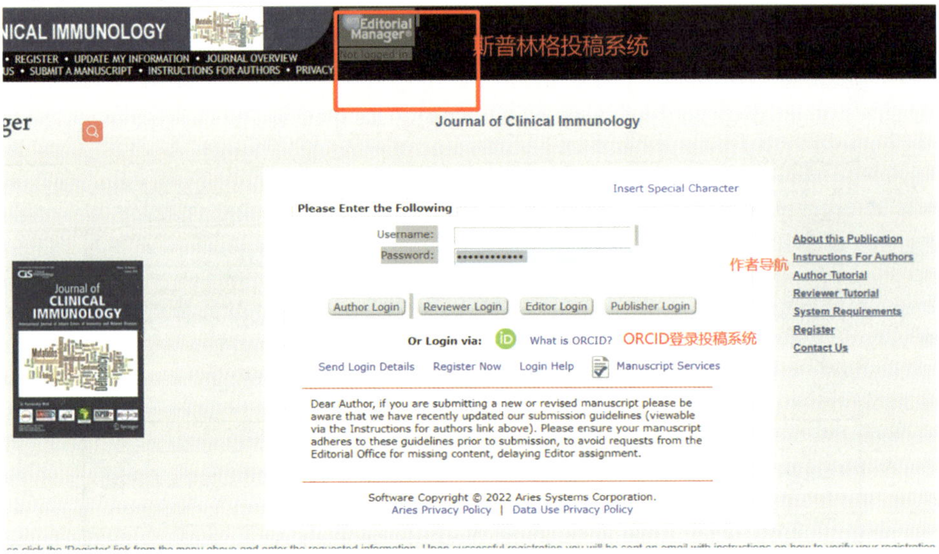

图4-4-2-10 斯普林格投稿系统“Editorial Manager”登录界面

4. 爱斯唯尔的选刊系统Journal Finder（https://journalfinder.elsevier.com/）

同样，进入网页后将《自然·微生物学综述》期刊上文章的标题和摘要粘贴进去。（图4-4-2-11）

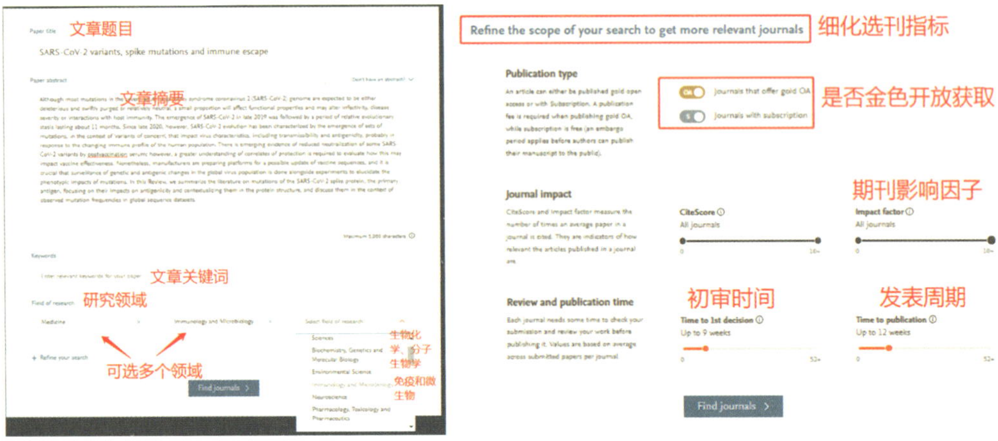

图4-4-2-11 爱斯唯尔选刊系统的条件设置

爱斯唯尔的选刊系统能够选择多个领域，学科划分也更加细致，如该文我们选择了“医学”“免疫和微生物学”“基因组学和分子生物学”3种学科领域，右侧界面显示还能细化选刊指标，对是否“金色开放获取”、期刊影响因子、初审时长、发表周期都可以依自己的需求个性化设置，然后点击“Find journals”执行筛选。

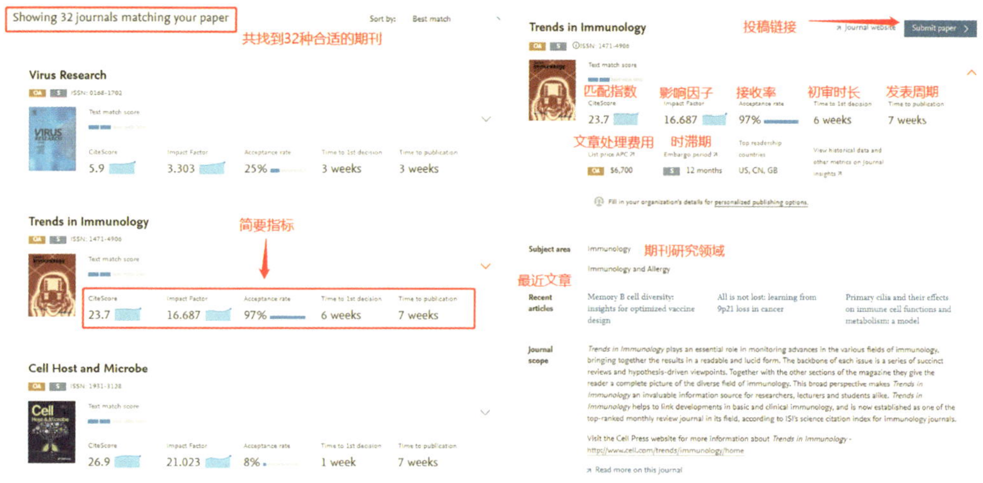

图4-4-2-12　爱斯维尔选刊系统的结果匹配与解读

可以看到，网站共推荐了32种期刊，按匹配程度降序排列，列表页面给出了简要的指标，点击下拉箭头可以看到详细数据中显示了IF、接收率、发表周期、文章处理费用、时滞期等详细指标，下方还给出了3篇最新文献的阅读链接。同样，如果想直接投稿，右上方也有链接按钮。(图4-4-2-12)

除了以上介绍的四种比较官方的选刊系统外，目前互联网上还有众多的选刊网站，如Edanz Journal Selector、JournalGuide、EndNote Match等，都能根据期刊发布频率，影响因子或发布模式进行选刊。

近年一些国内企业也陆续推出一些类似的服务平台，提供相关选刊服务，将国内同行投稿时关注的影响因子、中科院分区、审稿周期、文章处理费用、年文章数、发行周期、录用中国文献的比例等等全部详细列出并且可以相互比较，很多作者也在使用。

二、中文期刊选刊系统

我们以发表在《中国病原生物学杂志》上发表的一篇研究型论著为例进行实证讲解。(图4-4-2-13)

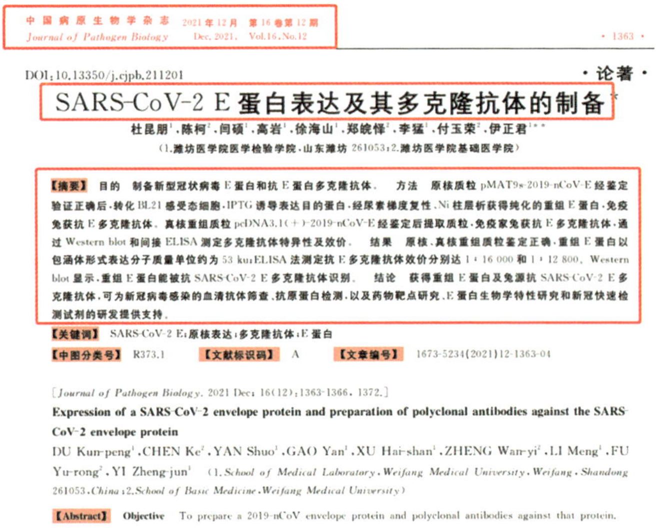

中国病原生物学杂志 2021年12月 第16卷第12期
Journal of Pathogen Biology Dec. 2021, Vol.16, No.12
· 1363 ·

DOI:10.13350/j.cjpb.211201 · 论著 ·

SARS-CoV-2 E 蛋白表达及其多克隆抗体的制备*

杜昆朋[1],陈柯[2],闫硕[1],高岩[1],徐海山[1],郑皖怿[2],李猛[1],付玉荣[2],伊正君[1**]
(1.潍坊医学院医学检验学院,山东潍坊 261053;2.潍坊医学院基础医学院)

【摘要】 目的 制备新型冠状病毒 E 蛋白和抗 E 蛋白多克隆抗体。 方法 原核质粒 pMAT9s-2019-nCoV-E 经鉴定验证正确后,转化 BL21 感受态细胞,IPTG 诱导表达目的蛋白,经尿素梯度复性、Ni 柱层析获得纯化的重组 E 蛋白,免疫兔获抗 E 多克隆抗体。真核重组质粒 pcDNA3.1(+)-2019-nCoV-E 经鉴定后提取质粒,免疫家兔获抗 E 多克隆抗体,通过 Western blot 和间接 ELISA 测定多克隆抗体特异性及效价。 结果 原核、真核重组质粒鉴定正确,重组 E 蛋白以包涵体形式表达分子质量单位约为 53 ku;ELISA 法测定抗 E 多克隆抗体效价分别达 1:16 000 和 1:12 800。Western blot 显示,重组 E 蛋白能被抗 SARS-CoV-2 E 多克隆抗体识别。 结论 获得重组 E 蛋白及兔源抗 SARS-CoV-2 E 多克隆抗体,可为新冠病毒感染的血清抗体筛查、抗原蛋白检测,以及药物靶点研究、E 蛋白生物学特性研究和新冠快速检测试剂的研发提供支持。

【关键词】 SARS-CoV-2 E;原核表达;多克隆抗体;E 蛋白

【中图分类号】 R373.1 【文献标识码】 A 【文章编号】 1673-5234(2021)12-1363-04

[*Journal of Pathogen Biology*. 2021 Dec; 16(12):1363-1366, 1372.]

Expression of a SARS-CoV-2 envelope protein and preparation of polyclonal antibodies against the SARS-CoV-2 envelope protein

DU Kun-peng[1], CHEN Ke[2], YAN Shuo[1], GAO Yan[1], XU Hai-shan[1], ZHENG Wan-yi[2], LI Meng[1], FU Yu-rong[2], YI Zheng-jun[1] (1. *School of Medical Laboratory, Weifang Medical University, Weifang, Shandong 261053, China; 2. School of Basic Medicine, Weifang Medical University*)

【Abstract】 **Objective** To prepare a 2019-nCoV envelope protein and polyclonal antibodies against that protein.

图 4-4-2-13 中国病原生物学杂志. 2021,16(12)

1. 中国知网投稿指南

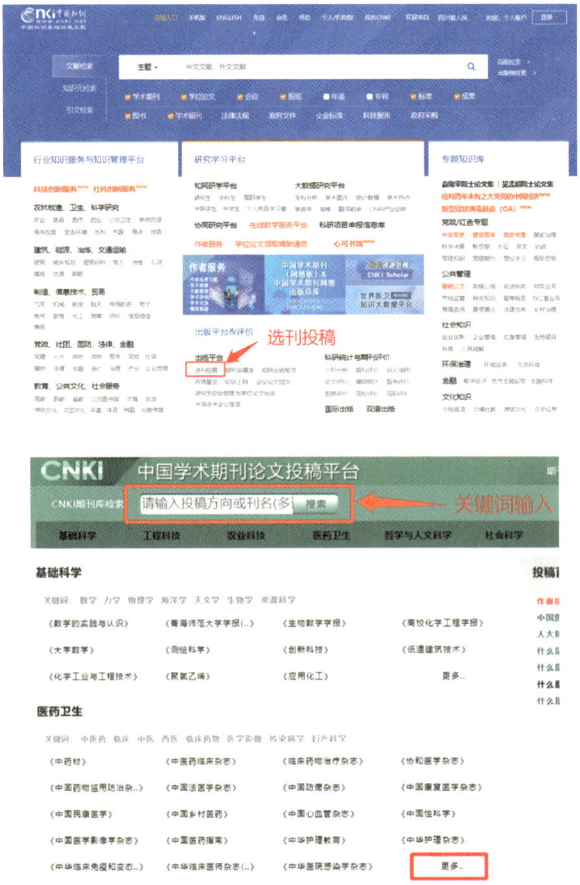

图 4-4-2-14 中国知网选刊投稿界面入口

在中国知网主页下方出版平台板块找到“选刊投稿”链接，点击进入“中国学术期刊论文投稿平台”，期刊库检索提供投稿方向（关键词）和期刊名称检索，下方按学科分类可以点击进入某研究领域期刊列表界面。我们首先将上述文献的关键词“SARS-CoV-2 E”“原核表达”“多克隆抗体”和“E蛋白”输入“投稿方向”检索栏，此处需注意关键词之间用空格隔开，不能使用标点分隔，否则系统无法识别（图4-4-2-14）。

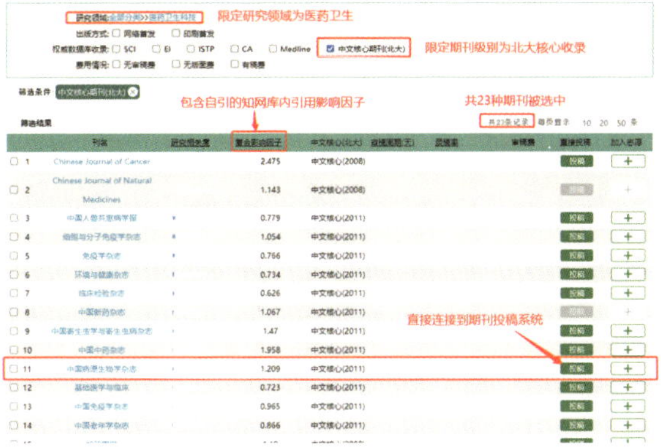
限定研究领域为医药卫生
限定期刊级别为北大核心收录
包含自引的知网库内引用影响因子
共23种期刊被选中
直接连接到期刊投稿系统

图4-4-2-15　中国知网选刊投稿结果列表

在限定了医药卫生领域及北大核心收录期刊范围以后，如图4-4-2-15所示。共命中23种期刊，英文发行期刊位于首位，中文发行期刊按匹配度排序，其中列出的复合影响因子是知网库内引用计算出的结果，包含自引数据。左侧选择框可以选中期刊，点击页面最下方的“比较选中的杂志”，弹出图4-4-2-16页面。

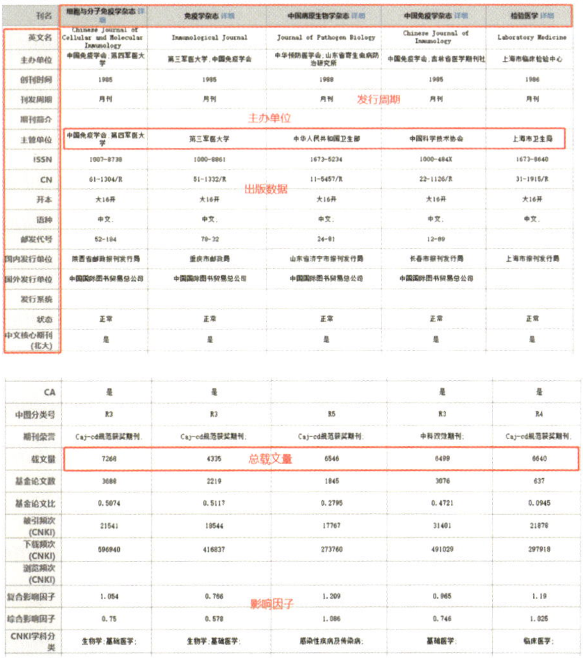

图4-4-2-16　中国知网选刊投稿比较选中的杂志

此页面将主办单位、出版细节、载文总量、基金论文比、影响因子等投稿人关注的信息详细列表对比，我们挑中的《细胞与分子免疫学杂志》《免疫学杂志》《中国病原微生物杂志》《中国免疫学杂志》《检验医学》等5种期刊一目了然，对作者做出最后的决定大有帮助。

2.其他中文期刊选刊平台

我们之前介绍的中文期刊评价体系，如中文科技核心期刊、北大核心期刊和中国科学引文系统都非常类似，但此处能以网页形式直观显示，挑中后按表格进行对比，仍方便不少。此外，中国生物医学文献服务系统的期刊列表、万方数据的中国学术期刊数据库、维普网的期刊大全都能提供类似的中文期刊分类列表对比，可以从学科领域全貌查找合适的期刊。

第三节 规范投稿格式

选中期刊后，根据其具体的要求进行规范修改也是必不可少的一步，特别是关于署名、重复投稿、文本重复规定都要反复核对，保证自己的文章不会因为非内容原因而出错。首先应详细阅读再次确认期刊宗旨和收稿范围，检查参考文献、相关缩略语、简写和不寻常的术语、图像和数据格式等。我们仍旧以上一节的英文和中文两篇文章为例介绍具体的修改过程。

比如：现在我们已撰写好论文“*SARS-CoV-2 variants, spike mutations and immune escape*”，打算通过选刊系统投稿到 *Nat Rev Microbio* 期刊，首先必须找到该期刊的官网(https://www.nature.com/nrmicro/)，在首页找到作者投稿指南(图 4-4-3-1)。

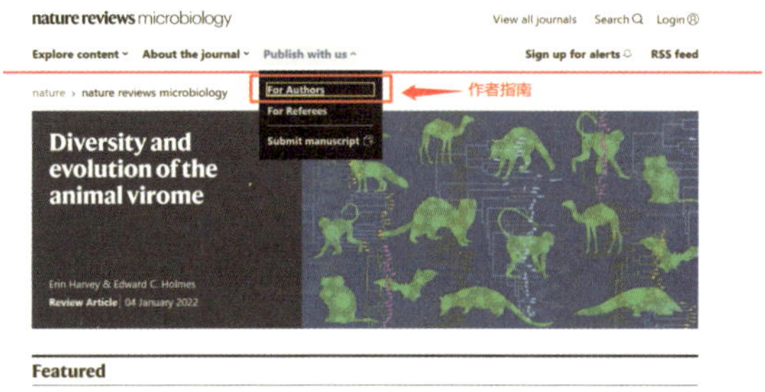

图 4-4-3-1 *Nature Reviews Microgiology* 期刊官网

从作者指引中找到“稿件准备”，首先是确定自己的文献类型，此刊是综述类型的期刊，但还是将文献细分为“综述”和“评论”两大类，分别又下辖“观点”“评论”“新闻”等具体形式，点击任一文体，都能打开新的PDF文件详细记录其撰写规范(图 4-4-3-2)。

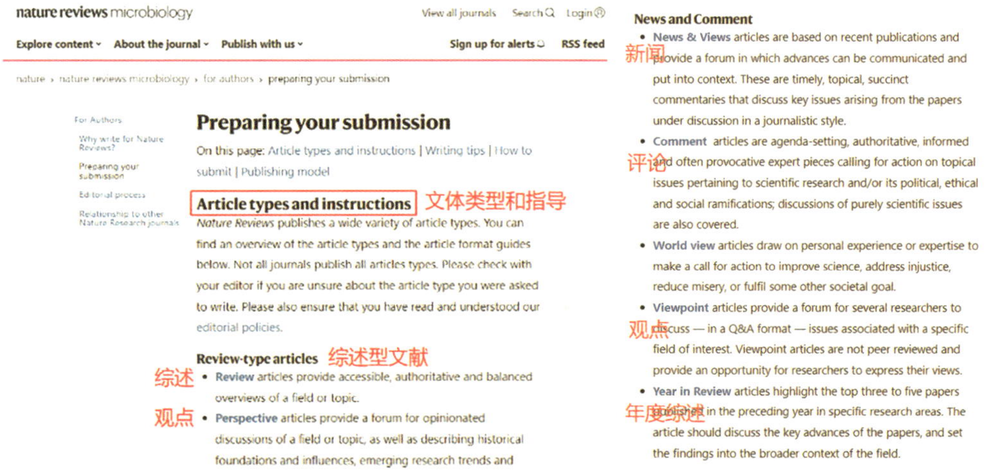

图 4-4-3-2 *Nature Reviews Microgiology* 文献类型

我们点击“综述”详细阅读，可以看到对上传文件的格式要求，同时要求标题小于90个字符，需非结构型摘要并小于200个单词，正文中的标题只能有3个层级，并且每级标题字符数有详细规定。参考文献数量为每1000个词25条参考文献,以文章长短裁定,还必须标注重点参考文献。其次是图表、图片的大小、文件类型、说明字数等等规定,视频和补充材料在2GB之内。关于参考文献则详细列出了每种类型引用的标准格式,也可以到EndNote网站直接下载“Nature Reviews”的文件包进行加载。最后就是致谢、作者贡献和利益冲突相关说明(图4-4-3-3)。

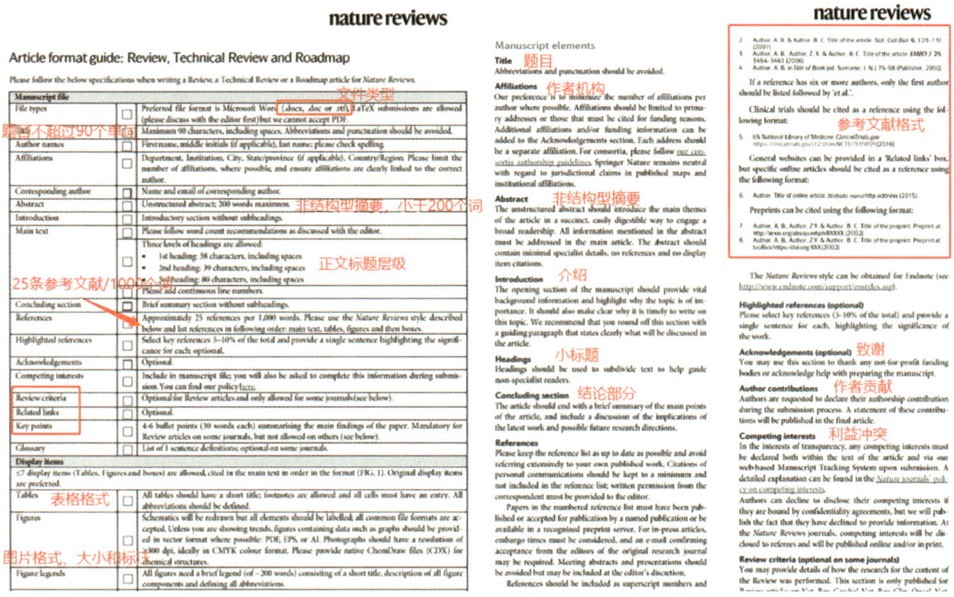
nature reviews

Article format guide: Review, Technical Review and Roadmap

Please follow the below specifications when writing a Review, a Technical Review or a Roadmap article for *Nature Reviews*.

Manuscript file		
File types	☐	Preferred file format is Microsoft Word (.docx, .doc or .rtf). LaTeX submissions are allowed (please discuss with the editor first) but we cannot accept PDF.
Title	☐	Maximum 90 characters, including spaces. Abbreviations and punctuation should be avoided.
Author names	☐	First name, middle initials (if applicable), last name; please check spelling.
Affiliations	☐	Department, Institution, City, State/province (if applicable), Country/Region. Please limit the number of affiliations, where possible, and ensure affiliations are clearly linked to the correct author.
Corresponding author	☐	Name and email of corresponding author.
Abstract	☐	Unstructured abstract; 200 words maximum.
Introduction	☐	Introductory section without subheadings.
Main text	☐	Please follow word count recommendations as discussed with the editor.
	☐	Three levels of headings are allowed: • 1st heading: 38 characters, including spaces • 2nd heading: 39 characters, including spaces • 3rd heading: 80 characters, including spaces
	☐	Please add continuous line numbers.
Concluding section	☐	Brief summary section without subheadings.
References	☐	Approximately 25 references per 1,000 words. Please use the *Nature Reviews* style described below and list references in following order: main text, tables, figures and then boxes.
Highlighted references	☐	Select key references 5–10% of the total and provide a single sentence highlighting the significance for each; optional.
Acknowledgements	☐	Optional.
Competing interests	☐	Include in manuscript file; you will also be asked to complete this information during submission. You can find our policy here.
Review criteria	☐	Optional for Review articles and only allowed for some journals (see below).
Related links	☐	Optional.
Key points	☐	4-6 bullet points (30 words each) summarising the main findings of the paper. Mandatory for Review articles on some journals, but not allowed on others (see below).
Glossary	☐	List of 1 sentence definitions; optional on some journals.
Display items		
≤7 display items (Tables, Figures and boxes) are allowed, cited in the main text in order in the format (FIG. 1). Original display items are preferred.		
Tables	☐	All tables should have a short title; footnotes are allowed and all cells must have an entry. All abbreviations should be defined.
Figures	☐	Schematics will be redrawn but all elements should be labelled; all common file formats are accepted. Unless you are showing trends, figures containing data such as graphs should be provided in vector format where possible: PDF, EPS, or AI. Photographs should have a resolution of ≥300 dpi, ideally in CMYK colour format. Please provide native ChemDraw files (CDX) for chemical structures.
Figure legends	☐	All figures need a brief legend (of ~200 words) consisting of a short title, description of all figure components and defining all abbreviations.

Manuscript elements

Title
Abbreviations and punctuation should be avoided.

Affiliations
Our preference is to minimize the number of affiliations per author where possible. Affiliations should be limited to primary addresses or those that must be cited for funding reasons. Additional affiliations and/or funding information can be added to the Acknowledgements section. Each address should be a separate affiliation. For consortia, please follow our consortia authorship guidelines. Springer Nature remains neutral with regard to jurisdictional claims in published maps and institutional affiliations.

Abstract
The unstructured abstract should introduce the main themes of the article in a succinct, easily digestible way to engage a broad readership. All information mentioned in the abstract must be addressed in the main article. The abstract should contain minimal specialist details, no references and no display item citations.

Introduction
The opening section of the manuscript should provide vital background information and highlight why the topic is of importance. It should also make clear why it is timely to write on this topic. We recommend that you round off this section with a guiding paragraph that states clearly what will be discussed in the article.

Headings
Headings should be used to subdivide text to help guide non-specialist readers.

Concluding section
The article should end with a brief summary of the main points of the article, and include a discussion of the implications of the latest work and possible future research directions.

References
Please keep the reference list as up to date as possible and avoid referring extensively to your own published work. Citations of personal communications should be kept to a minimum and not included in the reference list; written permission from the correspondent must be provided to the editor.

Papers in the numbered reference list must have been published or accepted for publication by a named publication or be available in a recognized preprint server. For in-press articles, embargo times must be considered, and an e-mail confirming acceptance from the editors of the original research journal may be required. Meeting abstracts and presentations should be avoided but may be included at the editor's discretion.

References should be included as superscript numbers and

nature reviews

2. Author, A. B. & Author, B. C. Title of the article. *Nat. Cell Biol.* 6, 125–151 (2001).
3. Author, A. B., Author, Z. X. & Author, B. C. Title of the article. *EMBO J.* 25, 3454–3461 (2006).
4. Author, A. B. in *Title of Book* (ed. Surname, I. N.) 75–98 (Publisher, 2000).

If a reference has six or more authors, only the first author should be listed followed by 'et al.'.

Clinical trials should be cited as a reference using the following format:

5. US National Library of Medicine. *ClinicalTrials.gov* https://clinicaltrials.gov/ct2/show/NCT01959899 (2016).

General websites can be provided in a 'Related links' box, but specific online articles should be cited as a reference using the following format:

6. Author. Title of online article. *Website name* http address (2015).

Preprints can be cited using the following format:

7. Author, A. B., Author, Z. Y. & Author, B. C. Title of the preprint. Preprint at http://arxiv.org/abs/quant-ph/XXXXX (2002).
8. Author, A. B., Author, Z. Y. & Author, B. C. Title of the preprint. Preprint at bioRxiv https://doi.org/XXX (2002).

The *Nature Reviews* style can be obtained for Endnote (see http://www.endnote.com/support/enstyles.asp).

Highlighted references (optional)
Please select key references (5–10% of the total) and provide a single sentence for each, highlighting the significance of the work.

Acknowledgements (optional)
You may use this section to thank any not-for-profit funding bodies or acknowledge help with preparing the manuscript.

Author contributions
Authors are requested to declare their authorship contribution during the submission process. A statement of these contributions will be published in the final article.

Competing interests
In the interests of transparency, any competing interests must be declared both within the text of the article and via our web-based Manuscript Tracking System upon submission. A detailed explanation can be found in the Nature journals' policy on competing interests.
Authors can decline to disclose their competing interests if they are bound by confidentiality agreements, but we will publish the fact that they have declined to provide information. At the *Nature Reviews* journals, competing interests will be disclosed to referees and will be published online and/or in print.

Review criteria (optional on some journals)
You may provide details of how the research for the content of the Review was performed. This section is only published for

图4-4-3-3 *Nature Reviews Micrógiology*对综述文体的详细格式要求

接下来就是撰写细节,比如缩写、基因和蛋白质的写法需遵循相关规范,人类基因(大写和斜体)、人类蛋白质(大写)、小鼠基因(只有首字母大写和斜体)和小鼠蛋白质(大写)等(图4-4-3-4)。

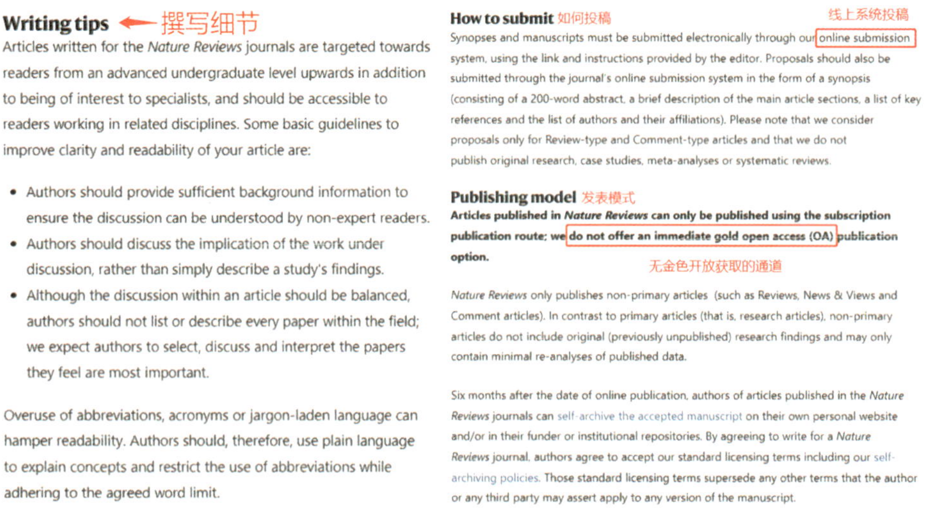
Writing tips

Articles written for the *Nature Reviews* journals are targeted towards readers from an advanced undergraduate level upwards in addition to being of interest to specialists, and should be accessible to readers working in related disciplines. Some basic guidelines to improve clarity and readability of your article are:

- Authors should provide sufficient background information to ensure the discussion can be understood by non-expert readers.
- Authors should discuss the implication of the work under discussion, rather than simply describe a study's findings.
- Although the discussion within an article should be balanced, authors should not list or describe every paper within the field; we expect authors to select, discuss and interpret the papers they feel are most important.

Overuse of abbreviations, acronyms or jargon-laden language can hamper readability. Authors should, therefore, use plain language to explain concepts and restrict the use of abbreviations while adhering to the agreed word limit.

How to submit

Synopses and manuscripts must be submitted electronically through our online submission system, using the link and instructions provided by the editor. Proposals should also be submitted through the journal's online submission system in the form of a synopsis (consisting of a 200-word abstract, a brief description of the main article sections, a list of key references and the list of authors and their affiliations). Please note that we consider proposals only for Review-type and Comment-type articles and that we do not publish original research, case studies, meta-analyses or systematic reviews.

Publishing model

Articles published in *Nature Reviews* can only be published using the subscription publication route; we do not offer an immediate gold open access (OA) publication option.

Nature Reviews only publishes non-primary articles (such as Reviews, News & Views and Comment articles). In contrast to primary articles (that is, research articles), non-primary articles do not include original (previously unpublished) research findings and may only contain minimal re-analyses of published data.

Six months after the date of online publication, authors of articles published in the *Nature Reviews* journals can self-archive the accepted manuscript on their own personal website and/or in their funder or institutional repositories. By agreeing to write for a *Nature Reviews* journal, authors agree to accept our standard licensing terms including our self-archiving policies. Those standard licensing terms supersede any other terms that the author or any third party may assert apply to any version of the manuscript.

图4-4-3-4 *Nature Reviews Micrógiology*对撰写细节的说明

按照以上详细规定对文章修改后，才能正式登录 *Nature Reviews Microgiology* 的投稿系统进行网上投稿。

中文期刊投稿相对容易，但《中国病原生物学杂志》虽然有官网，但依然通过邮箱投稿（如图 4-4-3-5），并不是智能投稿系统，所以我们需另行选刊。

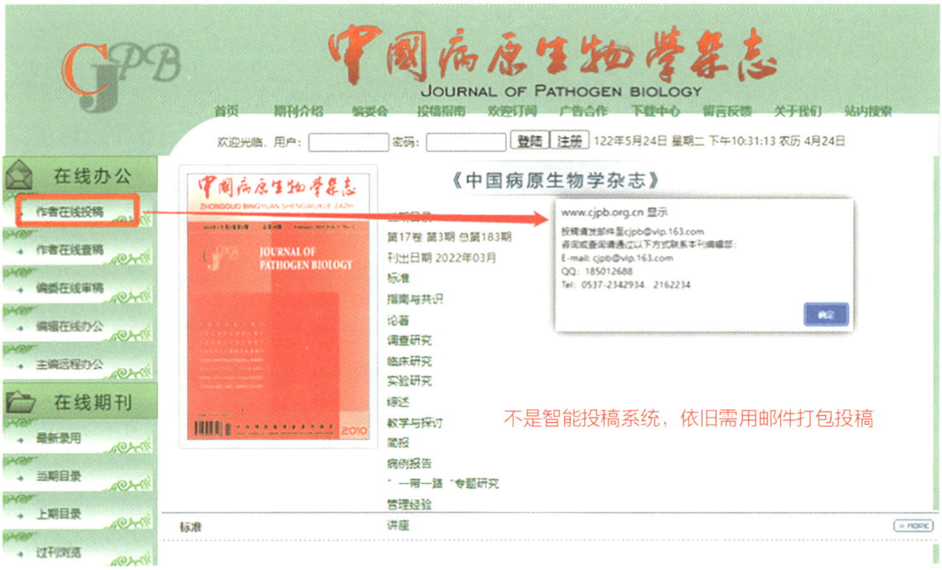

图 4-4-3-5 《中国病原生物学杂志》官网

以文章“SARS-CoV-2 E 蛋白表达及其多克隆抗体的制备”向《中华微生物学和免疫学杂志》投稿进行实证讲解。首先找到该期刊的官网（图 4-4-3-6），一定注意要鉴别很多钓鱼网站和广告网站，通过知网选刊系统一般能正确打开官网，然后找到在线投稿入口。

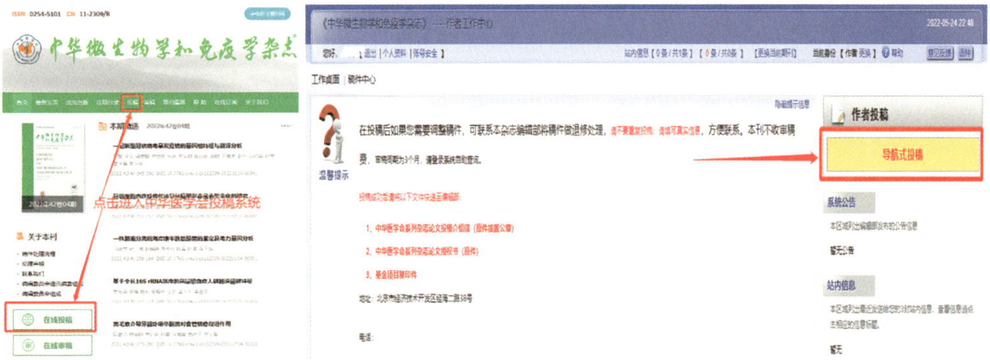

图 4-4-3-6 《中华微生物学和免疫学杂志》官网及投稿入口

因为此刊是中华医学会独家发行的期刊，所以投稿平台为“中华医学会杂志社远程稿件管理系统”，链接以后找到投稿入口，首先选择文体类型，然后依次上传“原稿全文”“投稿介绍信”“作者贡献声明”“利益冲突申明”，如果有“伦理委员会批件”“受试者知情同意书”“基金证明材料”等均需一一上传，每次只传一个文件(图4-4-3-7)。

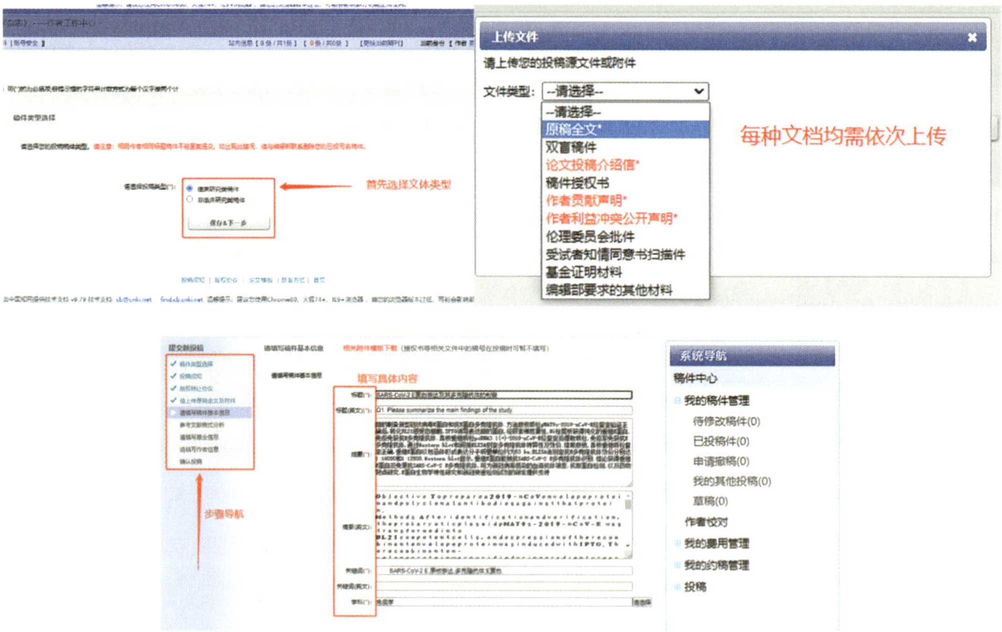

图4-4-3-7 《中华微生物学和免疫学杂志》投稿流程及稿件管理

按照提示一一上传文件，规范参考文献格式后才能确认投稿，作者还能随时登录“个人中心”查看稿件处理流程，缴纳发表费用等等，完全实现了远程管理。这套系统适用于中华医学会旗下170多种期刊的投稿、审稿，临床医学工作者理应学会熟练应用该平台。

第四节 | 常用投稿系统操作流程

在第三节举例中文期刊投稿时其实已经介绍了“中华医学会杂志社远程稿件管理系统”，中文系统我们就不再赘述。

放眼英文投稿系统，目前应用最广泛的有三个：ScholarOne Manuscripts、Editorial Manager、Open Journal Systems。世界排名靠前的出版集团：Elsevier、Springer、Willey、ACM、IEEE、Frontier、Taylor&Francis、Hindawi中，Elsevier和Springer两大巨头旗下大多数期刊现在都使用Editorial Manager投稿系统，Elsevier原来使用Elsevier Editorial System，从2019年之后也转为Editorial Manager。Willey、ACM、IEEE旗下的很多期刊使用ScholarOne Manuscripts系统；Frontier、Taylor&Francis、Hindawi都有自己的投稿系统。

一、Editorial Manager

Editorial Manager在线投审稿系统由Aries Systems Corporation公司开发。全球有150多家学会、大学和商业出版商的3300多家学术期刊使用，生物医药领域常见的*Elsevier*、*Springer*、*Taylor & Francis*、*Wolters Kluwer*、*Plos*等都使用这个系统，代表期刊*Nature*、*Cancer Cell*、*PLOS ONE*等。对于作者而言，通Editorial Manager投稿也可以轻松查看稿件状态。

一般选好期刊以后从其官网的投稿链接进入Editorial Manager系统，我们以投稿*PLOS ONE*为例，点击其官网的投稿入口“SUBMIT YOUR MANUSCRIPT”，进入Editorial Manager登录界面，此时方能看出前述注册ORCID的优越性了，由于不必在每个期刊都注册账号，一位投稿人可凭自己唯一的ORCID用于各个学术期刊，非常方便省事（图4-4-4-1）。

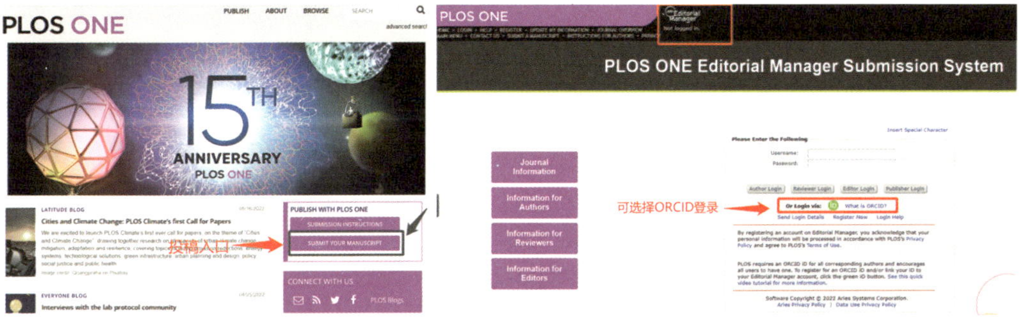

图4-4-4-1 *PLOS ONE*投稿入口和登录界面

ORCID授权后还需要关联*PLOS ONE*期刊，简单填写基本信息即可（图4-4-4-2）。完成就正式进入投稿界面，图4-4-4-3右侧为稿件状态栏，分为“新的投稿”“返修”“投稿结论”三大板块，进行到每个步骤的进度都可清晰查验，一目了然。

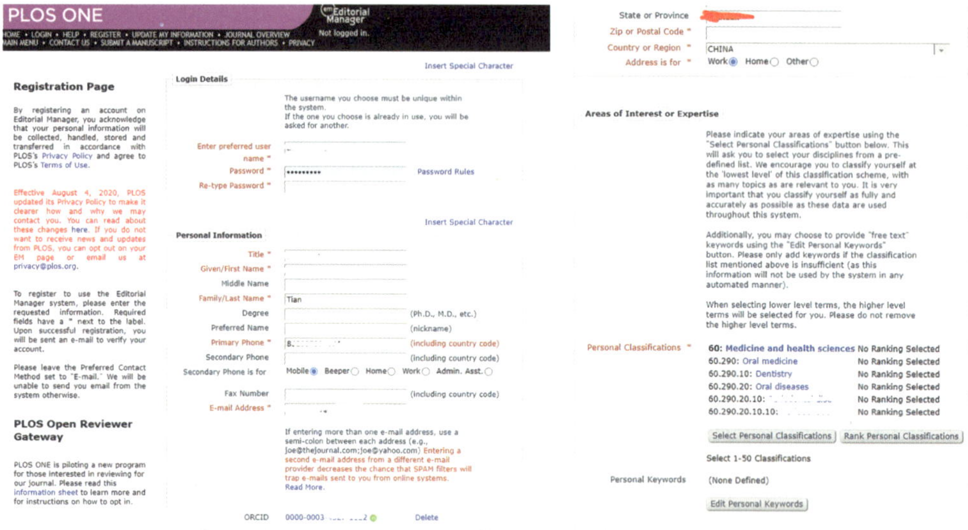

图 4-4-4-2 *PLOS ONE* 首次登录需关联ORCID

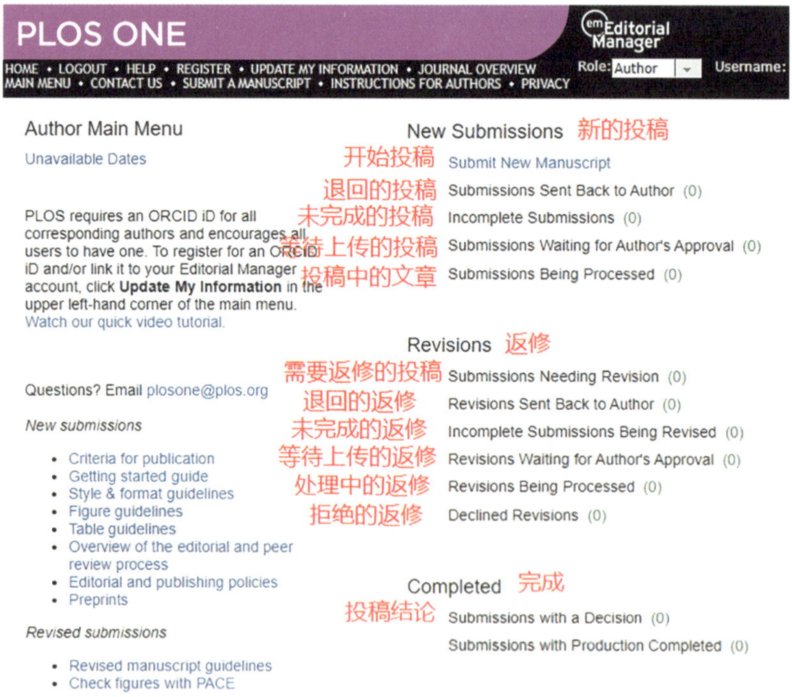

图 4-4-4-3 *PLOS ONE* 稿件状态界面

点击 Submit New Manuscript，会出现 Submit New Manuscript 菜单。先要进行文体的选择，此处可见期刊自己的几种文献类型：“Collecion Review”“Regisered Report Protocol”“Study Protocol”（如图 4-4-4-4），前述 Web of Science 和 PubMed 系统都未出现过，所以应仔细研读清楚期刊的具体要求，量体裁衣进行修改后再投稿。

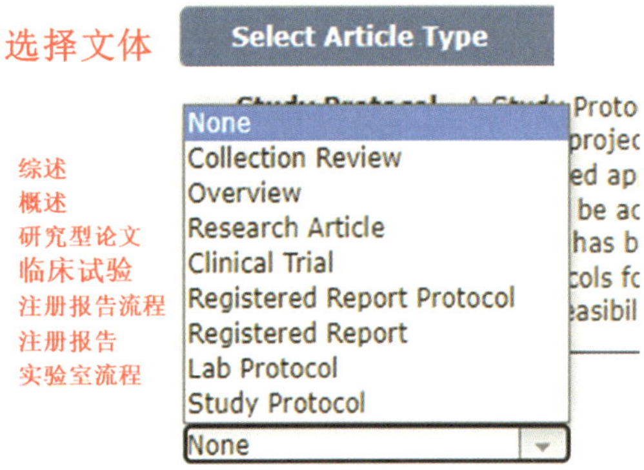

图 4-4-4-4 *PLOS ONE*投稿时选择文体类型

在正式开始投稿程序后，可见页面上方有流程图“文体选择”—“文件上传”—“基本信息”—“审稿人推荐”—“补充信息”—“申明”—“生成稿件”，此时处在第二阶段上传文件，需按照封面文件—正文—图片—支撑材料，都上传完毕才能进入下一步骤进行基本信息填写（图 4-4-4-5）。系统每隔几分钟会自动保存填写数据，重新登录 Editorial Manager 可以继续投稿，只需在作者主页页面上的“未完成的投稿”栏目里找到草稿就行。

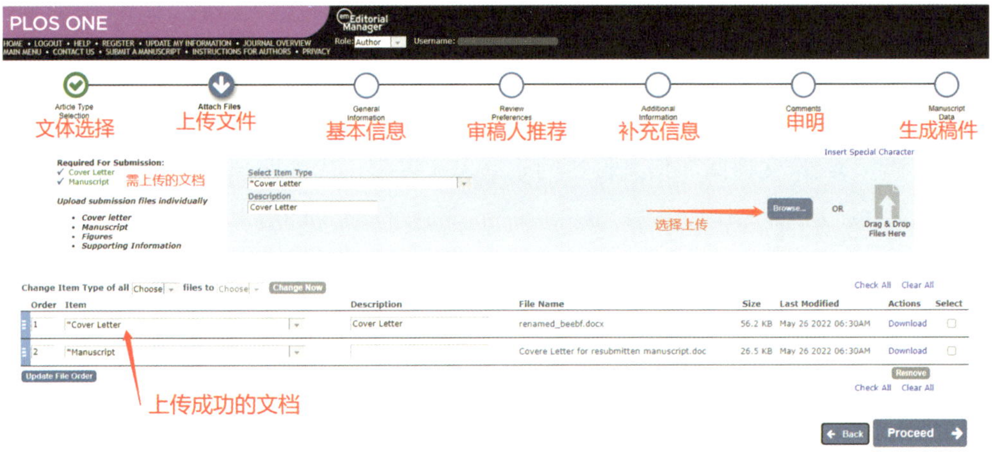

图 4-4-4-5 *PLOS ONE*投稿上传文档

按照提示填写需要的所有信息，在所有项目都完成后页面上面出现“生成确认PDF”方框。点击“确认”上传稿件即可，作者必须进行最后核准才算完成投稿程序，编辑部办公室才会收到你的投稿。

一旦稿件投出后，就不能再进行编辑。递交投稿后，随时可以登录 Editorial Manager 系统，找到 Submissions Being Processed 清单追踪稿件进度（图 4-4-4-6）。

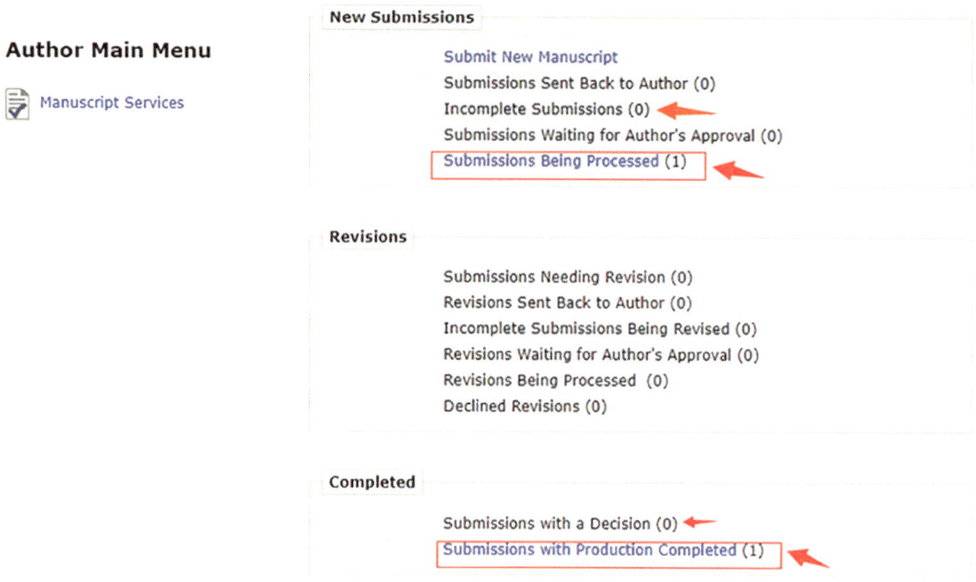

图4-4-4-6　完成投稿后可以随时登录查看稿件进度

二、ScholarOne Manuscripts

ScholarOne Manuscripts是汤森路透旗下的产品，在全球有1300多万用户，被365个学会和出版社的3800多种期刊所采用。该系统可与EndNote、Web of Science无缝衔接，令科研探索、论文评阅和信息传播的效率大大提高。代表期刊有*New England Journal of Medicine*、*Cancer*、*Asthma*、*International Journal of Cancer*、*IEEE Network*等。

以向*International Journal of Cancer*期刊投稿为例，先搜索找到期刊官网，点击投稿入口，仍旧选择ORCID登录，方便信息整合（图4-4-4-7）。

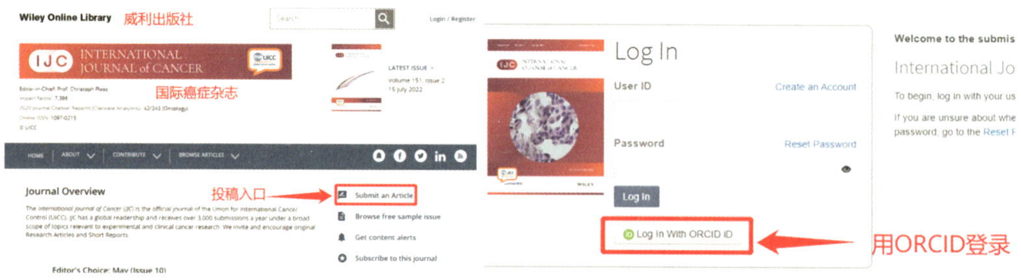

图4-4-4-7　*International Journal of Cancer*投稿入口

首先，生成一个注册账号，关联ORCID号，填写基本信息（通信作者的信息），包括单位，地址、联系电话等信息。然后点击开始投稿，第一步仍然是选择文章类型（图4-4-4-8）。

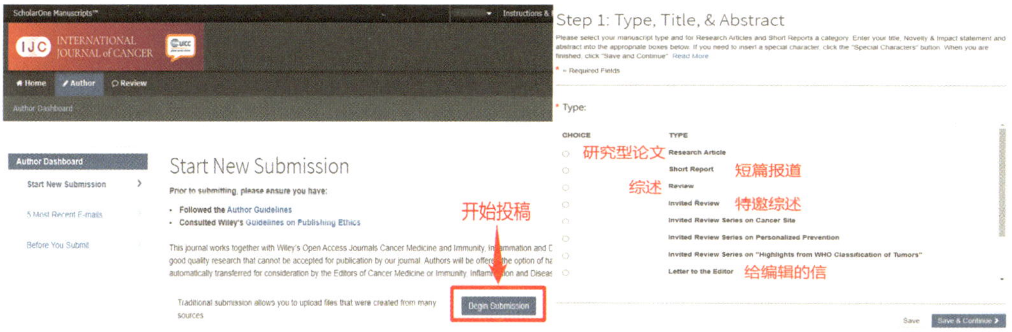

图 4-4-4-8　*International Journal of Cancer*投稿文体选择

然后开始按投稿步骤填写，ScholarOne Manuscripts的流程在左侧展示，共分为：“类型题目&摘要”—“文件上传”—“归属”—“作者&机构”— “审稿人”—“细节&申明”—“检查 & 上传”，图4-4-4-9展示的是第一步填写题目摘要和第二步上传文件。

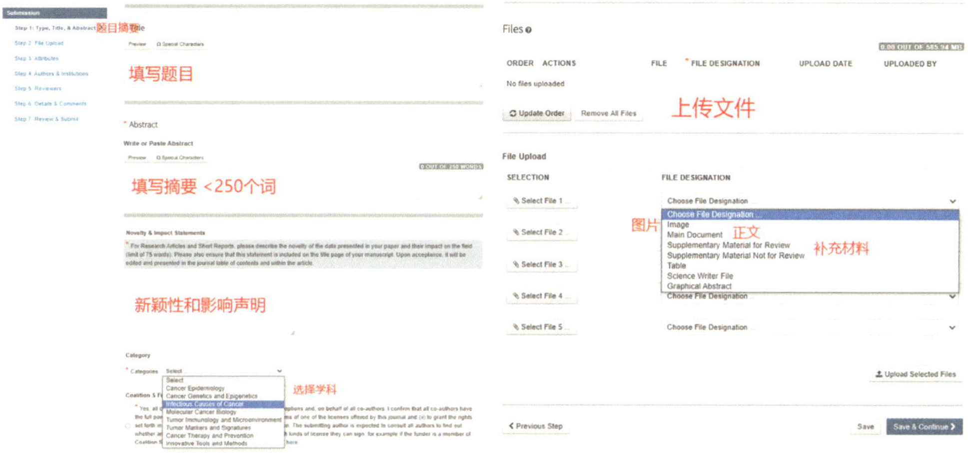

图 4-4-4-9　*International Journal of Cancer*投稿分步流程

接下来是输入关键词和作者信息，关键词最多可以输入10个，但以3—5个为好。添加作者时需一个个耐心添加，输入邮箱、基本信息，可以用左侧拖拽按钮调整作者顺序，然后进入下一步推荐审稿人（图4-4-4-10）。此处是近年来投稿期刊的必备环节，如果毫无头绪，则可用我们在本章第二节介绍的选刊助手JANE当中的挑选相似作者的功能，全球范围内的本专业同行都能迅速定位。

最后，将申明和细节填写完毕后系统会要求全部检查，全部按规范填写完毕后方能点击“投稿”。

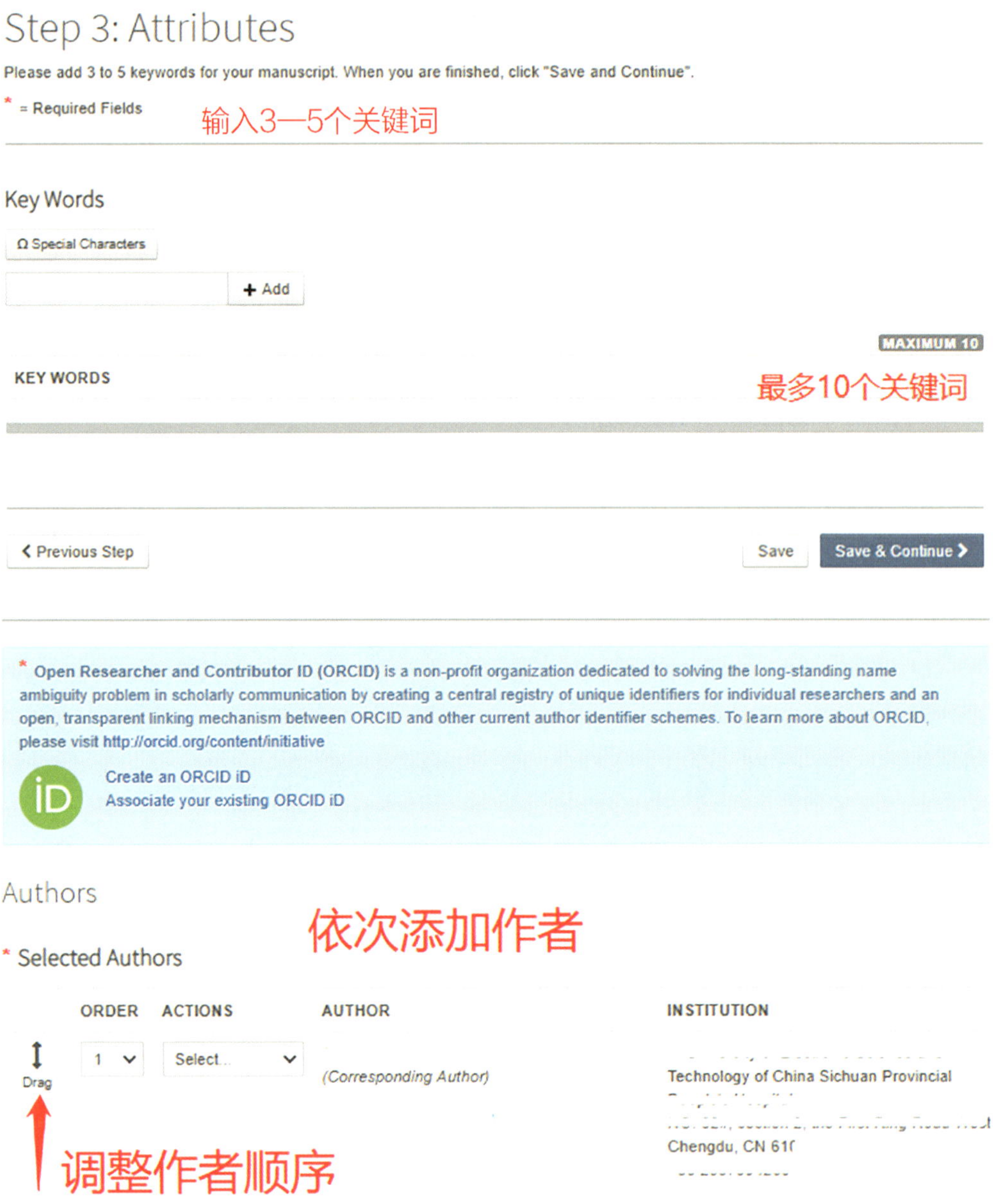

图4-4-4-10　*International Journal of Cancer*投稿作者输入

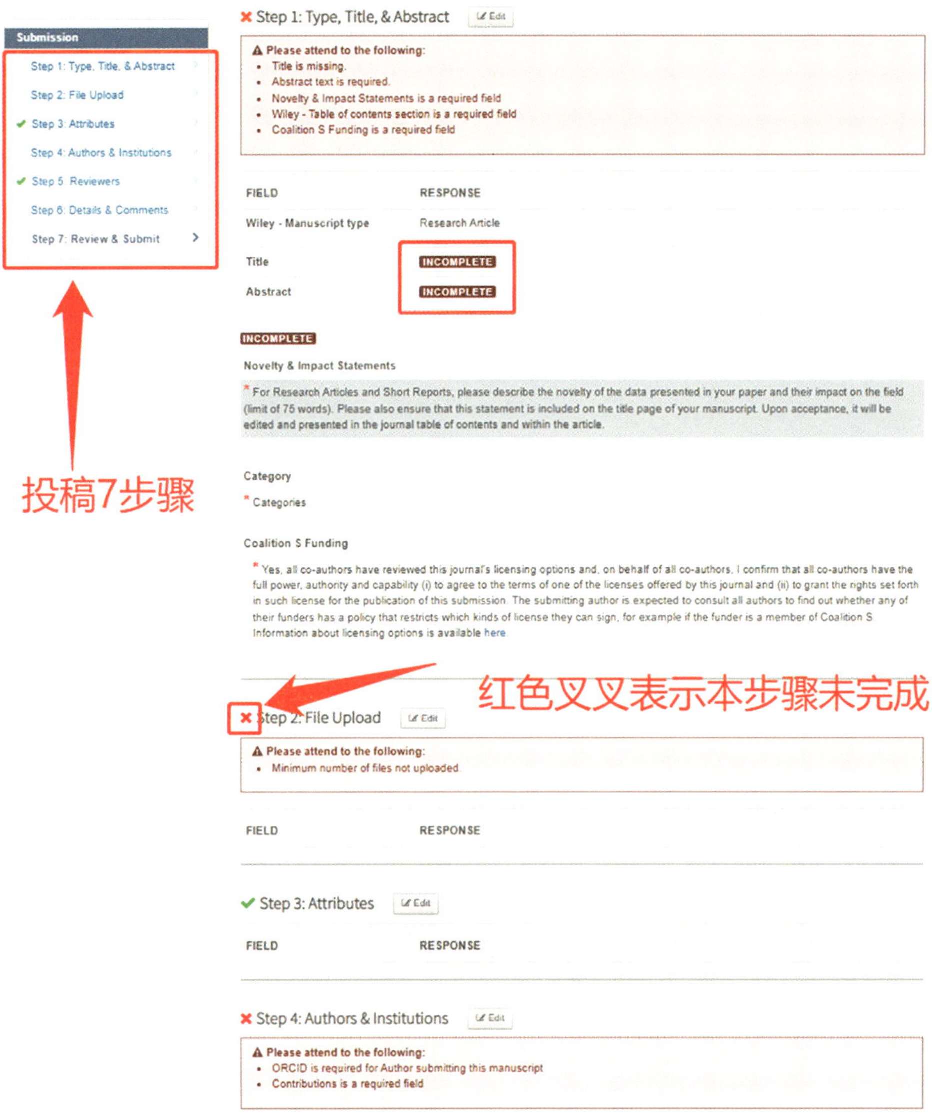

图 4-4-4-11　*International Journal of Cancer*投稿最终确认

同样，在作者中心可以查看到稿件的状态，追踪最新的审稿进展："Author"主页，"稿件结论"可查看已提交的稿件状态，"查看结论"可以查看期刊最终决定，而"最近5封邮件"可以查询期刊发送过来的最近5封邮件，包括确认提交、接收稿件等信息（图4-4-4-12）。

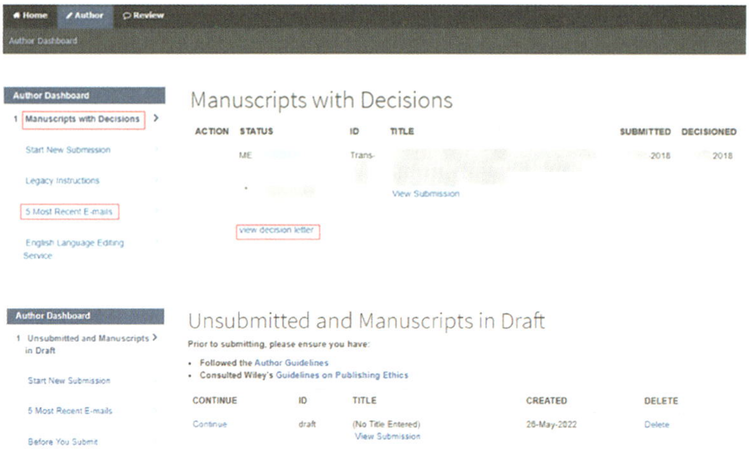

图 4-4-4-12 *International Journal of Cancer* 投稿系统中稿件追踪

除了上述两种目前主流的投稿系统外，还有 Open Journal Systems 也被广泛运用，它是由 Public Knowledge Pro-ject (PKP)组织研发的开源系统，如安大略省大学图书馆委员会、加州数字图书馆、斯坦福大学等多家学会、科研机构都在使用该系统。

还有些出版社采用独立的投稿系统，如《自然》出版集团的 NPG Manuscript Tracking System(图 4-4-4-13)、*PNAS* 的专用系统 PNAS Manuscript Submission System(图 4-4-4-14)，科学和美国科学促进会(AAAS)出版社的期刊专用系统 AAAS Submission & Information Portal(图 4-4-4-15)，*Frontiers* 的专用系统 Frontiers Submission System(图 4-4-4-16)。

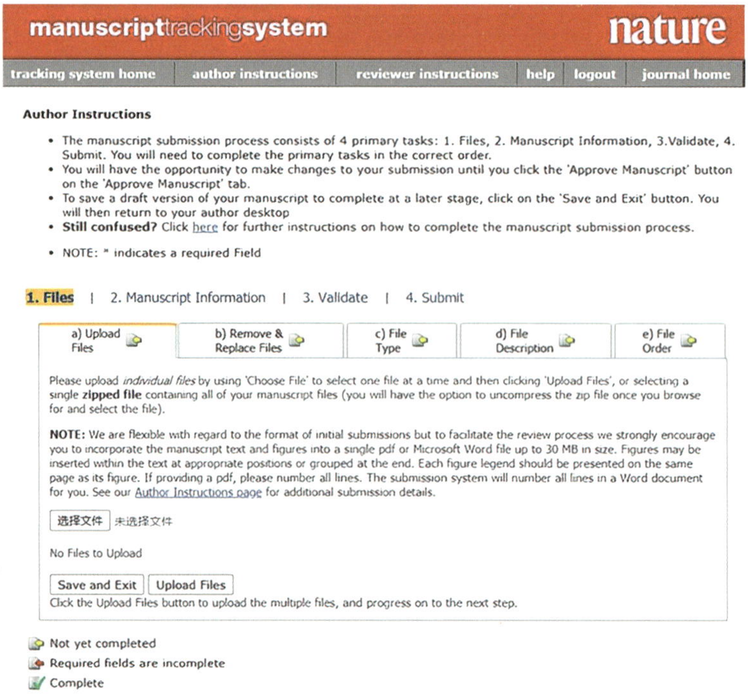

图 4-4-4-13 *Nature* 专用投稿系统

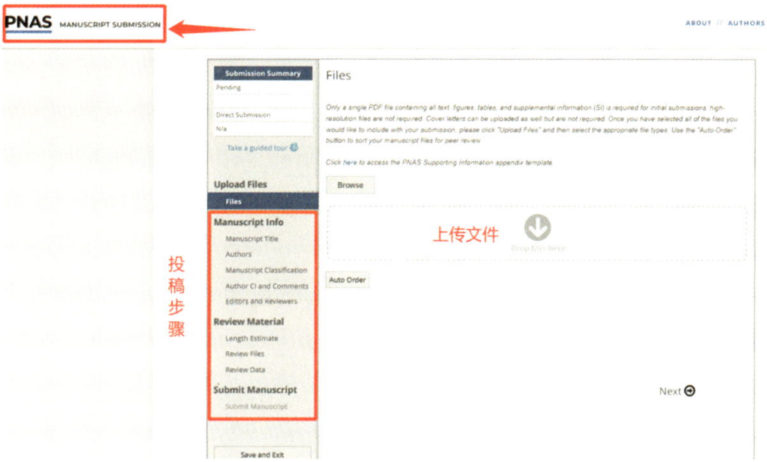

图 4-4-4-14　*PNAS*专用投稿系统

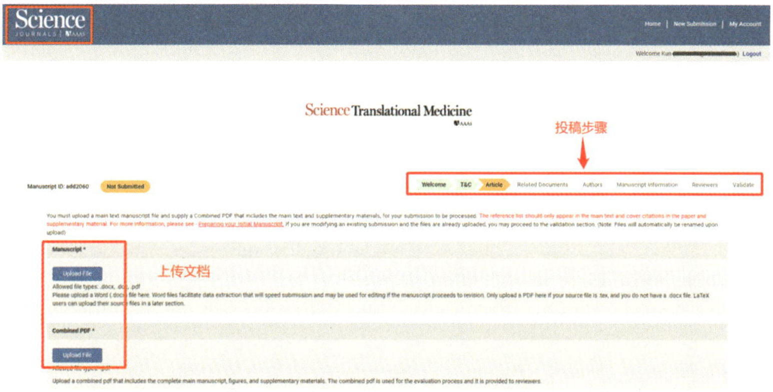

图 4-4-4-15　*Science*专用投稿系统

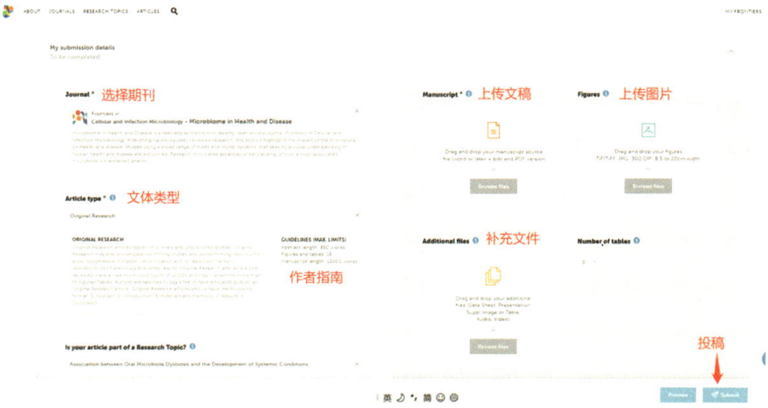

图 4-4-4-16　*Frontiers*专用投稿系统

只要遵循期刊和网络系统的投稿要求，投稿难度不大，千万注意格式和相关材料的细节要求，准备好题目文档和封面介绍信文档，多借鉴目标期刊已发表的文章，对照修改自己的论文格式。